L'IMMUNITÉ

DANS

LES MALADIES INFECTIEUSES

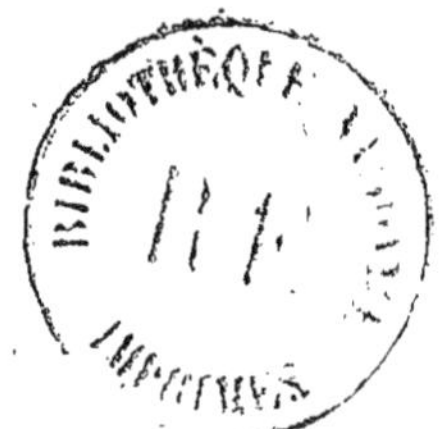

PAR

ÉLIE METCHNIKOFF

MEMBRE ÉTRANGER DE LA SOCIÉTÉ ROYALE DE LONDRES
PROFESSEUR A L'INSTITUT PASTEUR

Avec 45 figures dans le texte

PARIS

MASSON & Cie, ÉDITEURS

LIBRAIRES DE L'ACADÉMIE DE MÉDECINE

120, Boulevard Saint-Germain

1901

L'IMMUNITÉ

DANS

LES MALADIES INFECTIEUSES

L'IMMUNITÉ

DANS

LES MALADIES INFECTIEUSES

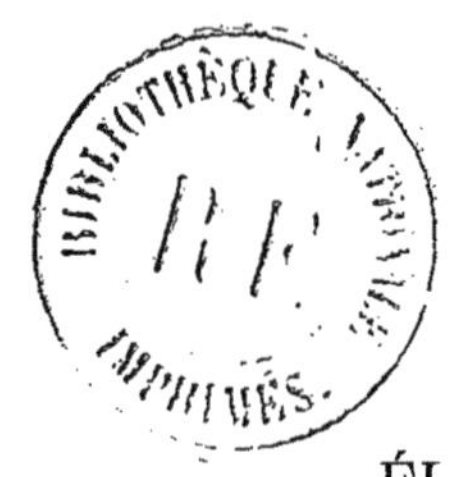

PAR

ÉLIE METCHNIKOFF

MEMBRE ÉTRANGER DE LA SOCIÉTÉ ROYALE DE LONDRES
PROFESSEUR A L'INSTITUT PASTEUR

Avec 45 figures dans le texte

PARIS

MASSON & Cie, ÉDITEURS

LIBRAIRES DE L'ACADÉMIE DE MÉDECINE

120, Boulevard Saint-Germain

—

1901

A MESSIEURS E. DUCLAUX ET E. ROUX

Mes chers Amis,

Permettez-moi de vous dédier ce livre qui résume un travail de vingt-cinq années ; une très grande partie en a été exécutée à côté de vous, qui m'avez, de toutes vos forces, facilité ma tâche.

Lorsqu'il y aura bientôt quatorze ans, vous m'avez admis à travailler auprès de vous et à côté du vénéré Maître qui a fondé la Maison où nous avons réuni nos efforts, vous n'étiez rien moins que partisans de mes théories ; elles vous paraissaient trop vitalistes et trop peu physico-chimiques. Avec le temps, vous vous êtes persuadés qu'il y avait du bien fondé dans mes idées et depuis vous m'avez beaucoup encouragé à poursuivre mes recherches dans la voie que je m'étais tracée.

Travaillant à côté de vous et puisant largement dans vos connaissances si variées et si vastes, je me sentais à l'abri des errements qui menacent un zoologiste, égaré dans le domaine de la chimie biologique et de la science médicale. Je vous en remercie de tout mon cœur et je vous prie d'accepter l'hommage de ce livre, comme témoignage de ma plus profonde reconnaissance et de toute mon amitié.

ELIE METCHNIKOFF.

Institut Pasteur, 3 octobre 1901.

PRÉFACE

Lorsque, il y a dix ans, je préparais pour l'impression mes *Leçons sur la pathologie comparée de l'Inflammation*, j'espérais que les autres parties de la théorie phagocytaire — Immunité, Atrophies et Guérison — ne tarderaient pas à suivre ce premier ouvrage. Cette prévision ne s'est pas réalisée et il a fallu un long travail avant de publier le volume qui vient d'être terminé.

Pendant cette longue période, j'ai lancé plusieurs « ballons d'essai » sous forme d'aperçus de la question de l'Immunité, publiés dans la *Semaine médicale* (1892), les *Ergebnisse* de MM. Lubarsch et Ostertag (1896) et le *Traité d'hygiène* de M. Weyl (1897). Je tâchais, autant que possible, de donner un tableau général des phénomènes de l'Immunité dans les maladies infectieuses et je désirais provoquer des critiques et des contradictions, afin de déterminer le sort de la théorie des phagocytes, dans son application au problème de l'Immunité.

La dernière tentative dans cette direction a été faite au Congrès international de Paris, l'an passé, lorsque je présentai mon rapport sur l'Immunité devant un auditoire qui renfermait, entr'autres, mes principaux contradicteurs. C'est l'issue de ce Congrès qui m'a décidé, d'une façon définitive, à réunir mes idées sur l'Immunité en un volume que je présente au lecteur.

Persuadé qu'un grand nombre d'objections contre la théorie phagocytaire de l'Immunité proviennent uniquement de la connaissance insuffisante de celle-ci, j'ai pensé qu'un traité condensé en un volume pourrait rendre service à ceux qui s'intéressent au problème de l'Immunité. Je ne sais pas si je convertirai mes contradicteurs, mais j'ai la conviction que la lecture de ce livre évitera certains malentendus. Un des savants les plus compétents a avoué récemment dans une publication que, pendant toute une série d'années, il ignorait les expériences de M. J. Bordet et les miennes sur l'Immunité contre le vibrion cholérique, expériences qu'il considère maintenant comme tout à fait fondamentales pour la compréhension de l'Immunité. J'espère qu'après l'apparition de ce traité des oublis semblables ne se produiront plus facilement.

Au cas où je n'arriverais pas à persuader mes contradicteurs de la justesse de la cause que je défends, j'aurai tout au moins renseigné mes critiques et leur aurai permis de discuter en vraie connaissance de cause. Ce résultat me justifierait déjà assez d'avoir entrepris cet ouvrage.

J'ai eu d'abord l'intention de joindre à l'explication de l'Immunité une théorie des phénomènes de la guérison dans les maladies infectieuses, mais j'ai bientôt dû renoncer à ce projet, car son exécution aurait de beaucoup augmenté l'importance du livre qui sans cela déjà a pris de fortes proportions.

Il m'a semblé préférable d'exposer l'état actuel de la question sans trop me préoccuper de l'ordre historique des découvertes et de réserver pour un chapitre spécial, à la fin de l'ouvrage, l'aperçu de l'histoire de nos connaissances sur l'Immunité.

Avant d'inviter le lecteur à parcourir ce traité, je dois lui dire que j'ai été secondé dans sa confection par beaucoup de mes amis et collaborateurs. J'adresse mes plus sincères remerciments à MM. Roux, Nocard, Massart et J. Bordet qui ont bien voulu lire mon manuscrit entier ou les parties qui concernent leurs spécialités. C'est ainsi par exemple que M. Nocard m'a rendu un très grand service en corrigeant les paragraphes du chapitre XV qui se rapportent aux vaccinations contre les épizooties et M. Massart, en me donnant ses conseils au sujet de l'Immunité des plantes.

Je dois une reconnaissance toute particulière à M. Mesnil qui a bien voulu me donner un appui très efficace dans la tâche si aride de la correction du manuscrit et des épreuves.

Je prie MM. E. Rémy et L. Barnéoud d'accepter mes remercîments pour les soins qu'ils ont apportés à l'exécution des figures de mon ouvrage.

ELIE METCHNIKOFF.

Paris, Institut Pasteur, 3 octobre 1901.

INTRODUCTION

Importance de l'étude de l'immunité au point de vue général. — Rôle des parasites dans les maladies infectieuses. — Intoxications par les produits microbiens. — La résistance opposée par l'organisme à l'invasion des microbes.
Immunité naturelle et immunité acquise.
Immunité contre les microbes et immunité contre les toxines.

Le problème de l'immunité vis-à-vis des maladies infectieuses intéresse non seulement la pathologie générale, mais touche aussi de très près à toutes les branches de la médecine pratique, comme l'hygiène, la chirurgie et l'art vétérinaire. La prévention de ces maladies, basée sur la création de l'immunité acquise, prend chaque jour une importance croissante. Dans le but d'empêcher la multiplication et la dissémination des germes morbides, on cherche, par des moyens artificiels, à rendre les individus qui peuvent se trouver en contact avec ces germes, réfractaires à leur action pathogène. Les personnes qui viennent de subir une opération et les femmes récemment accouchées sont souvent exposées à contracter une maladie post-opératoire ou une affection puerpérale ; aussi s'efforce-t-on de les mettre à l'abri, en leur procurant une immunité artificielle.

L'immunisation des animaux utiles est également une question de si grande importance pour l'agriculture et l'industrie qu'elle est entrée dans la législation.

Mais en dehors de son côté pratique, cette question de l'immunité se rattache d'une façon intime aux problèmes de pure théorie. Il est incontestable que le pessimisme, qui s'est développé d'une façon si intense pendant le siècle qui vient de s'écouler, a été en grande partie suggéré par la crainte des maladies et de la mort prématurée, fléaux contre lesquels l'humanité ne possédait pas encore de moyens suffisants. On sait que Byron et Leopardi, les principaux poètes pessimistes, étaient atteints d'anomalie congénitale et de maladie incurable et que ce sont ces maux qui ont influencé leur poésie mélancolique. Schopenhauer, le principal initiateur du pessimisme dans la philosophie moderne, se distinguait par une peur exagérée des maladies.

Pendant la plus grande partie du XIXe siècle, nos connaissances sur l'immunité consistaient en quelques pratiques, il est vrai souvent efficaces, mais purement empiriques, telles que celles employées pour immuniser l'homme contre la variole et les bestiaux contre la clavelée ou la péripneumonie.

Tant qu'on ne connaissait pas la nature des virus, on ne pouvait faire d'études vraiment scientifiques ni sur leur action, ni sur l'immunité contre eux. La révélation de la nature organisée des virus infectieux a ouvert la voie pour ces recherches. Cette découverte, faite à la suite de la démonstration, par Pasteur, de la nature organisée des ferments, a permis d'établir le rôle des agents vivants dans un grand nombre de maladies infectieuses. Liée aux noms de Davaine, d'Obermeyer et surtout de M. Robert Koch, elle a facilité de beaucoup l'étude de la réceptivité et de l'immunité naturelle dans certaines infections.

Une étape considérable a été franchie par la découverte, par Pasteur et ses collaborateurs, MM. Chamberland et Roux, de moyens de conférer l'immunité dans plusieurs maladies infectieuses, avec des microbes atténués dans leur virulence. Grâce à cette découverte, la science s'est trouvée en état d'aborder l'étude approfondie de l'immunité acquise. Le champ de recherches fut plus tard encore élargi par la démonstration du pouvoir immunisant des produits de culture des microbes pathogènes et surtout par la découverte que le sang des animaux immunisés est capable de conférer l'immunité à des animaux sensibles.

Avant de pénétrer dans le cœur même du problème de l'immunité, tel qu'il s'est révélé à la suite de ces découvertes, il est indispensable de jeter un coup d'œil sur l'ensemble des maladies infectieuses et leurs congénères, et de dire comment nous les concevons d'après l'état actuel de nos connaissances.

Il est établi d'une façon définitive qu'un grand nombre de maladies infectieuses de l'homme et des animaux sont dues à l'invasion de petits organismes parasitaires, tantôt de nature animale (comme dans la gale, la trichinose, le paludisme, la fièvre du Texas, la nagana, ou surra et la dourine), tantôt appartenant au règne végétal, comme les moisissures (aspergillose), les hyphomycètes (actinomycose, maladie du pied de Madura, farcin du bœuf etc.), les levures (maladie des Daphnies, quelques pseudomyxomes et septicémies, pseudo-lupus). Mais de beaucoup la majeure partie des maladies infectieuses ont pour cause le développement dans l'organisme de plantes de la constitution la plus simple, les bactéries. Ce sont ces microbes qui produisent les infections les plus graves et les plus meurtrières, comme les tuberculoses, la peste humaine, la diphtérie, le choléra, le charbon, les pneumonies, la suppuration, l'erysipèle, le tétanos, la morve, la lèpre, etc. Parmi les bactéries, il s'en trouve de tellement petites qu'elles ne peuvent être reconnues à l'état d'individus avec nos meilleurs grossissements et ne peuvent être observées que réunies en masse. Tel est le microbe de la péripneumonie des bovidés. Cette petitesse de certaines bactéries pathogènes est très probablement la cause pour laquelle jusqu'à présent il a été impossible de reconnaître les microbes d'un assez grand nombre d'infections, parmi lesquelles la scarlatine, la rougeole, la rage, la syphilis, la fièvre aphteuse, la variole, etc.

Il est probable qu'on parviendra à découvrir des parasites non seulement dans les maladies que je viens de citer et qui présentent les caractères des maladies infectieuses et virulentes, mais aussi dans les maladies de types tout à fait différents. Malgré l'échec de plusieurs tentatives pour démontrer le parasite des tumeurs malignes, il faut espérer qu'avec le progrès des méthodes scientifiques, on finira par faire sa découverte d'une façon indiscutable. Dans beaucoup d'autres affections qu'on considère actuellement comme indépendantes des microbes, on établira très probablement un lien étroit avec ces organismes. Telles sont les maladies atrophiques et certaines maladies de nutrition, dans lesquelles les parasites, sans jouer un rôle direct ni immédiat, agissent par leurs produits ou par les changements qu'ils provoquent dans l'organisme affecté. Pour se rendre compte de cette possibilité, il est utile de jeter un coup d'œil sur les divers modes d'action des nombreux agents des maladies infectieuses. Les parasites qui les produisent ont, comme trait commun, leurs petites dimensions qui ne permettent de les reconnaître avec précision qu'en armant l'œil de grossissements plus ou moins puissants. Sous d'autres rapports, ils se distinguent par une grande variabilité, ce qui n'est point étonnant, car parmi les agents infectieux se trouvent réunis d'un côté des animaux de structure élevée (comme les acares de la gale) et de l'autre les végétaux les plus simples, comme des gonocoques ou des cocco-bacilles divers.

Les acares sont capables de perforer l'épiderme par l'action mécanique de leurs pattes et de leurs mâchoires. Ils creusent des sillons dans la peau et provoquent ainsi ces démangeaisons si caractéristiques de la gale. Les larves des trichines produisent également des troubles considérables par l'acte mécanique de leur pénétration dans les fibres striées et leurs migrations dans le tissu musculaire. Mais dans la trichinose de l'homme, le tableau morbide est plus compliqué que dans la gale et permet de supposer une action complémentaire des excréta de la larve dans la production de l'état fébrile et de certains phénomènes généraux. Dans la maladie de nagana (transmise par les mouches Tsé-tsé) il y a lieu également d'admettre le rôle prépondérant de l'action mécanique des parasites flagellés (Trypanosomes) qui obstruent les vaisseaux des centres nerveux.

Dans les maladies provoquées par les champignons, comme les trichophyties et l'aspergillose, l'élément purement mécanique joue encore le rôle le plus important. Même quelques infections bactériennes accusent le même caractère. Ainsi, il est incontestable que dans la tuberculose chronique chez le cobaye, le bacille de Koch amène une substitution des éléments tuberculeux aux tissus normaux et ceci à tel point qu'il ne reste à la fin de la maladie que des traces du foie et des poumons normaux. L'animal meurt par défaut de ces organes, dont le fonctionnement normal est devenu impossible. Chez le cobaye tuberculeux, les phénomènes d'intoxication par les poisons bacillaires ne jouent qu'un rôle secondaire ; cependant il y a des exemples de tuberculose (comme la tuberculose miliaire aiguë chez l'homme ou la tuberculose expérimentale des vaches, obtenue par le procédé de M. Nocard d'inoculation dans les conduits galactophores), où l'empoisonnement devient beaucoup plus important.

Parmi les maladies bactériennes de l'homme, on peut citer la lèpre, dans laquelle l'intoxication est reléguée au second plan, cédant la place à l'élément mécanique de la substitution aux tissus normaux du granulome spécifique. Ce n'est que dans les poussées lépreuses aigües qu'on aperçoit des signes d'intoxication par les produits du bacille de la lèpre.

Mais tous les cas mentionnés ne constituent qu'une faible minorité qui s'efface devant la quantité d'infections, dans lesquelles l'élément toxique domine la situation. Même dans les maladies charbonneuses, l'analyse précise des phénomènes morbides a obligé de reconnaître une influence considérable du poison produit par la bactéridie. La plupart des microbes agissent précisément en leur qualité d'empoisonneurs qui s'introduisent dans l'organisme pour sécréter leurs toxines, capables de provoquer des troubles généraux de natures très diverses. Sous ce rapport les maladies infectieuses présentent toute une gamme de variations très remarquables. Ainsi beaucoup de microbes, capables de provoquer des septicémies, ont besoin de se multiplier abondamment dans l'organisme et de se répandre dans le sang, avant de produire un état morbide général. Tel est le cas du spirille de la fièvre récurrente de l'homme qui se reproduit pendant plusieurs jours et donne plusieurs générations sans provoquer le moindre malaise, lorsque son apparition dans le sang produit brusquement une fièvre intense et des phénomènes généraux des plus accusés.

D'un autre côté il existe des bactéries qui ont une force de reproduction beaucoup plus faible, mais qui se distinguent par un pouvoir toxique très considérable. Incapables de se généraliser dans l'organisme, ces microbes restent localisés au point de leur pénétration ; de là ils sécrètent leurs poisons qui amènent le plus souvent une intoxication mortelle. Quelques-unes de ces bactéries, comme les bacilles du tétanos et de la diphtérie, pénètrent plus ou moins profondément dans les tissus vivants de l'organisme atteint. D'autres peuvent manifester leur action toxique pour ainsi dire à distance ou par un simple contact avec les parties vivantes. Dans cette catégorie, rentre le choléra asiatique. Le vibrion de Koch, installé dans les intestins, y sécrète son poison ; celui-ci, résorbé par la muqueuse intestinale, apparemment intacte, provoque une maladie foudroyante d'allure purement toxique. Il est probable que, dans les maladies intestinales dont l'étiologie est encore inconnue, comme les choléras infantiles, l'empoisonnement par les produits toxiques des microbes constitue le phénomène dominant. Les microbes ne pénètrent point dans le sang ni dans les tissus ; ils restent dans le contenu intestinal et de là produisent leur intoxication funeste.

Il existe même des exemples où le microbe pathogène disparaît de l'organisme, en y laissant sa toxine qui, seule, amène la mort. Ainsi dans la septicémie spirillienne des oies, ces oiseaux meurent sans présenter un seul spirille vivant dans leur corps. Les empoisonneurs ont été détruits avant que leur toxine ait achevé leur œuvre. Dans d'autres exemples, comme dans la fièvre typhoïde des chevaux, le microbe spécifique disparaît également avant la mort de l'animal ; mais au moment de l'intoxication mortelle par le poison de cette bactérie, l'organisme malade est envahi par des microbes secondaires qui n'ont rien à faire avec la fièvre typhoïde proprement dite du cheval.

La grande variabilité dans l'action des divers agents pathogènes, est encore accrue par la différence des rapports entre les parasites et l'organisme atteint. Certains microbes sont capables de produire la maladie typique, quel que soit l'endroit par lequel ils pénètrent dans l'organisme. Mais ce sont les moins nombreux. Le bacille tuberculeux fait partie de cette minorité. Entré sous la peau, dans l'œil, dans les voies respiratoires, digestives ou génito-urinaires, il produit invariablement des lésions tuberculeuses, plus ou moins graves et plus ou moins capables de généralisation. Au contraire, un très grand nombre d'autres microbes ne produisent leur action pathogène que dans les cas où ils s'introduisent dans des points déterminés de l'organisme. La bactéridie charbonneuse, introduite par la moindre lésion de la peau ou des muqueuses, produit chez l'homme et un grand nombre de mammifères une maladie très grave et le plus souvent mortelle. Absorbée avec les aliments à l'état végétatif, elle est presque toujours inoffensive. Le vibrion cholérique nous présente le cas contraire. Inoculé même en grande quantité sous la peau de l'homme, il disparaît rapidement et ne provoque que des troubles insignifiants ; introduit dans le tube digestif, le même vibrion se développe et produit le choléra asiatique si souvent mortel.

Toutes ces variations et particularités, liées à la nature des agents infectieux, présentent une grande importance au point de vue de l'immunité.

Dans le grand problème, depuis longtemps discuté par les pathologistes, à savoir si les maladies viennent du dehors ou bien si leur cause réside en dedans de l'organisme, les savants qui avaient découvert la plupart des microbes pathogènes, s'étaient rangés en faveur de la première supposition. Pour la grande majorité d'entre eux, la seule cause des maladies infectieuses consistait dans la pénétration du microbe pathogène du monde extérieur dans le sein de l'organisme. Cette théorie se trouvait en parfaite harmonie avec un grand nombre de données épidémiologiques, d'après lesquelles les virus des maladies épidémiques des plus graves, comme le choléra asiatique, la fièvre jaune, la peste bubonique, devaient être importés dans un pays auparavant indemne pour y produire le développement d'épidémies. Dans les maladies charbonneuses et la trichinose, les parasites devaient aussi venir toujours du dehors. Voici pourquoi, dans la recherche des microbes pathogènes, on suivait toujours cette règle qu'il faut trouver le microbe spécifique dans tous les cas de la maladie en question, et constater son absence chez des individus bien portants ou atteints d'autres affections. Ainsi, dans ses recherches mémorables sur le choléra asiatique, M. Koch (1) insista beaucoup sur ce point que les vibrions cholériques ne se trouvent que dans les cas de cette maladie et jamais chez des personnes bien portantes. Presque en même temps, M. Lœffler (2), au cours de son travail sur l'étiologie de la diphtérie, constata la présence du même bacille non seulement dans un grand nombre de cas de cette maladie, mais aussi dans la gorge d'un enfant bien portant. Ce fait l'empêcha de considérer son bacille comme cause véritable de la diphtérie.

Le point de vue, auquel s'étaient placés les deux éminents bactériologistes, ne peut plus être maintenu. Il est impossible de considérer que chaque fois qu'un microbe pathogène pénètre dans l'organisme d'une espèce sensible, sa présence doit inévitablement produire la maladie spécifique. La découverte par Lœffler du bacille diphtérique dans la gorge d'individus bien portants a été depuis maintes fois confirmée et cependant il n'est pas possible de douter du rôle étiologique de ce microbe dans la diphtérie. D'un autre côté, il a été établi que le vibrion de Koch, bien qu'étant réellement le facteur étiologique du choléra asiatique, peut cependant être retrouvé dans le tube digestif de personnes bien portantes.

Aussitôt après sa naissance, l'homme devient l'habitat d'une végétation microbienne extrêmement riche. La peau, les muqueuses, le contenu gastro-intestinal se peuplent de toute une flore de microbes, dont on ne connaît jusqu'à présent qu'un petit nombre. La cavité buccale, l'estomac, les intestins, les organes génitaux nourrissent des bactéries et des champignons inférieurs de diverses espèces. Pendant longtemps, on pensait que toutes ces flores chez les individus sains sont constituées par des microbes inoffensifs et quelquefois même utiles. On supposait que chaque fois qu'il se produisait une maladie infectieuse, à cette flore bénigne s'ajoutait le microbe pathogène spécifique. Mais des recherches bactériologiques précises ont facilement démontré qu'en réalité la végétation variée des per-

(1) *Deutsche medicinische Wochenschrift*, 1884, pp. 499, 519.
(2) *Mittheilungen aus d. k. Gesundheitsamte*, 1884, T. II, p. 481.

sonnes bien portantes renferme souvent des représentants des espèces bactériennes nocives. En dehors du bacille de la diphtérie et du vibrion cholérique qui, à maintes reprises, ont été trouvés à l'état virulent chez des individus parfaitement indemnes, on a démontré que certains microbes pathogènes, parmi lesquels le pneumocoque, les staphylocoques, les streptocoques et les colibacilles, se trouvent constamment ou presque toujours parmi la flore microbienne des personnes saines.

Cette découverte a dû nécessairement amener à la conclusion qu'en dehors du microbe il existe encore une seconde cause des maladies infectieuses qui est la prédisposition, ou l'absence d'immunité. Un individu qui renferme une des espèces pathogènes citées, manifeste vis-à-vis de celle-ci un état réfractaire permanent ou passager. Mais dès que la cause de cette immunité cesse, le microbe prend le dessus et provoque la maladie spécifique. C'est ainsi que chez les diabétiques, la furonculose se produit à la suite du développement du staphylocoque, ce microbe pyogène qui se trouve presque toujours en abondance sur la peau et les muqueuses de l'homme. Le diabète dans ces cas est la cause de la suspension de l'immunité qui existe chez l'individu bien portant.

Les personnes qui portent le pneumocoque sur leurs muqueuses, peuvent rester longtemps sans être atteintes de pneumonie fibrineuse ou d'une autre maladie quelconque due à ce microbe. Mais souvent, à la suite d'une circonstance particulière, par exemple d'un refroidissement, l'état réfractaire cède sa place à une sensibilité plus ou moins grande.

Il est inutile de multiplier le nombre de ces exemples qui démontrent de la façon la plus claire qu'en dehors des causes de maladies qui viennent du monde extérieur et qui sont représentées par les microbes, il y a encore d'autres causes qui résident dans l'organisme. Lorsque ces facteurs internes sont impuissants à empêcher le développement des germes morbides, il se produit une maladie ; lorsqu'au contraire ils résistent bien à l'envahissement des microbes, l'organisme se trouve à l'état réfractaire et manifeste l'immunité.

Les maladies en général et les maladies infectieuses en particulier se sont développées sur la terre à une époque très reculée. Loin d'être la particularité de l'homme, des animaux et des végétaux supérieurs, elles attaquent les organismes inférieurs et sont très répandues même chez les êtres unicellulaires, infusoires et algues. Il est incontestable que les maladies jouent un grand rôle dans l'histoire du monde vivant de notre planète et il est très probable qu'elles ont largement contribué à l'extinction de certaines espèces. Lorsqu'on observe les ravages produits par les champignons parasites chez de jeunes poissons qu'on cherche à élever, ou la destruction des écrevisses dans certains pays, à la suite de la pullulation des germes épizootiques, on est involontairement amené à cette supposition que les microbes pathogènes ont dû occasionner la disparition de certaines espèces animales et végétales.

Dans le chapitre sur l'extinction des espèces de son livre « Sur l'origine des espèces », Darwin (1) s'appuie sur l'autorité de plusieurs observateurs qui affirment que les insectes gênent à tel point les éléphants, que ces gros mammifères deviennent incapables de se reproduire suffisamment. Eh bien, il est démontré qu'un grand nombre d'insectes inoculent des microbes pathogènes, transportant ainsi des maladies meurtrières. Une épizootie des plus redoutables provoquée par un infusoire flagellé, le *Trypanosoma Brucei,* est inoculée à de gros mammifères dans l'Afrique méridionale par une mouche qu'on appelle Tsé-tsé. Dans certains pays, cette maladie est si répandue et si meurtrière que l'élevage des animaux domestiques devient impossible.

Les parasites sévissent donc avec une grande intensité, faisant périr une quantité d'hommes, d'animaux et de plantes. Et cependant, malgré la disparition d'un grand nombre d'espèces, la terre reste suffisamment peuplée. Ce fait prouve que, par les moyens propres de l'organisme, sans aucun concours de l'art médical ni de l'intervention humaine en général, beaucoup d'espèces vivantes se sont bien conservées à travers des siècles. Tout le monde a pu voir comment les chiens lèchent leurs blessures, les humectant avec leur salive, remplie de microbes. Ces plaies guérissent très bien et rapidement sans pansements ni antiseptiques.

La résistance de l'organisme dans tous ces exemples est la conséquence de l'immunité, phénomène très répandu dans la nature. Cette immunité vis-à-vis des maladies infectieuses est très compliquée et son étude approfondie n'a pu être commencée que depuis l'époque où on a acquis des connaissances étendues sur ces maladies et où on a élaboré des méthodes de recherches suffisantes.

(1) *On the Origin of Species.* Cinquième édition. Chap. 11.

Par l'immunité contre les maladies infectieuses, nous entendons la résistance de l'organisme vis-à-vis des microbes qui les déterminent. Il s'agit ici d'une propriété organique des êtres vivants et non pas de l'immunité que peuvent présenter certains pays ou localités. Voilà pourquoi on ne trouvera point dans ce livre de renseignements sur les causes de l'immunité de l'Europe et des régions montagneuses vis-à-vis de la fièvre jaune, ni les raisons qui font que la plupart des Européens ne prennent pas la fièvre récurrente. Les habitants de notre continent ne possèdent l'immunité organique ni contre le virus de la fièvre jaune, ni contre le spirille d'Obermeyer de la fièvre récurrente. Leur organisme est au contraire très sujet à contracter ces maladies. Seulement les conditions de vie, dans la plupart des pays européens, empêchent la pénétration des germes spécifiques et la création des foyers épidémiques. Le même point de vue doit être appliqué aussi aux animaux. Nos petits rongeurs de laboratoire, souris et cobayes, sont beaucoup plus sensibles au charbon, inoculé sous la peau ou dans n'importe quelle autre partie vivante du corps, que les grands mammifères domestiques, tels que le bœuf et le cheval. Et cependant ces deux espèces sont fréquemment sujettes aux épizooties charbonneuses, tandis que les rongeurs mentionnés ne sont peut-être jamais atteints de charbon spontané. Cette immunité apparente ne dépend nullement de l'existence d'une véritable immunité de l'organisme, mais a pour seule cause les conditions dans lesquelles vivent les souris et les cobayes.

Nous ne traiterons donc dans ce volume que des phénomènes de l'immunité organique chez les êtres vivants et même, renfermé dans ces limites, le problème se présente encore comme très complexe. Dans le but de rendre son étude aussi facile que possible, il est utile de la commencer par un exposé des phénomènes de l'immunité des organismes les plus inférieurs.

L'immunité contre les maladies infectieuses doit être comprise comme l'ensemble des phénomènes, grâce auxquels un organisme peut résister à l'attaque des microbes qui produisent ces maladies. Il est impossible de donner dès à présent une définition plus précise et il est même inutile d'insister là dessus. On pensait qu'il était nécessaire de distinguer entre l'immunité proprement dite, c'est-à-dire un état réfractaire durable, et la « résistance », ou une propriété toute passagère de s'opposer à l'invasion de certains microbes infectieux. Nous ne pouvons pas maintenir cette distinction, car en réalité les limites entre les deux groupes de phénomènes sont loin d'être tant soit peu constantes.

L'immunité peut être innée ou acquise. La première est toujours naturelle, c'est-à-dire indépendante de l'immixtion immédiate de l'art humain. L'immunité acquise est souvent aussi naturelle, car elle s'établit à la suite de la guérison spontanée des maladies infectieuses. Mais dans un très grand nombre de cas, l'immunité acquise peut être le résultat de l'intervention humaine directe, comme dans la pratique des vaccinations.

Pendant longtemps, on a réuni tous les phénomènes de l'immunité contre les maladies infectieuses en un seul bloc. Plus tard, on a reconnu, à la suite des constatations résumées au commencement de ce chapitre, qu'il est nécessaire de distinguer nettement entre l'immunité contre les microbes pathogènes mêmes et celle contre les poisons microbiens. De là la notion d'immunités antimicrobienne et antitoxique. Dans le courant de cet ouvrage, nous devrons toujours tenir largement compte de cette distinction essentielle.

CHAPITRE PREMIER

IMMUNITÉ CHEZ LES ORGANISMES UNICELLULAIRES

Maladies infectieuses des organismes unicellulaires. — Digestion intracellulaire chez les Protozoaires. — Amibodiastase. — Rôle de la digestion dans la défense des Protozoaires contre les parasites infectieux. — Défense des Paramécies contre les microbes. — Rôle de la sensibilité dans la défense des organismes inférieurs.

Immunité des êtres unicellulaires contre les toxines. — Accoutumance des Bactéries aux substances toxiques. — Sécrétion défensive de membranes par les Bactéries.

Adaptation des Protozoaires aux solutions salines. — Accoutumance des levures aux poisons. — Accoutumance des levures au galactose.

La sensibilité des organismes unicellulaires et la loi psycho-physique de Weber-Fechner.

L'immunité des êtres unicellulaires vis-à-vis des maladies infectieuses et contre les agents toxiques est connue d'une façon encore bien incomplète. Et cependant il est très utile de commencer l'étude du problème de l'immunité précisément par ces organismes inférieurs, à cause de la plus grande simplicité qu'ils présentent sous tous les rapports. On peut affirmer que si, dans l'étiologie des maladies de l'homme et des animaux supérieurs, on avait suivi la voie de la pathologie comparée, on aurait établi beaucoup plus tôt la nature parasitaire des infections. Ainsi, à l'époque où les médecins et les vétérinaires se contentaient de signaler la présence des bactéries dans le sang des malades, sans leur attribuer le moindre rôle étiologique, les botanistes et les zoologistes savaient déjà d'une façon précise qu'un grand nombre de plantes et d'animaux inférieurs étaient sujets à des maladies épidémiques, produites incontestablement par le parasitisme de différents organismes des plus simples. Dans la même année 1855, lorsque Pollender (1) publia ses premières observations sur la bactéridie dans le sang des animaux charbonneux, sans pouvoir affirmer le moindre rapport entre ce fait et la cause du charbon, le célèbre botaniste Alexandre Braun (2) fit paraître son travail sur le

(1) *Vierteljahresschrift für gerichtliche und œffentliche Medicin*, 1855, p. 102.

(2) *Ueber Chytridium*, dans *Monatsberichte der Berliner Akademie*, 1855, juin, n° 14.

genre *Chytridium*. Il y fournit la preuve que certaines plantes et infusoires flagellés subissaient l'invasion d'un parasite minuscule et mobile qui se fixait sur la paroi de leur corps, absorbait leur contenu et détruisait ses hôtes, produisant parmi ceux-ci de grands ravages. Le cycle de développement des chytridiums, établi par Al. Braun, ne laissa aucun doute sur l'exactitude de son opinion et permit même d'interpréter des observations plus anciennes de Stein sur la prétendue évolution de certains infusoires, en montrant que les changements observés chez ces êtres, étaient dus à leur invasion par des chytridiums.

Depuis cette époque, on a acquis la certitude que parmi les animalcules unicellulaires, certains flagellés et infusoires ciliés sont sujets à des maladies infectieuses, provoquées par le parasitisme des chytridiacées, rangées dans la classe des champignons inférieurs. De petites cellules mobiles, incolores, se fixent sur la surface des protozoaires ou bien pénètrent dans leur intérieur et absorbent presque totalement leur contenu vivant. Quelquefois ces parasites se multiplient d'une façon extraordinaire et font périr des quantités d'infusoires. Ainsi, M. Nowakowski (1) qui a donné une description très détaillée du *Polyphagus Euglenae*, la chytridiée de l'euglène verte, si commune dans l'eau douce, signale la disparition presque complète des euglènes dans ses bocaux de culture : les parasites « se reproduisent en si grande abondance qu'à la fin ils remplacent les euglènes ».

Parmi les flagellés, sujets à l'infection par les chytridiens, se trouvent presque exclusivement des représentants (*Cryptomonas*, *Chlamydomonas*, *Haematococcus*, *Phacus*, *Volvox*, *etc.*) qui se nourrissent à la façon des végétaux, c'est-à-dire en n'absorbant que des substances dissoutes dans les liquides environnants. Il est très remarquable que, dans le groupe des infusoires ciliés, le parasitisme des chytridiens s'observe également presque toujours dans les formes enkystées, c'est-à-dire à une époque où les animalcules, entourés de leur enveloppe, ne prennent pas de nourriture. L'invasion par les chytridiens a été constatée pour les kystes des vorticelliens, des oxytrichiniens, des Nassula, etc. (2). Ces faits indiquent que l'absence de la digestion des aliments solides, telle qu'elle se fait chez presque tous les infusoires ciliés, constitue une circonstance favorable à l'in-

(1) *Beitraege zur Biologie der Pflanzen* par Cohn. T. II, 1876, p. 210.

(2) Pour les parasites et les maladies des infusoires, consulter Bütschli, dans *Bronn. Classen u. Ordnungen d. Thier-Reichs*. T. I, 1889, pp. 872, 1823, 1944.

fection par les chytridiens. Tandis que les cultures des volvocinées, des euglènes et de leurs congénères sont presque toujours entravées par des épidémies parasitaires très meurtrières, celles des infusoires ciliés, capables de saisir et de digérer des organismes inférieurs, prospèrent pendant une période très longue. Ainsi Balbiani (1) a vu une de ses cultures de *Paramecium aurelia* se multiplier et vivre dans de très bonnes conditions pendant 14 années de suite. Eh bien, ces infusoires s'accommodent fort bien à de l'eau ordinaire, sans aucun traitement pour la rendre plus hygiénique. Ces eaux pullulent de toutes sortes d'êtres inférieurs, parmi lesquels les chytridiens et une quantité de bactéries. Les paramécies et les infusoires en général se nourrissent de ces organismes et contribuent largement à purifier les eaux. Presque tout le contenu des infusoires ciliés est constitué par un protoplasma digestif. Les bactéries et autres organismes inférieurs capturés, sont transportés dans ce milieu où les particules alimentaires s'entourent de vacuoles transparentes, dans lesquelles les êtres avalés sont tués et digérés. La nourriture, incluse dans les vacuoles, est promenée dans l'endoplasma des infusoires, grâce aux mouvements circulaires de cette couche. Les vacuoles digestives se remplissent d'un liquide qui donne une réaction acide franche. Autrefois, pour démontrer cette réaction, on faisait ingérer à des infusoires des petits grains de tournesol bleu qui au bout de quelque temps viraient au rouge plus ou moins intense. L'emploi des couleurs d'aniline a beaucoup simplifié l'étude de la digestion chez les organismes microscopiques. En introduisant une solution d'alizarine sulfoconjugée dans un liquide, renfermant des infusoires, on peut facilement observer la coloration jaune (caractéristique de la réaction acide) des vacuoles digestives. Lorsque les infusoires avalent des petits grumeaux de substances alcalines, colorées en violet par le réactif, les vacuoles prennent une teinte rouge, ce qui indique aussi l'acidité de leur contenu (2). Une autre couleur d'aniline, introduite dans la technique microscopique par M. Ehrlich (3), le rouge neutre (Neutralroth), permet déjà au bout de quelques minutes de constater la réaction acide des vacuoles digestives. Ainsi chez des paramécies, traitées avec une solution diluée de cette couleur, les vacuoles digestives prennent une teinte rose foncée, qui caractérise les acides. Cette coloration s'observe

(1) *Archives d'anatomie microscopique*, 1898. T. II, p. 595.
(2) Le Dantec, *Recherches sur la digestion intracellulaire*, Lille. 1891, p. 53.
(3) Ehrlich u. Lazarus, *Die Anaemie I*, Wien, 1898, p. 85.

pendant la vie des infusoires, mais aussitôt après leur mort les vacuoles deviennent brunâtres et finissent par se décolorer complètement. Cette réaction, facile à constater, indique la neutralisation de l'acidité des vacuoles par le protoplasma et l'eau ambiante, de réactions alcalines.

Dans un milieu franchement acide, les infusoires digèrent leur proie qui, dans un très grand nombre de cas, est constituée par des bactéries. Ces microbes sont avalés et propulsés dans l'endoplasma digestif à l'état vivant, ce qui est prouvé par les mouvements actifs d'un certain nombre d'entre eux. Au commencement, les bactéries se trouvent isolées dans l'intérieur des vacuoles, mais plus tard elles se tassent en amas plus ou moins compacts. Ces masses de microbes en voie de digestion se colorent en rose très foncé par le rouge neutre et conservent leur forme bacillaire jusqu'à la fin, c'est-à-dire jusqu'à l'expulsion de l'excrément. Il n'y a donc pas de dissolution tant soit peu complète non seulement des bacilles entiers, mais même de leur contenu. Les paramécies, mises en présence de vibrions cholériques, les avalent facilement et en grande quantité. Elles les traitent et les digèrent comme n'importe quel autre microbe. Je n'ai jamais pu voir de transformation des vibrions en granules s'opérer dans l'intérieur des vacuoles digestives.

Toutes les tentatives qui ont été entreprises dans mon laboratoire dans le but d'extraire des paramécies un liquide digestif, n'ont abouti qu'à un résultat négatif. Des quantités très grandes de ces infusoires, obtenus par filtration de cultures abondantes, et macérés par différents procédés, se sont montrées inactives même vis-à-vis des bactéries qui servent à leur alimentation normale.

Il n'est point douteux que la digestion intracellulaire chez les infusoires se fasse par l'action de quelque diastase. Seulement les propriétés de celle-ci, sauf le fait qu'elle peut agir dans un milieu franchement acide, ne peuvent point être révélées, justement à cause de l'impossibilité d'observer son action *in vitro*.

Jusqu'à ces derniers temps, la digestion des Rhizopodes a été encore moins connue que celle des Infusoires. On savait depuis longtemps que les Amibes, les *Actinophrys* et les Rhizopodes en général prenaient dans la plupart des cas une nourriture, composée de plantes et d'animaux inférieurs. Ces corps étrangers étaient englobés dans le corps protoplasmique grâce aux mouvements des prolongements amiboïdes, pseudopodes ou lobopodes. Une fois introduits dans l'intérieur des Rhizopodes, les particules alimentaires s'entouraient d'un liquide digestif, dans lequel on pouvait reconnaître la présence d'acide, au moyen de réaction par les matières colorantes. L'addition d'une goutte de rouge neutre d'Ehrlich aux amibes, en train de digérer les bactéries, révèle aussitôt la réaction (Fig. 1).

M. Rhumbler (1) a décrit avec beaucoup de précision et de détails la façon dont se comportent les amibes en s'incorporant des filaments d'Oscillariées, beaucoup plus longs que leur propre corps. Il a décrit aussi la digestion que subissent ces algues et qui est surtout caractéristique dans des cas où une partie seulement des filaments a été englobée dans l'intérieur de l'amibe et soumise au travail digestif. Tandis que la partie libre de l'Oscillariée conserve ses propriétés normales et se présente colorée en vert bleuâtre, la partie englobée change progressivement de coloration. Elle prend d'abord une teinte vert foncé qui devient ensuite jaune claire, jaune rouge, brun et finalement brun rouge. En même temps, la paroi cellulosique de l'algue commence à se ramollir, et les cellules se disloquent en petits tronçons qui ne tardent pas à être rejetés au dehors. Les aliments ne sont presque jamais digérés en entier et il en reste toujours des résidus abondants qui s'expulsent sous forme d'excréments solides.

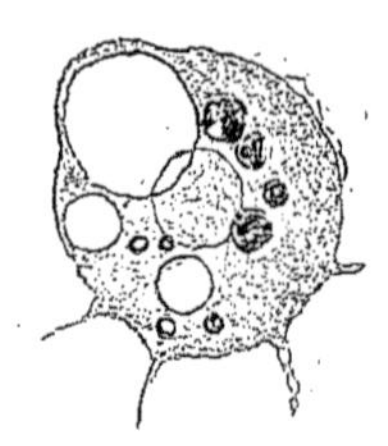

Fig. 1. — Une amibe traitée avec le rouge neutre à 1 °/₀.

On savait bien que la digestion chez les Rhizopodes se faisait dans un milieu nettement, quoique faiblement acide, et qu'elle nécessitait l'intervention de quelque ferment soluble. Mais ces notions étaient très vagues jusqu'aux recherches de M. Mouton (2) exécutées avec beaucoup de soin à l'Institut Pasteur. Pour arriver à des résultats précis, il s'est servi de cultures d'amibes sur gélose, faites en commun avec le colibacille qui leur servait de nourriture. Les petits microbes étaient englobés en grande quantité, après quoi ils étaient entourés de vacuoles et soumis à la digestion à l'aide d'un ferment que M. Mouton a pu obtenir *in vitro*. Dans ce but, il prélevait des quantités d'amibes et, après les avoir centrifugées avec de l'eau, il traitait le

(1) *Archiv für Entwickelungsmechanik*, 1898, t. VII.
(2) *Comptes rendus de l'Acad. des Sciences*, 1901. T. CXXXIII, p. 244.

2

dépôt avec de la glycérine. A l'aide de l'alcool, il obtenait un précipité qui se dissolvait facilement dans l'eau.

Le liquide ainsi obtenu exerçait une influence digestive incontestable sur des substances albuminoïdes. Il liquéfiait facilement la gélatine et attaquait même, quoique faiblement, l'albumine coagulée par la chaleur. Les flocons de fibrine chauffée à 58° restaient inaltérés. Il y avait donc dans le liquide, préparé avec les amibes, une diastase protéolytique, mais d'activité faible. Par contre, le même extrait ne renfermait ni sucrase, capable d'intervertir le sucre de canne, ni lipase pour digérer les matières grasses.

L'amibodiastase de M. Mouton doit être rangée dans le groupe des trypsines. Elle est très active dans un milieu nettement alcalin et continue à digérer lorsque le milieu devient faiblement acide (ce qui correspond à la réaction que l'on observe sur des amibes traitées avec des matières colorantes appropriées). Le chauffage de l'amibodiastase à 54° commence déjà à l'attaquer ; la température de 60° la détruit complètement.

La question qui nous intéresse surtout dans cet exposé concerne l'action de l'amibodiastase sur les bactéries. Les expériences nombreuses de M. Mouton, dirigées vers ce point et faites avec des colibacilles vivants, lui ont donné des résultats négatifs. Mais ces microbes, préalablement tués par la chaleur ou par le chloroforme, ont été bien attaqués par le ferment soluble des amibes. Des émulsions troubles de colibacilles morts, incapables de subir une auto-digestion quelconque, devenaient transparentes après quelque temps de contact avec l'extrait des amibes. L'amibodiatase digère donc bien *in vitro* les bactéries mortes, tandis que dans le corps des amibes elle attaque les bactéries englobées à l'état vivant. Il faut en conclure que ce n'est qu'une faible partie de cette diastase qui passe dans les extraits préparés par M. Mouton.

Cette digestion intracellulaire des protozoaires sert non seulement à leur nutrition, mais aussi à leur protection contre les parasites infectieux. Le protoplasma des infusoires, avec ses sécrétions vacuolaires, digère en général tout ce qui est à sa portée. Si les organes internes, comme les noyaux et les vacuoles pulsatiles, résistent à ce processus, cela tient incontestablement à leur propriété de se défendre contre l'attaque des sécrétions digestives. Aussi, comme il ressort des belles recherches de M. Maupas (1), le macronucléus des paramécies,

(1) *Archives de zoologie expérimentale*, 1889. T. VII, p. 446.

à une période déterminée de la vie de l'infusoire, est totalement digéré par le protoplasma, comme n'importe quel corps alimentaire, introduit du dehors. Il faut admettre que le noyau cesse de produire la substance protectrice qui l'empêche d'être digéré dans les conditions ordinaires de l'existence.

Une lutte semblable à celle que l'on observe entre le noyau et le contenu digestif des protozoaires se produit aussi entre ces derniers et les organismes infectieux. Tous les êtres qui, d'une façon quelconque, pénètrent dans l'intérieur du corps d'un infusoire ou d'un rhizopode, sont aussi mis en contact avec l'endoplasma digestif de ces protozoaires. Si les intrus sont tués et partiellement digérés par les sécrétions digestives ou bien expulsés à la façon des excréments, le protozoaire reste indemne et continue sa vie normale. Nous assistons ici à un exemple d'immunité naturelle, due à la digestion intra-cellulaire. Dans le cas contraire, c'est-à-dire lorsque l'organisme étranger résiste à cette action digestive, il s'installe définitivement dans le corps du protozoaire. Si le parasite ne se reproduit qu'en petit nombre, n'excrète aucun poison et, en général, n'exerce aucune influence nuisible sur son hôte, il devient facilement son commensal. Aussi il n'est pas rare de trouver dans le contenu des infusoires et des radiolaires des petits organismes végétaux des genres Zoochlorelles ou Zooxanthelles qui non seulement ne provoquent aucune maladie, mais peuvent même, grâce à l'assimilation de l'acide carbonique, être utiles pour leurs hôtes. Mais il y a des cas où les parasites agissent d'une façon plus ou moins nuisible sur les protozoaires qui les renferment. Alors il se produit une véritable infection, quelquefois mortelle.

Parmi ces maladies infectieuses des protozoaires, la mieux étudiée est celle qui est provoquée par plusieurs représentants d'un genre particulier de microbes, découvert par Johannes Müller en 1855 et qui a fait le sujet d'un travail, exécuté dans mon laboratoire par M. Hafkine (1). J'en ai déjà parlé dans mon ouvrage sur la pathologie comparée de l'inflammation (2), ce qui me permet de me résumer ici très brièvement. Les paramécies sont quelquefois contaminées par des parasites en forme d'aiguille ou de spirille qui pénètrent tantôt dans le macronucléus, tantôt dans le micronucléus, s'y reproduisent abondamment et provoquent une énorme hypertrophie des organes atteints. Malgré cela l'infusoire peut continuer à vivre et à se reproduire, ce qui

(1) *Annales de l'Institut Pasteur*, 1890, T. IV, p. 148.
(2) *Leçons sur la pathologie comparée de l'inflammation*. Paris, 1892, p. 24.

lui permet souvent de guérir de sa maladie. D'un autre côté la paramécie, dans l'organisme de laquelle se sont introduites des spores du parasite, les traite comme n'importe quel corps étranger avalé. Faute de pouvoir les digérer, à cause de la résistance de la membrane de la spore, la paramécie les expulse, comme une substance excrémentitielle quelconque. L'infusoire se conduit de la même façon vis-à-vis des endospores bactériennes. Tandis que les bacilles du foin, si communs dans les infusions où vivent les paramécies, sont digérés dans leurs vacuoles endoplasmiques, les spores de ces bacilles, après un séjour plus ou moins prolongé dans les vacuoles, sont expulsées avec les excréments.

Comme de beaucoup la plus grande partie du corps des protozoaires est constituée par le protoplasma digestif, il est tout naturel que les épidémies infectieuses de ces animalcules soient en général très rares. Les infusoires et les rhizopodes, dont l'organisme est tout particulièrement adapté à se nourrir d'algues inférieures et de bactéries, ne sont pour ainsi dire jamais sujets à des maladies bactériennes. Les infections, observées chez les protozoaires, sont dues le plus souvent à l'invasion des champignons inférieurs, comme des chytridiens, des microsphaeres, des saprolégniées, ou bien à des organismes particuliers que nous venons de mentionner dans les noyaux des paramécies. Et encore ces infections se rencontrent le plus souvent chez des protozoaires incapables de véritable digestion intracellulaire, ou bien dans l'état enkysté, lorsque les infusoires, menant une vie latente, n'absorbent ni ne digèrent aucune nourriture. Comme exception je dois mentionner l'épidémie d'amibes, provoquée par les *Microsphaera* (1), et la maladie des Actinophryens, observée par M. K. Brandt (2) et attribuée à des champignons, voisins du genre *Pythium*. Dans les deux cas, il s'agit de parasites qui vivent et se développent dans l'intérieur du protoplasma actif de ces protozoaires. Il y a bien une partie des parasites qui est expulsée avec les excréments ; mais il en reste une autre qui s'installe dans le protoplasma, s'y multiplie et amène la mort des hôtes. Dans ces exemples, l'action digestive du protoplasma doit être neutralisée ou paralysée par des sécrétions du parasite. Mais ce côté de la question n'a pas encore été abordé jusqu'à présent.

En dehors de la digestion intra-cellulaire et de l'expulsion des parasites par la fonction excrétrice, la résistance des protozoaires contre les maladies infectieuses doit être en partie attribuée à leur grande

(1) *Leçons sur la pathologie comparée de l'inflammation*, p. 21.
(2) *Monatsberichte d. Berliner Akad. d. Wissensch.*, 1881, p. 388.

sensibilité. Lorsqu'on observe les manœuvres des amibes ou de certains infusoires au milieu de toute une flore et une faune microscopiques, on est très frappé du choix que ces protozoaires font de leur nourriture. Souvent on voit des amibes rechercher uniquement des diatomées, dédaignant toutes les autres algues, ou bien choisir une espèce de palmellacées au milieu d'une flore trés variée. Les infusoires ont aussi leur nourriture de prédilection. Beaucoup de ciliés choisissent presque exclusivement des bactéries ; d'autres, comme les *Nassula*, ont une prédilection particulière pour les oscillariées. L'exemple le plus frappant est présenté par l'*Amphileptus Claparedei*, un cilié vorace qui, au milieu de tous les animalcules, fait un choix exclusif des vorticelliens qu'il dévore, après quoi il se transforme en kyste fixé sur le pédoncule des vorticelliens. Cette sensibilité doit évidemment guider les protozoaires dans leurs relations avec d'autres organismes et leur permettre d'échapper à l'invasion des parasites.

Dans cet ordre d'idées, je dois mentionner une très intéressante observation de M. Salomonsen (1), communiquée au Congrès de Médecine de Paris en 1900. Ce savant a pu constater que presque tous les infusoires ciliés, sentant le voisinage de cadavres de leurs congénères, s'en éloignent rapidement, manifestant ainsi une chimiotaxie négative très accusée. Il est évident que cette propriété doit les mettre souvent à l'abri de la contamination par des parasites, contenus dans le corps des infusoires morts de maladies infectieuses.

Il y a donc toute une série de faits qui peuvent expliquer l'immunité naturelle des protozoaires vis-à-vis des microorganismes pathogènes. Mais jusqu'à présent on ne sait encore rien sur l'existence ou la possibilité d'une immunité acquise chez les animalcules inférieurs dans les maladies infectieuses. On est mieux renseigné sur la résistance des êtres unicellulaires à l'action des poisons solubles qui est, en général, beaucoup plus facile à étudier que l'immunité vis-à-vis des microbes mêmes.

Comme un très grand nombre d'animaux supérieurs sont extrêmement sensibles à l'action toxique des poisons d'origine bactérienne, on s'est demandé si les infusoires pouvaient également être empoisonnés par ces produits microbiens. Dans ce but, M. Gengou (2) a

(1) *Comptes rendus du Congrès international de Médecine tenu à Paris en 1900*. Section de bactériologie et de parasitologie.

(2) Sur l'immunité naturelle des organismes monocellulaires contre les toxines, *Annales de l'Institut Pasteur*. T. XII, 1898, p. 465.

étudié l'influence des toxines tétanique et diphtérique sur les infusoires ciliés. Il n'a pu établir aucune action particulière de ces poisons sur les paramécies. Ces infusoires supportaient parfaitement bien les mêmes doses de cultures de bacilles diphtériques et tétaniques, préparées dans du bouillon et débarrassées de microbes par filtration, que de bouillon ordinaire seul, non ensemencé. M. Gengou en a conclu à l'immunité naturelle et absolue des paramécies vis-à-vis des deux toxines mentionnées. Si l'on tient compte de ce fait que ces poisons n'agissent que faiblement aux températures ordinaires et sont souvent inoffensifs pour des animaux « à sang froid », on sera peut-être tenté d'attribuer l'immunité des infusoires à la température qui régnait dans la chambre pendant les expériences de M. Gengou. Guidée par cette réflexion, Mme Metchnikoff a essayé l'action sur les paramécies du sérum sanguin des anguilles qui est très toxique non seulement pour les vertébrés à sang chaud, mais aussi pour les vertébrés à sang froid et les invertébrés, et ceci à une température basse ou moyenne. Eh bien, le sérum d'anguille n'a point manifesté de pouvoir toxique supérieur au sérum sanguin d'autres animaux.

Les toxines microbiennes sont inoffensives non seulement pour les infusoires ciliés, mais pour une quantité d'autres organismes unicellulaires. Le fait est bien connu que ces toxines, abandonnées à l'air, se peuplent bientôt de toute une flore de microbes, parmi lesquels prédominent les bactéries et les levures. J'ai pu constater (1) que ces organismes non seulement ne sont pas gênés dans leur vie normale par la présence des toxines diphtérique et tétanique, mais que rapidement ils amènent la destruction plus ou moins complète de ces poisons. M. Gengou a pu voir également que les levures prospèrent très bien dans ces toxines bactériennes. La pullulation des microbes et la destruction de ces poisons se font à des températures diverses (de 15 à 37°).

Mais, tandis que les organismes inférieurs sont réfractaires vis-à-vis des toxines bactériennes, capables de tuer avec de toutes petites doses l'homme et les animaux de grande taille, un grand nombre de microbes manifestent une sensibilité toute particulière pour certains liquides d'origine animale. Dans un des chapitres suivants, nous allons traiter plus longuement cette propriété microbicide des humeurs. Ici nous n'avons qu'à signaler quelques faits concernant cette propriété, uniquement au point de vue de l'immunité des êtres

(1) *Annales de l'Institut Pasteur*, T. XI, 1897, p. 801.

inférieurs. L'exemple le plus frappant d'un pouvoir bactéricide d'un liquide animal est certainement l'action du sérum sanguin de rat vis-à-vis de la bactéridie charbonneuse. Ce fait, découvert en 1888 par M. von Behring (1), l'a amené à conclure que le sang de rat renferme une base organique, capable de tuer et de dissoudre une grande quantité de bacilles charbonneux. Plusieurs observateurs ont pu confirmer la découverte de M. von Behring et y ont ajouté le fait que la bactéridie peut être facilement accoutumée à l'action toxique du sérum de rat. Ainsi M. Sawtchenko (2), dans un travail fait à mon laboratoire, a pu, par des cultures successives, habituer le bacille charbonneux à vivre dans le sérum de rat pur. Il s'est donc produit dans ce cas une véritable immunité acquise d'une plante inférieure vis-à-vis d'une substance toxique d'origine animale. Plus récemment, M. Danysz a vérifié le même fait et y a ajouté plusieurs autres dans le but de préciser le mécanisme par lequel la bactéridie s'adapte au poison. Dans un travail, exécuté à l'Institut Pasteur (3), il a constaté que le bacille charbonneux se défend contre l'action toxique du sérum, en s'entourant d'une gaîne épaisse, constituée par une sorte de mucus qui fixe et rend inoffensive la toxine du sang de rat. Ce même mucus, mais en moindre quantité, se produit aussi dans une culture de la bactéridie, développée dans du bouillon ordinaire. Lorsqu'on débarrasse par filtration à travers la porcelaine une culture pareille des bacilles qu'elle contenait et que l'on ajoute un peu de ce liquide au sérum de rat, celui-ci devient moins bactéricide que dans un mélange du même sérum avec du bouillon ordinaire. M. Danysz suppose que ce fait peut s'expliquer par la présence dans le liquide filtré d'une certaine quantité de la substance muqueuse, produite par la bactéridie, qui fixe et neutralise une partie de la toxine de rat. Si, au lieu d'ensemencer la bactéridie ordinaire, sensible à cette toxine, on ensemence dans du bouillon le bacille charbonneux, préalablement accoutumé au sérum de rat, on constate que le liquide de la culture filtrée neutralise une quantité plus grande de la toxine. M. Danysz en conclut que la bactéridie accoutumée a acquis la propriété de produire plus de mucus que la bactéridie ordinaire et que, pour cette raison une plus grande quantité de cette substance protectrice passe dans le liquide de culture.

(1) *Ueber die Ursache der Immunität von Ratten gegen Milzbrand*, dans le *Centralblatt für klinische Medicin*, 1888 p. 38.
(2) *Annales de l'Institut Pasteur*, 1897. T. XI, p. 872.
(3) *Annales de l'Institut Pasteur*, 1900. T. XIV, p. 641.

La formation d'une gaîne transparente a été plusieurs fois observée chez la bactéridie charbonneuse, notamment dans des cas où ce microbe se trouve en état de défense contre des influences nuisibles diverses. Ainsi cette gaîne est très développée chez le bacille charbonneux qui envahit le sang des lézards, animaux en général très résistants vis-à-vis du charbon (1). Dans des conditions analogues, le streptocoque qui, d'habitude, ne produit point de gaîne muqueuse, en développe une, de dimensions exceptionnellement grandes. Le cobaye est en général très résistant vis-à-vis du streptocoque, contre lequel il manifeste une réaction efficace. Mais quelquefois son immunité cède et alors, comme l'a démontré M. J. Bordet (2), le streptocoque, obligé de vaincre la résistance naturelle du cobaye, s'entoure d'une gaîne si épaisse, qu'on en trouve rarement de semblables dans le monde des bactéries (fig. 2).

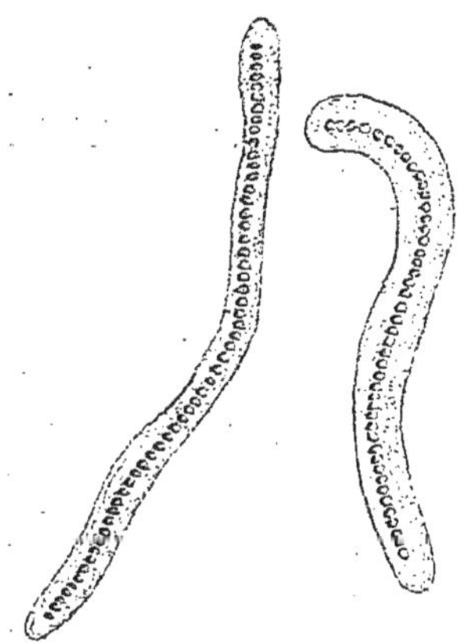

Fig. 2. — Streptocoque entouré d'une enveloppe défensive.

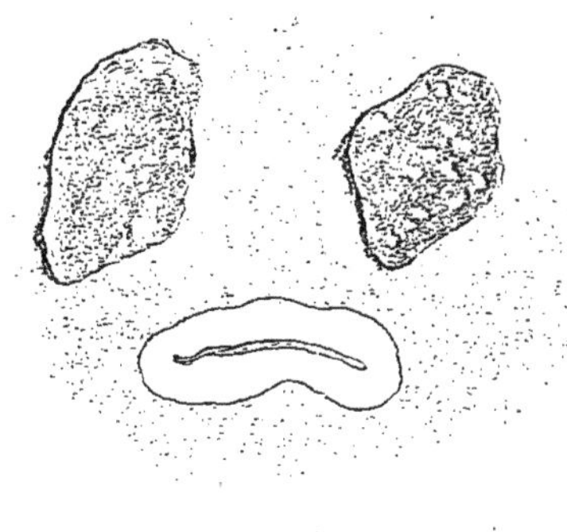

Fig. 3. — Bacille tuberculeux entouré d'une enveloppe transparente et renfermé dans une cellule géante de la gerbille.

Des faits analogues s'observent aussi dans des cas où le microbe se

(1) Metchnikoff, *Virchow's Archiv.*, 1884. T. XCVII, p. 510.

(2) Contribution à l'étude du sérum antistreptococcique, *Annales de l'Institut Pasteur*. T. XI, 1897, p. 177. Planche V.

défend contre l'action de substances renfermées dans des cellules animales. Je puis citer comme exemple le bacille tuberculeux dans l'intérieur des cellules géantes de la gerbille (*Meriones Shawii*). Subissant l'influence de substances nuisibles, contenues dans ces cellules, le bacille tuberculeux (fig. 3) s'entoure d'une gaîne transparente, pareille à celle de la bactéridie ou du streptocoque. Mais, comme l'action de la cellule géante ne cesse pas pour cela, le bacille tuberculeux sécrète une deuxième gaîne (fig 4) et continue à s'entou-

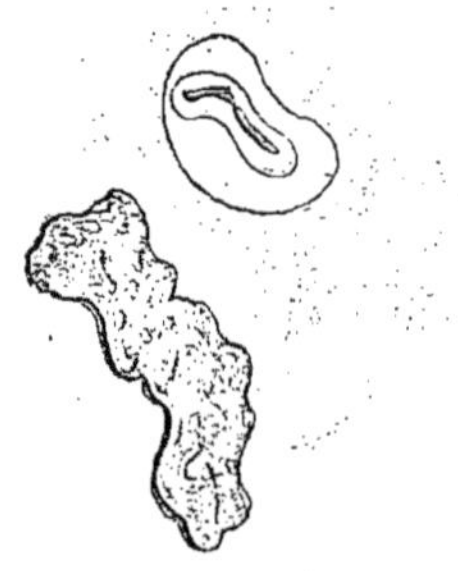

Fig. 4. — Un autre bacille tuberculeux entouré de deux membranes.

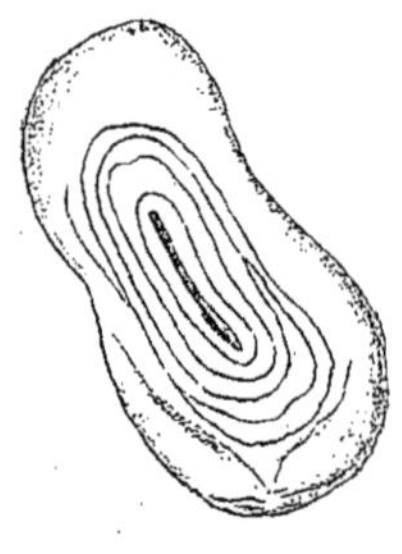

Fig. 5. — Bacille tuberculeux entouré de toute une série de couches concentriques.

rer de toute une série d'enveloppes (fig. 5). Il devient alors semblable à une algue palmellacée, entourée par des couches successives de membranes, ou bien à une quantité d'autres cellules végétales, dont le principal moyen de défense, contre toutes sortes d'influences nuisibles, consiste justement dans la production de membranes protectrices.

M. Trommsdorf (1) a exécuté récemment, dans le laboratoire de M. Buchner, à Munich, une série d'expériences sur l'accoutumance du vibrion cholérique et du bacille typhique à la substance bactéricide du sang de lapin. Il a pu confirmer les données de ses prédécesseurs et, par des expériences variées, il s'est assuré que les deux microbes

(1) *Archiv für Hygiene*. T. XXXIX, 1900, p. 31.

cités sont réellement capables de s'adapter au sang défibriné et au sérum sanguin de lapin. Le bacille typhique, d'après ces recherches, s'accoutume avec beaucoup plus de facilité que le vibrion du choléra.

L'immunité ou l'accoutumance des organismes nuisibles aux différentes toxines présente une analogie incontestable avec les phénomènes d'adaptation de ces êtres aux poisons minéraux ou organiques. On sait depuis longtemps que les mêmes espèces de protozoaires se rencontrent dans les eaux douces et salées et qu'il est possible d'habituer les infusoires et les amibes à supporter des quantités de sel marin qui leur étaient absolument mortelles au début. Cette accoutumance ne s'acquiert que si l'on a soin d'ajouter du sel par petites quantités, un changement trop brusque amenant inévitablement la mort. Par ce procédé, Cohn (1) avait habitué les Euplotes d'eau douce à vivre dans l'eau de mer artificielle qui renfermait 4 °/₀ de chlorure de sodium. Dans les expériences de Balbiani (2), les Monadiens d'eau douce (*Menoidium incurvum* et *Chilomonas paramecium*) mouraient très vite après l'addition de 1/2 °/₀ de ce sel ; mais lorsqu'on le leur ajoutait par petites doses successives (0,05 par jour), ils s'habituaient facilement à une concentration de 1 °/₀. A l'état de kyste, les protozoaires résistent encore mieux qu'à l'état libre aux différents sels que l'on ajoute à leur milieu de culture normal. Il est probable que la paroi du kyste empêche la pénétration de ces substances dans le contenu. Lorsqu'on additionne d'un peu de couleurs d'aniline un liquide, renfermant des infusoires enkystés, on constate que la membrane kystique se colore d'une façon très intense, tandis que le corps de l'infusoire reste incolore. La membrane absorbe une grande quantité de matière colorante, après quoi, se trouvant saturée, elle n'en prend plus et ne laisse pas pénétrer la couleur dans le contenu.

Après avoir comparé l'action sur les infusoires des sels de sodium avec celle des sels de potassium et de lithium, Balbiani (*loc. cit.*, p. 580) arrive à la conclusion que l'influence nuisible de ces substances ne s'explique qu'en partie seulement par les phénomènes osmotiques. En dehors de ceux-ci, une action purement chimique doit également être invoquée. Balbiani appuie son opinion sur le fait que les solutions isotoniques des trois sels exercent sur les infusoires de

(1) *Entwickelungsgeschichte der mikroskopischen Algen und Pilze*, *Nova Acta Academiae Cars. L. Carolina*, 1854.

(2) Action des sels sur les infusoires, *Archives d'anatomie microscopique*. T. II, 1898, p. 595.

même espèce et de même origine une influence différente. Les sels de potassium et de lithium agissent d'une façon beaucoup plus énergique que les sels de sodium. Eh bien, les protozoaires peuvent s'adapter progressivement aussi bien aux influences nuisibles d'ordre physique qu'aux actions de nature chimique. Ainsi on peut accoutumer des infusoires et des rhizopodes à de hautes températures, à une lumière intense etc. D'un autre côté, on peut les habituer aussi à l'action toxique de véritables poisons. Davenport et Neal (1) ont établi que les stentors, maintenus pendant deux jours dans une faible solution de sublimé (0,00005 °/₀), acquièrent une immunité contre la dose quatre fois mortelle de ce poison pour des individus, maintenus dans de l'eau pure. La même règle a été observée pour l'action toxique de la quinine. Cette immunité ne peut pas être attribuée à une sélection d'infusoires qui possèdent une résistance naturelle pour le sublimé. Elle est réellement acquise à la suite d'une influence chimique directe et graduelle sur le protoplasma des stentors qui, une fois accoutumés, survivent tous à des doses, mortelles pour les témoins non habitués.

Les microbes végétaux qu'on cultive avec beaucoup plus de facilité que les protozoaires, manifestent fréquemment des phénomènes d'accoutumance des plus caractéristiques. Les premières recherches systématiques dans cette direction ont été exécutées par M. Kossiakoff (2) dans le laboratoire de M. Duclaux. Il a étudié l'action antiseptique du borax, de l'acide borique et du sublimé sur la bactéridie charbonneuse et plusieurs autres bacilles (*Bacillus subtilis*, *Thyrotrix scaber* et *tenuis*) et est arrivé à ce résultat que tous ces microbes peuvent être graduellement accoutumés à des doses, sûrement antiseptiques pour les mêmes espèces non habituées. Le *Thyrotrix tenuis* supporte près de deux fois plus de bichlorure quand il est habitué que lorsqu'il ne l'est pas. Le bacille charbonneux ordinaire ne se développe point, si le milieu de culture renferme plus de 0.005 d'acide borique, tandis que le même microbe, accoutumé par des cultures successives, pousse bien malgré la présence de 0,007 du même antiseptique. Depuis, des faits analogues ont été constatés par plusieurs autres observateurs, de sorte que l'accoutumance facile des bactéries aux poisons est admise

(1) *On the acclimatisation of organims to poisonous chemical substances*, *Archiv für Entwickelungsmechanik der Organismen*. T. II, 1896, p. 564.

(2) Kossiakoff, Sur l'accoutumance aux antiseptiques, *Annales de l'Institut Pasteur*. T. I, 1887.

comme règle générale. M. Danysz (*loc. cit.*), dans le but d'élucider le mécanisme de cette adaptation, a étudié l'action de l'acide arsénique sur la bactéridie charbonneuse. Il a démontré que ce bacille s'habitue à pousser dans du bouillon, renfermant une dose d'acide arsénique qui, au début, empêchait tout développement. Pendant ce phénomène d'accoutumance qui s'acquiert après une série de passages dans des milieux de plus en plus arséniqués, la bactéridie sécrète un manchon de substance muqueuse qui protège les parties sensibles de la cellule microbienne. Il se produit donc ici quelque chose de tout à fait semblable à ce que le même observateur a constaté chez des bacilles charbonneux, adaptés au sérum de rat. Cette analogie s'étend même à l'élimination de la substance protectrice dans le liquide de culture. Lorsqu'on ensemence une bactéridie ordinaire, non accoutumée, dans du bouillon arséniqué, auquel on a ajouté du liquide, provenant d'une culture de la bactéridie accoutumée, le développement se produit d'une façon marquée. Lorsqu'au contraire on fait le même ensemencement dans du bouillon arséniqué de même composition, mais auquel on a ajouté du liquide filtré d'une culture non accoutumée, la bactéridie se développe beaucoup moins bien. La différence s'explique par la présence, dans le liquide où avait poussé le bacille accoutumé, d'une certaine quantité de la substance muqueuse qui fixe l'arsenic et l'empêche d'agir sur le protoplasma des microbes.

Les levures s'adaptent aussi très facilement aux antiseptiques. Cette propriété a même amené une application pratique. On sait que des petites doses d'acide fluorhydrique sont capables d'empêcher la prolifération de la levure de bière. Or, Effront (1) a accoutumé cette plante à vivre dans des milieux renfermant une quantité d'acide fluorhydrique qui est absolument antiseptique pour la levure non habituée. Dans ces conditions, les cellules accoutumées subissent une excitation qui amène la production d'une plus forte quantité d'alcool. En s'habituant aux doses antiseptiques (300 mm. d'acide fluorhydrique pour 100 c. c. de moût de bière), la levure acquiert une sorte d'immunité qui lui manquait au début. Cette nouvelle propriété peut se transmettre par hérédité à de nouvelles générations, développées dans du moût de bière ordinaire, non additionné d'acide fluorhydrique. L'action stimulante de cette substance sur la propriété fermentative ne dépend pas de la réaction acide de l'acide fluorhydrique, car d'autres acides, non

(1) *Moniteur scientifique du Dr Quesneville*, 1890, 1891, 1892, 1894.

antiseptiques, comme l'acide tartrique, sont incapables de l'exercer.

L'immunité acquise contre l'acide fluorhydrique est rigoureusement spécifique ; les levures, accoutumées à cette substance, deviennent même plus sensibles vis-à-vis d'autres poisons.

M. Duclaux (1) a déjà insisté sur les rapports qui existent entre antiseptiques et aliments. L'aldéhyde formique qui est un coagulant du protoplasma très puissant et partant antiseptique, peut servir d'aliment aux microbes. Le *Thyrotrix tenuis*, étudié sous ce rapport par M. Péré (2), s'adapte à l'action de cette aldéhyde qu'il utilise pour sa nutrition. Il se produit ici quelque chose rappelant les protozoaires qui digèrent les parasites.

C'est maintenant une notion courante en microbiologie que les bactéries et les levures qui, au début, n'utilisaient pas certaines substances, s'habituent à les utiliser comme aliments. M. Dienert (3) a publié un travail détaillé sur l'accoutumance des levures au galactose. Ce sucre est généralement dédaigné par les levures qui font fermenter le glycose ; mais il n'est pas difficile de les adapter au galactose qu'alors elles attaquent et transforment en alcool et acide carbonique.

Les protozoaires peuvent être accoutumés progressivement non seulement aux poisons, mais aussi aux agents physiques. Ainsi, M. Dallinger (4) a pu élever la température de l'eau, dans laquelle se développaient des infusoires flagellés, de 15°5 à 23°, sans amener la mort de ces animalcules. En prolongeant l'expérience pendant plusieurs mois, il a pu même les habituer à vivre à la température de 70°. D'après l'opinion de Davenport (5), partagée par beaucoup d'autres observateurs, cette résistance aux températures élevées dépendrait de l'appauvrissement du protoplasme en eau. Dallinger a vu aussi que chez ces infusoires, accoutumés à l'eau chaude, les vacuoles devenaient de plus en plus petites et disparaissaient même complètement.

L'accoutumance constitue donc une propriété très générale et très répandue dans le microcosme des organismes unicellulaires. Elle se rattache à la digestion intracellulaire des aliments solides et à l'absorption et à la transformation des substances solubles. Ces phénomènes d'ordre chimique sont intimement liés à la sensibilité des êtres micros-

(1) *Traité de Microbiologie*. T. I, 1898, p. 238.
(2) *Annales de l'Institut Pasteur*. T. X, 1896, p. 417.
(3) *Annales de l'Institut Pasteur*. T. XIV, 1900, p. 139.
(4) *Journ. of the R. Miscroscop. Society*, 1880, III, p. 1.
(5) Davenport a. Castle, *Archiv für Entwicklungsmechanik*, 1896. T. II, p. 227.

copiques qui représente une des propriétés fondamentales des organismes vivants.

Un protozoaire, réfractaire à un parasite, se défend par la fuite ou bien le dévore et le digère ; un autre, qui acquiert une immunité vis-à-vis d'une toxine ou d'un poison minéral, l'absorbe, le fixe et le transforme. Dans tous ces exemples d'immunité, il se produit donc une réaction des parties vivantes de l'organisme qui est une conséquence de la sensibilité du protoplasma.

Avant qu'un infusoire s'éloigne du cadavre de ses congénères ou saisisse un être parasitaire ; avant qu'un protozoaire sécrète un liquide digestif autour de la proie englobée ; avant qu'une bactérie sécrète une couche glaireuse pour sa défense etc., il faut que ces organismes unicellulaires perçoivent des sensations qui provoquent les réactions sus-mentionnées. C'est au botaniste célèbre, M. Pfeffer, qu'on doit les recherches les plus importantes sur cette sensibilité des êtres unicellulaires, recherches qui ont donné comme résultat général que cette propriété est soumise à la loi psycho-physique de Weber-Fechner. En observant les mouvements des bactéries sous l'influence des excitations croissantes, Pfeffer a établi que, conformément à cette loi, lorsque l'excitation croît en proportion géométrique, la sensibilité croît en proportion arithmétique, c'est-à-dire que la réaction est proportionnelle au logarithme de l'excitation. Pour qu'une bactérie mobile (*Bacterium termo*), cultivée dans une solution peptonée, perçoive la différence de milieu, il faut la mettre en présence d'une solution de peptone cinq fois plus concentrée. Des solutions plus faibles, dont la concentration n'est que trois ou quatre fois plus forte que le liquide originel, n'attirent pas du tout les bactéries ; par conséquent, ces différences sont au-dessous de leur sensibilité chimiotactique.

Les différentes réactions qui se manifestent dans l'immunité des êtres unicellulaires, réactions soumises à la sensibilité de leur protoplasma, rentrent donc incontestablement dans la catégorie des phénomènes purement cellulaires.

CHAPITRE II

QUELQUES RENSEIGNEMENTS SUR L'IMMUNITÉ CHEZ LES PLANTES PLURICELLULAIRES

Maladies infectieuses des plantes. — Plasmodes des myxomycètes et leur chimiotaxie. — Accoutumance des plasmodes aux poisons. — Action pathogène de la *Sclerotinia* sur les phanérogames. — La cicatrisation des plantes. — Défense des plantes contre les bactéries. — Sensibilité des cellules végétales à la pression osmotique. — Adaptation des plantes aux modifications de celle-ci. — Dépendance des phénomènes chimiques de la sensibilité des cellules végétales. — La loi de Weber-Fechner.

Pour plusieurs raisons, ce chapitre sur l'immunité dans le règne végétal ne pourra être traité d'une façon satisfaisante. La pathologie des plantes a été beaucoup étudiée, et l'étiologie d'une quantité de maladies végétales était déjà bien établie à un moment où l'on errait encore dans l'obscurité à la recherche des causes des maladies infectieuses de l'homme et des animaux supérieurs. Mais, malgré cela, l'étude des phénomènes de l'immunité a été reléguée au second plan par les botanistes, et il n'existe pas de travaux consacrés d'une façon spéciale à ce sujet. Ce n'est qu'en passant qu'on a abordé la question de la résistance de certaines plantes vis-à-vis des facteurs morbides capables de les infecter ou les intoxiquer. Il faudrait donc des recherches toutes particulières dans cette direction, ou bien une étude des plus complètes de la littérature botanique, pour présenter au lecteur un résumé de la question de l'immunité dans le règne végétal. Dans l'impossibilité de remplir ce programme, nous devons nous contenter de quelques renseignements empruntés aux botanistes et capables d'éclaircir certains côtés du problème général qui nous intéresse.

Un très grand nombre de végétaux sont sujets à des maladies infectieuses provoquées par des plantes inférieures, parmi lesquelles les champignons occupent la première place. Tandis que dans le règne animal, la plus grande partie des infections est due aux bactéries, chez les plantes, ces microbes n'interviennent que rarement, et encore leur rôle est-il presque toujours secondaire. Cette différence tient surtout à la composition chimique des « humeurs » dans les deux règnes. Le suc cellulaire des plantes est généralement acide. Or, les champignons se développent beaucoup mieux que les bactéries dans ces conditions.

Les divers modes de défense contre les maladies infectieuses que nous avons rencontrées chez les êtres monocellulaires se retrouvent aussi chez les plantes polycellulaires. Mais, tandis que chez la presque totalité des végétaux, les cellules sont fixées grâce à une membrane très développée, quelques plantes inférieures seulement ont conservé un état dans lequel le protoplasma est complètement nu et capable de se mouvoir. Ce sont notamment les Myxomycètes qui se distinguent par un stade amiboïde et par la formation de grands plasmodes qui poussent des prolongements protoplasmiques et présentent un genre de locomotion semblable à celui des Rhizopodes et des Sporozoaires.

Les maladies infectieuses des Myxomycètes doivent être bien rares, car jusqu'à présent elles n'ont encore été signalées par aucun observateur. Il est très probable que les plasmodes se débarrassent des germes infectieux comme les Protozoaires par l'expulsion des parasites au dehors et aussi à l'aide de leur digestion intracellulaire. Celle-ci se produit dans un milieu nettement acide, grâce à un ferment soluble décrit par Krukenberg (1) comme une sorte de pepsine. Je n'ai pas besoin d'entrer ici dans plus de détails, puisque j'ai déjà traité ce sujet dans mes *Leçons sur la pathologie comparée de l'inflammation*. Le fait que les Myxomycètes peuvent englober des organismes vivants a été démontré par M. Celakowsky jun (2). Il a vu que les spores des divers champignons peuvent même germer dans l'intérieur du plasmode. Tandis que nos idées sur la résistance des plasmodes vis-à-vis des microbes ne sont basées que sur des analogies et des hypothèses, les notions sur leur immunité contre les substances solubles s'appuient sur des faits expérimentaux bien établis. Nous devons à M. Stahl (3) les premiers renseignements sur la façon dont les plasmodes résistent aux poisons. Lorsqu'on les met en contact avec des solutions de sels, d'acides ou de sucre assez concentrées pour amener une action nuisible, les plasmodes profitent de leur mobilité amiboïde

(1) *Untersuchungen a. d. physiolog. Institute in Heidelberg*, 1878. T. II, p. 273.

(2) *Botanische Zeitung*, 1884, p. 163.

(3) *Flora*, 1892. T. LXXVI, p. 247.

pour s'échapper de ces liquides. Ils manifestent ainsi une *chimiotaxie négative*, tout à fait pareille à celle qu'on observe si souvent chez les êtres unicellulaires. Il existe donc une immunité naturelle chez les Myxomycètes, due à l'activité de leurs mouvements. Mais on constate aussi chez ces plantes, une sorte d'immunité acquise qui a été bien observée par M. Stahl.

Voici le passage de son mémoire qui se rapporte à ce sujet d'une si grande importance au point de vue général. « Lorsqu'on remplace l'eau dans un vase par une solution à 1 ou 2 °/₀ de glucose, on observe, ou bien la mort des plasmodes si l'action a été trop rapide, ou bien seulement leur éloignement du liquide. Même des solutions à 1/2 ou 1/4 °/₀ sont au commencement évitées par les plasmodes, et peuvent, en cas d'action trop brusque, amener leur mort. Ordinairement les plasmodes émigrent dans les parties du substratum éloignées de la solution, pour y revenir au bout de quelque temps, souvent seulement après plusieurs jours. Ils finissent par s'immerger dans une solution de glucose, comme ils le font dans une infusion de tan quoique avec plus de réserve. »

« *Les Myxomycètes s'accommodent donc lentement* à une solution plus concentrée, probablement en perdant une certaine quantité de leur eau. J'ai pu observer les mêmes phénomènes même avec des solutions beaucoup plus concentrées (2 °/₀). Un plasmode qui, au bout de plusieurs jours, s'était adapté à une solution de glucose à 2 °/₀ et y avait plongé des prolongements multiples, se trouvait très altéré par le remplacement brusque de la solution sucrée par de l'eau pure. Les parties, restées vivantes, s'étaient éloignées à une grande distance du niveau du liquide pour n'y redescendre qu'au bout de deux jours. Après un nouveau changement de liquide, on a pu observer, d'abord la répulsion, plus tard l'attraction des plasmodes. Mais il s'écoule toujours un certain temps avant que les plasmodes s'accoutument au changement de concentration. On obtient le même résultat lorsqu'on remplace une solution à 2 °/₀ non par de l'eau pure, mais par une solution à 1/2 ou à 1 °/₀ » (p. 166).

Dans ses leçons sur les bactéries (1), de Bary avait déjà interprété ces faits dans le sens d'une immunité acquise par les plasmodes, à la suite d'une adaptation de ces organismes aux solutions qu'ils fuyaient soigneusement au début. Il a exprimé la supposition qu'une adaptation

(1) *Vorlesungen über Bacterièn*. 1re édition, 1884.

pareille pourrait se faire également vis-à-vis des substances solides ingérées par les Myxomycètes.

Comme ces phénomènes d'immunité acquise chez des êtres aussi primitifs et d'une structure aussi simple, présentent une très grande importance pour la question d'Immunité en général, je me suis cru obligé de les soumettre à un examen personnel. Il m'a été facile d'accoutumer des plasmodes de *Physarum* à des solutions d'acide arsénieux qui au début les repoussaient d'une façon très marquée. Cette accoutumance se manifeste par des mouvements des plasmodes et par le changement de la chimiotaxie négative (répulsion) en chimiotaxie positive (attraction).

Il est impossible, dans l'état actuel de nos connaissances, de préciser les modifications que subissent les plasmodes pendant cette accoutumance. M. Stahl suppose que celle-ci dépend « des propriétés intimes des plasmodes (probablement d'une richesse plus ou moins grande en eau) » ; et se réduit « non pas à des phénomènes simples, faciles à expliquer, mais bien à des phénomènes extrêmement compliqués d'irritabilité ».

Il est évident que, dans ce cas d'immunité acquise, il ne s'agit pas de modifications physiques ou chimiques des solutions employées, mais uniquement de phénomènes réactionnels de la part de plasmodes vivants.

Après une période de vie active, pendant laquelle les Myxomycètes se meuvent, se nourrissent, digèrent et expulsent les déchets de nourriture comme des animaux inférieurs, il arrive un stade où ils deviennent immobiles et se transforment en une quantité de fruits (sporanges) remplis par une masse de spores rondes. Avant de changer leur aspect animal en celui de véritables plantes, les plasmodes manifestent des propriétés toutes nouvelles. Ils repoussent toute nourriture, et n'englobent plus aucun corps étranger ; ils fuient l'humidité qui les attirait auparavant et ne s'éloignent plus de la lumière.

Arrivés à la maturité, les Myxomycètes se révèlent comme de vrais végétaux, et mènent une vie passive jusqu'à l'éclosion de la nouvelle génération. La plupart des plantes se rattachent à cet état passif des Myxomycètes. Seulement chez ces derniers il ne dure que peu de temps, tandis que chez presque toutes les plantes, il est le stade permanent. C'est alors que ces organismes subissent l'attaque des parasites, contre lesquels ils doivent opposer tous leurs moyens de défense. La connaissance de ces derniers est encore, comme je l'ai déjà dit plus haut, très insuffisante, et l'exemple de la *Sclerotinia Libertiana* (ou *Peziza sclerotiorium*) qui a fait le sujet de recherches de Bary (1), reste jusqu'à présent le mieux étudié.

Ce champignon, du groupe des Discomycètes, envahit beaucoup d'espèces végétales, et fait souvent de grands ravages parmi les plantes cultivées des champs et des jardins, comme le colza, le chanvre, les pétunias, dahlias, etc. Le mycelium de cette sclerotinie se développe dans les tiges des plantes herbacées et produit dans leur intérieur des sclerotes, formes de résistance, qui dans ce cas sont noirs et ressemblent à des crottes de souris.

Les spores de la *Sclerotinia* germent et donnent des filaments mycéliens à la surface des plantes. Pour pénétrer dans les tissus, ces filaments doivent attaquer la membrane cellulaire et sécrètent dans ce but un produit liquide, qui renferme un ferment digestif et de l'acide oxalique, nécessaire pour l'action de ce ferment.

La présence de cette sorte de « toxine » a pu être démontrée par de Bary dans la macération du mycélium de la *Sclerotinia*. Ce suc a une action très prononcée sur les tissus de beaucoup de plantes (carotte, topinambour, chicorée, etc). Sous son influence, le protoplasma des cellules se contracte, il se produit une véritable plasmolyse, la membrane cellulaire gonfle et ses lamelles moyennes se dissolvent. A la suite de cette action digestive, les cellules se désagrègent et le tissu se ramollit. Lorsqu'on chauffe ce suc à 52°, il perd toute son action digestive sur la membrane cellulosique, mais est capable encore de provoquer la plasmolyse. Cette action de la température confirme l'opinion que le suc du champignon contient un ferment soluble. Les résultats des recherches de Bary ont été confirmés et en partie complétés par les expériences de M. Laurent (2).

C'est un fait d'observation courante que la *Sclerotinia Libertiana* envahit principalement les jeunes plantes. On peut donc dire que la maladie produite par ce champignon, est comme la scarlatine ou la rougeole chez l'homme, une maladie « d'enfance ». De Bary a supposé que l'immunité des plantes adultes reposait sur la plus grande résistance de leurs membranes cellulaires à l'action digestive du liquide sécrété par les filaments mycéliens. Les expériences directes lui ont prouvé la justesse de sa supposition. Tandis que le suc, extrait de la *Sclerotinia*, digérait facilement le tissu des plantes

(1) *Botanische Zeitung*, 1866.
(2) *Annales de l'Institut Pasteur*, 1899. T. XIII, p. 44.

jeunes, il laissait intact celui des mêmes espèces de plantes à l'état adulte.

Dans l'histoire de cette maladie, il s'agit d'une lutte entre deux plantes. Ce parasite met en jeu des sécrétions toxiques et digestives, dont il cherche à imprégner son hôte. La plante attaquée se défend par la sécrétion de membranes, capables de résister contre l'action des sécrétions du champignon. Mais cette lutte au moyen de substances chimiques est dirigée par l'activité des cellules vivantes des deux plantes belligérantes, basée sur la sensibilité de leur protoplasma.

L'exemple que nous venons d'examiner peut servir de type dans l'étude des phénomènes de l'immunité dans le règne végétal. Il s'agit avant tout de défendre aux parasites l'accès des parties intimes de la plante, en leur opposant des membranes aussi résistantes que possible. Aussi, la plupart des plantes, dès qu'il s'est produit la moindre lésion, réagissent par une prolifération cellulaire abondante et par la subérification des parties périphériques. La membrane cellulaire de celles-ci s'épaissit, la cellulose se transforme en subérine et il se produit ainsi une couche de liège, peu perméable aux liquides et aux gaz. Par la subérification, la plante réagit contre des lésions grossières, incisions ou brûlures, ainsi que contre la pourriture provoquée par des microbes.

M. Massart (1) a réuni, dans un mémoire fort intéressant, les données actuelles sur la cicatrisation chez les plantes, et a démontré que ce processus est en somme très variable. Beaucoup de feuilles subissent des lésions, sans réagir par aucun acte de cicatrisation. Un grand nombre de plantes aquatiques et marécageuses ne réagissent que faiblement. Leurs tissus meurent et brunissent, et les plantes ne se défendent pas par des cicatrices, probablement grâce à la facilité avec laquelle les parties perdues peuvent être remplacées. Mais, lorsque chez ces mêmes plantes, il se produit une lésion des parties qui ont une grande importance pour l'intégrité de l'individu, ou bien une lésion des organes qui servent à l'hivernage, la cicatrisation des blessures se fait avec rapidité.

Les parties vieilles ou adultes, et les parties jeunes réagissent le plus souvent d'une façon différente. Tandis que les feuilles jeunes de la *Clisia* (exemple choisi par M. Massart) réagissent au traumatisme très promptement, et forment un véritable cal qui réparera complè-

(1) *La cicatrisation chez les plantes*. Bruxelles, 1897.

tement la blessure, les feuilles adultes ne produisent qu'une couche de liège, au voisinage immédiat de la lésion.

Le mécanisme intime de la cicatrisation n'est pas encore suffisamment élucidé, mais il est évident, en dernière analyse, qu'il est dirigé par la sensibilité du protoplasma vivant des cellules végétales.

Beaucoup de plantes pansent leurs plaies et utilisent pour cela des sucs, qui durcissent une fois à l'air. Tantôt ces sucs, comme le latex, sont préformés dans la plante et sont comme en disponibilité ; d'autres fois, ils ne se produisent qu'à la suite des blessures. Dans ce cas, les résines et les gommes qui servent pour fermer la plaie et pour protéger les parties vivantes, sont désignées sous le nom de « Sécrétions cicatricielles » (Wundsecrete). D'après l'idée, formulée pour la première fois par de M. de Vries, ces sucs qui durcissent à l'air, sont d'une grande utilité comme moyens de pansements naturels, et aussi comme des préservatifs contre l'attaque des végétaux et des animaux. Beaucoup de ces sécrétions renferment en effet des essences dont l'action antiseptique et toxique est généralement appréciée (1).

La subérification, la formation de cals, la sécrétion de sucs qui ferment les plaies, sont des moyens faciles à saisir et très puissants pour assurer la résistance des plantes contre toutes sortes d'influences nuisibles qui peuvent provoquer l'état morbide. Mais ces moyens ne sont pas les seuls dont disposent les végétaux. Les éléments vivants des plantes sécrètent généralement un suc cellulaire de réaction acide et cette particularité joue un grand rôle dans la défense des végétaux contre les agents pathogènes. M. Laurent (2) a étudié ce côté de la question de l'immunité des plantes vis-à-vis de la pourriture bactérienne. Une variété du Colibacille, d'après cet observateur, attaque la pomme de terre par ses sécrétions, d'une façon analogue à ce qui a été dit plus haut au sujet de la *Sclerotinia*. Le microbe produit aussi un ferment soluble qui digère la membrane cellulosique du tubercule de la pomme de terre, et sécrète en même temps un suc alcalin qui est nécessaire pour que cette digestion se fasse. Le chauffage à 62° détruit le ferment soluble, de sorte que le liquide ainsi traité ne digère plus les lamelles mitoyennes de la membrane cellulaire. Seulement, malgré cette température, il garde

(1) V. Frank, *Dis Krankheiten der Pflanzen*. 2e édition. T. I, 1895, p. 43.

(2) Recherches expérimentales sur les maladies des plantes. *Annales de l'Institut Pasteur*. T. XIII, 1899, p. 1.

encore une ou même plusieurs substances qui déterminent la contraction du protoplasma et finissent par le tuer.

Lorsque M. Laurent immergeait dans le liquide, produit par le colibacille, des tubercules provenant des races de pomme de terre des plus résistantes à la pourriture bactérienne, et qu'il inoculait ensuite ces tranches avec ce microbe, il voyait toujours les cellules végétales profondément atteintes.

Eh bien, les sécrétions alcalines du bacille étudié par M. Laurent peuvent être neutralisées par le suc acide de la pomme de terre. Lorsque certaines races de tubercules manifestent l'immunité à la pourriture, cela est dû, d'après le même observateur, à la production de sucs cellulaires d'acidité suffisante. Aussi il est arrivé à communiquer une immunité artificielle à des variétés de pomme de terre des plus sensibles à la pourriture, en les plongeant pendant quelques heures, dans une solution de plusieurs acides organiques. Au contraire, lorsque M. Laurent traitait les variétés, qui possèdent une immunité naturelle des plus manifestes, avec des solutions alcalines, les tubercules devenaient très sensibles à la pourriture causée par son bacille.

La lutte entre la pomme de terre et le Colibacille se réduit donc à l'action chimique des sécrétions cellulaires alcalines chez le microbe et acides chez la pomme de terre. Ce fait d'ordre général explique, d'après M. Laurent, le rôle de certains engrais dans la sensibilité ou la résistance aux maladies infectieuses de la pomme de terre et de beaucoup d'autres végétaux.

On sait que l'addition des phosphates au sol accroît l'immunité de certaines plantes cultivées. Ces substances sont avidement absorbées par les racines et donnent naissance à des sels acides qui se dissolvent dans le suc cellulaire. Les engrais azotés, potassiques et calcaires, diminuent au contraire la résistance des mêmes plantes, probablement parce qu'ils amènent une diminution de l'acidité du suc cellulaire.

Mais les mêmes engrais peuvent agir d'une façon différente sur des plantes diverses. Ainsi les mêmes phosphates qui communiquent à la pomme de terre l'immunité contre la pourriture bactérienne, rendent au contraire le topinambour plus sensible à l'attaque par la *Sclérotinia*.

M. Laurent explique ce fait par la différence du milieu qui favorise l'action des ferments solubles des deux parasites. Le ferment du bacille digère la membrane cellulaire dans un milieu alcalin ou faiblement acide ; l'hyperacidité qui résulte de l'absorption des phosphates, empêche cette digestion, et par conséquent aide la plante dans sa lutte. Au contraire, le ferment de la *Sclerotinia*, comme il résulte des recherches de de Bary, digère la cellulose dans un milieu nettement acide. L'hyperacidité, à la suite de l'engrais phosphaté, favorise dans ce cas le parasite et lui permet de prendre le dessus dans sa lutte contre le topinambour.

En dehors de la neutralisation des produits microbiens, les acides du suc cellulaire sont encore nuisibles à la plupart des bactéries, qui ne se développent que dans les milieux neutres ou alcalins ; voilà pourquoi les maladies bactériennes sont beaucoup plus rares chez les plantes, que chez les animaux.

La sécrétion des sucs cellulaires chez les plantes est donc un très important élément de défense, dont il est utile de pénétrer autant que possible le mécanisme intime. Les cellules végétales sont en général très sensibles aux influences qu'elles subissent et distinguent, avec une grande précision, les changements qui surviennent dans leur entourage. Elles sont aussi bien capables d'apprécier les propriétés physiques que la composition chimique du milieu dans lequel elles vivent.

Les cellules végétales apprécient nettement la pression osmotique du liquide qui les baigne ; elles réagissent vis-à-vis de cette solution en augmentant ou en diminuant leur propre pression interne. Dans un travail très soigné, M. van Rysselberghe (1) montre, en effet, que lorsqu'on place des cellules végétales (en particulier les cellules épidermiques de certaines *Tradescantia*) dans une solution plus concentrée que celle à laquelle les cellules sont habituées, la pression intracellulaire augmente ; dans le cas contraire, la pression diminue. Ces changements de pression osmotique sont dus à des variations de la concentration du suc cellulaire, et ces variations sont elles-mêmes provoquées par des transformations chimiques. Ainsi, lorsque la cellule est touchée par une solution trop concentrée, elle produit de l'acide oxalique qui se dissout dans le suc cellulaire, et qui, grâce à la petitesse de sa molécule, est très osmotique.

Dans l'intention de démontrer ce résultat par des faits précis, M. V. Rysselberghe a étudié les acides du suc cellulaire de *Trades-*

(1) *Réaction osmotique des cellules végétales.* Mémoires couronnés de l'Académie r. de Belgique. Bruxelles, 1899.

cantia. Dans le suc normal, il constate la présence constante d'acide malique, et, dans des cas rares, des traces seulement d'acide oxalique. Ensuite, il détermine les acides des feuilles de la même plante ayant séjourné pendant plusieurs jours dans des solutions assez concentrées de sucre de canne. Dans chaque analyse, il trouve de l'acide oxalique en quantité facilement appréciable. Il y a donc réellement, chez la plante qui s'adapte aux solutions plus concentrées du milieu, production d'acide oxalique pour augmenter la pression du suc cellulaire.

L'origine de cet acte n'a pu être démontrée d'une façon précise, mais M. van Rysselberghe considère comme probable qu'il se forme aux dépens du glycose.

Comme l'acide oxalique se localise, d'après les recherches de Giessler, surtout dans l'épiderme et en général dans les tissus périphériques des plantes, il est très probable qu'il remplit un rôle protecteur contre toutes sortes d'influences nuisibles. Les botanistes pensent qu'il empêche les animaux herbivores, notamment les limaces et les pucerons, de s'attaquer aux plantes riches en acide oxalique. Cette substance sert aussi pour conserver l'humidité dans les cellules superficielles. Mais il est très probable qu'elle joue également un rôle important comme facteur de l'immunité des plantes contre les maladies bactériennes.

Le protoplasma végétal, capable d'augmenter la production des acides pour relever le pouvoir osmotique, peut aussi, en cas de besoin, en diminuer la quantité.

Lorsqu'on transporte les cellules de *Tradescantia* d'une solution concentrée dans une autre beaucoup plus diluée, on constate souvent une précipitation, dans le suc cellulaire, de cristaux d'oxalate de calcium, ce qui amène une diminution du pouvoir osmotique. En changeant la concentration du milieu, lorsqu'on transporte de nouveau le tissu végétal dans une solution plus forte, on constate la dissolution des cristaux d'oxalate, à la suite d'une production nouvelle d'acide.

Ces opérations chimiques, si importantes pour la vie des plantes en général, et pour leur assurer l'immunité contre les agents infectieux en particulier, dépendent de la sensibilité du protoplasma. Emprisonnée par sa membrane résistante et plus ou moins épaisse, la partie vivante de la cellule végétale apprécie avec une grande finesse tous les changements qui se passent autour d'elle.

M. Massart (1) a constaté que l'excitation produite par le traumatisme se propage souvent à une grande distance et provoque la réaction des cellules très éloignées. Lorsqu'on coupe la nervure médiane d'une feuille d'*Impatiens sultani*, près de la base du limbe la blessure ne se cicatrise pas, mais quelques jours après la feuille se détache de la tige.

L'irritabilité est une propriété fondamentale de tous les êtres vivants. La plante peut réagir par des mouvements brusques, comme chez la *Mimosa pudica*, ou lents, comme par des réactions chimiques, comme dans les cas d'adaptation à la concentration du milieu. Ces réactions se produisent à la suite de sensibilités diverses qui accusent un caractère spécifique. C'est cette particularité qui détermine si la réaction, qui se manifeste par les mouvements, se produira dans un sens ou dans l'autre. La tige, grâce à la sensibilité spécifique de ses parties vivantes, se dirige vers la lumière, la racine guidée par une sensibilité différente, pousse dans le sol.

La sensibilité des plantes, comme celle des êtres unicellulaires, est soumise à la loi psycho-physique de Weber-Fechner. Pfeffer (2) l'a démontré d'abord pour les spermatozoides mobiles des Cryptogames. M. Massart (3), par des expériences ingénieuses sur la sensibilité lumineuse d'une moisissure (*Phycomyces nitens*), a prouvé que la même loi règle les mouvements de cette plante vers la source de lumière. Cette sensibilité à la lumière du champignon est beaucoup plus fine que la chimiotaxie des spermatozoides des mousses, des fougères, et que celle des bactéries.

M. Errera a conclu des expériences de M. van Rysselberghe, que la réaction osmotique des plantes devait également être soumise à la loi psycho-physique. Il a demandé à son élève de faire des recherches systématiques sur ce sujet, et les résultats ont complètement confirmé sa prévision. D'après les données, obtenues par M. van Rysselberghe (4), la réaction osmotique cellulaire croît en progression arithmétique, quand l'excitation osmotique croît en progression géométrique. La réaction osmotique est donc proportionnelle au logarithme de l'excitation.

(1) *La cicatrisation, l. c.*, p. 61.
(2) Pfeffer, *Untersuch. a. d. botan. Institute in Tübingen*. T. I, 1884, p. 363.
(3) Recherches sur les organismes inférieurs. *Bull. de l'Acad. de Belgique*. 2e série. T. XVI, v. 12, 1888.
(4) *L. c.*, p. 40.

En résumé, les phénomènes d'adaptation et d'immunité chez les végétaux sont comme chez les organismes unicellulaires très généralement répandus. Les plantes se défendent par leurs membranes résistantes, et par des sécrétions dont elles peuvent modifier les propriétés physiques et chimiques. Ces phénomènes sont sous la dépendance des parties vivantes de la cellule qui les règlent suivant leurs sensibilités très développées. Grâce à ce pouvoir, les plantes peuvent s'adapter graduellement aux concentrations du milieu et aux poisons qui, au début, amenaient des troubles graves. Les végétaux possèdent donc aussi, à côté de l'immunité naturelle, une immunité acquise vis-à-vis de beaucoup d'agents pathogènes.

CHAPITRE III

REMARQUES PRÉLIMINAIRES SUR L'IMMUNITÉ DANS LE RÈGNE ANIMAL

Exemples d'immunité naturelle parmi les Invertébrés. — L'immunité contre les microbes et l'insensibilité aux poisons microbiens sont deux propriétés distinctes. — L'organisme réfractaire ne se débarrasse pas des microbes par les émonctoires. — Il les détruit par voie de résorption. — Le sort des corpuscules étrangers dans l'organisme. — La résorption des cellules. — La digestion intracellulaire. — Cette digestion s'opère à l'aide de ferments solubles. — Digestion chez les Planaires et les Actinies. — Actinodiastase. — Passage de la digestion intracellulaire à la digestion par des sucs sécrétés. — Digestion chez les animaux supérieurs. — Entérokynase et son rôle dans la digestion. — Elément psychique et nerveux dans la digestion. — Adaptation de la sécrétion pancréatique au genre de nourriture. — Excrétion de la pepsine dans le sang et dans l'urine.

Ainsi qu'il a été développé dans les deux chapitres précédents, les organismes unicellulaires et les plantes accusent des phénomènes nombreux d'immunité. A côté de l'immunité naturelle, on constate chez eux d'une façon indubitable une adaptation aux agents morbides qui permet de conclure à la fréquence des cas d'immunité acquise. Dans ces conditions il est tout naturel que le règne animal ne fasse point d'exception à la règle générale. Chez les animaux en effet l'immunité contre les agents pathogènes est très répandue. On observe couramment des manifestations d'immunité naturelle vis-à-vis des parasites, de leurs toxines et des poisons en général. On constate la même fréquence des cas d'immunité acquise vis-à-vis de ces causes morbides.

On connaît encore d'une façon très imparfaite les phénomènes d'immunité chez les animaux inférieurs appartenant au grand embranchement des Invertébrés. Mais on peut affirmer avec certitude qu'eux aussi sont souvent doués d'immunité naturelle vis-à-vis des microbes et des toxines bactériennes. Comme exemple, je puis citer les grosses larves blanches du coléoptère rhinocéros (*Oryctes nasicornis*) qui se rencontrent fréquemment dans le tan. Très sensibles au vibrion cholérique — 1/8000 d'une culture de ce microbe suffit pour donner la septicémie mortelle — ces larves manifestent une immunité naturelle très remarquable vis-à-vis des bacilles charbonneux et diphtérique. Une quantité considérable de bactéridies du deuxième vaccin charbonneux, mortel pour des lapins, cobayes et souris, est supportée sans aucun inconvénient par les larves du rhinocéros. Elles sont également réfractaires aux fortes doses de bacille diphtérique. Et cependant, parmi les insectes, il ne manque pas d'espèces sensibles à ces mêmes microbes. Ainsi, d'après M. A. Kovalevsky (1), les grillons prennent très facilement le charbon, même à des températures peu élevées (22°-23°). Par contre, ils sont, d'après le même auteur, réfractaires au bacille de la tuberculose aviaire. Beaucoup d'invertébrés, étudiés à ce même point de vue, présentent des faits analogues, dont nous n'avons pas à nous occuper.

Chez les Vertébrés en général et chez l'homme en particulier, l'immunité naturelle contre beaucoup de maladies infectieuses et de poisons solubles, est si répandue qu'on n'a que l'embarras du choix pour la citation des exemples. Il existe toute une série d'infections humaines dont l'étude est rendue particulièrement difficile, justement à cause de l'immunité naturelle de toutes les autres espèces animales. Telles sont la syphilis, la scarlatine, la lèpre, le typhus exanthématique, etc. D'un autre côté, un grand nombre de maladies infectieuses, très graves pour les animaux domestiques, ne sont nullement capables d'affecter l'homme. La peste bovine, la gourme, la péripneumonie, le choléra des poules, la pneumoentérite des porcs, ainsi qu'une quantité d'autres infections, sont inoffensives pour l'homme.

Comme dans la très grande majorité des cas, les microbes pathogènes agissent par leurs produits toxiques, on pourrait croire — et on l'a supposé à maintes reprises — que l'immunité naturelle des maladies infectieuses dépend de l'insensibilité de l'organisme réfractaire pour les poisons correspondants.

Cette supposition n'a pas pu résister à la critique. Il est incontestable qu'il y a des exemples où une espèce animale résiste à la fois au microbe et à sa toxine. Mais ces cas sont rares et le plus souvent l'organisme, réfractaire ou peu sensible aux microbes, est au contraire très sensible à leurs produits toxiques. Même les microbes qui presque constamment viennent en contact avec l'organisme humain, sans devenir pathogènes, produisent des toxines, capables d'altérer gravement la santé. Prenons comme exemple le bacille du

(1) Etude expérimentale sur les glandes lymphatiques des invertébrés. *Mélanges biologiques de l'Académie des sciences de Saint-Pétersbourg*. T. XIII, 1894, p. 458.

pus bleu. Ce microbe est un des plus répandus dans l'entourage de l'homme. D'après Schimmelbusch (1), il se rencontre sur la peau des aisselles et de la région inguinale de la moitié des hommes. De la peau, il passe très souvent dans les pansements qui prennent alors cette coloration bleue caractéristique, connue depuis longtemps. Le même bacille se trouve aussi dans les intestins des personnes malades ou bien portantes. M. Iakowski (2) l'a rencontré dans les excreta, sortis par la fistule stercorale, chez deux femmes opérées. Eh bien, malgré ces conditions particulièrement favorables pour produire des infections, le bacille pyocyanique reste inoffensif. Ce n'est que chez les enfants, et encore dans des cas bien rares, qu'il peut être incriminé comme cause de maladie. L'homme jouit donc le plus souvent d'une véritable immunité naturelle vis-à-vis de ce microbe. Et cependant ce n'est pas à son insensibilité pour la toxine pyocyanique qu'il en est redevable. Schaffer (3), après s'être injecté dans l'épaule un demi-cc. d'une culture pyocyanique stérilisée, a eu de la fièvre et une tuméfaction érysipélateuse. MM. Bouchard et Charrin (4) injectèrent de la toxine pyocyanique à des malades qui réagirent par de la fièvre plus ou moins forte, ainsi que par d'autres manifestations toxiques. Un autre saprophyte des plus communs, le *Micrococcus prodigiosus*, n'est jamais capable de provoquer une maladie infectieuse, ce qui n'empêche pas ses produits d'exercer une action toxique souvent très grave chez l'homme. La grenouille, réfractaire au vibrion cholérique, subit une intoxication mortelle après l'injection de la toxine cholérique. Un exemple des plus frappants nous est fourni par le bacille tuberculeux humain et la tuberculine. L'homme résiste beaucoup plus à l'action pathogène de ce microbe et en même temps il est incomparablement plus sensible à sa toxine (tuberculine) que le cobaye. D'après les recherches de MM. de Behring et Kitashima (5), la brebis est l'espèce de mammifères la plus sensible au poison tuberculeux; les bovidés et le cobaye occupent le rang inférieur, dans l'échelle de sensibilité. Par contre, le cobaye est de beaucoup le plus sensible vis-à-vis du bacille tuberculeux ; les bovidés le sont déjà moins et la brebis résiste encore mieux à la tuberculose. Il est inutile de multiplier

(1) *Ueber grünen Eiter*, *Sammlung klin. Vortraege*, nº 62. Leipzig, 1893.
(2) Processus chimiques dans les intestins de l'homme, *Archives des sciences biologiques de Saint-Pétersbourg*. T. I, 1892, p. 539.
(3) Cité d'après Schimmelbusch, *l. c.*
(4) *Comptes rendus de l'Acad. des sciences*, 1892. T. II. p. 1226.
(5) *Berliner klin. Wochenschr.*, 1901, p. 163.

les exemples. L'immunité contre l'infection microbienne et contre l'intoxication sont deux propriétés distinctes, de sorte qu'il est impossible de réduire la première à une sensibilité pour les toxines. Il faut donc considérer séparément ces deux sortes d'immunités, et nous nous arrêterons d'abord sur la résistance de l'organisme animal vis-à-vis des microbes infectieux vivants.

Les animaux et l'homme réfractaires peuvent être inoculés avec une quantité de microbes, sans en être incommodés. Ainsi M. Opitz (1) injectait dans le sang de chiens 10.000.000 de microbes. Vingt minutes plus tard il n'en retrouvait plus que 9.000. Il est donc tout naturel de se demander ce que deviennent ces microbes après leur pénétration dans l'intimité de l'organisme réfractaire ? On a pensé que celui-ci se débarrasse des germes pathogènes de la même façon que de toutes sortes de poisons solubles. Certains de ces poisons, comme l'iode et l'alcool, sont en majeure partie éliminés par les reins ; d'autres, comme le fer, le sont par le tube digestif. Pourquoi, se disait-on, les microbes ne seraient-ils pas aussi éliminés par les mêmes émonctoires ? M. Flügge a adopté cette manière de voir et l'a exposée dans son traité sur les ferments et les microbes (2). Il proposa même à M. Wyssokowitch (3) d'exécuter une grande série d'expériences dans le but de vérifier cette théorie. Mais un grand nombre de recherches très soignées ont donné un résultat tout opposé à la prévision de M. Flügge. Les microbes de diverses espèces, injectés dans les vaisseaux sanguins de lapins et de chiens ne s'éliminent jamais, dans les cas où ces animaux sont réfractaires, ni par les reins, ni par aucun des autres émonctoires étudiés. Lorsque les bactéries passent dans les sécrétions, il s'est produit sûrement des lésions plus ou moins graves des tissus.

Ce résultat a pu être confirmé à maintes reprises et a été accepté comme généralement acquis. L'élimination des microbes par l'urine indique l'absence de l'immunité et manifeste au contraire une sensibilité de l'organisme. Dans beaucoup de septicémies, comme celles qui sont produites par la bactéridie charbonneuse, par le streptocoque ou autres, ou bien dans des maladies moins généralisées, comme la fièvre typhoïde, les bactéries se retrouvent dans l'urine et souvent

(1) *Zeitschrift für Hygiene*. T. XXIX, 1898, p. 548.

(2) *Fermente und Mikroparasiten*, dans *Ziemssen* et *Pettenkofer*, *Handbuch der Hygiene*, 1883.

(3) *Ueber die Schicksale der in's Blut injicirten Mikroorganismen*, *Zeitschr. f. Hygiene*.T. I, 1886, p. 1.

même en grande quantité. Dans ces cas, il ne s'agit de rien moins que d'un état tant soit peu réfractaire.

Et cependant, dans ces dernières années, on a publié plusieurs travaux, dont le but était de démontrer la fausseté de ce résultat qui paraissait définitif. C'étaient d'abord MM. Biedl et Kraus (1) à Vienne qui annoncèrent dans un travail circonstancié que les microbes peuvent passer facilement dans le rein intact et que celui-ci, remplissant sa fonction physiologique, en débarrasse l'organisme. Les microbes abandonnent les capillaires sanguins par voie de diapédèse normale et sont ensuite éliminés avec le liquide urinaire. Le foie, à l'état physiologique, d'après les recherches des mêmes auteurs, est également capable de donner passage aux microbes pour aider à en décharger l'organisme. Par contre, le pancréas et les glandes salivaires se sont montrés impuissants à remplir la même fonction. M. de Klecki (2) est arrivé de son côté à des résultats semblables. Pour lui aussi le rein est le principal organe d'élimination des microbes, ayant pénétré dans un organisme réfractaire.

En présence de ces contradictions, M. Opitz (3) s'est mis à étudier la même question dans le laboratoire de M. Flügge à Breslau. Après avoir soumis à la critique les procédés techniques de ses prédécesseurs et exécuté une série d'expériences nouvelles, il s'est prononcé d'une façon catégorique dans ce sens « qu'une sécrétion physiologique par les reins des microbes qui circulent dans le sang, n'existe pas en réalité ». Pour M. Opitz, « l'apparition fréquente des microbes dans l'urine des animaux auxquels on avait injecté peu de temps auparavant des bactéries vivantes dans le sang, dépend des lésions mécaniques et chimiques de la paroi vasculaire et des épithéliums rénaux ».

On pouvait considérer la question comme définitivement résolue en faveur des premiers résultats de M. Wyssokowitch. Eh bien, malgré cela, il n'a pas manqué de voix en faveur d'une excrétion physiologique des microbes par la voie rénale. M. Pawlowsky (4) a publié récemment un long travail sur ce sujet, dans lequel il essaie de démontrer que certains microbes, même lorsqu'on les introduit dans le tissu sous-cutané des animaux, passent au bout d'un temps très court

(1) *Zeitschrift f. Hygiene*. T. XXVI, 1897, p. 353.
(2) *Archiv f. experimentelle Pathologie*. T. XXXIX, 1897, p. 39.
(3) *Zeitschrift f. Hygiene*. T. XXIX, 1898, p. 528.
(4) *Ibid*. T. XXXIII, 1900, p. 261.

(un quart d'heure) dans les organes uropoiétiques et s'éliminent avec l'urine.

Il a fallu mettre fin à ces controverses et M. Métin (1) a entrepris des recherches personnelles à l'Institut Pasteur dans le but d'éclaircir la question. Il s'est mis à l'abri des reproches qu'on avait le droit de faire à ses prédécesseurs et a expérimenté dans des conditions qui ne laissent rien à désirer. Il injectait plusieurs espèces microbiennes dans les veines de lapins et dans le tissu sous-cutané de cobayes. A divers intervalles, il pratiquait la laparotomie de ses animaux, attirait la vessie au dehors et prélevait de l'urine de façon à ce qu'il n'y pénètre aucune trace de sang. Le résultat a été des plus concluants. Jamais, lorsque l'expérience se faisait dans les conditions rigoureuses que je viens d'indiquer, les microbes ne traversaient les reins des animaux résistants et ne se retrouvaient dans leur urine.

Les recherches de M. Métin sur le passage des microbes à travers le foie chez des animaux réfractaires ont abouti au même résultat. Dans aucun cas, il n'a pu retrouver dans la bile, les microbes injectés dans le sang ou sous la peau. A la fin de son mémoire, M. Métin le résume dans les deux propositions suivantes : « 1° Les reins et le foie sont imperméables aux bactéries introduites dans l'organisme, soit par la voie sous-cutanée, soit par la voie intraveineuse ; 2° Lorsque les tubes d'ensemencement contiennent des colonies du microbe injecté, c'est qu'il y a eu dans le liquide ensemencé une certaine quantité de sang, indice d'une lésion vasculaire ou épithéliale, mécanique ou chimique ». Nous avons assisté aux expériences de M. Métin et nous pouvons témoigner de leur exactitude.

Le doute n'est donc plus possible. L'élimination des microbes de l'organisme réfractaire ne se fait ni par les reins, ni par le foie, conformément aux résultats obtenus d'abord par M. Wyssokowitch. Quelques observateurs ont affirmé que cette élimination pouvait se faire par les glandes sudoripares. Ainsi M. Brunner (2) a fait quelques expériences avec des porcelets et des chats, auxquels il avait préalablement injecté des microbes, pour la plupart pathogènes. Après avoir produit une transpiration à l'aide de la pilocarpine, il ensemençait la sueur et observait le développement de bactéries pareilles à celles qu'il avait introduites dans le sang. Dans une expérience unique avec un saprophyte (*Coccobacillus prodigiosus*), il a obtenu également

(1) *Annales de l'Institut Pasteur*. T. XIV, 1900, p. 415.
(2) *Berliner klinische Wochenschrift*, 1891, p. 505.

un résultat positif, d'où il a conclu que l'organisme réfractaire se débarrasse des microbes qui circulent dans le sang par la voie des glandes sudoripares. Mais il est d'autant moins permis de tirer une conclusion de cette expérience que le museau du porcelet, siège de la transpiration, est très sujet à de petites lésions vasculaires qui pouvaient fournir les bactéries, développées sur les plaques de M. Brunner. Du reste, même avec des microbes pathogènes, qui pullullent dans le sang, la sueur en reste généralement dépourvue. C'est ce qui a été constaté par M. Krikliwy (1) sur des chats, auxquels il avait inoculé du charbon et chez lesquels, malgré le passage de nombreuses bactéridies dans la circulation, la sueur n'en renfermait aucune.

Les microbes, après leur pénétration dans l'organisme réfractaire, ne s'éliminent par aucun des émonctoires qui servent à l'élimination de beaucoup de poisons solubles. Il a fallu chercher une autre voie pour expliquer la disparition des microbes qui pénètrent si souvent et par des moyens si divers dans le sein d'un organisme résistant. Car il est bien prouvé que dans ces cas les microbes finissent réellement par disparaître complètement. Le fait a été si souvent observé qu'il est inutile d'en fournir la démonstration. Peut-être les microbes subissent-ils dans l'organisme réfractaire le sort des corpuscules étrangers qui pénètrent ou que l'on introduit dans la circulation. On sait depuis longtemps, surtout grâce aux travaux de Hoffmann et Recklinghausen (2), ainsi qu'à celui de Ponfick (3), que les grains de carmin ou de vermillon, injectés dans le sang, se déposent dans plusieurs organes. On en trouve dans la rate, les ganglions lymphatiques et la moelle des os. Une certaine quantité de ces corps étrangers se fixent même dans le foie et les reins. Seulement, au lieu de passer dans la bile et l'urine, ils restent logés dans le tissu interstitiel de ces glandes. Les observateurs que je viens de citer ont bien vu que les grains colorés ne restent pas longtemps dans le sang ni dans la lymphe, mais se retrouvent dans l'intérieur des éléments cellulaires. Ces grains persistent pendant des semaines sans aucune modification appréciable, différant en cela des microbes qui, le plus souvent, disparaissent de l'organisme réfractaire après quelques jours, souvent même déjà après quelques heures. Cette disparition pourrait être plus justement comparée à la résorption des éléments corpusculaires qui aboutit à une

(1) *Vratch* (en russe), 1896, nos 8-12.
(2) *Centralblatt für die medicin. Wissenchaften*, 1867, no 31.
(3) *Virchow's Archiv für pathologische Anatomie*. T. XLVIII, p. 1.

atrophie plus ou moins complète. Des faits de résorption du pus, du sang extravasé, de la muqueuse de l'utérus en gestation, etc., sont connus depuis longtemps et c'est parmi eux qu'on pouvait chercher des analogies avec la disparition des microbes. Lorsqu'on injecte des bactéries de diverses espèces à des animaux réfractaires ou peu sensibles, on constate toujours une réaction locale sous forme d'inflammation, accompagnée d'apparition de globules blancs. Peu à peu, les microbes introduits disparaissent du foyer ; l'exsudat devient stérile et finit lui aussi par se résorber complètement. Des recherches nombreuses, que nous allons exposer dans les chapitres suivants, ont, en effet, démontré la grande analogie entre la disparition des microbes de l'organisme réfractaire, et la résorption des éléments corpusculaires ou des cellules animales.

L'analyse des phénomènes de cette résorption nous facilitera d'une façon considérable l'étude de l'immunité contre les microbes. Lorsqu'il se produit quelque part dans l'organisme une collection purulente, un épanchement sanguin ou une rupture d'organe, ces lésions se réparent souvent au bout d'un temps plus ou moins long. Dans les cas où les éléments cellulaires conservent leur intégrité complète, ils se résorbent dans les vaisseaux lymphatiques et passent dans la circulation sanguine. A l'occasion des recherches sur la transfusion du sang, M. Hayem (1) a observé « que le sang injecté dans le péritoine est absorbé en nature et qu'il passe avec ses éléments anatomiques dans la circulation générale ». Il a pu constater « que les voies lymphatiques jouent un rôle important dans cette absorption ». M. Lesage d'Alfort (2) a confirmé ce résultat. Il a trouvé pour le chien que « une heure après l'hémorragie abondante, provoquée expérimentalement dans le péritoine, les hématies commencent à passer librement, sans altération et en très grand nombre, dans le canal thoracique ». J'ai constaté une résorption pareille des globules rouges de cobaye, injectés dans la cavité péritonéale d'autres individus de même espèce. Les globules blancs peuvent être aussi absorbés par les vaisseaux lymphatiques sans être modifiés d'aucune façon. A la fin d'une réaction inflammatoire de faible intensité, provoquée chez des animaux à sang froid et notamment chez des têtards de grenouilles, on observe le passage direct de leucocytes de l'exsudat dans le système lymphatique.

(1) *Comptes rendus de l'Acad. d. Sciences de Paris.* T. XCVIII, 1884, p. 749.
(2) *Compt. rend. de la Société de biologie*, 1900, p. 553.

Mais les exemples que je viens de citer sont tout à fait exceptionnels. Dans la très grande majorité des cas, les éléments cellulaires, soumis à la résorption, sont saisis par des cellules amiboïdes et disparaissent dans leur intérieur. Même dans la résorption des hématies, répandues dans la cavité péritonéale de la même espèce animale, un certain nombre de ces globules ne passent pas directement dans la circulation, mais sont d'abord englobés par les éléments amiboïdes. Ce fait est aussi signalé par M. Lesage. Dans les exsudations inflammatoires, les leucocytes deviennent également la proie de leurs congénères. Les globules blancs englobés peuvent être reconnus pendant quelque temps dans l'intérieur d'autres leucocytes ; mais ils se désagrègent bientôt et finissent par disparaître complètement. Lorsqu'on introduit dans n'importe quelle partie de l'organisme, non plus des cellules isolées, comme les leucocytes, mais des fragments de tissus ou d'organes, on observe toujours le même mode de résorption. Les morceaux introduits sont entourés et infiltrés par des cellules amiboïdes et sont résorbés dans leur intérieur.

Le mode de résorption que je viens de signaler est tout à fait général. Il s'applique à toutes sortes de cellules et s'observe dans l'organisme absolument normal, comme dans un grand nombre d'états pathologiques. On connaît depuis plus de 50 ans des cellules qui renferment des globules rouges (« blutkörperchenhaltige Zellen » des auteurs allemands) et qu'on rencontre dans la rate, les ganglions lymphatiques et dans beaucoup de produits pathologiques. Pendant longtemps, on ne savait pas expliquer comment les hématies peuvent se trouver dans l'intérieur d'autres cellules. M. Virchow (1) pensait qu'elles y parvenaient à la suite d'une pression mécanique. Ce n'est que plus tard que plusieurs histologistes ont réussi à déterminer la vraie nature des cellules renfermant des globules rouges et à reconnaître qu'il s'agit de leucocytes ayant englobé des hématies. On a beaucoup discuté aussi sur la présence de leucocytes dans l'intérieur de grosses cellules dans les exsudats. On pensait que ce sont des cellules-mères qui renferment une génération nouvelles de petites cellules. On décrivait la fusion entre la grosse cellule et celles qui se trouvent dans son intérieur ; mais c'est Bizzozero (2) qui a reconnu que la première était une cellule amiboïde qui avait englobé des globules de pus.

(1) *Virchow's Archiv*. T. IV, 1852, p. 536.

(2) *Handbuch der klinischen Mikroskopie*, 1887, p. 108 ; *Gazzeta medica lombarda*, 1871 et 1872 ; *Wien. medic. Jahrbücher*, 1872, p. 160.

Depuis on a décrit un grand nombre de cas où des éléments cellulaires différents se trouvaient dans de grosses cellules. On n'hésitait plus à les interpréter comme des exemples d'englobement par des leucocytes ou des cellules analogues.

Quant aux changements que les éléments inclus subissent dans l'intérieur des cellules amiboïdes, il faut les comparer à la digestion intracellulaire. Lorsqu'on étudie parallèlement les modifications des particules ingérées par les amibes et celles que subissent les cellules englobées dans le processus de la résorption, on constate une analogie frappante. Pour l'établir d'une façon suffisante, il est indispensable de commencer par une étude de la digestion intracellulaire proprement dite, d'autant plus que ce phénomène constitue la base fondamentale de toute la théorie développée dans ce livre.

Nous avons déjà vu, dans nos deux premiers chapitres, des exemples de cette digestion intracellulaire chez les protozoaires (amibes, infusoires, etc.) et chez les myxomycètes à l'état de plasmode. Dans tous ces cas, elle se faisait dans l'organisme, en milieu nettement acide, à l'aide de ferments qui ont pu être mis en évidence chez les amibes et les myxomycètes et qui présentent une analogie tantôt avec la trypsine, tantôt avec la pepsine.

Les Invertébrés inférieurs fournissent la principale source de nos connaissances sur la digestion intracellulaire dans les organes digestifs. On la trouve chez les éponges, chez tous les cœlentérés (méduses, siphonophores, cténophores, etc.), chez la grande majorité des turbellariés (planaires, rhabdocœles) et chez certains mollusques (gastéropodes inférieurs). Chez les Invertébrés plus élevés sur l'échelle animale, la digestion intracellulaire dans les organes digestifs devient de plus en plus rare ; quelquefois elle ne se manifeste qu'à l'état larvaire *(Phoronis)* et elle finit par céder la place d'une façon définitive à la digestion par des sucs digestifs, sécrétés dans le tube gastrointestinal.

Dans son aperçu de la physiologie comparée de la digestion, Krukenberg (1) a voulu établir deux types : la digestion protoplasmatique, ou cellulaire, et la digestion sécrétoire. La première s'effectuerait, d'après lui, par une action vitale, indépendante d'une production quelconque de ferments solubles. Ce n'est que la digestion sécrétoire, propre aux vertébrés et à presque tous les invertébrés supérieurs, qui s'accomplirait à l'aide de ces ferments (diastases ou enzymes). Beaucoup de savants ont adopté cette manière de voir et maintien-

(1) *Grundzüge einer vergleichenden Physiologie der Verdauung*, 1882.

nent l'opinion que la digestion intracellulaire présente un phénomène purement vital, essentiellement différent de la digestion chimique, due aux sucs sécrétés dans le tube gastro-intestinal, et renfermant des ferments solubles. Cette théorie est entièrement erronée et les lignes qui suivent doivent fournir des preuves abondantes de la justesse de mon affirmation.

Les protozoaires, à cause de leur petit volume, ne conviennent pas à des recherches sur les phénomènes intimes de la digestion intracellulaire. Parmi les animaux plus élevés, les planaires se prêtent plus facilement à l'observation de ce processus. Ces vers plats sont très communs dans les eaux douces, comme aussi dans la mer, et se laissent facilement nourrir en captivité. Ce sont des êtres rapaces qui, entre autres, sucent volontiers du sang d'homme ou d'animaux. On n'a qu'à les maintenir à jeun pendant quelques jours, après quoi, en leur donnant une goutte de sang, on voit leur tube digestif se remplir de ce liquide (fig. 6). La planaire blanche, ou *Dendrocœlum lacteum,* se prête bien à ces recherches. Après avoir pompé du sang de quelque vertébré, ce ver laisse par transparence apercevoir toute la longueur de son intestin avec ses nombreuses ramifications. Pendant quelque temps, cet organe reste coloré en rouge vif, mais peu à peu le ton devient brunâtre ou faiblement violet. Ces changements de coloration rappellent bien ceux qu'on observe dans les épanchements de sang dans la peau de l'homme à la suite de contusions. L'examen microscopique des planaires, nourries avec du sang, démontre que la coloration de leur tube digestif dépend des différents stades de la digestion des hématies. Tous les globules rouges sont, aussitôt après la prise du sang par la planaire, englobés par les cellules épithéliales de l'intestin. Fixés sur la paroi par leur col aminci, ces éléments se présentent sous forme de grosses

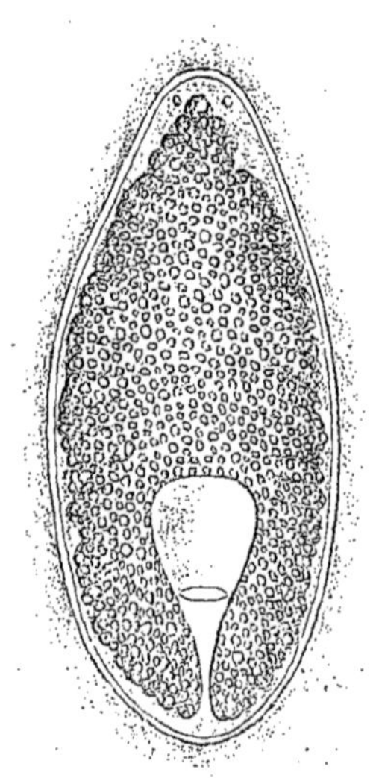

Fig. 6. — Jeune planaire, quelque temps après avoir sucé du sang d'oie.

cellules amiboïdes, dont l'extrémité libre, plongeant dans la cavité intestinale, pousse des prolongements protoplasmiques qui saisissent

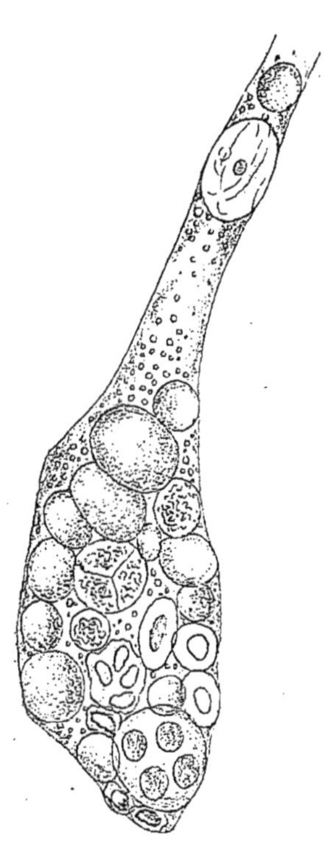

Fig. 7. — Cellule intestinale d'une planaire, remplie de globules rouges d'oie en voie de digestion.

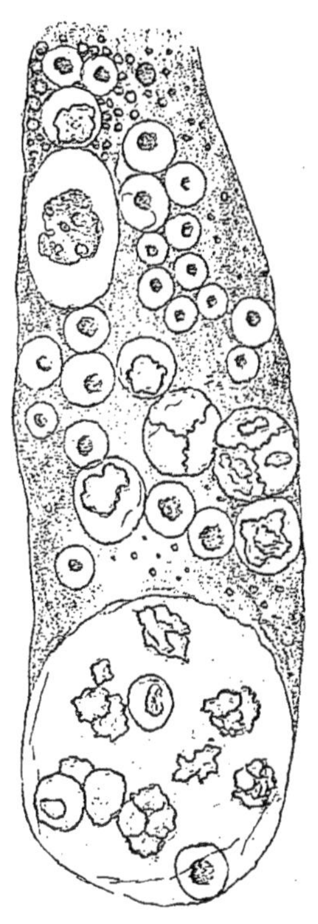

Fig. 8.— Digestion des globules rouges d'oie dans l'intérieur d'une cellule intestinale de planaire.

les globules rouges et les transportent dans le contenu cellulaire. Ce phénomène se passe très rapidement, de sorte qu'au bout d'un temps très court toutes les hématies se trouvent déjà dans l'intérieur des cellules épithéliales. A la suite de l'augmentation de volume de ces éléments, la cavité intestinale se comble totalement.

Une fois dans l'intérieur des cellules de l'intestin, les globules rouges manifestent des changements facilement appréciables par l'examen microscopique. Il est préférable de nourrir les planaires avec du sang de vertébrés inférieurs, dont les hématies sont pourvues de noyaux. Dans mes recherches, je me suis surtout servi du sang d'oie. Les globules rouges de cet oiseau, englobés par les cellules épithéliales de l'intestin des planaires, s'y retrouvent le plus souvent réunis en amas compacts (fig. 7) ; quelques-uns seulement restent isolés. Bientôt la plupart des hématies perdent leur aspect et leur contour normaux ; elles s'arrondissent, se fusionnent entre elles, mais le noyau et l'hémoglobine permettent de les reconnaître sans aucune difficulté. Quelque temps après, le suc rouge des hématies commence à diffuser dans des vacuoles digestives qui se forment autour d'elles. Elles se vident, gardant leur noyau et la membrane qui se ratatine de plus en plus. Le noyau subit également une digestion presque complète et il ne persiste de lui que la couche membraneuse (fig. 8). Même plusieurs jours après le début de la digestion du sang, on retrouve encore des débris d'hématies parfaitement reconnaissables. Seulement leur coloration rouge a cédé la place à une teinte brune plus ou moins prononcée. A la période finale de la digestion, au fur et à mesure de la disparition complète des hématies, le protoplasma des cellules intestinales se remplit de vacuoles rondes, renfermant des concrétions brunes, irrégulières. Ce sont les excreta qui sont expulsés dans la cavité intestinale.

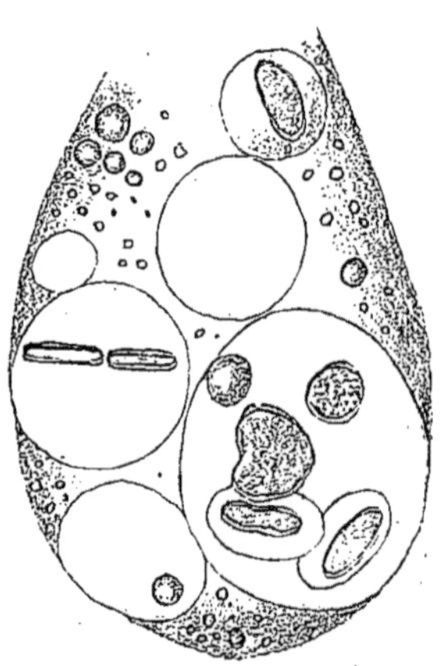

Fig. 9. — Partie d'une cellule intestinale de planaire, traitée avec le rouge neutre à 1 %.

Cette digestion si lente d'un produit, en général aussi facilement assimilable que le sang, se fait exclusivement dans l'intérieur des cellules épithéliales de l'intestin. L'examen microscopique suivi démontre de la façon la plus précise l'absence complète de digestion extracellulaire de globules de sang dans le contenu intestinal.

Lorsqu'on donne aux planaires du sang d'oie, mélangé avec de la poudre de tournesol bleu, on retrouve quelques heures après ces grains colorés dans l'intérieur des cellules épithéliales de l'intestin. Mais une petite quantité seulement de tournesol bleu change de couleur et prend une teinte violet-clair. La grande majorité des grains conservent leur coloration bleue. On pourrait donc croire que la digestion intracellulaire chez les planaires s'opère dans un milieu neutre ou à peu près. Et cependant si l'on traite les préparations de cellules intestinales, gorgées de sang d'oie, avec une solution de rouge neutre à 1 0/0, on constate aussitôt que les hématies et les vacuoles qui les renferment se colorent en rouge vif, prenant une teinte semblable à celle du picrocarmin (fig. 9). Cette coloration indique, d'après nos recherches sur le rouge neutre, une réaction acide, plus faible cependant que chez les paramécies et beaucoup d'autres protozoaires.

Des macérations de planaires dans l'eau physiologique, auxquelles on ajoute un peu de globules rouges d'oie, manifestent *in vitro* une action dissolvante très nette sur ces hématies. Les globules rouges s'arrondissent et perdent leur hémoglobine qui diffuse dans le liquide ambiant. A la fin de l'expérience, il ne reste plus que la membrane et le noyau des hématies.

L'étude des planaires nous montre que la nourriture de ces animaux subit exclusivement la digestion intracellulaire, dans un milieu faiblement acide et avec l'aide d'un ferment soluble. Elle nous fournit déjà une preuve de ce que la digestion intracellulaire typique est un processus chimique, dû à l'intervention d'enzymes. Il ne peut pas être question ici d'une action protoplasmatique propre. Seulement, comme le tube digestif, ramifié et si intimement lié au parenchyme, ne peut point être suffisamment isolé du reste des planaires, il n'est pas possible d'étudier *in vitro* son action digestive sans mélange d'autres tissus. Pour atteindre ce but, il faut donc s'adresser à des animaux plus volumineux et chez lesquels les organes digestifs peuvent être isolés plus facilement. Chez les cœlentérés, la digestion intracellulaire est générale. Beaucoup d'entre eux peuvent être bien examinés *in vivo*, à cause de leur grande transparence. Il est facile de constater que les aliments sont saisis par les prolongements amiboïdes des cellules entodermiques et passent dans l'intérieur de ces éléments pour y être digérés. Mais pour l'étude systématique des phénomènes digestifs, il ne suffit pas d'examiner tout ce qui se passe chez l'animal vivant. Il faut encore pouvoir expérimenter *in vitro*. Sous ce rapport, ce sont les actinies, ou anémones de mer, qui présentent un véritable matériel de choix. Comme ces animaux sont très répandus dans toutes les mers et vivent facilement et pendant longtemps dans les aquariums, ils ont souvent servi à des recherches variées, entre autres sur le processus de digestion.

Les actinies dévorent avec avidité des morceaux de viande, des crevettes, mollusques et autres animaux marins et se laissent facilement nourrir en captivité. Des observateurs anglais très ingénieux, Couch et G. Lewes (1), avaient constaté depuis longtemps que les aliments, introduits dans des morceaux d'étoffe sous forme de sacs, ou de moules, et dévorés par les actinies, étaient rejetés, entourés de mucus, mais sans trace de digestion quelconque. Comme ils avaient échoué dans la recherche de sucs digestifs dans la grande cavité gastrique ou cœlentérique des actinies, Lewes en conclut que la digestion chez ces animaux se fait d'une façon purement mécanique. Les muscles très développés des actinies pressent la nourriture et en extraient la partie liquide qui se résorbe par les parois de la cavité générale. Ce n'est que beaucoup plus tard que le problème de la digestion des actinies a pu être résolu d'une façon précise et définitive. Nous avons démontré (2), il y a déjà plus de vingt ans, que la digestion de ces polypes est intracellulaire. Afin de se rendre compte de ce phénomène, il est utile de rappeler en quelques mots les traits fondamentaux de l'organisation des actinies. Ce sont des corps cylindriques, quelquefois gros comme le poing, attachés par leur base à des pierres, coquilles ou autres objets sous-marins et munis à la surface libre d'une ou plusieurs rangées de tentacules. Au milieu de cette surface, se trouve une ouverture allongée, la bouche, qui conduit dans un sac spacieux, désigné souvent comme l'estomac. Ce n'est cependant qu'une sorte d'œsophage, par lequel la nourriture passe dans la grande cavité cœlentérique, divisée par des cloisons en une multitude de chambres et tapissée par l'épithélium entodermique. Ces cloisons donnent naissance à une très grande quantité de filaments très longs et tortueux, connus sous le nom de filaments mésentériques, à cause de la ressemblance, du reste purement superficielle, avec le mésentère des animaux supérieurs (fig. 10). Lorsque l'actinie a faim, elle allonge ses tentacules pour attraper des animaux marins et les conduit vers sa bouche. Les lèvres et l'œsophage servent pour apprécier la qua-

(1) G. Lewes, *Sea-Side Studies*. Edimbourg et Londres, 1858.
(2) *Zoologischer Anzeiger*, 1880, p. 260 et 1882, p. 310.

lité de la capture et si celle-ci ne convient pas à l'actinie, elle la rejette, après l'avoir entourée d'une couche de mucus. Si au contraire la nourriture a été jugée bonne, l'actinie la garde dans sa grande cavité et envoie dessus une multitude de ses filaments mésentériques. Ceux-ci la pénètrent dans tous les sens et comme leur épithélium est capable de pousser des prolongements amiboïdes, ces cellules saisissent et englobent les particules qui pénètrent aussitôt dans le contenu protoplasmique. Ce travail se fait avec tant de précision et d'exactitude que l'actinie peut vider une crevette, ne rejetant que la carapace.

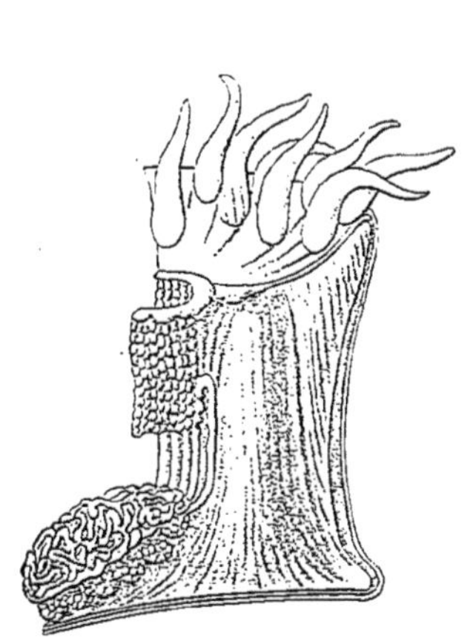

Fig. 10. — Coupe longitudinale d'une actinie (d'après Hollard).

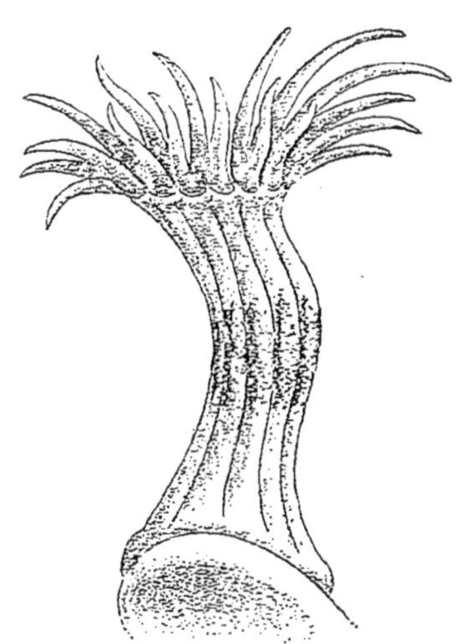

Fig. 11. — Une actinie ayant absorbé du carmin qui passe dans les filaments mésentériques.

L'épithélium des filaments mésentériques est donc l'organe de la digestion des actinies. Les parties nutritives de leur proie passent dans l'intérieur des cellules épithéliales amiboïdes et y subissent une digestion purement intracellulaire. Lorsqu'à des muscles de crevette ou à d'autres aliments, on ajoute un peu de poudre de carmin ou de tournesol bleu, les filaments mésentériques les englobent aussi et se colorent. Après avoir mangé du carmin, ils prennent une teinte rose très vive (fig. 11), tandis que le tournesol bleu les colore en rose violet. Ce changement de couleur dans l'intérieur des cellules des filaments indique une réaction nettement acide dans leur contenu (1). Lorsqu'à des filaments mésentériques, en train de digérer, on ajoute une goutte de solution à 1 0/0 de rouge neutre, on les voit se colorer en diverses teintes de rouge (fig. 12).

Le fait de la digestion intracellulaire chez les actinies a été confirmé par plusieurs observateurs, parmi lesquels je citerai Chapeaux (2) et Bjelooussoff (3). Seulement on a souvent affirmé qu'à côté d'une digestion dans l'intérieur des cellules des filaments mésentériques, les actinies sécrètent aussi dans la cavité cœlentérique de leur corps des sucs digestifs qui digèrent les aliments à l'aide d'un ferment soluble. Un ferment, se rapprochant de la trypsine, a été retiré des actinies par M. Léon Frédéricq et Krukenberg. Seulement, en présence des affirmations contradictoires, on ne savait pas si, dans la digestion enzymatique, ce ferment agit dans le liquide de la cavité cœlentérique, ou bien s'il représente le facteur actif dans la digestion intracellulaire.

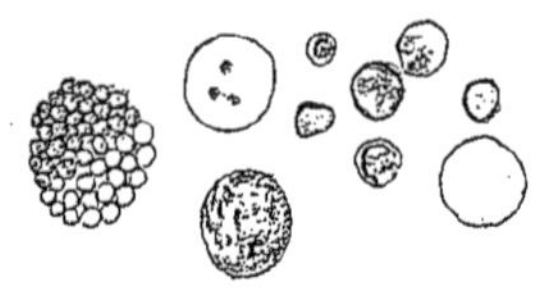

Fig. 12. — Partie de filament mésentérique d'une actinie, colorée par le rouge neutre à 1 °/₀.

Dans le but d'éclaircir d'une façon précise ce problème d'importance générale, M. Mesnil, chef de mon laboratoire, a bien voulu exécuter toute une série d'expériences nouvelles sur la digestion des actinies qu'il a étudiée non seulement sur des animaux maintenus en captivité dans des aquariums, mais aussi sur des actinies, vivant en pleine liberté dans la mer (4).

Comme la digestion intracellulaire nous intéresse particulièrement par comparaison à la résorption des éléments figurés dans les tissus et les cavités des animaux, M. Mesnil a porté son attention sur la digestion des globules rouges du sang. Il a opéré avec les hématies de plu-

(1) Metchnikoff, *Annales de l'Institut Pasteur*, 1893. T. VII, p. 348.

(2) *Bulletin de l'Acad. de Belgique*. T. XXV, 1893, p. 262 et *Archives de Zoologie expérim.*, 1893, p. 147.

(3) *Etudes de physiologie sur les Actinies*. Charkoff, 1895 (en russe).

(4) *Annales de l'Institut Pasteur*, 1901, p. 352.

sieurs espèces de Vertébrés, mais il a surtout étudié la digestion des globules rouges nucléés. Ce sont des cellules très délicates qui se laissent même jusqu'à un certain point macérer par l'eau de mer. Eh bien, malgré cela, les hématies ne se digèrent pas dans la cavité cœlentérique des actinies, mais, englobées par les cellules entodermiques des filaments mésentériques, s'y dissolvent totalement par la digestion intracellulaire. M. Mesnil a pu constater que la fibrine aussi ne se digère que dans les cellules des filaments. Les faits, rapportés par M. Chapeaux, en faveur d'une digestion extracellulaire dans le liquide de la cavité cœlentérique, ne prouvent nullement son hypothèse et se réduisent, d'après M. Mesnil, à une digestion par la diastase même du sang fixée par la fibrine au moment de la formation du caillot, après la saignée.

Pendant un temps assez long, les hématies peuvent être retrouvées dans l'intérieur des cellules des filaments mésentériques. Ces éléments sont englobés à leur état normal de globules rouges ovales avec noyau. Comme l'englobement demande plusieurs heures à se faire, il est évident que le liquide de la cavité cœlentérique a été impuissant à attaquer les hématies. Dans le protoplasma des cellules entodermiques, les globules rouges s'arrondissent, leur paroi devient perméable et l'hémoglobine commence à diffuser. Elle passe d'abord dans les vacuoles des cellules digestives et est rejetée ensuite en partie dans la cavité générale du corps. L'hémoglobine se transforme en une substance verte qui rappelle le pigment biliaire. La membrane et le noyau des hématies se digèrent aussi et finissent par disparaître totalement.

Les cellules digestives de l'entoderme englobent non seulement les globules sanguins ou la fibrine, mais aussi des fragments de fibres musculaires, des grains de carmin et de tournesol. Ces derniers indiquent une réaction acide des plus nettes, comme il a déjà été mentionné plus haut.

Les filaments mésentériques ou plutôt leur partie entodermique représentent donc le véritable organe de la digestion intracellulaire des actinies. Il y a bien d'autres régions de l'entoderme qui accomplissent aussi cette fonction, mais d'une façon insignifiante en comparaison des filaments mésentériques. Ceux-ci sont du reste capables non seulement d'englober et de digérer les substances solides, mais aussi d'absorber des solutions. M. Mesnil l'a constaté, en injectant à des actinies des matières colorantes solubles, comme l'éosine, le carminate d'ammoniaque, etc. Seulement ces solutions, bien qu'en grande partie absorbées par les cellules digestives des filaments mésentériques, peuvent être également retenues par d'autres éléments, entre autres par les cellules de l'ectoderme.

Comme la digestion des aliments se fait dans l'intérieur des cellules de l'entoderme des filaments mésentériques et comme ces organes peuvent être facilement isolés du reste des actinies, M. Mesnil a pu étudier avec beaucoup de précision et de soin les phénomènes de la digestion en dehors de l'organisme. Dans ce but, il a préparé des extraits des filaments dans l'eau de mer et a étudié leur action sur diverses substances nutritives. Il a confirmé la découverte de M. Léon Frédéricq d'un ferment soluble et a démontré qu'il est capable de digérer les substances albuminoïdes (fibrine, albumine coagulée) dans des milieux neutres, faiblement alcalins et faiblement acides. Sous ce rapport, l'*actinodiastase* (c'est le nom que M. Mesnil a donné au ferment soluble des actinies) se rapproche le plus de la papaïne. D'un autre côté, elle s'en distingue par sa plus grande sensibilité à l'excès d'acide et aussi par sa plus forte action sur l'albumine coagulée.

L'actinodiastase digère bien entre 15° et 20°, mais la température optima pour sa fonction digestive est entre 36 et 45°. Les températures plus élevées affaiblissent le pouvoir diastasique et le chauffage à 55-60° l'abolit complètement. Parmi les produits de la digestion des albuminoïdes par l'actinodiastase, M. Mesnil, conformément à ses prédécesseurs, a révélé une quantité notable de peptone et en plus des produits de désagrégation de la molécule albuminoïde, tels que la tyrosine et le protéinochromogène. L'actinodiastase présente aussi une certaine analogie avec l'amibodiastase de M. Mouton.

Les hématies nucléées des Vertébrés inférieurs, présentant une grande commodité pour l'observation de la digestion intracellulaire dans l'intérieur des cellules des filaments mésentériques, M. Mesnil les a étudiées également *in vitro*, sous l'influence de l'actinodiastase. Dans ces conditions, les phénomènes de digestion rappellent de très près ceux qui ont été observés dans l'intérieur des cellules digestives. Les globules rouges ovales de poule et d'oie deviennent sphériques à la suite d'action dissolvante sur leur membrane, après quoi l'hémoglobine diffuse dans le liquide. La membrane et le noyau du globule sont respectés et peuvent être reconnus à l'examen microscopique. La différence avec la digestion dans l'intérieur des cellules se réduit à une action digestive plus faible de l'extrait aqueux. Il est évident que la préparation de cet extrait n'est capable de mettre en évidence qu'une certaine partie de l'actinodiastase contenue dans les cellules de l'entoderme des filaments.

M. Mesnil a nourri les mêmes actinies avec du sang à doses répétées, dans le but d'établir si les cellules acquièrent dans ces conditions une aptitude particulière à la production de l'actinodiastase. Malgré ses tentatives nombreuses, il n'a jamais pu s'assurer du fait ; la rapidité de la dissolution des hématies par l'extrait des filaments mésentériques était la même que celui-ci fût préparé avec des actinies, ayant mangé plusieurs fois du sang ou n'en ayant pas mangé du tout.

Après tout ce que je viens d'exposer, il ne peut plus subsister de doute que la digestion intracellulaire n'est point un processus « protoplasmique », essentiellement différent de celui qui se passe dans les sucs digestifs, sécrétés dans le tube intestinal. Dans les deux cas, il s'agit d'une action diastasique, due aux ferments solubles, produits par des éléments vivants. Seulement, dans la digestion intracellulaire, les diastases digèrent dans l'intérieur des cellules, principalement dans les vacuoles, tandis que dans la digestion extracellulaire ce phénomène se passe en dehors des cellules, dans les cavités du tube gastro-intestinal.

Il est incontestable que, dans la série animale, la digestion intracellulaire représente un état antérieur, primitif, de la solubilisation des aliments. Cela découle du fait qu'elle est très répandue chez les animaux les plus inférieurs, tels que les Protozoaires, Eponges, Cœlentérés et Turbellariés. La digestion intracellulaire n'a cédé que pas à pas ses droits à la digestion par des sucs sécrétés. Les Invertébrés supérieurs nous en fournissent un témoignage probant. Ainsi, parmi les mollusques gastéropodes, il y en a qui présentent les deux modes de digestion réunis. Chez le *Phyllirhoë*, ce beau mollusque flottant à la surface de la mer, dépourvu de coquille et tout à fait transparent, on voit la nourriture pénétrer d'abord dans la cavité du tube digestif. Elle y subit une digestion préalable par des sucs sécrétés ; il en résulte une magma de petits corps solides qui sont aussitôt saisis par l'épithélium amiboïde des appendices cœcaux, au nombre de deux de chaque côté du corps. La digestion intracellulaire achève le processus et finit par dissoudre les aliments et les réduire à leur stade final, avant la résorption. En ajoutant à la nourriture des grains de carmin, on les retrouve, joints aux particules réellement digestibles dans l'intérieur des cellules épithéliales des cœcums.

Cet exemple nous fournit un véritable lien entre la digestion primitive intracellulaire, et la digestion perfectionnée et dérivée, extracellulaire. Dans le même groupe des gastéropodes, on peut poursuivre plusieurs étapes de cette évolution, de sorte que chez les représentants supérieurs, comme les limaces et les escargots, on ne trouve plus que la digestion par des sucs sécrétés dans le contenu gastrointestinal. Seulement, chez ces mollusques, on rencontre déjà un organe glandulaire volumineux, le foie, qui dérive sûrement des appendices cœcaux pareils à ceux des *Phyllirhoë*. Envisagé à ce point de vue, le foie devient réellement, comme l'a dit Claude Bernard, un organe de seconde digestion. Je pense que l'étude détaillée du foie des mollusques, guidée par cette idée, donnera des résultats de portée générale.

Chez les Vertébrés, la digestion intracellulaire dans le tube gastrointestinal disparaît presque complètement et est remplacée d'une façon définitive par la digestion à l'aide de ferments, contenus dans des sucs sécrétés. Nous ne pouvons pas, bien entendu, présenter au lecteur un tableau tant soit peu complet de cette digestion extracellulaire des animaux supérieurs. Mais nous devons néanmoins attirer son attention sur quelques points de cette fonction, établis grâce aux progrès réalisés dans ces dernières années pour l'obtention des sucs digestifs et pour l'étude de leur fonctionnement.

Pour l'étude de la digestion intracellulaire, l'actinie est l'animal de choix; pour celle de la digestion extracellulaire, c'est le chien. Chez ce carnassier omnivore, les aliments sont traités par des sucs digestifs d'une grande puissance, renfermant toute une série de ferments solubles. L'estomac en sécrète deux : la présure et la pepsine. Le pancréas élabore trois ferments : la trypsine, l'amylase et la saponase qui agissent sur les trois principales catégories d'aliments. L'intestin grêle y ajoute un ferment particulier, désigné par M. Pawloff (1) sous le nom d'*entérokynase*. Tout le monde connaît la fonction protéolytique de la pepsine et de la trypsine, les analogies et les différences de ces deux diastases. Je n'ai pas besoin non plus de m'arrêter sur l'amylase, ni sur le ferment saponifiant les graisses. Mais l'entérokynase mérite une attention spéciale dans l'intérêt de l'étude de l'immunité. M. Pawloff a chargé son élève, M. Chépowalnikoff, d'étudier le rôle digestif jusqu'alors très obscur du suc intestinal. On savait que ce suc renferme de faibles doses de fer-

(1) Discours prononcé à la Société des médecins russes à Saint-Pétersbourg. *Gazette clinique de Botkine*, 1900.

ments saccharifiants et inversifs, mais on le considérait généralement comme une sécrétion de peu de valeur. M. Chepowalnikoff (1) a démontré que cette opinion est tout à fait erronée. Le suc intestinal remplit la fonction très importante d'activer les trois ferments pancréatiques. C'est surtout le suc duodénal du chien qui renferme l'entérokynase. Lorsqu'on mélange ce suc avec un suc pancréatique qui par lui-même digère activement la fibrine et l'albumine, on constate une digestion beaucoup plus rapide qu'avec le suc pancréatique seul. L'action est de trois à treize fois plus forte. Mais le rôle du suc intestinal se révèle encore avec plus d'évidence lorsqu'on le mélange avec un suc pancréatique peu ou presque pas actif, comme cela arrive chez des chiens récemment opérés. Ainsi du suc pancréatique qui n'agissait pas du tout sur l'albumine, la digérait promptement lorsqu'on lui additionnait une certaine quantité de suc duodénal. Même lorsque M. Chépowalnikoff prenait 500 c. c. de suc pancréatique inactif, dilué avec 500 c. c. d'eau ou de solution de soude, et y ajoutait une goutte seulement de suc intestinal, le mélange exerçait encore une action digestive manifeste sur l'albumine coagulée.

Lorsqu'au lieu de suc pancréatique, on prend l'extrait aqueux ou glycériné du pancréas, qui par lui-même n'exerce qu'un pouvoir digestif insignifiant sur l'albumine, et que l'on ajoute du suc intestinal, la digestion se fait sans retard. Si l'on admet, avec plusieurs physiologistes, que l'inactivité du pancréas tient à la présence du zymogène au lieu de la trypsine, on pourrait conclure avec M. Chépowalnikoff que « le suc intestinal possède le pouvoir de transformer le zymogène en trypsine et que cette transformation se fait d'une façon beaucoup plus considérable qu'avec les acides ou l'oxygène de l'air » (p. 137).

Le suc intestinal, pris dans n'importe quelle région de l'intestin grêle, exerce une influence incontestablement favorable sur la digestion de l'amidon par le suc pancréatique, mais cette action est beaucoup plus faible que sur la trypsine. L'action du suc intestinal sur la saponification des graisses est encore moins marquée. Mais ici c'est à la bile que revient le rôle le plus important. Ce liquide augmente donc aussi l'activité du suc pancréatique, mais dans un sens différent du suc intestinal, car il agit surtout en activant la digestion des matières grasses.

(1) *Physiologie du suc instestinal*. Saint-Pétersbourg, 1899 (Thèse en russe).

L'action de la bile sur la digestion pancréatique n'est nullement supprimée lorsqu'on la chauffe à la température de l'ébullition. Par contre, dans ces conditions le suc intestinal perd complètement son rôle activant. Il en résulte, ainsi que l'a formulé M. Pawloff, que, dans le suc intestinal, il faut admettre l'existence d'un ferment soluble détruit par le chauffage, auquel il propose de donner le nom d'*entérokynase*. Sans exercer un pouvoir digestif sur aucune des substances alimentaires, il agirait comme ferment des ferments pancréatiques.

M. Delezenne (1) a répété à l'Institut Pasteur les expériences de M. Chépowalnikoff. Il a confirmé l'exactitude de ses résultats et leur a ajouté des données nouvelles d'une grande importance, non seulement pour la physiologie de la digestion, mais aussi pour l'étude de l'immunité. L'entérokynase s'est montrée dans les expériences de M. Delezenne comme un véritable ferment ; elle est entraînée par les mêmes précipitants (collodion, phosphate de chaux, alcool) qui permettent d'obtenir la plupart des ferments digestifs connus ; elle est sensible aux températures élevées et celle de 65° suffit déjà pour lui enlever la plus grande partie de son activité. Il y a encore une propriété de l'entérokynase qui lui est commune avec les ferments solubles et qui présente pour nous un intérêt tout particulier ; c'est la facilité avec laquelle elle se fixe sur la fibrine. A l'aide de flocons de cette substance on peut, en quelque temps, débarrasser un liquide de toute l'entérokynase qu'il contient. Cette propriété fixatrice est très importante pour le rôle que joue l'entérokynase dans la digestion. La fibrine, sur laquelle elle s'est fixée, absorbe la trypsine avec une grande avidité. Lorsqu'on introduit dans une solution de trypsine des flocons de fibrine, imprégnés d'entérokynase, et d'autres qui n'ont pas été mis en contact avec ce ferment, les premiers se digèrent avec une grande rapidité, tandis que les seconds ne subissent aucune action. La fibrine, ayant fixé de l'entérokynase, est capable de débarrasser un liquide de la trypsine ; celle, au contraire, qui n'a pas subi l'action du suc intestinal l'y laisse presque complètement intacte.

Il est d'une importance capitale de se renseigner sur l'origine de l'entérokynase du suc intestinal. Ce liquide, tel qu'il s'écoule par la fistule, renferme du mucus et beaucoup de débris de différentes cellules. Mais quels sont les éléments qui fournissent ce ferment si re-

(1) *Annales de l'Institut Pasteur*, 1901. T. XV.

marquable ? M. Delezenne est arrivé à ce sujet à une réponse très précise. L'entérokynase n'est pas contenue dans le mucus et n'est point sécrétée par les glandes intestinales, mais elle provient des organes lymphoïdes.

Lorsqu'on prend l'intestin grêle d'un chien à jeun et qu'on le lave soigneusement avec de l'eau, on réussit à le débarrasser de l'entérokynase préexistante. Alors on enlève les plaques de Peyer et on les traite, ainsi que les autres parties de l'intestin grêle, par l'eau chloroformée. Celle-ci dissout l'entérokynase, comme les autres ferments solubles. Eh bien, ce sont surtout les plaques de Peyer qui fournissent de l'entérokynase, tandis que le reste de l'intestin, y compris les glandes de Lieberkühn, n'en donnent pas.

On sait que les plaques de Peyer sont des organes lymphoïdes, renfermant une grande quantité de cellules amiboïdes mononucléaires. Ces éléments sont même capables d'englober des corps étrangers et de les soumettre à la digestion intracellulaire. Il n'est donc point étonnant que M. Delezenne ait réussi à trouver de l'entérokynase dans les ganglions mésentériques de plusieurs mammifères (chien, porc, lapin). Ces organes, traités par le procédé que nous venons de mentionner, donnent une substance qui favorise l'action de la trypsine tout à fait comme le suc intestinal. Parvenu à ce point, M. Delezenne s'est demandé si les globules blancs mononucléaires, si intimement liés aux mononucléaires des organes lymphoïdes, ne renferment pas aussi de l'entérokynase. Dans cette intention, il a prélevé des exsudats riches en leucocytes mononucléaires et ici encore il a retrouvé ce même ferment soluble. Bien plus, la couche leucocytaire du sang s'est montrée également capable d'activer d'une façon très énergique l'action de la trypsine.

Les résultats des anciennes expériences de Schiff et de M. Herzen, sur le rôle favorisant de l'extrait de rate sur la digestion pancréatique, doivent sans doute être rangés à côté de ceux que nous venons de signaler. Les mononucléaires de la rate, comme ceux des plaques de Peyer et des ganglions mésentériques, renferment en effet une substance qui agit comme l'entérokynase. M. Delezenne en a fourni une démonstration précise.

Dans la digestion intracellulaire, c'est le côté chimique qui a été le plus difficile à démontrer. Le fonctionnement purement physiologique, la sensibilité des cellules digestives, les mouvements amiboïdes de leurs prolongements protoplasmiques, sont au contraire tellement manifestes qu'on a eu même l'idée de distinguer la digestion intracellulaire comme un phénomène protoplasmique et purement vital.

Dans la digestion extracellulaire, à l'aide des sucs sécrétés, nous assistons à un exemple inverse. Ici c'est le côté chimique qui saute aux yeux, tandis que la partie physiologique se cache plus ou moins profondément. Et cependant, grâce aux progrès récents et surtout aux travaux de l'école de M. Pawloff, à Saint-Pétersbourg, on a éclairci le problème d'une façon remarquable.

La sécrétion des liquides digestifs suit des lois déterminées, dans lesquelles l'action réflexe du système nerveux est prépondérante. D'après l'expression de M. Pawloff, l'étude de la sécrétion salivaire a révélé toute une psychologie de cet organe. Vous pouvez remplir la bouche d'un chien de petites pierres polies ou de neige ; vous pouvez y verser de l'eau très froide — la salive n'apparaîtra pas. Mais montrez-lui seulement à distance du sable — les glandes commencent de suite à sécréter de la salive liquide. Tentez le chien avec de la viande — et aussitôt coulera une salive épaisse ; montrez-lui du pain sec — la salive sera sécrétée en abondance, même si le chien n'a pas grande envie de le manger.

Le même phénomène s'observe dans l'estomac. L'excitation mécanique par des corps inertes, comme des pierres, ne provoque aucune sécrétion ; mais l'idée du repas ou la vue des aliments suffisent pour amener une forte quantité de suc gastrique. La quantité et la qualité du suc gastrique sont réglées par la quantité et la qualité des aliments. Le pain provoque chez le chien la sécrétion d'un suc gastrique, doué du plus fort pouvoir digestif. Celui qui coule après l'ingestion du lait renferme quatre fois moins de pepsine.

Malgré ces différences dans la sécrétion gastrique, en rapport avec la nourriture, M. Pawloff et ses élèves n'ont jamais pu s'assurer d'une adaptation prolongée et chronique de la fonction stomacale. Ils ont été frappés par l'uniformité du pouvoir digestif d'une grande quantité de leurs chiens. M. Samoïloff (1) a observé trois chiens, soumis à des régimes alimentaires différents. Malgré une période de temps très longue de ces régimes, le suc gastrique, chez tous ces chiens, présentait les mêmes propriétés et ne manifestait aucune différence tant soit peu marquée. Ce résultat est semblable à celui que j'ai signalé plus haut pour les actinies, nourries par M. Mesnil avec du sang. Malgré des repas répétés avec du sang d'une même espèce animale, l'extrait

(1) *Archives des sciences biologiques*. Saint-Pétersbourg, 1893. T. II, p. 698.

des filaments mésentériques ne présentait aucune différence avec celui des actinies témoins.

La sécrétion pancréatique présente un type plus parfait sous beaucoup de rapports. Il s'agit ici de la principale fonction digestive, sans laquelle l'organisme ne pourrait vivre. Les progrès de la chirurgie ont permis d'éliminer l'estomac chez le chien d'abord, chez l'homme ensuite. A ce jour, il y a déjà plusieurs personnes (1), auxquelles on a enlevé l'estomac et qui, malgré cette opération, ont continué à vivre. On peut bien faire aussi l'ablation d'une partie de l'intestin grêle, mais il faut en laisser intacte une grande portion, pour ne pas compromettre la vie. Il est donc évident que la digestion pancréatique est une fonction admirablement organisée chez les animaux et chez l'homme. Un des principaux régulateurs de cette digestion consiste dans la grande sensibilité de la muqueuse intestinale. De même que les organes de la cavité buccale possèdent dans la sensation spécifique du goût un excellent moyen d'orientation pour le choix des aliments, la muqueuse de l'intestin grêle est douée d'une sensibilité particulière, tout à fait comparable à la chimiotaxie des êtres unicellulaires et des cellules des organismes plus développés. Déjà MM. Hirsch et Mehring s'étaient assurés que le passage du contenu stomacal à travers le pylore dépend d'un mécanisme réflexe qui part de la portion supérieure de l'intestin grêle. Mais ce sont surtout les travaux de l'école de M. Pawloff qui ont éclairé la question. La muqueuse duodénale possède une chimiotaxie très développée pour les substances acides. La pénétration du contenu acide de l'estomac dans le duodénum réveille cette chimiotaxie et amène une sécrétion de suc alcalin qui neutralise l'acide. Cette lutte d'acide et d'alcali rappelle beaucoup les phénomènes analogues chez les plantes qui se défendent contre les sécrétions alcalines des parasites par la production d'acide (v. Chapitre II). Comme chez ces organismes inférieurs, cette lutte par des sécrétions chimiques est réglée par le fonctionnement des parties vivantes et sensibles.

Lorsque l'acidité de la masse qui traverse le pylore est trop concentrée, le réflexe, partant de la muqueuse duodénale, arrête le passage. Il se fait alors une neutralisation de l'acide, grâce à la sécrétion alcaline, ce qui permet une nouvelle ouverture du pylore. Ce mécanisme régularise la pénétration, qui se fait par portions, du contenu stomacal dans le duodénum.

(1) V. *Bulletin de l'Académie de médecine de Paris*, 1901, p. 17.

La sensibilité de la muqueuse intestinale apprécie non seulement l'acidité, mais aussi les autres caractères chimiques des aliments qui passent dans le duodénum. Cette chimiotaxie est comme le point de départ du réflexe qui provoque la sécrétion pancréatique avec ses trois ferments. Le passage du pain par le pylore provoque la sécrétion d'un suc, très riche en amylase et très pauvre en saponase. La pénétration du lait dans le duodénum amène au contraire un suc beaucoup plus riche en saponase et pauvre en amylase et en trypsine. La viande provoque la sécrétion d'un suc pancréatique qui est moins riche en amylase que le suc déversé sur le pain, mais qui renferme plus de saponase. La graisse donne lieu à la sécrétion d'un suc qui est encore plus riche en saponase que le suc, amené par le pain et le lait. Ces faits soigneusement établis — surtout par M. Walter (1) — démontrent que la fonction pancréatique est bien réglée dans le sens de l'adaptation aux propriétés des aliments. Cette adaptation peut même devenir stable. Tandis que l'estomac est incapable, comme il a été dit plus haut, de réaliser, sous l'influence d'un régime déterminé, une modification constante dans la composition du suc sécrété, le pancréas peut atteindre ce degré de perfection.

Lorsqu'on nourrit un chien pendant plusieurs semaines avec du pain et du lait et qu'on le soumet ensuite au régime carné, on voit son suc pancréatique s'enrichir progressivement en trypsine. Pendant que se produit cette augmentation du pouvoir protéolytique, le suc s'appauvrit de plus en plus en amylase. M. Wassilieff (2) a exécuté un grand nombre d'expériences dans cette direction et a constaté une adaptation très remarquable du suc pancréatique aux besoins de l'alimentation, adaptation qui devient constante. Un chien, habitué à digérer le pain et le lait, s'adapte à cette nourriture : son suc pancréatique contient de moins en moins de trypsine, mais s'enrichit par contre en amylase. M. Pawloff a observé que les chiens présentent souvent de grandes variations dans la composition de leur suc pancréatique et il attribue ces particularités au régime auquel ces animaux ont été soumis antérieurement.

Ce n'est pas seulement la qualité des sucs digestifs qui est régularisée selon les besoins de la digestion. Leur quantité subit également des variations d'après le rôle que ces sucs doivent remplir. Ainsi M. Pawloff a observé que ses chiens sécrétaient une salive très

(1) *Archives des sciences biologiques*. Saint-Pétersbourg, 1899. T. VII, p. 1.
(2) *Archives des sciences biologiques*. Saint-Pétersb. 1893, T. II, p. 219.

liquide et très abondante, lorsqu'il leur donnait des acides, des substances amères ou d'autres choses qu'ils n'aimaient pas. Au contraire, la présence des aliments dans la bouche ou même leur simple vue, provoquaient la sécrétion d'une salive épaisse, renfermant une grande quantité de mucine. Dans le premier cas, le rôle de la salive était de diluer autant que possible les substances nuisibles, dans le second elle devait faciliter la déglutition de la nourriture.

En général, l'organisme manifeste la tendance à produire plus de ferments digestifs qu'il n'en faut pour la digestion. C'est probablement pour cette raison qu'on en trouve souvent en dehors du tube digestif. Parmi ces ferments, ce sont surtout la pepsine et l'amylase qui ont été, avec beaucoup de précision, trouvés dans l'urine de l'homme et de quelques mammifères, notamment du chien. Les données sur la présure et la trypsine sont moins bien établies. Mais, comme plusieurs de ces ferments, tels l'amylase et la trypsine, peuvent avoir plusieurs origines dans l'organisme, leur élimination par l'urine a moins d'importance pour la thèse que je viens de formuler que celle de la pepsine.

La pepsine a été retrouvée dans l'urine par Brücke, il y a juste 40 ans. On la trouve le plus souvent dans l'urine matinale, tandis qu'elle fait défaut dans celle qui a été émise aussitôt après le principal repas. Léo et Senator (1) n'ont aperçu que des traces de pepsine pendant la période de jeûne prolongé chez l'italien Cetti ; mais le lendemain du jour où celui-ci recommença à manger, ils constatèrent déjà une quantité considérable du même ferment dans son urine.

MM. Delezenne et Froin, dans le but de rechercher l'origine de la pepsine urinaire, ont pratiqué l'ablation totale de l'estomac à un chien. Après son complet rétablissement, il se nourrissait très bien ; ils ont alors examiné son urine à différentes périodes de la journée. Par les procédés qui ont révélé la présence de la pepsine chez tous les chiens normaux, pris comme témoins, ils n'ont jamais pu déceler la moindre trace de cette diastase dans l'urine du chien opéré. Par contre, un chien dont on avait simplement séquestré l'estomac, renfermait dans son urine sensiblement la même quantité de pepsine que des chiens normaux. Cette expérience prouve entre autres que la pepsine, avant d'être éliminée par les reins, a dû être résorbée par la paroi de l'estomac.

(1) *Virchow's Archiv*. Supplément au T. CXXXI, 1893, p. 142. La question des ferments urinaires est résumée dans *Neubauer u. Vogel*, *Analyse des Harns*, 10e édition, 1898, p. 599.

De l'ensemble de toutes ces données, il faut bien admettre que la pepsine qui se trouve dans le sang et passe de là dans l'urine ne peut être que d'origine stomacale. Comme elle ne présente aucune utilité pour l'organisme, on est obligé de conclure qu'une partie de la pepsine, sécrétée par l'estomac et non employée pour la digestion, a été rejetée comme superflue.

L'étude de la fonction digestive des animaux nous renseigne sur un grand nombre de faits de la plus haute importance pour la compréhension de l'immunité. La digestion intracellulaire, si répandue parmi les animaux inférieurs, se rattache d'une façon tout à fait intime aux phénomènes qui se passent lors de la destruction des microbes dans l'organisme. La digestion extracellulaire nous fournit des renseignements sur beaucoup de faits d'adaptation progressive, semblables à ceux que l'on constate dans l'immunité acquise.

Lorsque l'on envisage les phénomènes de la digestion intracellulaire et ceux de la digestion sécrétoire dans leur ensemble, on voit que dans les deux, les processus chimiques sont soumis à l'influence des parties vivantes de l'organisme. Chez les animaux inférieurs, c'est le protoplasma des cellules amiboïdes qui régularise le chimisme digestif ; chez les animaux supérieurs, ce rôle est accompli par un appareil très compliqué, dans lequel le système nerveux occupe une place prépondérante.

CHAPITRE IV

RÉSORPTION DES ÉLÉMENTS FIGURÉS

Digestion dans les tissus. Résorption des cellules chez les Invertébrés. Résorption des globules rouges par les phagocytes des Vertébrés. Phagocytes. Diverses catégories de ces cellules. Macrophages et microphages. Rôle des premiers dans la résorption des éléments figurés. Propriété digestive des organes macrophagiques. Dissolution des hématies par les sérums sanguins. Les deux substances qui agissent dans l'hémolyse. Macrocytase et fixateur. Analogie de celui-ci avec l'entérokynase. L'abandon de la macrocytase pendant la phagolyse. Suppression de la phagolyse. Résorption des spermatozoïdes. Présence des fixateurs dans les plasmas. Origine des fixateurs.

On pense généralement que les substances alimentaires doivent nécessairement être d'abord soumises à l'influence des sucs digestifs dans le tube gastro-intestinal, pour pouvoir être utilisées pour la nutrition de l'organisme. Cette opinion est très ancienne. Elle a été appuyée par une expérience bien connue de Schiff qui injectait à plusieurs animaux, par voie intraveineuse, une solution de sucre de canne et d'albumine d'œuf et à d'autres, les mêmes substances, après leur digestion artificielle. Dans le premier cas les aliments passaient dans l'urine, dans le second ils n'y apparaissaient que lorsqu'on les injectait en grande quantité.

Récemment, lors du congrès international de médecine, tenu à Paris en 1900, on a beaucoup discuté la question de l'alimentation extrabuccale (1). Il a été accepté que les graisses, injectées dans le tissu sous-cutané, sont, au moins en partie, absorbées par l'organisme, tandis que les substances hydrocarbonées et les albuminoïdes ne peuvent l'être d'aucune façon. Ceci est peut-être vrai au point de vue de la médecine clinique. Mais, en principe, il faut bien admettre que les aliments de natures très diverses, introduits dans l'organisme

(1) *Compte rendu du XIIIe Congrès de Médecine*, Paris, 1901. *Leube. Ueber extrabuccale Ernährung, Deutsche Klinik am Eingange des XX. Jahrhunderts.* I. p. 64.

par des voies autres que le tube gastro-intestinal, subissent néanmoins des changements profonds.

Lorsque l'on injecte sous la peau ou dans le péritoine des animaux de laboratoire du lait, du sérum sanguin ou du blanc d'œuf, c'est-à-dire des matériaux très riches en substances albuminoïdes, on constate qu'ils disparaissent au bout de quelque temps. En même temps, ils donnent lieu à des modifications de l'organisme qui indiquent que les substances injectées y ont subi des changements profonds.

Après avoir injecté du sérum d'anguille à des lapins, M. Th. Tchistowitch (1) a vu apparaître dans le sang de ces derniers une substance qui donnait un précipité avec du sérum d'anguille. Peu de temps après, M. Bordet (2) a remarqué que le sérum sanguin des animaux, auxquels il avait injecté du lait de vache, acquiérait une propriété nouvelle : il donnait un précipité avec ce lait, ce que ne fait jamais le sérum des animaux neufs.

L'injection de blanc d'œuf à des lapins, pratiquée par MM. Myers (3) et Uhlenhuth (4), amène les mêmes changements dans le sérum du sang. Les recherches du dernier de ces deux observateurs présentent pour nous un intérêt particulier. Il a établi d'abord que l'injection de blanc d'œuf dans le péritoine de lapins était suivie de l'apparition dans le sérum sanguin de ces animaux d'une substance qui précipite l'albumine de l'œuf *in vitro*. M. Uhlenhuth a obtenu ensuite cette même propriété acquise du sang chez des lapins, auxquels il donnait à avaler un assez grand nombre de blancs d'œufs de poule. Vingt-quatre jours après le commencement de ce régime, le sérum des lapins précipitait le blanc d'œuf dans les éprouvettes. Cet exemple nous montre une grande analogie entre les suites de la digestion dans le tube digestif et de la résorption dans les tissus. M. Uhlenhuth signale ce fait que ses lapins, injectés avec du blanc d'œuf dans le péritoine, se trouvaient très bien de ce traitement.

On connaît déjà un certain nombre d'exemples semblables. Ils indiquent tous que diverses substances alimentaires, introduites dans le péritoine ou sous la peau des animaux, y sont retenues pendant un temps plus ou moins long et sont soumises à des influences modificatrices de la part de l'organisme. La preuve que ces substances ne

(1) *Annales de l'Institut Pasteur*, 1899. T. XIII, p. 406.
(2) *Ibid.* 1899, T. XIII, p. 225.
(3) *Centralbl. f. Bakteriologie*, 1900, T. XXVIII, p. 237.
(4) *Deutsche medicin. Wochenschr.* 1900, p. 734.

sont point éliminées par les reins à l'état intact a été fournie par un grand nombre d'expériences. Récemment M. Lindemann (1) et Néfedieff (2) ont établi, dans mon laboratoire, que le sérum sanguin normal, injecté sous la peau des animaux, ne provoque pas du tout d'albuminurie, ou bien la produit d'une façon insignifiante et très passagère.

Le mécanisme par lequel l'organisme modifie ces substances alimentaires, introduites par une voie autre que le tube digestif, n'est pas encore suffisamment connu ; aussi il n'est pas facile à définir. Mais on sait, d'une façon bien précise, que chaque injection de sérum, de blanc d'œuf, de lait ou de matières grasses, est suivie d'inflammation aseptique assez considérable au point d'introduction de ces substances. On pourrait en conclure que l'organisme digère les aliments, en dehors du tube gastro-intestinal, au moyen de réaction inflammatoire. Pour mieux préciser les phénomènes qui se passent dans ces conditions, il est beaucoup plus utile de s'adresser d'abord, non pas aux substances liquides, mais à des éléments solides, introduits dans les tissus et les cavités.

Commençons par les animaux inférieurs, chez lesquels l'organisation anatomique et toutes les fonctions sont beaucoup plus simples que chez les Vertébrés. Dans ma *Pathologie comparée de l'inflammation* (Leçon IV), je me suis arrêté sur la digestion des Spongiaires.

Les substances alimentaires, sous forme de petits organismes, qu'elles aient pénétré par les petites ouvertures, si nombreuses à la surface des éponges, ou bien qu'elles soient introduites par une déchirure de la paroi du corps, subissent le même sort. Elles sont saisies par des cellules vibratiles ou amiboïdes qui englobent la nourriture et la digèrent par une digestion intracellulaire. Ces deux sortes de cellules, qui rentrent dans la catégorie des *Phagocytes*, ont une grande ressemblance entre elles. On peut dire que la digestion et la résorption chez les éponges sont deux phénomènes très voisins.

Lorsqu'on s'adresse à des Invertébrés un peu plus élevés, comme les méduses ou quelques autres cœlentérés, on remarque encore une grande analogie entre la vraie digestion de la nourriture qui se fait dans l'intérieur des cellules épithéliales de l'entoderme, et la résorption de certains corps étrangers, qui pénètrent par une voie extrabuccale dans le tissu intermédiaire. Ici ces corps sont entourés par des

(1) *Annales de l'Institut Pasteur*, 1900, T. XIV, p. 49.
(2) *Ibid*, 1901. T. XIV, p. 17.

cellules amiboïdes qui remplissent leur fonction de phagocytes, en englobant et digérant les substances, arrivées du dehors.

Nous n'avons pas besoin de parcourir ici toute la gamme du perfectionnement de l'organisation des Invertébrés, dans son rapport avec la résorption des corps étrangers et ceci d'autant plus que nous avons déjà traité ce sujet dans nos leçons sur l'Inflammation. Choisissons seulement quelques représentants des Invertébrés les plus communs et les mieux connus et arrêtons-nous un instant sur les phénomènes qui se passent dans leur organisme, au sein duquel nous avons introduit une petite quantité de globules rouges nucléés (1).

Injectons une petite goutte de sang défibriné d'oie sous la peau d'un escargot et une autre sous la peau d'une larve de hanneton. Les globules rouges se répandront dans le liquide sanguin qui, par lui-même, est incapable de les altérer. Au bout de quelques heures, les leucocytes des deux Invertébrés que nous avons choisis pour l'expérience, auront englobé déjà un certain nombre d'hématies d'oie. Le lendemain il se trouvera encore des globules rouges intacts dans le plasma sanguin, mais la grande majorité sera dévorée par les leucocytes (fig. 13). Dans l'intérieur de ces cellules, les hématies subissent des changements constants et considérables. Chez l'escargot, elles deviennent rondes et leur paroi perméable. Dans les vacuoles qui se produisent autour des hématies englobées, on trouve de l'hémoglobine dissoute (fig. 14) ; une partie de cette matière colorante passe dans le noyau des hématies, ce qui prouve que lui aussi a subi une altération profonde (fig. 14 n). Beaucoup de noyaux se vident et il n'en reste que la couche périphérique. Cette couche et la membrane de l'hématie sont les parties qui résistent le plus à l'influence des leucocytes et elles se retrouvent longtemps après l'englobement. Quelquefois les globules blancs de l'escargot, après avoir dévoré une ou plusieurs hématies, deviennent eux-mêmes la proie de leurs congénères.

Chez le ver blanc, les phénomènes de la résorption des hématies d'oie ressemblent à ceux que nous venons de décrire. Ici aussi le plasma sanguin laisse intacts les globules rouges, qui ne s'altèrent qu'après être englobés par des leucocytes. L'hémoglobine diffuse dans le leucocyte, tandis que le noyau et la membrane résistent pendant

(1) La résorption des hématies par les phagocytes des larves d'étoiles de mer (*Bipinnaria*) et des *Phyllirhoë* a été décrite dans mon mémoire sur la digestion intracellulaire chez les Invertébrés, dans *Arbeiten. d. Zool. Instit. Wien*. T. V. 1883, p. 141.

très longtemps (fig. 15). Ces parties perdent leur aspect normal, se ratatinent et se transforment en une masse irrégulière de pigment

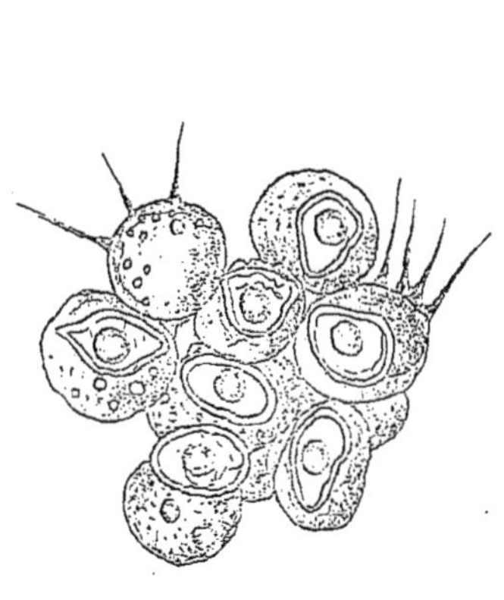

Fig. 13. — Leucocytes du ver blanc renfermant des hématies d'oie.

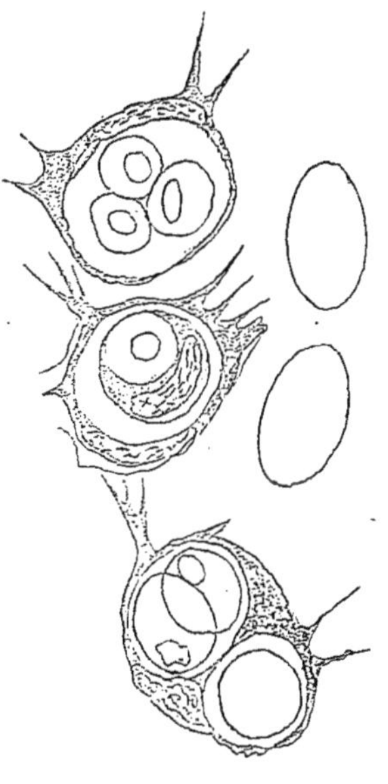

Fig. 14. — Hématies d'oie libres et englobées par les leucocytes de l'escargot (Helix pomatia) 24 heures après l'injection de sang d'oie.

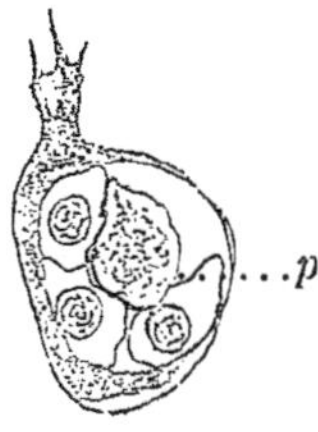

Fig. 15. — Un leucocyte d'une larve de hanneton, 7 jours après la dernière injection de sang d'oie.

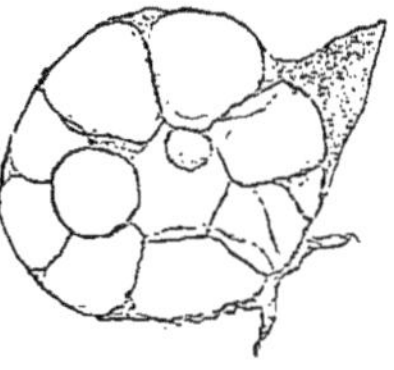

Fig. 16. — Un leucocyte de la cavité péritonéale du poisson doré, après l'englobement des hématies de cobaye.

brun qui reste logé dans l'intérieur des leucocytes (fig. 15, *p.*) pendant des semaines

Lorsque, après avoir déjà injecté une fois du sang d'oie à des escargots et à des vers blancs, on leur renouvelle à plusieurs reprises l'introduction du même liquide, les phénomènes que l'on observe sont toujours pareils. Les hématies restent intactes dans le plasma et subissent les mêmes altérations dans l'intérieur des leucocytes. Ces changements sont comparables à ceux que nous avons décrits dans le chapitre précédent au sujet de la digestion intracellulaire des hématies par les cellules intestinales des Planaires. Dans les deux cas les globules rouges sont saisis par des cellules amiboïdes et soumis à l'influence de leur contenu. Dans les phagocytes intestinaux des Planaires, comme dans les phagocytes du sang (leucocytes) des escargots et des vers blancs, l'hémoglobine diffuse à travers la paroi de l'hématie, dont les parties les plus résistantes sont le noyau et la membrane. Ces restes, imprégnés d'hémoglobine, brunissent chez les Planaires, chez le ver blanc et, à un moindre degré, aussi chez l'escargot. La différence la plus appréciable consiste dans la formation de vacuoles excrétrices, renfermant des concrétions chez les Planaires et l'absence de ces vacuoles dans les phagocytes sanguins des Invertébrés. Mais on a d'autant moins le droit d'attribuer à cette différence une importance fondamentale que les phénomènes chez les actinies qui englobent les hématies par les cellules amiboïdes de leur entoderme sont sous tous les rapports, sauf précisément ces vacuoles excrétrices, comparables aux phénomènes qui se passent chez les Planaires. Puisque dans ces deux derniers exemples, il s'agit bien de vraie digestion intracellulaire, il faut admettre aussi que les modifications des hématies, dans l'intérieur des phagocytes sanguins chez l'escargot et chez la larve du hanneton, doivent également être rangées dans la même catégorie de phénomènes.

Pour faire une étude plus complète de cette digestion intracellulaire dans les phagocytes sanguins, il faut s'adresser à des animaux plus volumineux et d'organisation supérieure aux escargots et vers blancs. Choisissons d'abord un exemple parmi les Vertébrés inférieurs à sang froid. Injectons dans la cavité péritonéale d'un poisson rouge (*Cyprinus auratus*) un peu (0,25 cc.) de sang de cobaye. Les hématies de ce mammifère ne subissent aucun changement tant soit peu appréciable dans le liquide péritonéal ; mais les leucocytes nombreux qui s'y trouvent les saisissent et les englobent de la même façon que faisaient les phagocytes sanguins des Invertébrés ou les phagocytes intestinaux chez les Planaires et les Actinies avec les hématies d'oie. Chaque leucocyte de cyprin dévore plusieurs hématies et les soumet à la digestion intracellulaire. Le stroma des globules rouges devient perméable; l'hémoglobine diffuse dans les vacuoles nutritives et tout se dissout et se décolore au bout d'un temps plus ou moins long (fig. 16). Il ne se produit pas ici, comme chez les Invertébrés mentionnés, de pigment brun, et les hématies se digèrent entièrement sans résidus. Ce résultat dépend probablement, d'un côté, de la plus faible résistance des hématies sans noyau des mammifères et, de l'autre, du pouvoir digestif plus fort des leucocytes de poissons.

Après quelques injections de sang de cobaye dans le péritoine de cyprins, le liquide péritonéal acquiert des propriétés nouvelles (1). Lorsque, quinze jours après la première injection, on retire un peu d'exsudat péritonéal chez le poisson doré et que l'on prend une goutte du sérum qui surnage, on constate que ce liquide produit presque immédiatement une agglutination très forte des hématies de cobaye que l'on ajoute. Bientôt après, toutes les hématies se dissolvent dans le liquide avec une grande rapidité. Cette nouvelle propriété, qui n'existe pas chez le poisson neuf, se retrouve également dans le sérum sanguin des cyprins, traités avec du sang de cobaye. L'expérience réussit très bien à la température de 18°-19°.

Comme la dissolution des hématies dans le sérum est tout à fait pareille à celle qui a lieu dans l'intérieur des leucocytes de cyprin, on a le droit de supposer que, dans les deux cas, elle est produite par la même substance. Et, puisque le pouvoir dissolvant ou hémolytique du sérum ne s'acquiert qu'à la suite de la digestion intracellulaire des hématies dans les leucocytes, il devient probable que la substance dissolvante représente le ferment intracellulaire, provenant des leucocytes.

Le sujet que nous venons d'aborder présente une importance tout à fait capitale pour l'étude de la résorption et des phénomènes d'immunité qui en dépendent. Il est donc indispensable de nous arrêter plus longuement à son analyse. Dans ce but, nous devons d'abord faire une revue des processus qui ont lieu lors de la résorption chez les animaux supérieurs et continuer l'examen des changements que

(1) Je n'ai pu découvrir la propriété hémolytique des sérums de cyprin qu'après la troisième injection de sang de cobaye.

subit le sang injecté ou extravasé dans les différents endroits de l'organisme.

Cette étude nous est facilitée par des recherches nombreuses, exécutées par les anatomo-pathologistes dans le but d'établir le sort des épanchements sanguins, si fréquents dans les maladies. On sait depuis très longtemps que dans des foyers d'hémorrhagie cutanée, cérébrale ou autres, ou bien dans des poumons hépatisés, se trouve une grande quantité de cellules, renfermant des globules rouges. Comme il a été mentionné dans le chapitre précédent, ces éléments se sont dévoilés comme des cellules amiboïdes ayant englobé des hématies. On doit surtout à M. Langhans (1) une étude détaillée des phénomènes qui se passent à la suite d'une extravasation de sang provoquée artificiellement dans le tissu sous-cutané chez le pigeon, le lapin et le cobaye. Dans tous ces cas, l'hémorrhagie est bientôt suivie d'inflammation exsudative, pendant laquelle les leucocytes arrivent en quantité et englobent les hématies. Ces éléments se modifient dans l'intérieur des leucocytes; ils donnent lieu à la formation de pigment et finissent par disparaître complètement. Chez les mammifères, ce pigment est brun ou brunâtre, comme chez les Planaires et le ver blanc; chez le pigeon, il est vert et ressemble tout à fait à celui des Actinies. On voit en somme une grande analogie entre cette résorption des globules rouges et la vraie digestion intracellulaire des hématies par les cellules intestinales des Invertébrés.

Mais quelle est la nature des éléments amiboïdes qui interviennent dans la résorption du sang extravasé? A l'époque où M. Langhans exécutait son travail, on ne savait pas encore les différencier d'une façon suffisante. Ce n'est que depuis les recherches classiques de M. P. Ehrlich sur les globules blancs qu'on a commencé à mettre plus d'ordre dans cette question. Grâce à l'emploi des diverses couleurs d'aniline, M. Ehrlich a pu distinguer plusieurs groupes déterminés de leucocytes chez les Vertébrés.

Nous avons déjà abordé cette question dans notre huitième leçon sur l'inflammation, ce qui nous dispense de la traiter ici longuement. Seulement, avant d'entrer dans l'analyse des phénomènes intimes de la résorption des cellules, tels qu'on les conçoit actuellement, il est indispensable de jeter un coup d'œil rapide sur les diverses variétés de cellules amiboïdes chez les Vertébrés.

(1) *Virchow's Archiv*. T. XLIX, 1870, p. 66.

A côté des cellules amiboïdes mobiles, représentées par plusieurs formes de globules blancs, il faut distinguer des cellules amiboïdes fixes. Celles-ci sont définitivement attachées à certains endroits du corps, ce qui ne les empêche nullement de pousser des prolongements amiboïdes dans plusieurs directions et de saisir des corps étrangers ou certains éléments du même organisme. Les cellules nerveuses, les grosses cellules de la pulpe splénique et des ganglions lymphatiques, certaines cellules endothéliales, les cellules de la névroglie et peut-être quelques cellules du tissu conjonctif appartiennent à la catégorie des cellules amiboïdes fixes. Tous ces éléments peuvent aussi, au moins dans certaines conditions, englober des corps solides et remplir par conséquent la fonction de phagocytes. Sauf les cellules des centres nerveux, tous les autres phagocytes fixes sont d'origine mésoblastique. On discute beaucoup la question de savoir si certains prolongements des cellules nerveuses peuvent réellement servir à saisir les corps étrangers et à les transporter dans le contenu cellulaire Il nous paraît hors de doute qu'ils remplissent quelquefois cette fonction. Ce n'est qu'à l'aide de mouvements amiboïdes que les bacilles lépreux peuvent être introduits dans l'intérieur des cellules des ganglions et de la moelle épinière (1). Nous pouvons ne pas nous arrêter à cette question, car la propriété phagocytaire des éléments nerveux ne joue aucun rôle dans la résorption des cellules. Par contre les cellules de la névroglie contribuent largement à ce processus et leur fonction phagocytaire est actuellement admise par un grand nombre d'observateurs (2).

Pendant longtemps, on a considéré les grosses cellules à poussière des voies respiratoires comme des cellules épithéliales, capables d'englober du noir de fumée, des microbes et d'autres corps étrangers. Depuis les recherches de M. N. Tchistowitch, exécutées dans mon laboratoire il y a déjà plus de douze ans, il est devenu évident que ces éléments ne sont autre chose que des globules blancs, immigrés dans les alvéoles et les bronches.

Il est probable qu'il en est de même des cellules étoilées du foie, connues sous le nom de cellules de Kupffer. Décrites d'abord par cet auteur comme des cellules à longs prolongements de nature nerveuse, elles ont été plus tard reconnues par plusieurs observateurs

(1) Soudakewitch, *Beiträge zur patholog. Anatomie* de *Ziegler*. T. II, p. 129, et Babes, *Untersuchungen über den Leprabacillus*. Berlin, 1898, p. 58.
(2) Marinesco, *Comptes rendus de la Soc. de Biologie*, 1896, p. 726.

comme appartenant au tissu endothélial des vaisseaux sanguins du foie. M. Kupffer (1) lui-même s'est associé à cette manière de voir et dans sa monographie des cellules étoilées qu'il a publiée récemment, il les décrit comme des cellules endothéliales, ayant conservé leur indépendance. Des recherches sur la résorption du sang, dont je parlerai bientôt, m'ont amené à la supposition que les cellules de Kupffer, elles aussi, ne sont autre chose que des globules blancs arrêtés dans les capillaires hépatiques. J'ai prié M. Mesnil, chef de mon laboratoire, d'étudier cette question. Son travail n'est pas encore terminé, mais la constatation que les embryons de cobaye et les lapins nouveau-nés ne possèdent pas dans leur foie de cellules de Kupffer plaide déjà en faveur de mon hypothèse.

Il est incontestable que bien souvent on a pris certains globules blancs pour des cellules épithéliales ou conjonctives. Il n'est pas permis d'en conclure que jamais ces éléments ne sont capables de pousser des prolongements amiboïdes et d'englober des corps étrangers. Seulement il serait utile de réunir en faveur de cette thèse des preuves nouvelles, incontestables. Malgré cette incertitude, on peut admettre comme bien démontré, que certaines cellules amiboïdes fixes, comme les gros éléments de la pulpe de la rate, des ganglions lymphatiques et de l'épiploon, remplissent un rôle considérable dans la résorption des cellules. C'est là qu'on trouve si souvent des éléments remplis de globules rouges et de globules blancs en voie de destruction.

De même qu'il existe sûrement des cellules fixes qui fonctionnent comme de vrais phagocytes, il est incontestable que certains leucocytes n'accomplissent point ce rôle. On a plusieurs fois exprimé cette idée que n'importe quel élément cellulaire, pourvu qu'il soit jeune, est capable d'englober des corps étrangers. L'examen des globules blancs nous prouve juste le contraire. Les plus petits globules blancs, qu'on trouve en assez grande quantité dans le sang et la lymphe et qu'on désigne couramment sous le nom de *lymphocytes* ou de *petits lymphocytes*, sont justement des leucocytes qui ne contiennent que très peu de protoplasme et qui ne remplissent jamais de fonctions phagocytaires. Ce n'est que lorsqu'ils deviennent plus âgés, quand leur noyau unique et riche en chromatine, s'entoure d'une couche volumineuse de protoplasme, que les lymphocytes deviennent capables d'englober et de résorber des corps étrangers. Plusieurs auteurs, avec

(1) *Archiv für mikroskopische Anatomie*, 1899. T. LIV, p. 254.

M. Ehrlich à leur tête, les désignent encore sous le même nom de lymphocytes. D'autres, au contraire, leur donnent le nom de gros mononucléaires. La confusion est possible, surtout en raison de ce que M. Ehrlich décrit sous le même nom de gros leucocytes mononucléaires, des globules blancs, très rares dans le sang humain, qui se distinguent par la plus forte colorabilité de leur noyau. Pour éviter cet inconvénient, je propose de désigner les gros lymphocytes sous le nom de macrophages du sang et de la lymphe (*hémomacrophages*, *lymphomacrophages*). Ce nom est préférable à celui de leucocytes mononucléaires et ceci d'autant plus que, parmi les macrophages des exsudats, on en rencontre fréquemment qui possèdent deux et même plusieurs noyaux nettement séparés. Les cellules géantes aussi ne sont autre chose que des macrophages polynucléés. Au contraire les leucocytes qu'on désigne si souvent sous le nom de polynucléés, ne contiennent en réalité qu'un seul noyau. M. Ehrlich qui a introduit cette dénomination, la trouve lui-même imparfaite. S'il la conserve encore, cela tient uniquement à son usage déjà très répandu. Il pense qu'elle devrait être maintenue, parce qu'elle ne peut donner lieu à aucun malentendu. Mais dans son beau livre sur l'anémie, publié en commun avec M. Lazarus (1), il convient que le nom des « cellules à noyau polymorphe » serait plus exact.

Les leucocytes de cette catégorie sont très nombreux dans le sang et dans beaucoup d'exsudats et se distinguent des macrophages par la plus forte colorabilité de leur noyau par les couleurs d'aniline basiques et par une certaine tendance du protoplasme à se colorer par les couleurs d'aniline acides, comme l'éosine. D'un côté, les vrais macrophages sont dépourvus de granulations, tandis que les « polynucléés » en renferment beaucoup. Tantôt ce sont des granulations éosinophiles ou des petites granulations pseudoéosinophiles (ou amphophiles) ou bien encore des granulations neutrophiles (comme chez l'homme et le cheval).

Ces deux principaux groupes de leucocytes sont généralement répandus chez les Vertébrés et nous les trouvons déjà chez l'un des plus inférieurs — l'Ammocète (larve de lamproie). Les macrophages de ce poisson présentent tous les principaux caractères de leur catégorie (protoplasme sans granules, facilement colorable par le bleu de méthylène, gros noyau, riche en suc nucléaire), il en est de même des

(1) *Ehrlich u. Lazarus*, *Anæmie*, dans *Nothnagel, Specielle Pathologie und Therapie*, 1898, T. VIII, Ire partie, p. 49.

« polynucléés ». Chez ces derniers, le protoplasme ne se colore pas par le bleu de méthylène, mais prend légèrement la teinte rose avec l'éosine; le noyau unique est divisé en plusieurs lobes. Mais chez des Vertébrés beaucoup plus élevés, ces caractères changent. Ainsi chez le caïman (*Alligator mississipiensis*), d'après les recherches de Madame Podwyssotsky, exécutées dans mon laboratoire, on trouve facilement dans le sang, la lymphe et les exsudats, les deux grandes variétés de leucocytes. Seulement, notamment dans les exsudats, les macrophages sont très souvent munis de deux ou de plusieurs noyaux, tandis que les petits leucocytes ne possèdent qu'un noyau unique, non divisé en lobes. Malgré cette particularité, il est très facile de distinguer les deux groupes : la colorabilité des macrophages est tout à fait pareille à celle des globules correspondants chez tous les autres Vertébrés ; tandis que les petits leucocytes, malgré l'absence de noyau polymorphe, se reconnaissent bien à leurs granulations éosinophiles et à la forte colorabilité du noyau par les couleurs d'aniline basiques. Dans ces conditions, il serait tout à fait choquant de désigner les leucocytes véritablement polynucléaires, c'est-à-dire possédant deux ou plusieurs noyaux, sous le nom de « mononucléaires », et de réserver le nom de « polynucléés » aux petits globules qui ne possèdent qu'un noyau unique non divisé en lobes. Voilà pourquoi il est beaucoup plus rationnel de conserver à ces soi-disant polynucléés le nom de *microphages*, que j'ai proposé pour les désigner. Les microphages sont en effet de véritables phagocytes. Autrefois on pensait que les leucocytes éosinophiles, comme les « cellules gavées (Mastzellen) » d'Ehrlich qui sont identiques aux *clasmatocytes* de M. Ranvier, n'englobent jamais de corps étrangers. Mais, surtout depuis le travail de M. Mesnil (1), on a dû changer d'avis. Les vrais éosinophiles sont capables de dévorer des corps étrangers, notamment des microbes, et doivent par conséquent être considérés comme des phagocytes de la catégorie des microphages.

C'est le grand mérite de M. Ehrlich et de son école d'avoir bien prouvé que, au moins chez les mammifères, les deux principaux groupes de globules blancs se distinguent, entre autres caractères, par la diversité de leur origine. Les lymphocytes et les mononucléés se développent dans la rate et les ganglions lymphatiques, tandis que les « polynucléés » proviennent des myélocytes granuleux à noyau unique de la moëlle des os. Ce résultat est généralement accepté et

(1) *Annales de l'Institut Pasteur*, 1895, T. IX, p. 301.

applicable dans la très grande majorité des cas. Mais chez l'Ammocète, les deux grandes variétés de leucocytes prennent naissance dans un seul et même organe, considéré par plusieurs observateurs comme une sorte de rate primitive qui longe et en partie entoure l'intestin. M. Mesnil a bien voulu faire des coupes de cet organe primitif qui démontrent la même origine des macrophages et des microphages chez la larve de la lamproie. Les têtards de grenouilles, les poissons cartilagineux ont aussi des microphages qui ne proviennent pas de la moelle des os, puisque celle-ci leur fait complètement défaut. Mais même chez les mammifères, au moins dans certaines conditions pathologiques, M. Dominici (1), dans un travail exécuté avec beaucoup de soin et une technique parfaite, a prouvé la transformation myélogène de la rate. Ainsi, chez le lapin adulte, atteint de septicémie par le bacille typhique, il a retrouvé dans la rate des foyers d'éléments amiboïdes qui, à l'état normal, se développent dans la moelle des os, à savoir : les mégacaryocytes, ou grandes cellules à noyau bourgeonnant, les myélocytes neutrophiles (amphophiles), basophiles et éosinophiles.

Les phagocytes mésoblastiques des Vertébrés se divisent donc en phagocytes fixes, ou macrophages de la rate, des endothéliums, du tissu conjonctif, de la névroglie, des fibres musculaires, et en phagocytes libres. Ceux-ci sont tantôt des hémo- ou des lymphomacrophages ou bien des microphages. Les macrophages fixes et les macrophages libres ont entre eux une si grande analogie que très souvent il devient extrêmement difficile, sinon impossible, de les différencier. Voilà pourquoi il est souvent très utile, lorsqu'on ne connaît pas l'origine exacte d'un gros phagocyte, de le désigner simplement par le nom de macrophage.

Les deux principales catégories de phagocytes (1° macrophages fixes et libres, 2° microphages), se distinguent non seulement par leurs caractères morphologiques, mais accusent aussi des différences physiologiques très marquées. Tous les phagocytes sont doués de mouvements amiboïdes qui leur permettent le déplacement total ou seulement la poussée de prolongements protoplasmiques. Ces mouvements sont dirigés par une sensibilité très grande, souvent différente dans les deux groupes. En dehors d'une sensibilité tactile, les phagocytes possèdent une sorte de goût, ou de chimiotaxie, qui leur permet de distinguer la composition chimique des substances, avec lesquelles

(1) *Archives de médecine expérimentale*, 1901, T. XIII, p. 1.

ils entrent en contact. L'existence de cette chimiotaxie a été prévue depuis le moment où on a commencé à attribuer aux cellules amiboïdes un rôle important dans la vie de l'organisme. Mais MM. Leber (1), Massart et Charles Bordet (2) l'ont prouvée par des expériences rigoureuses. En suivant la méthode qui avait servi à M. Pfeffer pour démontrer la chimiotaxie des spermatozoïdes végétaux et des bactéries, les savants que je viens de citer ont introduit dans le corps des Vertébrés supérieurs (lapins, cobayes) et inférieurs (grenouilles) des petits tubes en verre, remplis de différentes solutions (peptone, bouillon, sels, produits bactériens, etc.). Les leucocytes, guidés par leur chimiotaxie positive, pénétraient dans les tubes et y formaient des bouchons souvent très volumineux ; lorsqu'au contraire la composition chimique des solutions provoquait leur chimiotaxie négative, les leucocytes se tenaient éloignés des tubes.

Renseignés sur les principaux caractères des phagocytes, nous pouvons nous demander, à quel groupe appartiennent les cellules amiboïdes qui, dans les observations de M. Langhans et de beaucoup d'autres savants, amènent la résorption des globules rouges du sang ? Ce phénomène se produit plus rapidement et s'observe beaucoup mieux si, au lieu d'introduire du sang de même espèce, on injecte dans un endroit quelconque du sang défibriné ou des hématies, débarrassées du sérum par le lavage, provenant d'une autre espèce de vertébrés. Le mieux est d'injecter des globules rouges nucléés de vertébrés inférieurs, à des mammifères ou bien (comme il a déjà été décrit plus haut) d'introduire des hématies sans noyau des mammifères à des vertébrés inférieurs. Dans tous ces cas, l'injection de sang ou de globules provoque une inflammation aseptique qui amène une grande quantité de phagocytes libres. Dans les exsudats sous-cutanés, péritonéaux ou intraoculaires, produits dans ces conditions, on trouve, à côté d'une quantité de microphages, un grand nombre de macrophages. Mais, tandis que les premiers n'englobent les hématies injectées que dans des cas tout à fait isolés, la chimiotaxie positive des macrophages se manifeste avec beaucoup plus d'intensité. Dans la résorption des hématies, le rôle le plus important revient aux macrophages. Pour se rendre bien compte des phénomènes qui accompagnent cette résorp-

(1) *Fortschritte der Medicin.*, 1888, T. VI, p. 460. Leber, *Die Entstehung d. Entzündung*. Leipzig, 1891.

(2) *Journal publié par la Société des Sciences médicales et naturelles de Bruxelles*, 1890, 3 février.

tion, choisissons un exemple concret. Injectons d'abord du sang défibriné d'oie dans la cavité péritonéale de cobayes (1). Les premières heures après l'injection, nous retrouverons les hématies ovales et nucléées intactes dans le liquide de la lymphe péritonéale. Le plasma, par lui-même, n'exerce aucune action destructive ou dissolvante sur les globules rouges d'oie.

Aussitôt après l'injection dans le péritoine, la lymphe de cette cavité commence à manifester des changements importants. Les globules blancs qui, à l'état normal, y sont assez abondants, disparaissent presque complètement; on trouve bien quelques petits lymphocytes, présentant leur aspect ordinaire, mais les rares macrophages et les microphages qui restent, accusent des signes de lésions très graves. Ils perdent leur mobilité, se réunissent en grumeaux et deviennent incapables d'englober des corps étrangers. Les phagocytes subissent à ce moment une crise, que nous avons désignée sous le nom de *phagolyse*. Cet état se prolonge pendant une heure, quelquefois il dure plus longtemps, selon les cas et les circonstances, après quoi le liquide péritonéal se remplit de leucocytes nouvellement arrivés. Ces cellules pénètrent à la suite d'une diapédèse à travers les vaisseaux congestionnés du péritoine. Il se produit une véritable inflammation aseptique qui amène une exsudation d'un grand nombre de globules blancs, parmi lesquels on trouve des microphages et encore plus de macrophages. Ce sont ces derniers qui accusent une chimiotaxie positive très prononcée vis-à-vis des globules rouges d'oie injectés. Bientôt après leur apparition, c'est-à-dire deux ou trois heures après l'injection du sang, les macrophages poussent de tout petits prolongements protoplasmiques et les fixent sur la paroi des hématies. Il s'ensuit un accolement des macrophages de cobaye aux globules rouges d'oie, ce qui produit des amas caractéristiques dans lesquels on reconnaît les deux sortes de cellules. Cet accolement avec de tout petits pseudopodes est le début de l'englobement des hématies par les macrophages (fig. 17). Le globule rouge, saisi par des prolongements amiboïdes, pénètre dans l'intérieur du macrophage. Mais celui-ci ne se contente que très rarement d'englober une seule hématie. Le plus souvent il en dévore un grand nombre et quelquefois on trouve des macrophages énormes, remplis d'une vingtaine de globules rouges.

Si la quantité de sang d'oie, injectée à des cobayes, est considéra-

(1) *Annales de l'Institut Pasteur*, 1899, T. XIII, p. 742.

ble (5-7 c.c.), l'englobement des hématies par les macrophages se prolonge pendant un temps assez long et dure souvent jusqu'à 3 et 4 jours. Pendant toute cette période, un certain nombre d'hématies restent libres dans le plasma péritonéal et, malgré ce séjour prolongé, aucune d'elles ne subit de dissolution extracellulaire.

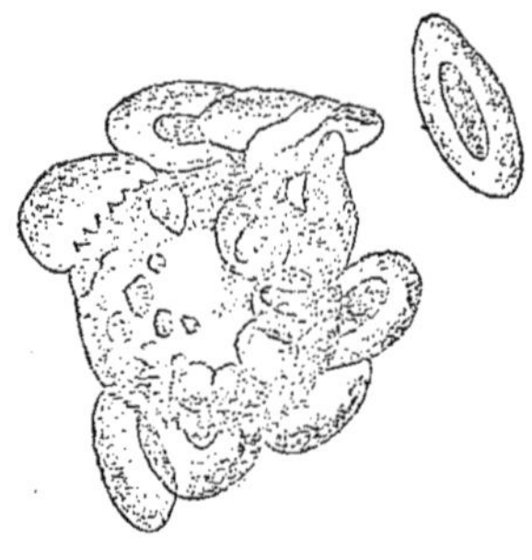

Fig. 17. — Macrophage de cobaye en train de dévorer et de digérer les globules rouges d'oie.

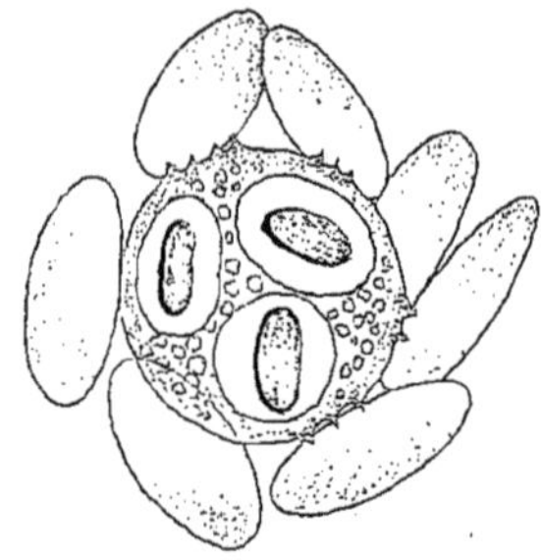

Fig. 18. — Macrophage de cobaye en train d'englober et de digérer les globules rouges d'oie. Coloration vitale par le rouge neutre.

Les hématies, fixées par les prolongements amiboïdes des macrophages, se présentent d'abord à l'état normal. Plus tard leur membrane commence à se plisser, mais, une fois pénétrées dans l'intérieur des phagocytes, elles se redressent et se montrent de nouveau sous leur aspect habituel. Seulement, lorsqu'on ajoute à la goutte d'exsudat péritonéal un peu de solution de rouge neutre (fig. 18), on voit que le noyau de l'hématie englobée et même son contenu se colorent en rouge, tandis que les hématies, accrochées à la surface des phagocytes, gardent leur coloration jaune normale. Cette réaction nous démontre que les globules rouges commencent à être saisis par les macrophages à leur état normal, mais subissent une altération aussitôt après avoir été englobés. Peu à peu, les hématies dévorées se digèrent dans l'intérieur des phagocytes. L'hémoglobine diffuse dans le contenu du macrophage, à travers le stroma devenu perméable ; le noyau de l'hématie englobée se colore aussi par l'hémoglobine. Une partie de cette matière colorante est excrétée par le phagocyte. Le

6***

corps de l'hématie se digère assez vite, mais le noyau, imprégné d'hémoglobine, persiste beaucoup plus longtemps. Il se divise en plusieurs fragments, reconnaissables par leur coloration jaune et quelquefois on trouve ces débris d'hématies encore pendant des semaines dans l'intérieur des macrophages. Seulement ceux-ci ne restent pas définitivement dans le liquide péritonéal. Quelques (3-4) jours après l'injection, la lymphe du péritoine ne contient que des leucocytes nouvellement arrivés qui ne renferment pas d'hématies, ni de leurs résidus. Il faut ouvrir le cobaye pour retrouver les macrophages, ayant dévoré les globules rouges. On les rencontre en grande quantité dans la partie ganglionnaire de l'épiploon, dans les ganglions mésentériques, dans le foie et dans la rate. Il est assez facile de les reconnaître, en se guidant par l'aspect caractéristique des débris d'hématies. Après avoir dévoré les globules rouges. les macrophages quittent le liquide péritonéal et achèvent la digestion dans les endroits que je viens de citer. Dans le foie, ils se présentent sous forme de grosses cellules mononucléaires avec des prolongements souvent très développés. A cet état, ils rappellent tout à fait les cellules étoilées de Kupffer et ce fait m'a précisément suggéré la supposition que ces éléments ne sont autre chose que des globules blancs immigrés dans les vaisseaux du foie.

En poursuivant le sort des macrophages qui ont résorbé les hématies, on les retrouve dans les gros vaisseaux hépatiques, dans la veine cave et même dans le sang du cœur. Seulement dans ces derniers endroits, ils ne renferment que quelques restes à peine reconnaissables de leur proie. Ces phagocytes, issus du sang pendant l'inflammation qui suit l'injection des hématies d'oie, y rentrent après avoir accompli leur fonction, à la période finale de la résorption. Celle-ci doit être considérée incontestablement comme une digestion intracellulaire. Lorsque l'on compare les phénomènes intimes qui se passent dans l'intérieur des macrophages qui renferment des hématies, avec ceux que nous avons décrits dans les phagocytes intestinaux des Planaires ou des Actinies après leur repas, l'analogie entre les deux devient tout à fait manifeste. Dans les deux ordres de faits, les hématies subissent une altération considérable qui amène la diffusion de l'hémoglobine. La membrane et le noyau des hématies persistent plus longtemps, mais finissent aussi par être digérés. L'excrétion de l'hémoglobine au dehors des phagocytes que nous avons mentionnée tout à l'heure pour le cas des macrophages de cobaye, s'observe également chez les Actinies, dont la cavité cœlentérique est colorée par une solution rose.

Nous avons vu que la digestion intracellulaire chez les Actinies se fait dans un milieu nettement acide, tandis que dans les cellules intestinales des Planaires elle a lieu dans un milieu faiblement acide. Les macrophages de cobaye, lors de la résorption des hématies d'oie, digèrent dans un milieu qui accuse une acidité encore plus faible. Lorsqu'on leur fait ingérer des grains de tournesol bleu, on ne constate aucun changement de couleur. L'alizarine sulfo-conjugée n'accuse pas non plus de réaction, ce qui tient probablement à son effet toxique sur le protoplasme des macrophages. Mais, lorsqu'on ajoute à une goutte d'exsudat péritonéal de cobaye, contenant des macrophages remplis d'hématies d'oie, un peu de solution à 1 0/0 de rouge neutre d'Ehrlich, on voit aussitôt la coloration rouge brique apparaître dans le contenu de ces phagocytes. Cette coloration est tout à fait semblable à celle que nous avons décrite dans les amibes qui digèrent des bactéries ou bien dans les phagocytes intestinaux des Planaires. On peut donc la considérer comme une indication d'acidité faible. Cette coloration se maintient pendant quelques heures, après quoi elle cède la place à une décoloration totale. Ce phénomène final doit être attribué, comme dans beaucoup d'autres cas, à la neutralisation de l'acide par le protoplasme alcalin, macéré dans le liquide après la mort des macrophages.

L'exemple que nous avons choisi — la destruction des hématies d'oie par les macrophages de cobaye — peut servir de prototype pour la résorption des éléments figurés en général. Si, au lieu d'hématies d'oie, nous injectons dans le péritoine de cobaye du sang de pigeon ou de poule, les phénomènes seront les mêmes dans leurs grandes lignes. On verra toujours que les hématies provoqueront la chimiotaxie positive surtout de la part des macrophages qui engloberont par le même procédé les hématies nucléées. Il se peut que dans quelques cas, lorsque l'on injecte du sang de poule avec des globules rouges peu résistants, un certain nombre d'entre eux subissent pendant les premiers moments une dissolution partielle dans le liquide péritonéal (1). Mais ici aussi les stromas et les noyaux de toutes les hématies, ainsi qu'un grand nombre de ces globules non touchés par le plasma de l'exsudat phagolysé, subissent la digestion dans l'intérieur des macrophages.

(1) M. Krompecher (*Centralbl. f. Bakteriologie*, 1900, T. XXVIII, p. 588) a obtenu un sérum qui était même capable d'altérer les noyaux des globules rouges de grenouille. Ces noyaux doivent être beaucoup moins résistants que ceux des hématies d'oiseaux, tels que l'oie, la poule et le pigeon.

Lorsqu'au lieu de sang, on injecte dans le péritoine des globules blancs, provenant de la moelle des os, de la rate ou des ganglions lymphatiques des animaux, on constate encore leur disparition définitive dans les macrophages. Pour ce genre d'études, conviennent très bien les spermatozoïdes d'homme ou de différents mammifères (taureau, lapin, cobaye, etc.) que l'on injecte dans le péritoine de cobaye ou de lapin. Ici encore le résultat immédiat de l'injection est la phagolyse très manifeste des leucocytes. Ce phénomène cède la place à une inflammation exsudative qui amène dans le péritoine une quantité de phagocytes. Ceux-ci, surtout les macrophages et en petite partie seulement les microphages, dévorent les spermatozoïdes qui dans aucun cas ne subissent de dissolution, même partielle, dans le plasma de l'exsudat. Les macrophages saisissent les spermatozoïdes qui quelquefois, par les mouvements actifs de leur queue, accusent une grande vitalité. Au bout de quelques heures, tous les spermatozoïdes se trouvent englobés dans l'intérieur des phagocytes et y sont soumis à une destruction complète. La queue se digère la première, mais la tête et la portion moyenne subissent bientôt après le même sort. Le rouge neutre révèle la même réaction faiblement acide, peut-être encore avec plus de netteté qu'avec les hématies.

Le résumé du travail de M. Langhans que j'ai donné dans ce chapitre, laisse prévoir que la résorption dans le tissu sous-cutané suit les mêmes règles que dans le péritoine. En effet, le sang injecté dans cet endroit, provoque une diapédèse des phagocytes qui englobent les hématies. Dans quelques cas seulement, on constate une dissolution partielle de ces globules dans le liquide de l'exsudat sous-cutané. C'est ainsi que le sang d'oie, injecté sous la peau du cobaye, donne lieu à la formation d'une exsudation liquide qui se colore en rose vif par l'hémoglobine dissoute. Celle-ci provient des hématies, avariées par le sérum sanguin d'oie, ajouté au plasma de l'exsudat. Les stromas et les noyaux des hématies ne peuvent cependant être dissous dans ce liquide. Ils subissent le même sort que les hématies restées intactes, c'est-à-dire qu'ils sont englobés par les macrophages qui immigrent dans le tissu sous-cutané et qui digèrent finalement tous ces éléments. Les cellules, moins fragiles que certains globules rouges, sont, sous la peau, comme dans le péritoine, détruites uniquement à l'intérieur des phagocytes.

L'analogie entre les modifications que subissent les hématies et les autres cellules dans les macrophages, avec les phénomènes qui se passent dans les cellules intestinales chez les Planaires et les Actinies, nous indique déjà que la résorption des éléments figurés doit être réellement considérée comme une digestion intracellulaire véritable. Mais il serait très important d'appuyer cette conclusion par des preuves encore plus démonstratives. L'étude de la digestion artificielle qu'on observe *in vitro* avec la macération des filaments mésentériques des Actinies a fourni un argument très précieux en faveur de la nature enzymatique de la digestion intracellulaire. Les exsudats des animaux se prêtent difficilement à ce genre de recherches. On ne les obtient qu'à la suite de l'injection de différentes substances, solides ou liquides, qui sont avidement absorbées par des phagocytes. Si l'on prélève les exsudats au moment où la quantité de ces cellules y est encore considérable, on retire en même temps beaucoup de substances digestives qui gênent l'observation. Il est donc très utile de s'adresser à des masses de phagocytes, réunis dans des organes. Comme ce sont en très majeure partie les macrophages qui opèrent la résorption des cellules, il est évident qu'il faut choisir les centres de leur formation pour rechercher les ferments digestifs. Prenons donc les ganglions lymphatiques du mésentère, la partie ganglionnaire de l'épiploon et la rate, ces trois organes macrophagiques par excellence, et voyons si avec leur extrait, préparé avec de l'eau physiologique (à 0,75 % de chlorure de sodium), on peut obtenir un effet digestif quelconque.

Nous avons d'abord fait macérer les trois organes mentionnés de cobaye et nous avons mis les extraits ainsi obtenus en contact avec les hématies d'oie qui nous avaient déjà renseigné sur les phénomènes de résorption dans l'organisme vivant. Chez presque tous les cobayes, nous avons pu constater une dissolution des hématies d'oie avec l'extrait de la partie ganglionnaire de l'épiploon. Les ganglions mésentériques donnaient également un extrait le plus souvent dissolvant. L'extrait de la rate n'était actif que dans un nombre de cas plus restreint. Dans tous ces exemples les extraits des organes macrophagiques amenaient la dissolution de l'hémoglobine, mais laissaient intacts la membrane et le noyau des hématies. Sous ce rapport il existe donc une certaine différence avec la digestion des globules rouges dans les macrophages des exsudats, où la membrane et même le noyau finissent par se dissoudre totalement. Mais cette différence s'explique bien par le fait que, dans la préparation de l'extrait dans de l'eau physiologique, une partie seulement du ferment digestif soluble peut être mise en liberté.

L'action dissolvante des extraits d'organes macrophagiques doit en effet être attribuée à la présence d'un ferment soluble dans les cellules qui constituent ces organes. Comme les diastases se distinguent en général par leur grande sensibilité pour la chaleur, nous avons essayé l'action de nos extraits après un chauffage préalable et nous avons pu ainsi déterminer que la température de 56°, appliquée pendant trois quarts d'heure, abolit complètement la dissolution des hématies d'oie par les extraits. Le ferment soluble des organes macrophagiques, que nous proposons de désigner sous le nom de *macrocytase* (1), ou ferment des macrophages, présente sous beaucoup de rapports une analogie avec l'actinodiastase de Mesnil, décrite dans le précédent chapitre.

Dans l'intention d'obtenir des renseignements plus complets sur les cytases, nous avons proposé à M. Tarassewitch d'en faire une étude détaillée qu'il a exécutée dans notre laboratoire. Il a constaté que les organes macrophagiques d'autres mammifères que le cobaye, notamment ceux du lapin et du chien, possèdent la même propriété dissolvante vis-à-vis des hématies. Il a en outre établi que cette action s'applique non seulement aux hématies d'oie, mais s'étend tout aussi bien à celles de plusieurs autres oiseaux et mammifères. M. Tarassewitch a pu confirmer l'action nuisible du chauffage sur la macrocytase. Les extraits des organes macrophagiques qui renferment beaucoup de débris en suspension, extraits, chauffés pendant une heure à 55°,5 perdent dans certains cas leur propriété dissolvante vis-à-vis des hématies; quelquefois cette température n'amène qu'un affaiblissement de la macrocytase. Pour abolir complètement et sûrement celle-ci, il faut chauffer les suspensions à 58°,5-62° pendant une heure. Mais, lorsqu'au lieu de chauffer la suspension entière, on la fait d'abord filtrer à travers le papier buvard, le liquide clair qui a traversé le filtre est déjà dépourvu de son action diastasique après un chauffage à 55°, 5, prolongé pendant trois quarts d'heure.

De tous les autres organes, dont les extraits ont été mis en contact prolongé avec les hématies d'oiseaux, il n'y a que le pancréas qui ait manifesté une action digestive des plus nettes. L'extrait des glandes salivaires a dissous faiblement une certaine quantité de globules rou-

(1) Il y a quelques années on a proposé de donner le nom de cytase aux ferments qui digèrent la cellulose. Ainsi M. Laurent, dans un travail que nous avons analysé dans le second chapitre, l'applique au ferment, sécrété par les bacilles qui attaquent la membrane végétale Nous pensons que le ferment cellulosique devrait être désigné sous le nom de *cellulosase* et que le nom de cytase conviendrait mieux pour un ferment soluble qui digère les cellules.

ges. Les autres organes, tels que le foie, les reins, le cerveau, la moelle épinière, l'ovaire, les testicules, les capsules surrénales, le placenta, n'ont exercé aucune action dissolvante sur les hématies. Même la moelle des os, conformément aux résultats que j'ai communiqués il y a quelques années, s'est montrée tout à fait inactive.

Le sérum sanguin des cobayes que j'ai employé dans mes recherches, ainsi que celui des animaux, examinés par M. Tarassewitch ne se sont pas montrés capables de dissoudre les hématies d'oie, tandis que les organes macrophagiques les dissolvaient facilement. Et cependant, on sait depuis longtemps que le sérum du sang de beaucoup d'animaux détruit les globules rouges d'espèce étrangère. Cette constatation a été faite pendant la période où l'on essayait d'appliquer la transfusion à l'homme du sang défibriné de mammifères, notamment du mouton. On a dû même renoncer à cette pratique, à la suite des inconvénients qu'amenait la dissolution des hématies humaines. Plus tard, MM. Daremberg (1) et Buchner (2) se sont mis à étudier d'une façon systématique cette action hémolytique des sérums. Ils ont établi qu'elle dépend d'une substance particulière, désignée par M. Buchner sous le nom d'*alexine*, ou substance protectrice. D'une composition chimique indéterminée, cette substance se rapproche des substances albuminoïdes. Elle est détruite après un chauffage à 55°-56° et n'agit qu'en présence de sels. Lorsqu'on débarrasse le sérum de ses sels par la dialyse, il perd son pouvoir hémolytique ; mais aussitôt qu'on lui restitue sa teneur en sels, ce pouvoir réapparaît. Plus tard, M. Buchner (3) a comparé l'action de l'alexine à celle des ferments solubles et l'a rangée dans la même catégorie que les diastases digestives. Pour lui, la même alexine est capable de dissoudre les hématies de plusieurs espèces de vertébrés. M. Bordet (4), dans une série de recherches qu'il a faites à l'Institut Pasteur, s'est rangé au même avis. Il a conclu que les alexines des diverses espèces animales sont différentes. Ainsi, l'alexine du sérum sanguin de lapin n'est pas la même que celles qui se trouvent dans le sérum de cobaye ou de chien. Mais chacune de ces alexines est capable de dissoudre les hématies de plusieurs espèces.

(1) *Archives de médecine expérimentale*, 1891. T. III, p. 720.
(2) *Verhandlungen des X Congresses für innere Medicin*, 1892.
(3) *Münchener medic. Wochenschrift* 1900, p. 1193.
(4) *Annales de l'Inst. Pasteur*, 1899. T. XIII, p. 273 ; *Ibid.*, 1901. T. XV, p. 312.

MM. Ehrlich et Morgenroth (1), dans une série de mémoires sur la dissolution des hématies, se sont opposés à l'idée de l'unité de l'alexine dans un même sérum. En outre, ils admettent que l'alexine a toujours besoin, pour agir, de l'aide d'une autre substance. Ils considèrent donc les choses comme beaucoup plus compliquées. Ils pensent que dans chaque sérum normal, se trouvent une quantité de substances différentes, dont chacune ne s'attaque qu'à une espèce d'hématies. Ils ont démontré que la dissolution des globules rouges par le sérum normal se fait par l'action combinée de deux substances différentes. Ils citent plusieurs cas où un sérum normal, chauffé à 55° et, par conséquent privé de son pouvoir hémolytique, redevient capable de dissoudre les hématies, si on lui ajoute du sérum normal d'une autre espèce qui par lui-même est dépourvu de la propriété dissolvante. Empruntons à MM. Ehrlich et Morgenroth un de leurs exemples. Le sérum normal de chèvre dissout facilement les hématies de lapin et de cobaye ; mais, chauffé pendant une demi-heure à 55°, il perd ce pouvoir. D'un autre côté, le sérum normal de beaucoup de chevaux se montre impuissant à dissoudre les globules rouges des rongeurs que nous venons de nommer. Voici donc deux sérums, également incapables de produire la dissolution des globules rouges de lapin et de cobaye. Et cependant, lorsqu'on les mélange, et qu'on leur ajoute du sang d'un des deux rongeurs cités, l'hémolyse se fait avec facilité. Le chauffage du sérum de chèvre a donc laissé quelque chose résistant à 55°, une substance qui, par elle-même, laisse les hématies intactes ; mais qui, combinée avec une seconde substance, présente dans le sérum de cheval, amène leur dissolution. M. Ehrlich désigne la première substance, c'est-à-dire celle qui se trouve dans le sérum de chèvre chauffé, sous le nom de *substance intermédiaire* (ou « Zwischenkörper »). La seconde substance, présente dans le sérum de cheval non chauffé, est désignée par lui sous le nom de *complément*. Pour qu'un sérum normal dissolve les globules rouges, il ne lui suffit pas de posséder une seule substance, l'alexine de Buchner. Il lui faut pour cela renfermer deux substances distinctes qui se trouvent très souvent réunies dans le même sérum normal. Le sérum de chèvre non chauffé n'a pu dissoudre les hématies de lapin que grâce à la présence simultanée d'un complément particulier et d'une substance intermédiaire. Privé de son complément à 55°, le sérum ne devient dissolvant que si on lui en ajoute d'autre qu'on puise dans le sérum

(1) *Berliner klinische Wochenschrift*, 1899, pp. 6 et 481.

normal d'une autre espèce (cheval). Poursuivant leurs recherches dans cette voie, MM. Ehrlich et Morgenroth sont arrivés à cette conclusion que le sérum normal d'une seule espèce peut renfermer plusieurs substances intermédiaires, qui agissent chacune sur une seule et même espèce d'hématies. En outre, le sérum normal doit renfermer plusieurs ou même beaucoup de compléments différents.

MM. Ehrlich et Morgenroth se sont mis à rechercher des substances intermédiaires dans les sérums normaux et en ont trouvé plusieurs, en dehors de celle que nous avons déjà citée. Le sérum de chien normal dissout très bien les hématies de cobaye. Chauffé à 57°, il perd cette propriété ; mais, additionné de sérum de cobaye normal non chauffé, il la récupère de nouveau. Dans le sérum de chien normal, en dehors du complément, il existe donc encore au moins une substance intermédiaire. Le même résultat peut être obtenu avec plusieurs combinaisons de sérums de mammifères normaux, chauffés ou intacts (1). Cependant il arrive souvent, et MM. Ehrlich et Morgenroth le constatent eux-mêmes, que la démonstration de la présence de la substance intermédiaire dans les sérums normaux se heurte à des difficultés extrêmes. Aussi M. Bordet, qui a beaucoup étudié cette question, a vu souvent ses tentatives pour rendre actifs par l'addition de sérums chauffés d'autres espèces animales, des sérums normaux, incapables d'hémolyse, échouer complètement. Ainsi M. Bordet a observé que le sérum de poule normale dissout avec une grande facilité les hématies de lapin. Chauffé à 55°-56°, ce sérum perd son pouvoir hémolysant et l'addition d'aucun sérum normal ne peut le reconstituer. Il pense pour cela que, dans cet exemple, l'hémolyse est produite uniquement par l'alexine, sans le concours d'aucune substance intermédiaire du sérum de poule normale. M. P. Müller (2) a pu confirmer les données expérimentales de M. Bordet, et cependant il pense que, dans ce cas aussi, il y a intervention d'une substance intermédiaire. Lorsqu'il fait un mélange de sérum de poule chauffé avec une très petite quantité de sérum de poule intact, la dissolution des

(1) Ehrlich et Morgenroth. *Ueber Haemolysine*, 2e mémoire, *Berliner Klin. Wochenschrift*, 1899, n° 22. Voici les combinaisons trouvées par ces observateurs : sérum chauffé de veau avec sérum normal dissolvent les hématies de cobaye ; sérum chauffé de lapin plus sérum de mouton dissolvent les hématies de mouton ; sérum chauffé de lapin, additionné de sérum de chèvre, dissolvent les hématies de chèvre ; sérum chauffé de mouton avec le sérum de cobaye produisent l'hémolyse des globules rouges de cobaye.

(2) *Centralblatt f. Bakter*, 1901, T. XXIX, p. 175.

globules rouges de lapin ne se produit point. Mais, lorsqu'au lieu d'ajouter un peu de sérum de poule normale non chauffé, il ajoute la même quantité de sérum d'une poule, préalablement traitée avec de l'eau physiologique, la dissolution des hématies de lapin se fait sans aucune difficulté. M. Müller explique cette différence par le fait que le sérum de la poule préparée renferme plus de complément que celui de la poule normale.

On voit bien, d'après cet exemple, que l'analyse des phénomènes de la dissolution des hématies par les sérums normaux rencontre de très grandes difficultés. Voilà pourquoi il est beaucoup plus utile de faire des recherches dans cette voie à l'aide de sérums plus actifs, dans lesquels la démonstration des deux substances peut se faire d'une façon simple et précise. Ce désidératum a été rempli par M. J. Bordet, alors préparateur de notre laboratoire, qui a décrit un moyen facile d'augmenter le pouvoir hémolytique des sérums.

Comme je l'ai dit plus haut, les cobayes, auxquels on injecte dans le péritoine du sang d'oie, digèrent les globules, tandis que le liquide péritonéal n'exerce aucune action hémolytique. *In vitro*, l'extrait de leurs organes macrophagiques dissout bien les hématies, tandis que le sérum sanguin le plus souvent ne le fait pas du tout. Eh bien, si on injecte une seconde ou une troisième fois du sang d'oie dans le péritoine des mêmes cobayes, la dissolution des globules se fait alors en partie dans le plasma péritonéal et le sérum du sang acquiert des propriétés nouvelles : il devient capable de réunir les hématies en amas, c'est-à-dire de les agglutiner et ensuite il les dissout *in vitro*.

M. J. Bordet (1) a montré que l'injection de sang d'une espèce de vertébrés (mammifère ou oiseau) dans le péritoine ou sous la peau d'un animal d'espèce différente, produit toujours chez celui-ci la substance hémolysante dans le sérum sanguin. Cette substance hémolysante est spécifique ou à peu près, c'est-à-dire qu'elle dissout les globules rouges de l'espèce qui a fourni le sang injecté et aussi, quoique plus faiblement, les hématies d'espèces voisines. Avec du sérum de cobaye, traité avec du sang d'oie, on obtient, par conséquent, l'action dissolvante la plus forte sur les hématies d'oie, mais également une certaine hémolyse vis-à-vis des globules rouges de quelques autres oiseaux. Cette règle, très bien établie par M. Bordet, a été le point de départ d'un grand nombre de recherches sur l'hémolyse et

(1) *Annales de l'Institut Pasteur*, 1898, T. XII, p. 688.

entre autres de celles qui ont porté sur la substance intermédiaire des sangs normaux.

M. Bordet a démontré d'une façon définitive, et ce fait est d'importance fondamentale, que dans les sérums sanguins des animaux, traités avec du sang d'espèce étrangère, il existe deux substances distinctes qui ne dissolvent les hématies que lorsqu'elles sont réunies ensemble. Ici la dualité de l'agent hémolytique ne peut être mise en doute, comme dans certains exemples de sérums normaux. Chaque fois qu'on prive, par le chauffage à 55°-56°, un sérum d'un animal préparé, de son action dissolvante, cette propriété peut lui être restituée à coup sûr, si on ajoute un peu de sérum normal qui, par lui-même, est incapable de produire l'hémolyse. Le sérum chauffé des animaux préparés perd complètement le pouvoir de dissoudre les hématies correspondantes, mais il conserve bien son autre propriété acquise qui est l'agglutination des globules. Les hématies, réunies en amas volumineux, bien visibles à l'œil nu, restent intactes indéfiniment, si on les laisse dans le sérum préparé et chauffé. Mais dès qu'on leur ajoute une faible proportion de sang normal (provenant d'une quantité d'espèces de vertébrés), la dissolution des hématies ne tarde pas à se faire. Il s'est produit dans ces conditions une action de deux substances, dont l'une se trouve dans le sérum de l'animal préparé et chauffé, et l'autre, dans le sérum neuf, non chauffé. La première de ces substances, qui résiste non seulement à la température de 55°-56°, mais supporte, sans s'altérer, le chauffage à 60°-65°, correspond à la substance intermédiaire de M. Ehrlich. Elle a été désignée par M. Bordet sous le nom de « substance sensibilisatrice » (1). La seconde substance, banale, celle qui se trouve dans les sérums normaux et qui est détruite à 55°-56°, est l'alexine de Buchner et de Bordet, ou le complément d'Ehrlich.

La facilité, avec laquelle on fait la démonstration du concours de deux substances dans l'hémolyse, par les sérums des animaux, préparés avec du sang d'espèce étrangère, provient de ceci, qu'au cours de ce traitement, l'organisme animal produit une quantité de la substance intermédiaire, ou sensibilisatrice. Or, chez les animaux neufs, non préparés, il est souvent très difficile d'en démontrer la présence.

(1) Parmi les synonymes de cette substance thermostabile, nous citerons les suivants : anticorps hémolytique, substance préventive, corps immunisant (Immunkörper d'Ehrlich), ambocepteur (Ehrlich), philocytase (Metchnikoff), desmon (London), copula (P. Müller).

M. Bordet a établi que le sérum des animaux, injectés à plusieurs reprises avec du sang d'espèce étrangère, renferme presque la même quantité d'alexine que le sérum neuf. C'est au contraire la substance sensibilisatrice qui apparaît en quantité très grande à la suite de ces injections. M. de Dungern (1) a confirmé cette donnée et y a ajouté ce fait intéressant que la substance sensibilisatrice se trouve même en grand excès dans le sérum des animaux préparés. Lorsqu'il ajoute à ce sérum du sang neuf, non chauffé, il produit une hémolyse plus de trente fois plus active qu'avec le sérum de l'animal préparé seul. Au point de vue quantitatif, il n'existe donc aucun rapport entre la teneur des deux substances dans le sérum des animaux préparés.

On a pu supposer que la substance sensibilisatrice, ou intermédiaire, est la même que celle qui produit l'agglutination des hématies. Mais des recherches minutieuses ont bien démontré la différence de ces deux substances qui ont ce caractère commun que toutes les deux résistent au chauffage de 55°-60° et au delà.

Après avoir établi le concours de deux substances dans l'hémolyse, on s'est mis à étudier le mécanisme intime de leur action. Sous ce rapport, je dois placer au premier rang la découverte de MM. Ehrlich et Morgenroth que la substance intermédiaire (ou sensibilisatrice) se fixe sur les globules rouges correspondants. Un sérum, capable de dissoudre les hématies d'espèce étrangère, est chauffé à 56°, ce qui lui fait perdre cette propriété dissolvante. Lorsqu'on lui ajoute une certaine quantité de ces hématies, celles-ci restent intactes, quoique agglutinées. Il suffit, après quelques heures de contact, de centrifuger le mélange pour séparer le sérum limpide de la masse des hématies. Le premier se montre totalement dépouillé de sa substance intermédiaire, c'est-à-dire qu'il devient incapable de dissoudre les globules rouges, malgré l'addition d'une grande quantité de « complément » (sérum neuf, non chauffé). Au contraire, les hématies, ayant fixé toute la substance intermédiaire, se dissolvent très rapidement, lorsqu'on les met en contact avec du sérum neuf qui renferme la quantité nécessaire de complément (ou alexine). Cette expérience fondamentale a été confirmée et reproduite par beaucoup d'observateurs et est devenue classique. La notion que la substance intermédiaire (ou sensibilisatrice) se fixe au globule rouge, sans jamais le dissoudre, est acceptée par tout le monde et peut être considérée comme définitivement acquise. On ferait donc bien, au lieu de dési-

(1) *Münchener medic. Wochenschrift*, 1900, n° 20, p. 677.

gner par toutes sortes de synonymes la substance des sérums qui résiste au chauffage de 55°-65°, de lui appliquer, une fois pour toutes, le nom de *substance fixatrice*, ou simplement celui de *fixateur*. Ce nom est court, exprime le caractère essentiel de la substance et ne donne lieu à aucun malentendu, comme les autres noms proposés jusqu'à présent (entre autres celui de *philocytase* que j'avais employé dans quelques-unes de mes publications antérieures).

Une autre expérience de MM. Ehrlich et Morgenroth a fourni la preuve que le complément ne se fixe pas seul aux hématies. Un sérum neuf, non chauffé, qui, par lui-même, est tout aussi incapable de dissoudre les globules rouges que le fixateur seul, est mélangé avec du sang défibriné. Après la centrifugation de ce mélange, il est facile de constater que le liquide surnageant n'a rien perdu de son complément (alexine), tandis que les globules rouges n'en ont rien fixé du tout.

Si, au lieu d'un sérum inactif, on prend un sérum capable de dissoudre les hématies et qui renferme par conséquent les deux substances hémolytiques, et si on le met en contact avec les globules rouges correspondants, à une température entre 0° et 3°, la dissolution n'aura pas lieu, comme l'ont démontré MM. Ehrlich et Morgenroth. Dans ces conditions, le fixateur se fixe bien aux hématies, mais l'alexine reste en solution, inutilisée. Mais il suffit de transporter le mélange à 30°, pour que l'hémolyse se fasse avec une grande rapidité.

De l'ensemble de toutes leurs expériences si ingénieuses, MM. Ehrlich et Morgenroth concluent que le fixateur possède deux affinités différentes : une pour le globule rouge, et une autre pour le complément. De ces deux affinités, la plus forte est celle qui le combine avec l'hématie, car elle se produit déjà à une température très basse. Pour que le fixateur se combine avec le complément, il faut au contraire l'action d'une température beaucoup plus élevée. M. Ehrlich arrive à cette conception que la molécule du fixateur possède deux groupements, capables de combinaison chimique, ou deux groupements haptophores. Le premier de ces groupements le réunit avec une molécule correspondante du globule rouge, qu'il désigne sous le nom de *récepteur* ; le second groupement combine le fixateur avec la molécule du complément et grâce à cela introduit celui-ci dans le globule rouge. MM. Ehrlich et Morgenroth, pour faciliter leur conception, donnent un schéma que nous croyons utile de reproduire ici (fig. 19). Ils essaient d'établir que les combinaisons du fixateur avec l'hématie et avec le complément suivent la loi des proportions définies et que ces phénomènes doivent être par conséquent interprétés comme d'ordre purement chimique.

La conception de M. J. Bordet ne s'accorde pas bien avec la théorie que nous venons d'exposer. Il n'a jamais pu se convaincre que le fixateur se combine avec le complément. Il pense plutôt que le fixateur, retenu par le globule, exerce sur lui une action de mordançage qui lui permet d'absorber de l'alexine. Celle-ci s'attacherait à l'hématie sensibilisée, comme une couleur s'attache à un élément mordancé. M. Bordet s'appuie dans cette interprétation, surtout sur ce fait que l'absorption de l'alexine par les globules sensibilisés ne suit pas les lois élémentaires des combinaisons chimiques, notamment celle des proportions définies.

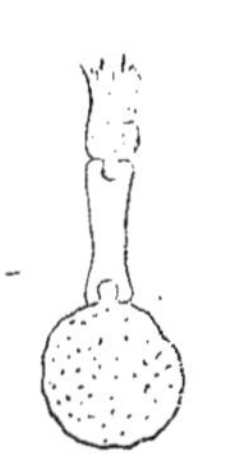

Fig. 19. Schéma de la théorie de M. Ehrlich.

c, complément (alexine, cytase). — *am*, ambocepteur (fixateur). — *r*, récepteur du globule rouge.

(D'après M. Levaditi dans la *Presse médicale*).

M. Nolf (1) a cherché à préciser le rôle des deux substances dans la dissolution des hématies. Il pense, comme M. Bordet, que le fixateur joue dans ce phénomène le même rôle que les mordants en teinture. Fixé sur le globule rouge, le fixateur le rend plus avide d'alexine, tout à fait comme le mordant facilite la fixation de la couleur sur la fibre du tissu. Dans ces conditions, l'alexine (complément), se trouvant en grande quantité dans l'intérieur de l'hématie, exerce sur celle-ci son action hydratante, ce qui amène la diffusion de l'hémoglobine et souvent même la dissolution du stroma globulaire.

M. Nolf compare l'action dissolvante de l'alexine sur le globule rouge à celle de certains sels minéraux, comme le chlorure ammonique. Il passe en revue les diverses propriétés des alexines et les trouve très analogues à l'action dissolvante de plusieurs sels. Même cette particularité de l'alexine de rester inactive à la température de 0°-3°, est partagée par le chlorure ammonique qui, seul de tous les sels étudiés par M. Nolf, n'exerce aucune action dissolvante dans les mêmes conditions. Mais il a été impossible à M. Nolf de pousser plus loin ces analogies et notamment de sensibiliser par le fixateur les globules rouges à l'action de quantités par elles-mêmes inactives de chlorure ammonique ou de n'importe quel autre sel.

(1) *Annales de l'Institut Pasteur*, 1900. T. XIV, p. 656.

M. London (1) a voulu, par des expériences nouvelles, résoudre le problème du mode d'action des deux substances qui agissent dans l'hémolyse. Il se prononce en faveur de la théorie, d'après laquelle elles entrent en combinaison chimique avec les globules rouges. Mais les faits, réunis jusqu'à présent, ne permettent pas encore de se rendre compte d'une façon définitive du caractère précis de la réaction qui se produit pendant la dissolution des hématies, ce qui n'est pas étonnant en présence de l'impossibilité de préparer les substances hémolytiques à l'état pur.

On peut cependant admettre que l'action de l'alexine (complément) rentre dans la catégorie des phénomènes, provoqués par des ferments solubles. M. Buchner (2) soutient l'analogie de cette substance avec les diastases (ou enzymes) ; M. Bordet (3), dès ses premières publications sur l'hémolyse, s'est prononcé aussi en faveur de la même opinion. MM. Ehrlich et Morgenroth (4), dans leurs deux premiers mémoires, ont très nettement exprimé cette même idée. « Nous ne nous tromperons pas — disent-ils — en attribuant à l'addiment (syn. complément, ou alexine) le caractère d'un ferment digestif ». Dans un de leurs derniers mémoires (5), ils ne s'expriment plus d'une façon précise. Et pourtant on a bien le droit de soutenir cette proposition. La substance qui dissout les hématies des mammifères ou une partie seulement des hématies d'oiseaux, présente en effet une très grande analogie avec les ferments digestifs. Comme il a été mentionné à plusieurs reprises, elle est très sensible à l'influence de la chaleur et est complètement détruite par le chauffage d'une heure à 55°. Sous ce rapport, elle se rattache tout particulièrement à la macrocytase des organes macrophagiques qui, elle aussi, dissout les globules rouges. Comme, dans l'organisme, ce sont les macrophages qui englobent et digèrent les hématies, il devient évident que l'alexine n'est autre chose que la macrocytase, échappée des phagocytes pendant la préparation des sérums.

On sait que les leucocytes renferment toute une série de ferments solubles, dont quelques-uns sont mis en liberté, dès que le sang est retiré des vaisseaux. C'est ainsi que la plasmase, ou fibrin-ferment,

(1) *Archives des sciences biologiques*, 1901. T. VIII, pp. 281 et 323 (édition russe).
(2) *Münchener medic. Wochenschr.*, 1900, p. 1193.
(3) *Annales de l'Institut Pasteur*, 1898. T. XII, p. 688, 1899. T. XIII, p. 273.
(4) *Berliner klinische Wochenschrift*, 1899, nos 1 et 22, pp. 6 et 481.
(5) *Berliner klinische Wochenschr.*, 1900, n° 31, p. 682.

se dégage des leucocytes et se combine avec le fibrinogène, pour produire le caillot. Mais ce n'est pas le seul ferment soluble d'origine leucocytaire. On sait depuis déjà assez longtemps qu'en outre de ce ferment coagulant, les leucocytes renferment aussi des ferments proprement digestifs, ou décoagulants. Ainsi Rossbach (1) a démontré l'existence de l'amylase dans les leucocytes de différents organes, notamment dans ceux des tonsilles. M. Arthus a confirmé cette découverte et M. Zabolotny (2) l'a complétée par des recherches sur les phénomènes qui se passent dans la cavité péritonéale des animaux, auxquels il a injecté de la fécule de froment ou de l'empois d'amidon. Il a observé que les petits grains sont bientôt englobés par les leucocytes isolés, tandis que les gros grains sont entourés de toute une couche de phagocytes. Il pense, avec plusieurs autres auteurs, que l'amylase que l'on a trouvée dans le sang défibriné, provient des leucocytes.

M. Leber (3), au cours de ses recherches sur l'inflammation, a fait l'observation que le pus d'un hypopion, absolument aseptique, digère la fibrine coagulée à la température de 25° et liquéfie notablement la gélatine. M. Achalme (4) a confirmé ce fait et y a ajouté plusieurs autres données intéressantes. Il a recherché les ferments solubles du pus et s'est adressé entre autres au pus expérimental, provoqué par l'injection de l'essence de térébenthine. En dehors de l'amylase et du ferment qui liquéfie la gélatine, M. Achalme a découvert, dans le pus, de la saponase (lipase), de la caséase et un ferment qui se rapproche de la trypsine. Ce dernier digère facilement la fibrine et s'attaque aussi au blanc d'œuf coagulé; dans les produits de cette digestion, M. Achalme a trouvé de la peptone, mais n'a pas pu toujours obtenir de la leucine et de la tyrosine. Il n'a jamais réussi à constater dans le pus la présence de la sucrase, de l'inulase, de l'émulsine, ni de la lactase. Par contre il y a trouvé de fortes quantités d'oxydase, confirmant ainsi la découverte de M. Portier (5) qui, le premier, a démontré que ces ferments qu'on a rencontrés dans le sang, se trouvent chez l'animal vivant dans l'intérieur des leucocytes. Par un grand nombre d'expériences, exécutées sur les représentants les plus divers de l'échelle

(1) *Deutsche medicinische Wochenschrift.*, 1890, p. 389.
(2) *Archives russes de Pathologie*, etc, 1900. T. IV, p. 402.
(3) *Die Entstehung der Entzündung*. Lepzig, 1891, p. 508.
(4) *Comptes rendus de la Soc. de Biologie*, 1899, p. 568.
(5) *Les Oxydases dans la série animale*, Paris, 1897.

animale, M. Portier a pu établir ce fait important que les oxydases qu'on trouve dans beaucoup d'organes ou dans le liquide du sang extrait de l'organisme, proviennent en réalité des leucocytes après que ceux-ci se détériorent ou se détruisent. Sous ce rapport, il y a donc une très grande analogie avec le fibrin-ferment.

Pour compléter la liste, déjà considérable, des ferments leucocytaires, je dois citer encore le ferment soluble anticoagulant, dont l'existence chez les mammifères a été si bien démontrée par M. Delezenne.

Tous ces documents nous encouragent donc à soutenir cette thèse que l'alexine aussi est un des nombreux ferments solubles intraleucocytaires et qu'elle ne passe dans les liquides qu'à la suite de rupture ou d'avarie des phagocytes. M. Nolf (*l. c.*) s'est prononcé récemment contre cette opinion, ce qui nous oblige avant tout à examiner ses arguments. D'abord il se base sur les analogies entre la dissolution des hématies par les sérums et par certains sels. Mais il ne faut pas oublier que l'hémolyse n'est qu'un exemple, parmi beaucoup d'autres, de l'action des alexines. Les globules rouges sont, parmi les éléments figurés, les plus délicats et se laissent facilement dissoudre par toutes sortes d'influences (chauffage modéré, eau, sels, etc.). Mais il y a un grand nombre d'autres cellules, globules blancs, spermatozoïdes, organismes inférieurs, qui résistent beaucoup mieux à l'action des sels et qui malgré cela subissent une influence nuisible très marquée de la part des alexines.

M. Nolf envisage surtout les expériences dans lesquelles, après avoir prolongé le contact des sérums actifs avec les hématies, il a cherché vainement la réaction des peptones. Il préparait ses mélanges dans des tubes scellés ou dans des ballons et les maintenait à l'étuve de 37° pendant 24-48 heures ou les gardait même pendant des semaines. Dans ces conditions, l'hémoglobine se transformait en méthémoglobine, mais les peptones n'apparaissaient jamais. M. Nolf en conclut « de façon certaine, que les alexines ne déploient pas la moindre activité peptonisante vis-à-vis des albuminoïdes du globule » (*l. c.*, p. 672).

On doit objecter à cette conclusion que la peptone n'est pas le seul produit de la digestion des albuminoïdes par les ferments solubles. Dans certaines conditions, la dissociation est poussée plus loin, dans d'autres elle s'arrête plus tôt. Ainsi dans l'urine humaine qui renferme de la pepsine, on n'obtient jamais la réaction de peptone avec la fibrine ; la digestion de celle-ci ne va que jusqu'au stade de protalbumose. Mais, lorsqu'on fixe la pepsine urinaire sur des flocons de fibrine chauffée et qu'on la soumet à la digestion dans de l'eau acidulée, la digestion s'étend plus loin et donne comme derniers produits de la deutéroalbumose et de la peptone (1). Eh bien, dans les conditions des expériences de M. Nolf, la digestion devait s'arrêter très vite, car, à la température de 37°, l'alexine s'affaiblit avec une très grande rapidité. Les chercheurs qui ont expérimenté avec des sérums hémolytiques savent bien que, même conservée à température basse, l'alexine peut perdre son activité déjà au bout de 24 heures.

Nous avons mentionné plus haut que M. Nolf essayait vainement de trouver un parallèle entre l'hémolyse par les sels et par les sérums, en ce qui concerne l'action du fixateur. Il n'a pu trouver rien de comparable à cette action avec les sels, tandis que la digestion par des ferments solubles nous présente des analogies incontestables. Je rappellerai la découverte de l'entérokynase, ce ferment soluble du suc digestif du chien qui stimule d'une façon considérable l'action des ferments pancréatiques et notamment celle de la trypsine. Les nouvelles recherches de M. Delezenne (qu'il a communiquées au Congrès international de Physiologie, tenu à Turin en septembre 1901) appuient d'une façon très importante cette conclusion. Comme nous l'avons déjà dit dans le troisième chapitre, l'entérokynase du suc intestinal exerce une action tout à fait comparable à celle des fixateurs des sérums hémolytiques. Par elle-même, elle n'agit pas à la façon d'un ferment dissolvant, mais elle se fixe sur la fibrine et facilite d'une façon remarquable l'action de la trypsine. Dans la digestion pancréatique, l'entérokynase remplit le même rôle que les fixateurs dans la dissolution des globules rouges.

L'analogie entre la résorption des éléments figurés et la digestion intestinale s'étend encore plus loin. Lorsqu'on injecte dans le péritoine ou sous la peau de divers animaux du sang d'espèce étrangère, le sérum sanguin des premiers devient hémolytique vis-à-vis des globules rouges du dernier. La dissolution de ces hématies se fait par l'alexine du sérum, dont l'activité est rendue très grande grâce à la présence d'une quantité de fixateur spécifique. Eh bien, ce même fixateur apparaît aussi dans les humeurs d'animaux, auxquels, au lieu

(1) Stadelmann, *Zeitschrift für Biologie*, 1887, T. XXIV, p. 226. 1888, T. XXV p. 208 Patella, *Annali universali di medicina e chirurgia*, 1887. Cité d'après Huppert. *Analyse des Harns*. 1898, p. 599.

d'injecter, on donne simplement à manger du sang. Ce fait a été établi par M. Metalnikoff (1).

Un autre fait qui plaide aussi en faveur de la parenté étroite entre les fixateurs et l'entérokynase, consiste dans la présence des deux dans les organes lymphoïques. Les fixateurs qui favorisent la dissolution des globules rouges, se trouvent notamment dans les ganglions mésentériques. L'enterokynase, comme l'a démontré M. Delezenne, se trouve non seulement dans le suc intestinal, mais aussi dans les plaques de Peyer, les follicules clos, les ganglions mésentériques, les leucocytes des exsudats et du sang.

En s'appuyant sur tous ces faits, on a bien le droit de considérer que la substance hémolytique des sérums renferme deux ferments solubles, dont l'un, l'alexine, correspond à la trypsine, tandis que l'autre, le fixateur, ressemble à l'entérokynase. L'alexine, dont la nature commence à se dévoiler avec plus de précision, devrait porter le nom de *cytase*, ou ferment des cellules. La cytase des organes macrophagiques, ou *macrocytase*, rentre dans cette catégorie. D'après les recherches de M. Tarassewitch, elle aussi agit plus activement, lorsqu'on lui ajoute du fixateur qui se trouve dans le sérum des animaux préparés, chauffé à 56°.

Nous avons dit que, chez l'animal vivant, la macrocytase reste localisée dans les phagocytes des organes et du sang. Ainsi, lorsqu'on injecte du sang d'oie dans le péritoine du cobaye, les hématies sont digérées dans l'intérieur des macrophages et non pas dans le liquide de l'exsudat péritonéal. Lorsqu'on injecte du même sang pour la seconde ou la troisième fois, on remarque alors qu'un certain nombre d'hématies deviennent perméables et perdent leur hémoglobine qu'ils abandonnent au liquide de l'exsudat. Il n'en reste que la membrane et le noyau. Ceux-ci sont aussitôt englobés par les macrophages qui manifestent dans ces conditions une véritable suractivité. Au lieu de pousser des petits prolongements, comme ils le font après la première injection de sang, ces phagocytes se meuvent comme de véritables amibes, en envoyant de larges pseudopodes pour englober les restes des hématies et les globules rouges encore intacts (2) (fig. 20). Dans

(1) *Centralblatt für Bakteriologie*, 1901, T. XXIX, p. 531.

(2) M. Sawtchenko (*Archives russes de Pathologie*, etc., 1901. T. XI, p. 455) a observé que les leucocytes, après avoir absorbé le fixateur spécifique, acquièrent la propriété d'englober les hématies avec une rapidité extraordinaire. M. Tarassewitch a pu confirmer ce fait.

ces conditions, il est incontestable que la macrocytase doit se trouver aussi dans le plasma péritonéal. Mais il est facile de démontrer que ce ferment n'était pas préformé dans le liquide, et qu'il s'est échappé des leucocytes, ayant subi la phagolyse. A la suite de l'injection brusque du sang étranger, les phagocytes de la lymphe péritonéale se réunissent en amas, s'immobilisent et perdent pour quelque temps leur pouvoir phagocytaire. Ce n'est qu'après un temps plus ou moins long que les leucocytes se remettent de la phagolyse, arrivent en grande quantité dans la cavité péritonéale et déploient leur énergie phagocytaire.

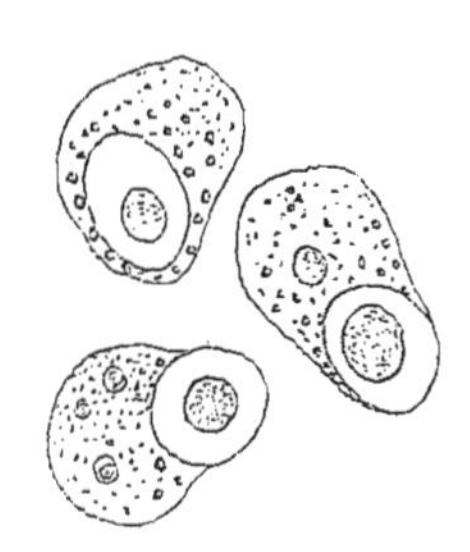

Fig 20. — Englobement rapide des globules rouges d'oie par les macrophages.

Si c'est réellement l'avarie des phagocytes — la phagolyse — qui est la cause de l'abandon du ferment intraleucocytaire, il n'y a qu'à l'empêcher pour supprimer la dissolution des hématies dans le liquide de l'exsudat. Dans ce but, il suffit de préparer des cobayes (ayant déjà reçu plusieurs fois du sang d'oie) par une injection de bouillon frais, d'eau physiologique ou d'acide carbonique dans le péritoine, faite la veille de l'expérience décisive. Cette injection provoque d'abord la phagolyse qui est suivie ensuite par une exsudation abondante de leucocytes. Lorsque le lendemain on introduit dans la cavité péritonéale, ainsi préparée, une dose de globules rouges d'oie (débarrassés par centrifugation du sérum), la phagolyse ne se produit plus du tout ou bien ne se manifeste que d'une façon très faible et de très courte durée Eh bien, dans ces conditions, la dissolution des hématies par le liquide pertiétonéal sera réduite à son minimum et on pourra observer en revanche un englobement extrêmement rapide et considérable des globules rouges par les macrophages. Pour que l'expérience réussisse bien, il est utile d'employer en injection du sang d'oie chauffé à 37° ou à peu près.

Même lorsqu'on introduit les hématies d'oie non plus dans le péritoine, mais dans le tissu sous-cutané de cobayes, ayant subi plusieurs injections de sang d'oie, on peut facilement empêcher la dissolution extracellulaire des hématies qui se produit, comme nous l'avons indiqué plus haut, déjà chez le cobaye neuf. Comme dans ce cas, le sérum d'oie qui est mélangé aux globules, contribue à l'hémolyse, il faut le supprimer, en centrifugeant le sang défibriné d'oie et en lavant les globules à l'eau physiologique.

L'ensemble de faits que je viens de rapporter indiquent bien que les phagocytes doivent être réellement considérés comme la source du ferment hémolytique. La macrocytase reste dans le corps de ces cellules tant que celles-ci sont à l'état normal ; mais dès qu'elles subissent une lésion, à la suite de l'introduction brusque dans le péritoine de substances étrangères, une partie de la macrocytase s'échappe et agit sur les globules rouges, comme si elle avait été employée *in vitro*.

Comme la conclusion que je viens de formuler a une importance capitale dans l'étude de la résorption et de l'immunité, il est nécessaire de l'appuyer par le plus d'arguments possibles. Voilà pourquoi je me crois obligé d'attirer l'attention du lecteur sur un autre exemple de résorption d'éléments figurés.

Nous avons déjà parlé plus haut de la résorption des spermatozoïdes dans la cavité péritonéale et du rôle des macrophages dans ce phénomène. A la suite de cette résorption, tout à fait comme après celle des hématies, l'organisme acquiert des propriétés nouvelles du même ordre. M. Landsteiner (1) et nous-même (2) avons constaté que le sérum sanguin et le liquide péritonéal des animaux, auxquels on injecte du sperme de taureau, de lapin et d'homme, deviennent spermotoxiques, c'est-à-dire immobilisent et tuent les spermatozoïdes correspondants. Par contre, ces humeurs n'acquièrent jamais le pouvoir de dissoudre ces éléments, même d'une façon partielle. La disparition et la dissolution définitive des spermatozoïdes ne se produisent que dans l'intérieur des phagocytes, presque exclusivement dans les macrophages.

Moxter (3) a démontré que la spermotoxine qui apparaît dans le sérum des animaux préparés, est constituée par deux substances, correspondant à celles que l'on trouve dans les sérums hémolytiques. Ce sont la macrocytase (alexine, complément) et le fixateur (substance intermédiaire, ou sensibilisatrice). Pour lui, elles sont identiques à celles qui dissolvent les globules rouges. Sans nous arrêter ici longuement sur ce sujet, nous nous bornerons à dire que la macrocytase qui dissout les hématies et celle qui immobilise les spermatozoïdes,

(1) *Centralblatt f. Bakteriologie*, 1899, p. 549.
(2) *Annales de l'Institut Pasteur*, 1899. T. XIII, p. 738.
(3) *Deutsche medic. Wochenschrift*, 1900, p. 61.

sont réellement identiques chez une même espèce animale, comme l'avait admis et développé M. Bordet. Par contre, il est impossible d'accepter l'opinion de Moxter sur l'identité des deux fixateurs. Ils doivent être considérés comme différents ; c'est ce que nous avons essayé de prouver dans un de nos mémoires (1) et ce qui est conforme à la règle de la spécificité des fixateurs en général.

La question qui nous intéresse en ce moment d'une façon particulière, est de savoir où se trouvent et comment se comportent dans l'organisme vivant les deux substances constituantes de la spermotoxine. Cette question a été très bien étudiée par M. Metalnikoff (2) dans mon laboratoire. Ses expériences ont été régulièrement suivies par moi et, en présentant ici leurs résultats principaux, je puis témoigner de leur exactitude.

La spermotoxine, obtenue par M. Metalnikoff, se distingue des hémotoxines que nous avons traitées jusqu'à présent, par ceci qu'elle se développe non pas à la suite de l'injection d'éléments cellulaires d'espèce étrangère, mais à la suite de l'introduction dans l'organisme de spermatozoïdes de même espèce, le cobaye. Il s'agit ici donc de ce qu'on désigne sous le nom de d'autospermotoxine.

Le sérum de cobaye normal n'agit que très faiblement sur les spermatozoïdes de cette espèce qui, sous son influence, restent mobiles pendant plusieurs heures. Mais lorsque les cobayes ont été soumis à une ou plusieurs injections de sperme de leurs congénères, leur sérum et la lymphe péritonéale deviennent nettement toxiques et immobilisent les spermatozoïdes déjà après quelques minutes. Chez des cobayes mâles ainsi préparés, le sérum acquiert cette propriété toxique non seulement vis-à-vis des spermatozoïdes d'autres cobayes mâles, mais également contre ceux de l'individu même qui fournit le sérum. Celui-ci devient donc nettement autospermotoxique.

Si la spermotoxine était répandue dans le plasma et dans les autres humeurs du cobaye qui la fournit, elle devrait immobiliser les spermatozoïdes, contenus dans ses organes génitaux. L'expérience démontre cependant juste le contraire. Si l'on retire à un cobaye, dont le sérum est très autospermotoxique *in vitro*, ses organes mâles, on y trouve, notamment dans les épididymes, une masse de spermatozoïdes parfaitement vivants qui conservent pendant très longtemps leur

(1) *Annales de l'Institut Pasteur*, 1900. T. XIV, p. 369.
(2) *Ibid.*, p. 577.

mobilité dans l'eau physiologique. La macrocytase n'a donc pas pénétré jusqu'aux spermatozoïdes chez l'animal vivant ; c'est qu'elle ne se trouve pas dans les plasmas. Injectons à un cobaye, dont le sérum est fortement autospermotoxique, une portion de sperme dans le tissu sous-cutané et une autre portion du même liquide dans la cavité péritonéale. Il se produit au premier endroit un œdème mou, rempli de liquide transsudé, dans lequel les spermatozoïdes bien vivants conservent leur mobilité pendant deux heures. Dans le liquide péritonéal les mêmes spermatozoïdes deviennent immobiles déjà après quelques minutes. Cette grande différence s'explique par ceci que, sous la peau, il n'y a pas du tout ou presque pas de leucocytes préexistants, tandis que dans le liquide péritonéal ils abondent. Avariés par l'introduction du sperme dans le péritoine, les phagocytes abandonnent une partie de leur macrocytase, suffisante pour immobiliser les spermatozoïdes. Mais lorsque M. Metalnikoff injectait dans le péritoine de ses cobayes autospermotoxiques, d'abord de l'eau physiologique, et ensuite, le lendemain, une portion de sperme, les spermatozoïdes restaient bien mobiles pendant plus d'une heure. Dans ce cas la phagolyse est très passagère et insignifiante ; elle est bientôt suivie d'un fort afflux de leucocytes qui amène un englobement rapide des spermatozoïdes. Beaucoup de ces éléments sont dévorés à l'état vivant : tandis que leur corps est déjà renfermé dans le macrophage, leur queue se meut très vivement en dehors.

Toutes ces expériences démontrent bien qu'à l'état normal la macrocytase reste renfermée dans les phagocytes et ne s'en échappe que pendant la phagolyse ou bien au moment où le sang, retiré de l'organisme, se coagule. Mais en est-il de même pour le fixateur ? Il est facile de prouver que cet autre ferment soluble circule dans les plasmas de l'organisme vivant. Nous avons déjà dit que les spermatozoïdes d'un cobaye, dont le sérum est très autospermotoxique, restent vivants pendant longtemps dans la solution physiologique de sel marin. Mais si nous les introduisons, *in vitro*, dans du sérum d'un cobaye neuf, ils ne restent mobiles que peu de temps (pendant 10-20 minutes), tandis que les spermatozoïdes d'un cobaye normal vivent dans le même sérum pendant plusieurs heures Cette différence s'explique par le fait que les spermatozoïdes du cobaye autospermotoxique, quoique bien vivants, ont cependant absorbé du fixateur pendant la vie de l'animal. Ce fixateur se trouvait donc dans les humeurs et a pu pénétrer jusqu'aux organes mâles. Ici les spermatozoïdes se sont chargés de fixateur et, une fois transportés dans du sérum de cobaye neuf, riche en macrocytase, ils ont perdu leurs mouvements très vite. En même temps les spermatozoïdes témoins, n'ayant pas absorbé de fixateur, ont pu vivre longtemps dans le même sérum.

Comme la macrocytase reste fixée aux phagocytes, son origine ne peut être douteuse : elle est élaborée par ces cellules. Mais le fixateur qui est libre dans les humeurs et qui est justement la substance qui se développe en si grande quantité chez les animaux traités, d'où provient-il ? La solution précise de cette question n'est pas facile ; et cependant il y a bien des faits qui indiquent également son origine phagocytaire. Nous savons déjà que les sérums des animaux neufs ne renferment que peu ou quelquefois peut-être même pas du tout de fixateur. Celui-ci n'apparaît abondamment qu'à la suite de la résorption des éléments correspondants, hématies ou spermatozoïdes. Cette résorption, nous l'avons dit, est presque exclusivement l'œuvre des macrophages. Dans les cas justement où les hématies, injectées dans la cavité péritonéale d'animal de même espèce, passent directement dans la lymphe, sans être lésées ni, sauf quelques exceptions, englobées par les phagocytes, le fixateur ne se produit pas. Lorsque les hématies d'oie, introduites avec du sang défibriné sous la peau de cobaye, y subissent une dissolution partielle dans le liquide de l'exsudat, et où la phagocytose est plus réduite que dans le péritoine, la production du fixateur est faible. Après l'injection du même sang d'oie dans le péritoine de cobaye, suivie de phagocytose complète, le fixateur se produit en plus grande abondance. Il existe donc dans tous ces cas un rapport constant entre le degré de phagocytose et la production du fixateur. Comme celui-ci facilite l'accès de la cytase aux cellules et comme la résorption de ces éléments se fait surtout dans les macrophages, on arrive nécessairement à cette conclusion que le fixateur est un second ferment phagocytaire qui se produit en abondance pendant la digestion intracellulaire. Seulement, au lieu de rester dans le contenu des phagocytes, le fixateur est en partie excrété en dehors de ces éléments ; il passe dans le plasma du sang et dans d'autres humeurs et finit par disparaître de l'organisme, probablement à la suite de son élimination par les émonctoires.

Chez les Invertébrés, où nous avons vu que les hématies étrangères se résorbent aussi dans l'intérieur des phagocytes, nous n'avons jamais pu constater de propriété hémolytique du liquide sanguin, même après des injections de sang répétées. Il faut en conclure que chez ces animaux la quantité de fixateur suffit seulement pour amener la dissolution des hématies dans l'intérieur des phagocytes. A partir des poissons (nous rappelons l'exemple des hématies de cobaye, résorbées dans l'organisme du poisson doré), la production du fixateur devient beaucoup plus abondante et ce ferment peut être facilement démontré par son action *in vitro*.

Cette surproduction d'un ferment qui agit dans la résorption phagocytaire, trouve son analogue dans le passage de certains ferments digestifs, comme l'amylase et la pepsine chez l'homme et le chien, dans le sang et l'urine, ainsi que nous l'avons mentionné dans le précédent chapitre.

Un des meilleurs arguments en faveur de la thèse que nous développons ici, nous a été fourni par l'analyse des phénomènes qui se passent avec les sérums autospermotoxiques de cobaye. Cette idée des autotoxines a été d'abord exprimée par M. Ehrlich dans ses mémoires, publiés en collaboration de M. Morgenroth et déjà cités à plusieurs reprises. M. Ehrlich s'est demandé si l'organisme qui résorbe, non plus des hématies d'espèce étrangère, mais des globules rouges de l'espèce propre, serait tout aussi capable de développer des substances hémolytiques. Dans ce but il a injecté du sang, prélevé à des chèvres, à ces mêmes chèvres ou à d'autres individus de même espèce. MM. Ehrlich et Morgenroth (1) ont pu obtenir dans ces conditions des sérums isotoxiques, c'est-à-dire des sérums qui dissolvaient bien les hématies de chèvre, provenant d'autres individus que ceux qui avaient été traités par le sang et qui fournissaient le sérum. Seulement, pour obtenir ce résultat, ils devaient injecter non pas du sang intact, mais bien du sang mélangé avec de l'eau. Les hématies du sang intact passent facilement dans la circulation de l'animal de même espèce, sans être touchés par les phagocytes. Au contraire, les hématies, avariées et en partie dissoutes par l'eau additionnée, sont facilement englobées et digérées par les phagocytes. Or, on sait depuis les expériences de M. Bordet, que les stromas des globules rouges suffisent pour la production du fixateur, tandis que l'hémoglobine ne donne pas lieu au développement de ce ferment par l'organisme. Comme les stromas, injectés avec du mélange de sang et d'eau, doivent être bien dévorés par les macrophages, on conçoit facilement que ces phagocytes puissent servir pour l'élaboration du fixateur.

(1) *Berliner klin. Wochenschr.*, 1900, p. 453.

La résorption des globules rouges et celle des spermatozoïdes que nous avons présentées comme exemples, peuvent servir de schémas pour les phénomènes de résorption des éléments figurés en général. Lorsqu'on introduit dans l'organisme d'autres espèces de cellules, les processus qui s'ensuivent, révèlent toujours le même caractère : réaction inflammatoire avec intervention prépondérante des macrophages ; digestion intraphagocytaire des éléments introduits ; surproduction et excrétion des fixateurs. Tandis que la macrocytase est toujours la même chez la même espèce animale, les fixateurs sont au contraire différents et spécifiques. En dehors des hémofixateurs et des spermofixateurs que nous avons déjà décrits, on obtient aussi à la suite de l'injection des cellules correspondantes, des leucofixateurs, des néphrofixateurs, des hépatofixateurs, des trichofixateurs, etc. Il ne rentre pas dans notre programme de traiter ici ce sujet (1). Nous avons voulu simplement insister sur les côtés de la résorption des cellules qui touchent de très près le problème de l'Immunité. Dans le prochain chapitre nous devrons du reste revenir encore une fois sur quelques points, concernant les phénomènes de la résorption.

(1) Nous avons donné un aperçu de l'état actuel de cette question des poisons cellulaires, ou cytotoxines, dans la *Revue générale des sciences pures et appliquées*, 1901, 15 janvier, p. 1.

CHAPITRE V

RÉSORPTION DES LIQUIDES ALBUMINOIDES

Résorption des substances albuminoïdes. — Les précipitines du sérum sanguin qui apparaissent à la suite de la résorption des sérums et du lait. — Résorption de la gélatine. — Origine leucocytaire du ferment qui digère la gélatine. — Antienzymes. — Antiprésure. — Les anticytotoxines. — Sérums antihémotoxiques. — Leurs deux parties constituantes : l'anticytase et l'antifixateur. — Action de l'anticytase. — Les antispermotoxines. — Origine des anticytotoxines. — Théorie d'Ehrlich sur cette question. — Origine de l'antihémotoxine. — Origine de l'antispermotoxine. — Production de cet anticorps par les mâles châtrés. — L'antispermofixateur produit à l'exclusion des spermatozoïdes. — Répartition de la spermotoxine et de l'antispermotoxine dans l'organisme.

Nous avons dit au commencement du précédent chapitre que diverses substances liquides des plus compliquées au point de vue de la composition chimique, peuvent être résorbées par les tissus et utilisées par l'organisme, sans avoir besoin d'être modifiées par les sucs digestifs du canal intestinal. Maintenant il faut préciser les phénomènes qui se passent dans ce cas et essayer d'établir le mécanisme de la résorption des liquides dans l'organisme vivant.

Nous avons déjà cité les exemples du sérum sanguin, du lait et du blanc d'œuf qui peuvent être facilement utilisés par l'organisme qui les reçoit directement dans le péritoine ou sous la peau. La preuve que ces substances sont modifiées, digérées par les tissus, est fournie par l'observation que leur injection amène nécessairement des changements appréciables des propriétés du sang. M. Th. Tchistovitch (1), dans un travail fait à l'Institut Pasteur, a montré le premier que la résorption des sérums sanguins d'anguille et de cheval par l'organisme du lapin, provoque dans le sang de ce dernier la production des précipités spécifiques. Le sérum sanguin des lapins vaccinés contre le sérum d'anguille toxique, donne un précipité avec le sérum d'anguille ; le sérum de lapins, traités avec du sang de cheval, donne un précipité

(1) *Annales de l'Institut Pasteur*, 1899, T. XIII, p. 413.

semblable avec du sérum de cheval, etc. Cette propriété a été depuis confirmée et étudiée par plusieurs observateurs qui l'ont utilisée pour la reconnaissance du sang humain dans les recherches médico-légales (1).

M. Bordet (2) a fait de son côté la découverte que les injections intrapéritonéales de lait de vache à des lapins provoquent dans le sérum sanguin de ces derniers la propriété de donner un précipité spécifique avec du lait de vache seulement. Cette précipitation accuse une grande ressemblance avec la coagulation de la caséine, sans que pour cela on ait le droit d'identifier la substance qui fait précipiter avec la présure. Ce fait a été confirmé pour plusieurs autres espèces de lait et M. Schütze (3), dans un travail exécuté à l'Institut de Berlin, essaye de l'appliquer pour la différenciation des divers laits. Dans le même ordre d'idées, on a fait des recherches sur les précipitines artificielles, qui se développent dans le sang à la suite de l'injection de blanc d'œuf et d'autres albuminoïdes. MM. Leclainche et Vallée (4) ont préparé des animaux, dont le sérum produit un précipité avec de l'albumine urinaire. Les réactions biologiques par les précipitines se montrent plus sensibles que tous les réactifs chimiques proprement dits. Ces substances spécifiques des sérums doivent être considérées comme appartenant au groupe des ferments solubles et se rapprochent plutôt des fixateurs que des cytases, car elles résistent bien au chauffage à 56°. Leur action baisse peu à peu à partir de 60° et ne se détruit qu'au-dessus de 70°.

Un ferment soluble analogue a été découvert dans le sérum sanguin d'animaux, traités par des injections de gélatine. C'est à M. Delezenne, qui a étudié cette question dans son laboratoire à l'Institut Pasteur, qu'on doit les documents les plus importants et les plus complets sur la résorption de la gélatine. Le sérum sanguin des animaux normaux ne possède qu'un pouvoir très faible, souvent même nul, de liquéfier la gélatine. Mais lorsqu'on injecte plusieurs fois de cette substance, le sérum, comme c'est la règle pour les éléments figurés et toute une série de substances liquides, acquiert une activité beau-

(1) Deutsch, Comptes rendus du XIIIe congrès international de médecine de Paris, *Centralb., f. Bakteriol*, 1901, T. XXIX ; Uhlenhuth, *Deutsche med., Wochenschr.*, 1900, 7 février ; Wassermann et Schütze, *Berliner klin. Wochenschr.*, 1901, 18 février, p. 187.

(2) *Annales de l'Institut Pasteur*, 1899, T. XIII, p. 240.

(3) *Zeitschrift für Hygiene*, 1901, T. XXXVI, p. 5.

(4) *Comptes rendus de la Société de Biologie*, 1901, p. 51.

coup plus prononcée. Sans donner de précipité, la gélatine est simplement dissoute et ne peut plus se solidifier lorsqu'on la refroidit. Le ferment du sérum qui produit cet effet ressemble aux précipitines parce qu'il résiste bien à la température de 56° et ne se détruit qu'au delà de 60°. Comme les trypsines, il agit en milieu faiblement alcalin, neutre ou faiblement acide ; mais la meilleure digestion se fait dans un milieu légèrement alcalin.

La question qui nous intéresse surtout, c'est l'origine de ce ferment qui digère la gélatine. Lorsqu'on injecte quelques centimètres cubes d'une solution de cette substance à 10 0/0 dans le péritoine des animaux de laboratoire, on provoque sûrement au bout de quelques heures une forte leucocytose du liquide péritonéal. Il se produit un afflux considérable de ces cellules, parmi lesquelles les microphages sont encore plus nombreux que les macrophages. Lorsqu'à une goutte pendante d'un pareil exsudat on ajoute un peu de solution de rouge neutre d'Ehrlich, on voit presque immédiatement apparaître une coloration intense de gouttelettes nombreuses, logées dans l'intérieur des deux catégories de leucocytes. Il est donc de toute évidence que la gélatine provoque une forte chimiotaxie positive des phagocytes mobiles et qu'elle est absorbée par ces cellules. Cet exemple nous prouve que les phagocytes peuvent non seulement englober des corps solides, comme les divers éléments figurés, les grains colorés, etc., mais qu'ils sont aussi aptes à absorber des substances liquides, introduites dans les tissus et les cavités de l'organisme.

Les données, apportées par M. Delezenne, démontrent d'une façon très précise le rôle des phagocytes mobiles dans la digestion de la gélatine. Les meilleurs résultats sous ce rapport lui ont été fournis par le chien. On sait qu'il est facile de provoquer chez cet animal une exsudation aseptique, très riche en leucocytes. Cet exsudat, débarrassé du sérum et lavé avec de l'eau physiologique, donne dans ce même liquide une solution qui digère faiblement la gélatine. Mais si on produit l'exsudation chez un chien, traité préalablement avec plusieurs injections de cette substance, on obtient des leucocytes, dont l'extrait, obtenu par le même procédé, digère d'une façon beaucoup plus considérable la gélatine. Le pouvoir digestif des leucocytes du chien préparé est quelquefois cinq fois plus fort que celui des leucocytes du chien normal. Il y a donc incontestablement dans cet exemple une propriété digestive acquise qui accuse un renforcement notable de l'activité phagocytaire.

Chez les chiens préparés, les leucocytes ont un pouvoir digestif vis-à-vis de la gélatine sensiblement plus fort que celui de leur sérum sanguin, ce qui indique que la source du ferment soluble doit être cherchée précisément dans les phagocytes. Les résultats de ces recherches nous seront d'une grande utilité dans l'étude de l'immunité proprement dite.

Depuis longtemps déjà, on a essayé de rapprocher les ferments solubles, diastases, ou enzymes, des substances albuminoïdes. M. Nencki et Mme Sieber (1) soutiennent cette opinion par leurs nouvelles recherches sur la composition chimique de la pepsine. Il y a dans tous les cas ce point commun entre les deux catégories de substances, que leur résorption par l'organisme est suivie de l'apparition dans le sang de ferments antagonistes. Comme après l'injection dans les cavités ou les tissus de lait, de blanc d'œuf, de sérums, etc., se produisent des précipitines spécifiques, de même l'injection de certaines enzymes provoque la formation dans l'organisme des antienzymes, ou antidiastases.

On savait déjà depuis assez longtemps que le sérum sanguin de beaucoup d'animaux empêche l'action de certaines enzymes. Ainsi Röden a établi que le sérum de cheval normal retarde ou même empêche complètement la coagulation du lait par la présure. On a observé souvent aussi que les sérums normaux gênent plus ou moins la digestion des albuminoïdes par la trypsine. Mais ce n'est que plus récemment qu'on s'est mis à préparer des antienzymes par l'injection à des animaux d'enzymes correspondantes. Ainsi M. Hildebrandt (2) a réussi à obtenir une antiémulsine dans le sérum des lapins, auxquels il injectait de l'émulsine à plusieurs reprises. MM. Fermi et Pernossi (3) ont préparé une antitrypsine. M. v. Dungern (4) a obtenu une antidiastase contre les enzymes protéolytiques de quelques bactéries. Mais de toutes les antienzymes, la mieux étudiée jusqu'à présent est sans conteste l'antiprésure, obtenue indépendamment par M. Morgenroth (5) et M. Briot (6). Le premier de ces

(1) *Zeitschrift für physiologische Chemie*, 1901, T. XXXII, p. 291.
(2) *Virchow's Archiv.*, 1893, T. CXXXI, p. 32.
(3) *Zeitschrift für Hygiene*, 1894, T. XVIII, p. 83.
(4) *Münchener medic. Wochenschr.*, 1898, 15 août.
(5) *Centralblatt für Bakteriologie*, 1899, T. XXVI, p. 349 et 1900, T. XXVII, p. 721.
(6) Étude sur la présure et l'antiprésure. Sceaux, 1900. *Thèse de la Faculté des sciences de Paris*, n° 4.

savants traitait des chèvres avec des quantités croissantes de présure et pouvait s'assurer par des recherches comparatives minutieuses de l'apparition et de l'augmentation de la quantité d'antiprésure dans le sérum du sang. La chèvre qui a donné le meilleur résultat s'est arrêtée dans le développement de l'antiprésure et il a été impossible de faire dépasser au pouvoir antiprésurant une certaine limite.

M. Briot a obtenu l'antiprésure aussi chez des lapins, auxquels il injectait de la présure liquide à plusieurs reprises. Il a pu s'assurer que l'antiprésure du sérum de cheval est une substance non dialysable et précipitable par l'alcool et certains sels. Comme les précipitines et la diastase qui digèrent la gélatine, l'antiprésure résiste parfaitement au chauffage à 55°-56° ; même le chauffage à 58° n'a aucun effet sur le sérum antiprésurant. Mais à 60° la chaleur commence à devenir nuisible et après trois heures à 62° le sérum a perdu tout pouvoir d'empêcher la coagulation de la caséine par la présure. MM. Morgenroth et Briot admettent tous les deux que l'antiprésure neutralise la présure par une action directe.

Les poisons cellulaires d'origine animale, ou les cytotoxines, dont il a été question dans le précédent chapitre, donnent également lieu à la production d'anticorps spéciaux, ou anticytotoxines. L'étude de ces dernières présente un intérêt tout particulier pour qui s'intéresse à la question de l'immunité au point de vue général. La première découverte de ces anticytotoxines a été faite à propos de l'étude du pouvoir toxique du sérum sanguin d'anguilles. MM. Camus et Gley (1) et, indépendamment d'eux, M. H. Kossel (2) ont démontré que des animaux, traités avec des doses croissantes de sérum d'anguille, acquièrent une propriété antitoxique qui protège leurs globules contre l'action hémolytique de l'ichtyotoxine, ou substance toxique du sang d'anguilles. M. Th. Tchistowitch (3) a non seulement confirmé cette découverte, mais y a ajouté de nouvelles données intéressantes.

En mélangeant *in vitro* le sérum antitoxique avec des globules rouges de l'espèce qui fournit ce sérum et en y ajoutant du sérum hémolytique d'anguille, on constate que les hématies se conservent très bien. Dans des tubes témoins, dans lesquels le sérum antitoxique est remplacé par du sérum normal de même espèce, les globules rouges se dissolvent au contraire très facilement sous l'influence toxique du

(1) *Archives intern. de Pharmocodynamie*, 1898, T. III et IV.
(2) *Berliner Klinische Wochenschr.*, 1898, n. 7.
(3) *Annales de l'Institut Pasteur*, 1899, T. XIII, p. 406.

sérum d'anguille. Chez des animaux (lapins), traités avec ce dernier liquide, il s'établit non seulement un pouvoir antitoxique du sang, mais même les hématies acquièrent une résistance plus ou moins prononcée contre l'ichtyotoxine du sérum d'anguilles. Lorsqu'on débarrasse les globules rouges du sérum de lapins (traités avec du sérum d'anguilles), et que l'on ajoute aux premiers de l'ichtyotoxine, la dissolution très souvent ne se fait point. Seulement, d'après les expériences de M. Tchistowitch, entre cette résistance acquise des hématies et le pouvoir antitoxique du sang, il n'y a pas de rapport direct. Quelquefois même, on observe une sorte d'antagonisme entre les deux propriétés, c'est-à-dire que les globules rouges d'un lapin, dont le sérum est fortement antitoxique, peuvent être très sensibles à l'action du poison d'anguille, et inversement.

L'action toxique du sérum d'anguille vis-à-vis des globules rouges d'une grande quantité de vertébrés, est une propriété naturelle qui ne demande aucun traitement de ces poissons. C'est le pouvoir antitoxique, dirigé contre l'ichtyotoxine, qui, lui, ne se développe qu'à la suite de la préparation des animaux par des doses croissantes de sérum d'anguille. Et cependant il y a aussi des antitoxines naturelles qui se présentent dans le sang d'homme ou d'animaux non préparés et qui agissent contre les poisons cellulaires, les cytotoxines, très répandues dans le sang d'un grand nombre d'espèces animales.

M. Besredka (1) a démontré que le sérum sanguin de l'homme et de beaucoup de vertébrés contient une substance qui empêche les globules rouges de se dissoudre sous l'influence des sérums sanguins d'espèce étrangère. Pour révéler la présence de ces antitoxines, il est utile de chauffer les sérums à 56° et de leur ajouter des globules rouges de même espèce et du sérum hémolytique d'espèce étrangère. Dans ces conditions, la dissolution des hématies ne se produit pas, tandis que leur mélange avec du sérum hémolytique provoque inévitablement l'hémolyse.

Mais, à côté de ces antihémolysines naturelles, il existe une quantité d'antihémolysines ou antihémotoxines artificielles. C'est M. Bordet (2) qui le premier a attiré l'attention sur ce sujet d'une grande importance générale. Il en a obtenu d'abord, en injectant du sérum sanguin de poule qui possède un fort pouvoir hémolytique vis-à-vis des hématies de lapin, à des individus de cette dernière espèce.

(1) *Annales de l'Institut Pasteur*, 1901, T. XV.
(2) *Ibid.*, 1899, T. XIII, p. 285.

Après quelques injections, le sérum de ces lapins préparés s'est montré antihémotoxique contre le sérum de poule. Plus tard (1), M. Bordet a obtenu un sérum contre une hémotoxine artificielle. Le sérum de cobaye est inoffensif pour les hématies de lapin. Mais, lorsqu'on injecte à des cobayes du sang de lapin à plusieurs reprises, le sérum des premiers devient très dissolvant pour les globules rouges de lapin. Pour empêcher cette action, il suffit d'injecter plusieurs fois à des lapins du sérum hémotoxique de cobayes préparés. Le sérum de ces lapins devient antihémotoxique et protège très bien les hématies de lapin contre l'action dissolvante du sérum de cobaye.

Dans les sérums hémolytiques normaux, tels que les sérums d'anguille et de poule, on n'a pas pu révéler la présence de deux substances qui agissent en s'unissant. Au contraire, dans les sérums, obtenus à la suite de la préparation des animaux par l'injection de sang d'espèce étrangère, on démontre facilement, comme il a été développé dans le précédent chapitre, la présence de deux substances constituantes qui sont : la macrocytase (alexine, complément) et le fixateur (amboceptor d'Ehrlich, substance sensibilisatrice de Bordet). Voilà pourquoi l'étude des antihémotoxines obtenues contre les hémotoxines artificielles présente un intérêt beaucoup plus grand. Comme la dissolution des globules rouges, dans ce cas, peut être empêchée soit par une action antitoxique, dirigée contre la cytase, soit par une neutralisation du fixateur (puisque le concours de ces deux substances est indispensable pour que la dissolution ait lieu), M. Bordet s'est demandé si le sérum antitoxique, obtenu par lui chez des lapins, est anticytasique ou antifixateur, ou bien s'il renferme les deux propriétés à la fois. Avant de résoudre ce problème, il a fallu établir quelques caractères essentiels des sérums antihémotoxiques artificiels. Le principal parmi eux est la résistance de ces antihémotoxines au chauffage à 55°-60° et même à des températures plus élevées ; même, chauffées à 70°, les antihémotoxines conservent, au moins en partie, leur propriété fondamentale. Sous ce rapport, ces substances s'éloignent des cytases et se rapprochent des précipitines, des fixateurs et des agglutinines.

Les expériences, exécutées par M. Bordet avec une grande précision, ont démontré que dans le sérum de ses lapins, traités avec le sérum hémotoxique spécifique de cobayes, se trouvent réunies deux

(1) *Annales de l'Institut Pasteur*, 1900, T. XIV, p. 270.

substances : une anticytase et un antifixateur. Mais, tandis que la première de ces antitoxines se trouve en abondance, la quantité d'antifixateur est très faible. Voici comment M. Bordet a été amené à ce résultat. Pour empêcher les globules rouges de lapin de se dissoudre dans le sérum hémotoxique de cobaye, il lui a fallu ajouter une dose considérable (10 à 20 fois) de sérum antitoxique. Mais, lorsqu'il chauffait ce dernier à 55°, la quantité de ce sérum, nécessaire pour empêcher l'hémolyse, pouvait être réduite dans une très forte proportion. Au lieu d'ajouter au sérum hémotoxique 10 ou 20 volumes de sérum antitoxique, il suffisait d'additionner trois et quelquefois seulement deux volumes de ce sérum chauffé. Comme nous le savons déjà, le chauffage à 55° détruit la macrocytase qui devait se trouver dans le sang antitoxique de lapin. Cette cytase par elle-même est incapable de dissoudre les globules rouges de même espèce ; mais, ajoutée au fixateur du sérum hémotoxique de cobaye, la macrocytase du sérum de lapin les dissout très bien. D'où la conclusion que, dans le sérum hémotoxique de cobaye, devait se trouver une quantité de fixateur suffisante pour permettre la dissolution des globules rouges par la macrocytase du sérum de lapin. Ce sérum antitoxique, ne pouvant empêcher l'hémolyse qu'à condition d'être ajouté en forte proportion, ne contient donc que peu d'antifixateur. Lorsque, par le chauffage de ce sérum à 55°, on détruit la macrocytase de lapin, ceci a pour résultat que le mélange de sérum antitoxique de lapin et de sérum hémotoxique de cobaye qui dissolvait les globules rouges de lapin, les laisse intacts. C'est que le fixateur libre contenu dans ce mélange ne trouvait pas de macrocytase disponible : celle de lapin étant détruite par le chauffage, celle de cobaye étant neutralisée par le sérum antitoxique. L'expérience que je viens de relater prouve donc que ce sérum antitoxique renferme de l'anticytase spécifique. Cette anticytase est capable de neutraliser la macrocytase de cobaye, mais est tout à fait impuissante contre la macrocytase de lapin. Cette dernière circonstance permet de rechercher si le sérum antitoxique de lapin renferme, en dehors de l'anticytase, un antifixateur spécifique. M. Bordet a préparé un mélange de sérum antitoxique de lapin, chauffé à 55°, avec du sérum hémotoxique de cobaye, également chauffé à 55°. Dans ce mélange, les deux macrocytases (celle de lapin et celle de cobaye) ont été détruites par la chaleur, tandis que les antitoxines du sérum de lapin et le fixateur du sérum hémotoxique sont restés intacts. Ce mélange, faute de macrocytases, était incapable de dissoudre les globules rouges de lapin. En lui ajoutant du sérum frais de lapin neuf, non chauffé, on introduisait la macrocytase de lapin. Comme celle-ci ne pouvait être neutralisée par l'anticytase du sérum antitoxique et était incapable par elle-même de dissoudre les hématies de lapin, elle ne devrait produire l'hémolyse qu'à condition qu'il se trouve dans le mélange une quantité suffisante de fixateur spécifique libre, non neutralisée. Or, en réalité, les globules rouges de lapin ne se dissolvaient pas dans le mélange décrit, ce qui prouve que le fixateur était devenu inactif par suite de la présence d'un antifixateur dans le sérum antitoxique de lapin. Je n'ai pas besoin d'entrer dans plus de détails des expériences de M. Bordet qui ont bien démontré ce fait que dans le sérum antitoxique de ses lapins se trouvaient réellement deux antitoxines : une anticytase abondante et un antifixateur en quantité beaucoup plus faible.

MM. Ehrlich et Morgenroth (1) ont de leur côté et indépendamment de M. Bordet constaté qu'un sérum antihémotoxique est très riche en anticytase. Après avoir à plusieurs reprises injecté du sérum de cheval normal (très riche en cytase) à une chèvre, ils ont obtenu dans le sérum sanguin de celle-ci une anticytase très active contre la cytase de cheval. Ce sérum antitoxique de chèvre ne renfermait pas d'antifixateur, ce qui est tout naturel parce que le sérum de cheval qui servait pour les injections provenait de chevaux normaux qui ne renfermaient point ou très peu de fixateurs. Mais même dans un autre cas, où ces savants (2) injectaient à un chien du sérum de mouton très riche en fixateur spécifique pour les globules rouges de chien, ils ne réussirent pas non plus à obtenir un antifixateur. Ces faits n'enlèvent rien à la valeur de la découverte de l'antifixateur par M. Bordet, mais démontrent seulement que cette antitoxine ne peut être dans certains cas retrouvée dans les sérums. MM. Ehrlich et Morgenroth expriment à ce propos eux-mêmes cette supposition que dans ces exemples l'antifixateur reste fixé à la cellule qui le produit, sans être excrété dans le sang.

Les données bien précises que nous venons de résumer, semblent se trouver en désaccord avec les affirmations de quelques autres chercheurs. Ainsi M. Schütze (3), à la suite de ses recherches sur le sérum

(1) *Berliner klinische Wochenschr.* 1900, p. 684. P. Ehrlich, *Proceedings of the R. Society*, 1900, n° 432, p. 424.

(2) *Berliner klin. Wochenschr.* 1901, p. 570.

(3) *Deutsche medic. Wochenschr.* 1900, p. 431.

antihémotoxique de cobayes, dirigé contre l'hémotoxine de lapin, est arrivé à ce résultat que dans le premier il ne se produit qu'un antifixateur. Comme il n'injectait à ses cobayes que du sérum hémotoxique de lapin, chauffé à 60° et par conséquent dépouillé de la macrocytase, il en avait conclu que dans ce sérum il ne restait que le fixateur spécifique, capable de provoquer la formation d'une antitoxine. Celle-ci devait par conséquent être un antifixateur. M. Paul Müller (1) a formulé une conclusion analogue, après avoir injecté à des lapins du sérum hémotoxique de poules, chauffé. Ces injections amenèrent la formation dans le sérum de lapin d'une antitoxine que M. Müller regarda comme un antifixateur.

MM. Ehrlich et Morgenroth (2) s'élevèrent contre cette interprétation, se basant sur leurs expériences avec les sérums des animaux normaux. Ils ont pu établir que ces sérums, injectés à l'état frais ou après chauffage à 60°, donnent lieu à la production d'une même antihémotoxine qui n'est autre que l'anticytase. Lorsque MM. Schütze et P. Müller, en chauffant les sérums, croyaient les avoir entièrement privés d'éléments cytasiques, ils ne tenaient pas compte de la possibilité des cytases de se transformer, sous l'influence du chauffage, en des corps différents, inaptes à produire l'hémolyse, mais bien capables de provoquer la formation des anticytases. MM. Ehrlich et Morgenroth désignent ces nouveaux corps, dérivés des cytases, sous l'influence des températures entre 55°-60°, sous le nom de *complémentoïdes*. Ce sont donc ces complémentoïdes qui ont amené dans les expériences de MM. Schütze et Müller la production d'antitoxines qui n'étaient autres que les anticytases.

Dans tous les travaux que nous venons de résumer, les anticytases ont été obtenues par l'injection à des animaux de divers sérums sanguins frais ou chauffés. M. Wassermann (3) a trouvé un autre procédé pour arriver au même résultat. Il injecte à des cobayes les leucocytes de lapins, soigneusement débarrassés de toutes traces de sérum. Au bout de quelque temps le sérum sanguin des cobayes ainsi traités devient faiblement, mais nettement anticytasique. De cette expérience, son auteur tire entre autres cette conclusion que les leucocytes renferment réellement des cytases, comme il a été souvent affirmé par plusieurs observateurs.

(1) *Centralblatt für Bakteriologie.* 1901. T. XXIX, p. 175.
(2) *Berliner klinische Wochenschrift.* 1901. p. 251.
(3) *Zeitschrift für Hygiene,* 1901. T. XXXVII, p. 19J.

Comment les anticytases agissent-elles sur les cytases? A ce sujet, tous les savants qui se sont occupés de cette question répondent de la même façon que cette action des anticytases est directe. M. Bordet pense que les deux substances se combinent assez intimement pour que le chauffage soit incapable de les décomposer. On sait que les cytases sont très thermolabiles et que leur propriété hémolytique est détruite déjà à 55°. Les anticytases, au contraire, sont beaucoup plus résistantes au chauffage, comme il a été dit plus haut. M. Bordet a préparé des mélanges de sérum hémolytique, cytasique, et de sérum antihémolytique, des mélanges neutres, c'est-à-dire inactifs sur les globules rouges ou agissant d'une façon très faible sur des hématies sensibilisées par le fixateur spécifique. Ces mélanges ne manifestaient pas non plus de propriétés antihémotoxiques ou bien n'exerçaient ce pouvoir que dans une proportion très faible. Si dans ces mélanges les cytases restent libres à côté des anticytases, il est à prévoir que leur chauffage à 55° restituera la fonction antihémotoxique des anticytases, car, les cytases étant détruites à 55°, il ne restera plus dans les mélanges que de l'anticytase active. Les expériences, faites dans ce sens, ont démontré que le chauffage de ces mélanges ne restitue pas l'action antihémotoxique, c'est-à-dire que l'anticytase a été définitivement combinée avec la cytase.

MM. Ehrlich et Morgenroth se sont assurés que leur antihémotoxine n'exerce aucune influence ni sur les globules rouges, ni sur le fixateur et n'est capable que d'empêcher l'action de la cytase. Ils introduisaient les hématies de lapin dans un mélange de sérum de chèvre, chauffé à 56° qui n'avait conservé que son fixateur, et de sérum anticytasique. Ensuite, ils débarrassaient les globules rouges, par centrifugation, du liquide qui les baignait et les mettaient en contact avec du sérum hémolytique de cheval normal. La dissolution des hématies se faisait sans la moindre entrave, parce que l'anticytase était complètement enlevée pendant la centrifugation et ne s'était combinée ni avec les globules rouges, ni avec le fixateur.

MM. Ehrlich et Morgenroth ont obtenu des anticytases diverses, en injectant du sérum de plusieurs espèces animales à d'autres mammifères. Mais ils ont remarqué que les injections de sérum d'espèce voisine étaient incapables d'amener la formation d'anticytases. Ainsi l'injection de sérum de chèvre à des moutons, ou de celui de mouton à des chèvres, n'avaient jamais produit de sérum anticytasique.

En dehors des sérums antihémotoxiques, on a obtenu déjà plusieurs autres sérums anticytotoxiques analogues. Ainsi M. Delezenne (1) a préparé des sérums qui empêchent l'action de la névrotoxine et du poison cellulaire qui détruit les cellules hépatiques. Nous (2) avons pu obtenir un sérum de lapin qui empêche les spermatozoïdes de ce rongeur d'être immobilisés par la spermotoxine spécifique de cobaye. Plus tard M. Metalnikoff (3) a préparé dans mon laboratoire un autre sérum antispermotoxique qui empêchait la spermotoxine spécifique de lapin d'immobiliser les spermatozoïdes de cobaye.

Comme l'histoire de ces antispermotoxines présente certains côtés intéressants au point de vue général, nous devons nous arrêter sur quelques-uns de leurs caractères. Les deux antispermotoxines mentionnées se distinguent par certaines particularités. Lorsque M. Metalnikoff s'est mis à injecter à ses cobayes de la spermotoxine de lapin, il pensait que la tâche était bien facile et qu'après quelques injections, le sérum des cobayes deviendrait déjà antispermotoxique. Le résultat s'est montré cependant tout à fait contraire à cette prévision. Le sérum de ses animaux, mélangé avec du sérum spermotoxique, a été impuissant à empêcher l'immobilisation des spermatozoïdes de cobaye. Ce n'est que lorsqu'il chauffa à 56° le sérum de ses cobayes traités, que le pouvoir antispermotoxique apparut avec la plus grande netteté. L'inefficacité du sérum non chauffé devait donc dépendre de l'action toxique de la macrocytase de cobaye, car ce n'est qu'elle qui a pu être détruite par le chauffage. Or, pour que cette macrocytase agisse, il faut la présence du fixateur, ce qui amène à la supposition que le sérum des cobayes injectés par M. Metalnikoff ne renfermait pas d'antifixateur. Cette hypothèse a été pleinement confirmée par l'expérience. M. Metalnikoff introduisait dans un mélange de sérum antispermotoxique chauffé à 56° et de sérum spermotoxique, une goutte de sperme de cobaye. Les spermatozoïdes continuaient leurs mouvements de la façon normale. Mais lorsqu'il ajoutait ensuite quelques gouttes de sérum de cobaye neuf, non chauffé, les spermatozoïdes s'immobilisaient presque instantanément. Il y avait donc dans le mélange de la macrocytase de lapin, neutralisée par l'anticytase du sérum de cobaye préparé et c'est pour cela que les spermatozoïdes restaient mobiles. Mais il y avait dans le même mé-

(1) Le travail de M. Delezenne sera publié prochainement dans les *Annales de l'Institut Pasteur*.
(2) *Annales de l'Institut Pasteur*. 1900, T. XIV, p. 5.
(3) *Ibid.*, p. 583

lange aussi le fixateur spécifique, provenant du sérum spermotoxique de lapin, qui restait libre, non neutralisé. Les spermatozoïdes mobiles s'étaient imprégnés de ce fixateur et il suffisait d'un peu de macrocytase de cobaye (contre laquelle l'anticytase était impuissante) pour qu'ils cessent brusquement leurs mouvements.

Il n'est donc pas douteux que le sérum de cobayes, traités avec de la spermotoxine, ne renfermait que de l'anticytase et ne contenait du tout ou presque pas d'antifixateur. Tel n'est pas le cas de l'antispermotoxine que nous avons obtenue chez des lapins, traités avec du sérum spermotoxique de cobayes. Il a suffi de quelques injections consécutives pour que le sérum des lapins traités acquière la propriété d'empêcher l'action du sérum spermotoxique de cobaye sur la mobilité des spermatozoïdes de lapin. Dans le mélange de sérum antispermotoxique et de sérum spermotoxique, ces spermatozoïdes continuaient à se mouvoir pendant très longtemps, tandis que dans le mélange témoin, préparé avec du sérum de lapin neuf et du sérum spermotoxique, ils s'immobilisaient au bout de quelques minutes. Pour obtenir cet effet si manifeste, il n'était pas du tout besoin de chauffer le sérum antispermotoxique, comme dans le cas de M. Métalnikoff. Aussi j'ai fait presque toutes mes expériences avec des sérums frais, non chauffés. Comme le sérum de lapin contient de la macrocytase, capable d'immobiliser les spermatozoïdes, sensibilisés par le fixateur, et comme cette macrocytase ne peut être nullement neutralisée par l'anticytase, active contre la macrocytase de cobaye, le fait que je viens de signaler indique que le sérum antispermotoxique de mes lapins préparés renfermait de l'antifixateur. Entre le sérum antispermotoxique de M. Metalnikoff et le mien, la différence est semblable à celle que l'on observe entre les sérums antihémotoxiques. Il y en a qui ne renferment que de l'anticytase, mais il y en a d'autres qui contiennent sûrement aussi de l'antifixateur.

Comme ce résultat présente une importance générale, j'ai dû le vérifier encore par un autre procédé. J'ai injecté à quelques lapins du sérum spermotoxique de cobayes et à d'autres du sérum de cobaye normal. Comme la quantité de cytases est à peu près la même dans les deux, si les sérums antispermotoxiques ne contiennent que de l'anticytase, la force des sérums, obtenus à la suite d'injections de sérum normal et de sérum spécifique, devrait être la même. L'expérience démontre juste le contraire. Le sérum antispermotoxique de lapins, traités avec du sérum de cobaye normal, a été toutes les fois beaucoup moins actif que le sérum de lapins, injectés avec du sérum spermotoxique de cobayes préparés. Le premier ne renfermait que de l'anticytase, tandis que le second contenait en plus de l'antifixateur. Les expériences de M. Weichhardt (1), exécutées dans mon laboratoire, ont corroboré la conclusion que je viens de formuler.

Renseignés sur la constitution des anticytotoxines, nous pouvons passer à la question de l'origine de ces corps, ainsi que de celle des ferments analogues qui agissent dans la résorption des substances albuminoïdes dans le sang et dans les tissus.

Nous avons déjà mentionné que les leucocytes sont chargés de ferment soluble qui digère la gélatine et que chez des animaux, traités avec des injections de gélatine, ces cellules élaborent une plus grande quantité de ferment. Il se manifeste dans ce cas une sorte d'éducation des leucocytes pour une production plus forte de ferment digestif, d'une façon tout à fait analogue à ce qui a été signalé dans le troisième chapitre pour l'augmentation des ferments pancréatiques dans la digestion intestinale. Il est donc bien permis de considérer les leucocytes, et probablement les phagocytes en général, comme la source du ferment soluble qui digère la gélatine.

En est-il de même des autres substances qui prennent une part active à la résorption des substances albuminoïdes dans les humeurs et les tissus de l'organisme ? Jusqu'à présent, on n'a pas encore étudié l'origine des précipitines et des antiferments, tels que l'antiprésure. Le problème étant très complexe et difficile, il est impossible dès maintenant de le résoudre. On sait bien que l'introduction de ces substances dans l'organisme provoque une réaction semblable à celle que nous avons signalée à propos de l'injection de la gélatine dans la cavité péritonéale des cobayes. Ainsi M. Morgenroth (2) a observé chez ses chèvres que l'injection sous-cutanée de présure stérile amenait la formation d'infiltrations étendues au point d'inoculation, accompagnée de fièvre ; on a le droit d'en conclure que la présure provoque une forte réaction leucocytaire. Par des expériences directes M. Hildebrandt (3) a démontré que la présure, renfermée dans des tubes de verre capillaires qu'il introduisait sous la peau de lapins, provoquait chez leurs leucocytes une forte chimiotaxie positive. Celle-ci amenait la formation d'un bouchon leucocytaire long de plusieurs

(1) *Annales de l'Institut Pasteur*. 1901, T. XV.
(2) *Centralb. f, Bakteriologie*, 1899, T. XXVI, p. 352.
(3) *Virchow's Archiv.*, 1893, T. CXXXI, p. 7.

millimètres. Or, nous savons par M. Briot que le lapin est capable de produire de l'antiprésure. M. Hildebrandt a en outre constaté que plusieurs autres diastases, ou ferments hydrolysants, tels que la sucrase et l'émulsine, donnent lieu au même phénomène de chimiotaxie. La réaction leucocytaire est donc un phénomène général consécutif à l'introduction dans les tissus de substances de composition chimique complexe, capables de provoquer la formation des anticorps. On serait tenté à la suite de cette donnée d'accepter en règle que les leucocytes sont capables de produire ces dernières substances. Bien que cette hypothèse soit très probable, il n'y a pas encore assez de faits pour être autorisé à la proclamer comme démontrée.

Comme ce sont les globules rouges qui sont atteints par les hémotoxines, on pourrait se demander si ce ne sont pas ces éléments mêmes qui se défendent par la production des antihémotoxines, dont ils excrètent le superflu dans le sang et les humeurs en général ? Les recherches, faites à ce sujet, se rapportent surtout à l'antihémotoxine du sérum sanguin de lapins par rapport à l'ichtyotoxine du sérum d'anguille.

Il est donc nécessaire d'examiner les documents, réunis sur les anticytotoxines et les corps analogues, pour essayer de se rendre compte de leur origine probable. Un grand nombre de données précises, accumulées sur les antihémotoxines, ne nous renseignent pas assez sur la source de ces substances.

Examinons d'abord cette question, est-il possible d'attribuer aux globules rouges la fonction de produire les antihémotoxines ? Si ces éléments en sont réellement la source, il est probable que les globules rouges d'animaux dont le sérum est antihémotoxique, manifesteront une grande résistance aux toxines ; ainsi nous savons que les globules blancs, qui produisent la gélatinase, digèrent beaucoup mieux la gélatine que le sérum des mêmes animaux. D'après les expériences de M. Tchistowitch (*l. c.*) sur les lapins, immunisés contre l'ichtyotoxine des anguilles, il faut admettre que les globules rouges de ces animaux sont souvent très sensibles à l'action du poison, alors que le sérum sanguin des mêmes lapins manifeste un fort pouvoir antihémolytique. Ce n'est que plus tard, lorsque le sérum perd une grande partie de ce pouvoir, que les hématies deviennent sensibles à l'ichtyotoxine.

Mais, avant d'abandonner l'hypothèse de la production des antihémotoxines par les globules rouges, il faut voir si elle ne peut pas être conciliée avec les faits, grâce à l'application de la théorie des chaînes latérales de M. Ehrlich (1). Cette théorie a été créée dans le but d'expliquer la production des antitoxines et leur action sur les toxines bactériennes et végétales. Plus tard, M. Ehrlich l'a étendue aux cytotoxines, aux anticytotoxines et aux substances bactéricides.

D'après M. Ehrlich, la molécule complexe des substances albuminoïdes renferme, en dehors du noyau central, immuable, une quantité de chaînes latérales, ou récepteurs, qui remplissent diverses fonctions accessoires et servent notamment pour la nutrition des cellules. Ces récepteurs ont une grande affinité pour les diverses substances, nécessaires pour entretenir les éléments vivants. Dans la vie normale, ces récepteurs saisissent des molécules alimentaires, comme une feuille de la *Dionaea* saisit une mouche qui lui sert de nourriture. Dans des conditions particulières, les mêmes récepteurs peuvent s'accrocher des molécules complexes de substances albuminoïdes, telles que les différentes toxines. Dans ce cas, le récepteur, au lieu de se combiner avec une molécule qui entretient la vie, fixera une molécule qui empoisonne la cellule. D'après la théorie de M. Ehrlich sur la constitution des toxines, leurs molécules renferment un groupement atomique *toxophore,* celui qui empoisonne, et un autre groupement, le groupement *haptophore*, celui qui se combine avec le récepteur. Le groupement toxique d'un poison complexe, tel que l'ichtyotoxine, ne peut pénétrer dans un globule rouge qu'à l'aide du groupement haptophore et du récepteur correspondant. Lorsqu'une hématie a absorbé une grande quantité de molécules d'ichtyotoxine, l'action de tous les groupements toxophores réunis rend la vie impossible et le globule se dissout. Mais lorsqu'une hématie n'a été touchée que par quelques molécules toxiques, incapables de compromettre la vie, il ne se produit que l'immobilisation des récepteurs qui se sont combinés avec les groupements haptophores de l'ichtyotoxine. Comme ces récepteurs remplissent une fonction importante dans la nutrition du globule rouge, celui-ci les reproduit en quantité plus grande qu'ils n'étaient au début. On sait que dans les phénomènes de réparation, a lieu souvent une surproduction des parties néoformées et, d'après M. Ehrlich, c'est à cela qu'est due la présence des antitoxines dans les humeurs. Les récepteurs, développés en excès par les globules rouges, remplissent ces cellules et n'y trouvant plus de place, sont rejetés au dehors.

(1) *Klinisches Jahrbuch*, 1897, T. VI ; *Proceedings of the Royal Society*, 1900, n° 432, p. 424. Ehrlich, Lazarus et Pincus, Leukaemie, etc, *Nothnagel's Specielle Pathologie u. Therapie,* 1901, T. VIII, Schlussbetrachtungen, p. 163.

C'est alors qu'ils passent dans le sang et les autres liquides de l'organisme. Lorsqu'à la suite d'une nouvelle injection de toxine, celle-ci est résorbée dans le sang, elle y rencontre une quantité de récepteurs libres, doués d'avidité pour le groupement haptophore de la molécule de la substance toxique. La combinaison chimique entre les deux substances se fait aussitôt dans les plasmas, ce qui empêche le groupement haptophore de la toxine de se réunir avec le récepteur des globules rouges et de léser ces cellules en y introduisant le groupement toxophore. D'après cette théorie, les mêmes récepteurs qui, à l'état libre dans les humeurs remplissent la fonction *antitoxique*, deviennent dans l'intérieur des globules rouges les véhicules d'intoxication et remplissent par conséquent une fonction *philotoxique*. On a comparé souvent ce rôle si opposé des récepteurs au paratonnerre. Tant qu'ils sont attachés à la molécule du protoplasma vivant, ils attirent la toxine, comme un paratonnerre attire la foudre lorsqu'il est mal installé.

Avec cette interprétation, il est facile de concevoir que les globules rouges d'animaux, dont les humeurs sont antihémotoxiques, soient sensibles à l'action toxique du sérum d'anguille, comme ceci a été observé par M. Tchistowitch. Une fois débarrassées de leurs humeurs protectrices, les hématies de l'organisme immunisé, mises en contact avec l'ichtyotoxine (sérum d'anguille), attirent par leurs récepteurs multiples les groupements haptophores du poison. Ceux-ci entraînent à leur tour les groupements toxophores qui dissolvent les globules rouges sans la moindre entrave. Mais cette théorie n'explique pas les cas, cependant nombreux, dans lesquels les hématies de lapins, vaccinés contre le venin d'anguille, résistent bien à ce poison. MM. Camus, Gley et Kossel sont arrivés indépendamment à ce résultat que les globules rouges de lapins immunisés, soigneusement débarrassés de sérum et soumis à l'action de l'ichtyotoxine restent sans être dissous, tandis que les hématies de lapins neufs subissent dans les mêmes conditions une dissolution rapide. M. Tchistowitch a, de son côté, confirmé le même fait et y a ajouté cette notion que la résistance des globules rouges s'observe le plus souvent à une période, où le sérum de lapin perd son pouvoir antitoxique. Si les récepteurs des hématies de lapins immunisés, grâce à leur grande affinité pour le groupement haptophore de la molécule d'ichtyotoxine, ne font qu'attirer le groupement toxophore de ce poison, comme le paratonnerre mal placé attire la foudre, les hématies ne devraient jamais manifester de résistance. Pour expliquer cette contradiction on ne pourra pas supposer que les hématies, devenues résistantes, se sont débarrassées de leurs récepteurs. En effet, si ces récepteurs sont si nécessaires à la nutrition de la cellule, que leur manquement a provoqué cette surproduction extraordinaire qui a inondé les humeurs, il est évident qu'on ne peut pas admettre l'existence de globules rouges tout à fait dépourvus de récepteurs correspondants.

Examinée à des points de vue différents, l'hypothèse de la production de l'antihémotoxine par les globules rouges se heurte à des difficultés très grandes. Il devient donc probable que la source de cette antitoxine doit être cherchée dans d'autres éléments cellulaires, et il est permis de se rappeler des cellules qui manifestent une réaction générale et locale des plus constantes à la suite de chaque injection d'ichtyotoxine. M. Tchistowitch a observé en effet que le sérum d'anguille, introduit chez des lapins à dose non mortelle, mais immunisante, provoque une forte hyperleucocytose.

La question de l'origine des anticytotoxines étant si compliquée, il a fallu pour l'éclaircir chercher un moyen expérimental d'exclure l'organe, dans lequel on pouvait supposer la source de cet anticorps. Comme on ne pouvait point penser à éliminer les globules rouges ou blancs, ni la plupart des tissus et organes, il ne restait qu'une voie capable d'amener à ce résultat. C'était la suppression des organes génitaux mâles. Nous savons déjà que l'injection de sperme provoque facilement la production d'une spermotoxine et que cette spermotoxine donne lieu au développement d'une antispermotoxine correspondante. Si ce sont les spermatozoïdes, c'est-à-dire les éléments, ayant une affinité particulière pour la spermotoxine, qui élaborent l'antitoxine, on devait supposer que les mâles châtrés seraient incapables de la produire. Dans cet ordre d'idées, nous avons exécuté un grand nombre d'expériences qui nous ont pleinement prouvé que les lapins mâles, privés de leurs organes sexuels, étaient tout aussi capables de développer dans leurs humeurs l'antispermotoxine que les lapins témoins, ayant conservé leur appareil génital mâle intact. Les lapines, ainsi que les jeunes lapins des deux sexes, n'ayant pas encore atteint leur maturité sexuelle, réagissent aussi aux injections de spermotoxine par la production de l'antispermotoxine correspondante. Le doute n'est donc pas possible : les éléments spécifiques, sensibles à l'action d'une cytotoxine, ne sont pas du tout indispensables pour le développement de l'anticytotoxine correspondante. Ce résultat se trouve en pleine harmonie avec la supposition, exposée plus haut, que les globules rouges ne peuvent pas être considérés non plus comme source de l'antihémotoxine. Seulement, pour le cas de l'antispermotoxine, le fait a pu être établi par la méthode expérimentale d'une façon rigoureuse.

Mais ici surgit la question suivante. Nous avons vu que les anticytotoxines sont constituées par deux substances différentes : une anticytase et un antifixateur. La première est une antitoxine, capable de neutraliser la macrocytase, ce ferment soluble qui sert pour attaquer indifféremment toutes sortes d'éléments cellulaires. Il n'est donc point étonnant que l'exclusion des spermatozoïdes n'empêche nullement la production de l'anticytase par un organisme qui reçoit des injections de cytotoxines. Celles-ci, comme nous le savons déjà, renferment de la cytase à côté du fixateur spécifique ; la macrocytase peut toucher à n'importe quel genre de cellules animales, pourvu qu'elle trouve quelque fixateur ou un autre moyen quelconque pour pénétrer dans l'intérieur de ces éléments figurés. Nous avons vu que l'antispermotoxine, obtenue par M. Metalnikoff chez les cobayes, ne renfermait que de l'anticytase. Parmi ses animaux, traités avec de la spermotoxine, il se trouvait un cobaye mâle châtré qui, aussi, a produit de l'anticytase. Il n'y a rien d'étonnant dans ce fait, car la cytase injectée a dû se fixer sur beaucoup d'autres cellules qui ont pu développer l'anticytase.

Mais l'exemple de l'antispermotoxine de nos lapins châtrés est bien différent. Pour manifester son action, le sérum de ces lapins n'avait pas besoin d'être chauffé à 56° ; il n'était pas nécessaire de le débarrasser de sa propre macrocytase qui aurait pu agir sous l'influence du fixateur, si celui-ci était resté libre dans la spermotoxine ajoutée, faute d'absence de l'antifixateur. Ce dernier se trouvait donc sûrement dans le sérum des mâles châtrés, qui s'étaient montrés capables de produire non seulement de l'anticytase, mais aussi de l'antifixateur. Ce résultat a encore été vérifié par des expériences comparatives sur des lapins mâles châtrés, dont les uns recevaient du sérum spermotoxique de cobaye, tandis que les autres n'avaient reçu que du sérum de cobaye normal. Il a été établi plusieurs fois que la quantité des cytases reste à peu près invariable chez des animaux normaux et chez des vaccinés (1). Si donc les antispermotoxines ne renfermaient que de l'anticytase, les injections de sérum spécifique de cobaye et de sérum

(1) Bordet, *Annales de l'Institut Pasteur*, 1895. T. IX, p. 499 ; v. Dungern. *Münchener medecinische Wochensch.*, 1900 p. 678.

normal de cobaye devraient produire le même résultat, c'est-à-dire que les sérums de lapins châtrés traités par ces deux sortes de sérums de cobaye, devraient manifester le même pouvoir antispermotoxique. Les expériences ont démontré le contraire. Le sérum de lapins châtrés, injectés à plusieurs reprises avec du sérum de cobaye normal, devient nettement antispermotoxique. Mais son pouvoir de protéger les spermatozoïdes de lapin contre l'immobilisation par la spermotoxine de cobaye est de beaucoup inférieur à celui qui se développe dans le sérum d'autres lapins châtrés, auxquels j'injectais du sérum spermotoxique de cobayes. Il va de soi que toutes les autres conditions de l'expérience étaient les mêmes pour les deux catégories de lapins.

Plusieurs séries de faits convergent donc vers ce point fondamental que l'organisme d'un animal, privé de ses organes sexuels mâles, est en état de produire de l'antispermofixateur. Contre l'argument que nous avons tiré du fait que le sérum antispermotoxique de lapins châtrés et traités avec du sérum spermotoxique agit sans être chauffé, on pourrait invoquer certaines expériences de MM. Ehrlich et Morgenroth. L'action antispermotoxique dans ce cas, avons-nous dit, démontre que le sérum des lapins préparés renferme de l'antifixateur. Autrement si le fixateur n'avait pas été neutralisé, il aurait permis à la macrocytase du sérum de lapin d'immobiliser les spermatozoïdes. Or, les deux observateurs que je viens de nommer ont démontré (1) que l'injection de différents sérums à des animaux est capable de provoquer dans leur sang le développement d'anticytases. La macrocytase de lapins châtrés qui, avant le traitement avec la spermotoxine, était capable d'immobiliser les spermatozoïdes de lapins, impressionnés par un fixateur, pourrait devenir inactive après les injections de sérum spermotoxique de cobayes. Pour éclaircir ce point j'ai demandé à M. Weichardt (2) qui a fait un travail à ce sujet dans mon laboratoire, d'essayer de réactiver la spermotoxine, mise en contact avec du sérum antispermotoxique, à l'aide de sérums non chauffés d'animaux neufs. Les spermatozoïdes de lapins ont été mis dans un mélange déterminé de sérum spermotoxique de cobaye, chauffé à 56° et de sérum antispermotoxique également chauffé à 56° et provenant de lapins châtrés qui avaient été traités avec de la spermotoxine. Les spermatozoïdes restent bien mobiles dans ce mélange qui renferme du fixa-

(1) *Berliner klinische Wochenschrift*, 1901, p. 255.
(2) *Annales de l'Institut Pasteur*, 1901. T. XV.

teur spécifique (dans le sérum spermotoxique de cobaye) et de l'antispermotoxine. A ce mélange, on ajoute un peu de sérum de lapin ou de cheval normal, non chauffé. Ces sérums renferment des cytases et seraient bien capables d'immobiliser les spermatozoïdes s'il se trouvait dans le mélange du fixateur libre qui pourrait permettre l'accès de la macrocytase aux spermatozoïdes Eh bien, dans ces conditions, les spermatozoïdes restent mobiles pendant longtemps. Le fixateur n'était donc plus actif parce qu'il était neutralisé par l'antifixateur du sérum antispermotoxique de lapins châtrés. L'expérience de contrôle a été faite avec les mêmes substances ; seulement le sérum de lapins châtrés, traités avec du sérum spermotoxique, a été remplacé par le sérum d'autres lapins châtrés, mais traités avec du sérum de cobaye normal. Dans ces derniers mélanges, les spermatozoïdes s'immobilisaient au bout de peu de temps, car le fixateur, n'étant pas neutralisé, permettait bien aux cytases de lapin et de cheval de les atteindre.

De toutes ces données il résulte que le sérum antispermotoxique de lapins mâles châtrés, traités avec du sérum de cobayes neuf, ne renferme que de l'anticytase ; tandis que le sérum de lapins mâles châtrés, mais traités avec du sérum spermotoxique et spécifique de cobayes, contient de l'anticytase et de l'antifixateur. Celui-ci a donc été produit indépendamment des éléments sensibles, des spermatozoïdes.

Après avoir établi que l'antispermotoxine ne vient pas des organes mâles, il a fallu tenter d'établir sa véritable source. Dans ce but, nous avons injecté du sérum spermotoxique à des jeunes lapins (bien capables de produire de l'antispermotoxine) et nous avons essayé de suivre le sort de la spermotoxine dans l'organisme. Lorsqu'on injecte du sérum spermotoxique de cobaye dans la cavité péritonéale de lapins, on retrouve une quantité notable de la spermotoxine dans la partie épaissie de l'épiploon, constitué par un tissu lymphoïde. Mais la majeure partie du poison passe dans la circulation, d'où elle va se fixer dans plusieurs organes, notamment dans la rate. Au moment où la spermotoxine se trouve dans le sang, on prélève une certaine quantité de ce liquide dans des tubes, renfermant quelques gouttes d'extrait de têtes de sangsues. Après la centrifugation du sang ainsi traité, on décante le plasma et on compare son pouvoir d'arrêter les mouvements des spermatozoïdes, à celui du sérum du même sang, préparé de la façon habituelle. De ces recherches il résulte que le plasma est toujours plus riche en spermotoxine que le sérum correspondant. Quelquefois la différence en faveur du plasma est même très grande.

Une partie de la spermotoxine passe dans les reins et les capsules surrénales. Il est probable que, comme c'est le cas pour tant de poisons solubles, une certaine quantité de la spermotoxine peut être éliminée par les organes uropoiétiques. Un peu de ce poison se retrouve aussi dans les glandes sexuelles mâles et femelles des jeunes lapins non châtrés.

La recherche de quelque foyer principal, comme producteur de l'antispermotoxine, n'a pas abouti à un résultat positif. C'est dans le plasma sanguin qu'apparaît d'abord le pouvoir d'immobiliser les spermatozoïdes et c'est ce même liquide qui est dans la suite plus antispermotoxique que n'importe quel organe. Parmi les tissus qui fixent la spermotoxine, les éléments génitaux ne jouent aucun rôle tant soit peu important dans la production de l'antispermotoxine. Les expériences sur des lapins châtrés nous l'ont bien prouvé. Par contre il devient de plus en plus probable que le système phagocytaire, disséminé dans beaucoup d'organes, et notamment les leucocytes, fournissent la substance antispermotoxique. La fixation de la spermotoxine par les leucocytes du sang, ainsi que les cellules de l'épiploon et de la rate, nous fournit déjà une indication précieuse. L'absence d'un organe particulier qui aurait le monopole de fixer la spermotoxine et qui se trouverait plus tard chargé d'une quantité prédominante d'antispermotoxine, plaide également en faveur de l'origine phagocytaire de cette antitoxine.

Après une seule injection intrapéritonéale de sérum spermotoxique de cobaye à des lapins jeunes, le sang de ceux-ci est nettement spermotoxique encore pendant quelques jours ; plus tard il devient indifférent, mais huit à dix jours après le commencement de l'expérience, le sang commence à manifester un pouvoir antispermotoxique. Le plasma se montre dans ces cas plus actif que le sérum. Lorsqu'on sacrifie les lapins à cette période du début de la production antitoxique, on constate que l'extrait des organes n'est que faiblement ou pas du tout antispermotoxique. Dans tous les cas ce pouvoir, quand il existe, est plus faible que dans le liquide sanguin. Les résultats obtenus avec les extraits d'organes, ne sont pas constants. Tantôt c'est la rate qui se montre le plus antitoxique, tandis que le foie, le thymus, l'épiploon, les ganglions lymphatiques et les glandes génitales ne le sont pas du tout. Dans d'autres cas la survie des spermatozoïdes, influencés par la spermotoxine, a été la plus longue dans l'extrait des capsules surrénales. Quelquefois c'est l'extrait de l'épiploon qui manifeste le plus de pouvoir antispermotoxique. Cette grande variabilité dans le développement de la propriété de protéger les spermatozoïdes s'accorde bien avec l'idée que les éléments, qui produisent l'antispermotoxine, sont des cellules vagabondes qui, sous diverses influences, peuvent se localiser dans des points très divers de l'organisme.

Il n'y a pas à se faire d'illusion. Les faits, recueillis jusqu'à présent, ne permettent pas encore de se faire une opinion définitive sur l'origine des anticytotoxines, mais on a bien le droit de considérer comme très probable la supposition que les phagocytes y jouent un rôle des plus importants. Il est dans tous les cas hors de doute que dans la résorption des liquides à composition moléculaire très complexe, les cellules amiboïdes qui résorbent les éléments figurés, prennent aussi une part très large.

CHAPITRE VI

IMMUNITÉ NATURELLE CONTRE LES MICROBES PATHOGÈNES

L'immunité naturelle et la composition des humeurs. Culture des microbes de l'influenza et de la péripneumonie dans les humeurs des animaux réfractaires. Résistance des Daphnies vis-à-vis des Blastomycètes. Exemples d'immunité naturelle chez les Insectes et les Mollusques. Immunité des poissons vis-à-vis du bacille charbonneux. Immunité des grenouilles contre le charbon, le microbe d'Ernst, le bacille de la septicémie des souris et le vibrion cholérique. Immunité naturelle chez le caïman. Immunité de la poule et du pigeon contre le charbon et la tuberculose humaine. Immunité du chien et du rat contre la bactéridie. Immunité des mammifères contre les vaccins charbonneux. Immunité du cobaye vis-à-vis des spirilles, des vibrions et des streptocoques. Immunité naturelle contre les bacilles anaérobies. Sort des Blastomycètes et des Trypanosomes dans l'organisme réfractaire.

Le troisième chapitre nous a renseigné sur la fréquence des cas d'immunité naturelle contre les maladies infectieuses. Les exemples de cette immunité se rencontrent chez les animaux inférieurs, Invertébrés, et sont très répandus parmi les Vertébrés. Nous avons déjà mentionné que cette immunité naturelle ne peut être attribuée ni à l'insensibilité vis-à-vis des toxines microbiennes, ni à l'élimination des microbes par les émonctoires. Et cependant les agents pathogènes qui ont pénétré dans les tissus de l'organisme réfractaire, sans être éliminés, disparaissent dans son sein. Pour faciliter l'étude de leur disparition, nous avons dû passer en revue les phénomènes qui suivent l'introduction de corpuscules étrangers dans l'organisme et présenter une analyse sommaire de la résorption des éléments cellulaires, dans ses rapports avec la digestion. Nous avons essayé de démontrer que la résorption n'est autre chose qu'une digestion qui, au lieu de se produire dans le tube intestinal, a lieu dans les tissus; qu'elle est une digestion intracellulaire tout à fait comparable à celle qui sert à la nutrition de certains animaux inférieurs.

La connaissance de toutes ces données nous a été nécessaire pour aborder le sujet, auquel doit être consacré ce chapitre, c'est-à-dire l'immunité naturelle innée des animaux et de l'homme vis-à-vis des microbes pathogènes. Comme dans les conditions naturelles, ce sont les microbes et non pas leurs produits toxiques qui pénètrent dans l'organisme, il est évident que c'est à l'étude de l'immunité contre les microbes qu'il faut donner la première place. Et ceci d'autant plus que cette immunité est beaucoup plus fréquente que l'insensibilité vis-à-vis des toxines.

L'organisme animal, présentant une composition très variable, on pourrait croire que les microbes trouvent chez les espèces réfractaires simplement un milieu chimique qui ne leur permet pas de vivre. Cette supposition n'a pas besoin d'être longuement discutée pour être rejetée. Parmi les microbes pathogènes, il y en a quelques-uns qui se distinguent par une grande délicatesse et sensibilité pour le milieu, dans lequel ils se trouvent. Tels sont par exemple les parasites de la fièvre paludéenne et leurs congénères. Ils vivent dans l'intérieur de globules rouges de Vertébrés et semblent extrêmement exigeants pour les matériaux de nutrition. Tous les animaux, même les singes, sont réfractaires au paludisme humain. On pourrait donc croire qu'ici au moins cette immunité est due à la composition chimique du contenu des hématies, différente de celle des globules rouges de l'homme. Mais, lorsque nous voyons, comme ceci a été démontré pour la première fois par M. Ross (1), que le parasite malarique de Laveran après avoir pénétré dans le tube digestif de certains moustiques (*Anopheles*), s'y développe abondamment, il nous est difficile de soutenir cette thèse.

Parmi les autres microbes d'origine animale, nous voyons les Trypanosomes, parasites de la terrible maladie, propagée par la mouche Tsé-tsé, qui sévit chez tous les mammifères. L'homme seul lui échappe, manifestant une immunité naturelle que rien ne peut vaincre. Osera-t-on affirmer que c'est la différence de la composition chimique du corps humain qui lui assure cette immunité contre un parasite qui attaque indifféremment un herbivore, comme le bœuf ou le lapin, un carnivore, comme le chien ? Et dans ces exemples je ne choisis que les microbes animalcules qui n'ont jamais pu être cultivés sur aucun milieu de culture et qui se conservent même très péniblement en dehors de l'organisme vivant.

Que dire alors des microbes-végétaux qui sont, sous ce rapport,

(1) *British Medical Journal*, 1897, 18 décembre. 1898, 26 février. *Annales de l'Institut Pasteur*, 1899. T. XIII, p. 136.

beaucoup moins exigeants? Les principaux parmi eux et les plus nombreux parmi les microbes pathogènes en général, les Bactéries, se laissent le plus souvent cultiver sans difficulté non seulement dans le sang et les humeurs des animaux sensibles ou réfractaires à leur action morbide, mais tout aussi bien sur toutes sortes de végétaux et de milieux artificiels : bouillons, liquides composés de sels minéraux et de quelques substances organiques. Il n'est vraiment pas possible d'attribuer l'immunité naturelle du chien et de la poule contre le bacille charbonneux qui tue un grand nombre de mammifères, y compris l'homme, à son impossibilité de se nourrir de leurs humeurs, lorsqu'on voit que ce même bacille tue des animaux inférieurs, comme le grillon, et pousse très bien sur des carottes, pommes de terre et autres légumes.

Même si, parmi les bactéries, nous prenons les plus difficiles dans le choix de leur nourriture, nous arrivons encore à l'impossibilité d'expliquer les cas d'immunité naturelle par l'inaptitude de ces microbes à se nourrir avec les sucs des espèces réfractaires. Le bacille, découvert par M. R. Pfeiffer (1) dans l'influenza, ne se développe sur aucun des milieux de culture, employés en bactériologie pour une quantité de microbes. Il lui faut une nourriture spéciale, qu'on lui prépare en étalant un peu de sang frais sur la surface de la gélose. M. Pfeiffer a établi, et le fait a été confirmé par beaucoup d'observateurs, que la meilleure espèce de sang pour ce bacille est le sang de pigeon. On devrait donc croire, si l'immunité dépend réellement de la composition des humeurs, que le pigeon est le moins réfractaire de tous les animaux. L'expérimentation a bien démontré la fausseté d'une telle supposition : le pigeon est tout aussi réfractaire vis-à-vis du bacille de Pfeiffer que la plupart des autres espèces animales.

Comme second exemple, nous pouvons citer le microbe de la péripneumonie bovine. C'est la plus petite de toutes les bactéries connues actuellement. Il a été très difficile à découvrir et il a fallu l'ingéniosité de MM. Nocard et Roux (2) pour le mettre en évidence. Très exigeant dans le choix des matériaux nutritifs, il a été cultivé pour la première fois dans les humeurs de lapin, espèce animale douée d'une immunité absolue vis-à-vis de la péripneumonie bovine. Il est inutile de multiplier les exemples pour prouver d'une façon générale que l'immunité naturelle contre les microbes ne peut être expliquée par

(1) *Zeitschrift für Hygiene*, 1893. T. XIII, p. 357.
(2) *Annales de l'Institut Pasteur*, 1898. T. XII, p. 240.

l'impossibilité pour ces agents pathogènes de vivre dans les liquides de l'organisme réfractaire.

Il faut donc voir ce qui se passe chez des animaux résistants, auxquels on inocule des microbes. Comme toujours, il est préférable de commencer par des animaux inférieurs qui présentent l'organisation la moins compliquée possible. Nous savons déjà que les exemples d'immunité naturelle ne sont pas rares chez les Invertébrés. A l'occasion d'une étude sur la maladie des Daphnies, ces petits crustacés si communs dans les eaux douces, j'ai pu constater que les Blastomycètes particuliers qui la provoquent rencontrent une vive résistance de la part de l'organisme. Comme les Daphnies sont petites, transparentes et par conséquent faciles à observer au microscope à l'état vivant, j'ai pu sans difficulté établir les principaux phénomènes qui se passent chez elles. Je puis être d'autant plus bref dans l'exposé de ces actes de résistance qu'en dehors d'un mémoire spécial que j'ai consacré à la maladie des Daphnies (1), j'ai décrit assez longuement la réaction de leur organisme dans mes leçons sur l'inflammation (p. 97-103). Il est néanmoins nécessaire que je rappelle en quelques lignes le mécanisme par lequel ces petits crustacés s'assurent l'immunité.

Les spores du parasite, sous forme d'aiguilles très fines et rigides, sont avalées avec la nourriture. Grâce à leurs pointes piquantes, elles perforent l'intestin et pénètrent dans la cavité du corps, remplie de sang, où elles se trouvent en butte aux attaques des leucocytes. Ceux-ci, guidés par leur sensibilité tactile, se réunissent autour du corps étranger, l'englobent complètement et le détruisent. Il est remarquable que la spore, munie d'une membrane très résistante, subit dans l'intérieur de l'amas des leucocytes, des modifications qui témoignent d'une force digestive extraordinaire de ces cellules. La surface de la spore, de lisse et régulière, devient échancrée et onduleuse ; la spore se brise en pièces et se réduit en un amas de débris qui restent indéfiniment dans le contenu des leucocytes, sous forme de granulations brunes. Il est évident que ces phagocytes doivent produire un ferment, capable de digérer la cellulose ou une substance analogue qui forme la membrane de la spore. Malheureusement, les petites dimensions des Daphnies, si avantageuses pour l'observation directe des phénomènes d'immunité, présentent un obstacle insurmontable à la recherche des ferments leucocytaires et à leur étude *in vitro*.

(1) *Virchow's Archiv.*, 1884. T. XCVI, p. 177.

La destruction des spores du parasite par les leucocytes des Daphnies leur procure une véritable immunité. Sur cent Daphnies, prises dans mon aquarium et soigneusement examinées au microscope, quatorze seulement ont été trouvées infectées par les conidies bourgeonnantes du parasite, tandis que cinquante-neuf autres renfermaient des débris de spores, détruites par les phagocytes. Transportées dans de l'eau pure, qui ne contenait pas de source nouvelle de contagion, ces Daphnies se sont très bien comportées et ont vécu normalement, ayant donné une nombreuse progéniture.

L'immunité des Daphnies, due à l'intervention des phagocytes, est un exemple d'immunité naturelle, individuelle. Elle n'est point l'apanage d'espèce ou de race de ces crustacés, car une fois que les leucocytes n'ont pas saisi la spore dès le moment de sa pénétration dans la cavité du corps, elle commence à germer et donne toute une génération de cellules bourgeonnantes. Or, celles-ci sécrètent un poison qui non seulement repousse les leucocytes, mais les tue et les dissout complètement. Dans ces conditions, la Daphnie est désarmée ; les parasites poussent dans l'organisme, privé de son arme de défense, comme dans un vase de culture, et l'animal ne tarde pas à succomber.

Depuis dix-huit ans que j'ai découvert cette lutte entre la Daphnie et son parasite, on n'a pas pu trouver un autre exemple aussi facile à observer et aussi démonstratif de l'action préservatrice des phagocytes chez un animal que l'on peut observer à l'état vivant au microscope. Mais les cas ne manquent pas chez les Invertébrés, où les diverses phases de cette lutte peuvent être étudiées avec une précision suffisante pour permettre la conclusion que là aussi les phénomènes se passent d'une façon analogue au cas des Daphnies.

Nous avons déjà cité dans le troisième chapitre les larves du scarabée rhinocéros (*Oryctes nasicornis*) qui, bien que très sensibles au vibrion cholérique, sont très réfractaires au charbon et à la diphtérie. Pour nous rendre compte du mécanisme de cette immunité, injectons dans la cavité du corps de ces gros vers blancs un peu de culture charbonneuse. Dans le sang, prélevé le lendemain, nous retrouverons les bactéridies injectées, non pas dans le plasma, mais dans l'intérieur de très nombreux leucocytes. Il s'est produit, comme chez les Daphnies, un englobement des parasites et leur destruction par la digestion intracellulaire des phagocytes. Le processus est donc le même que celui par lequel se fait la résorption des globules rouges d'oie, injectés dans le sang des larves du hanneton. Dans les deux cas, les corps étrangers sont dévorés et détruits par les leucocytes du sang, mais cet acte de résorption demande un temps très long.

Tandis que les leucocytes des larves du rhinocéros manifestent une chimiotaxie positive vis-à-vis de la bactéridie, ces mêmes cellules se comportent d'une façon toute différente en présence du vibrion cholérique. Des quantités très petites de ce microbe, injectées dans le sang de ces larves, leur donnent une maladie mortelle : les vibrions provoquent chez les leucocytes une chimiotaxie négative et poussent sans être gênés dans le plasma sanguin. La larve se transforme bientôt en un vase de culture et la quantité des vibrions qui s'y développent amène la mort de l'animal.

La différence d'action des deux microbes ne peut nullement être expliquée par la différence correspondante de leur façon de vivre dans le sang. Extrait de l'organisme, le liquide sanguin des larves blanches du rhinocéros est un milieu de culture tout aussi favorable pour le bacille charbonneux que pour le vibrion cholérique. Et cependant, le premier de ces microbes est bien capable de provoquer une maladie mortelle chez d'autres représentants de la classe d'Insectes. M. Kowalewsky (1) a découvert, chez le grillon domestique, quatre organes phagocytaires, très avides de toutes sortes de corpuscules étrangers qui pénètrent dans son corps. Du sang de mammifères, injecté sous la peau des grillons, est rapidement absorbé par les cellules des quatre « rates » (c'est ainsi que M. Kowalewsky désigne les organes phagocytaires). La résorption des hématies se fait dans l'intérieur de ces phagocytes, grâce à leur pouvoir de digestion intracellulaire. Lorsque M. Kowalewsky injectait à des grillons, maintenus à la température de 22°-23°, des bacilles charbonneux, il les voyait aussi englobés par les cellules des rates. Il n'y avait donc pas de manifestation de chimiotaxie négative de ces éléments vis-à-vis de la bactéridie. Seulement, l'englobement des bacilles par les phagocytes était insuffisant pour protéger l'animal. Les bactéridies se reproduisaient rapidement dans le liquide sanguin ; les lacunes intercellulaires des rates en étaient remplies et les grillons succombaient vite à l'infection.

Et cependant ces mêmes grillons sont bien capables de résister à certaines autres bactéries. Balbiani (2) a constaté qu'ils sont réfrac-

(1) *Bulletin de l'Académie des Sciences de Saint-Pétersbourg*, 1894. T. XIII, p. 437.

(2) *Comptes rendus de l'Académie des Sciences de Paris*, 1886. T. CIII, p. 952.

taires vis-à-vis de grandes quantités de bacilles, appartenant au groupe du *Bacillus subtilis*. Il a observé qu'injectés dans le corps des grillons, ces microbes sont dévorés et détruits par les leucocytes du sang et par les grandes cellules du tissu péricardial, correspondant aux éléments des rates de Kowalewsky. Tandis que les grillons et les autres Orthoptères, riches en phagocytes, accusent une immunité réelle contre ces bacilles, les insectes qui n'ont que peu de leucocytes, comme les papillons, mouches, hyménoptères, se montrent beaucoup plus sensibles à l'infection par les mêmes microbes. Le rapport direct entre l'immunité et la phagocytose est dans ce cas très marqué.

Les mollusques nous fournissent aussi quelques exemples intéressants d'immunité naturelle. M. Karlinsky (1) a observé que les bacilles charbonneux, injectés dans le sang des limaces et des escargots, disparaissent au bout d'un temps très court de leur corps et que ces gastéropodes pulmonés sont absolument indemnes vis-à-vis de ce microbe, si redoutable pour tant d'espèces animales. De la rapidité de cette disparition des bactéridies, on a voulu même conclure à l'impossibilité pour ce microbe de se maintenir vivant dans les humeurs des mollusques. M. Kowalewsky (*l. c.*, p. 443) a étudié cette question avec le soin qu'il met à tous ses travaux. Il a confirmé le fait que les escargots (*Helix pomatia*) résistent très bien à l'introduction d'une grande quantité de bactéridies dans leur corps ; il a vu aussi que ces microbes disparaissent du liquide sanguin. Seulement il les a retrouvés dans les tissus du pied et surtout dans les cellules qui entourent les vaisseaux pulmonaires. « La plus grande quantité des bactéries se trouvaient dans les cellules de la partie de la région pulmonaire des *Helix* qui est voisine du cœur et du rein. Toutes les bactéries étaient englobées par les cellules et je réussis bien à le démontrer non seulement sur les coupes, mais aussi *in toto* » (p. 444). Les escargots se portaient très bien, malgré la présence dans leurs phagocytes de nombreuses bactéridies qui se conservaient pendant longtemps. Au bout de dix, douze jours et plus ces microbes présentaient encore leur aspect habituel, ce qui concorde bien avec la lenteur avec laquelle se fait la digestion intracellulaire chez la plupart des Invertébrés. Seulement, ces bactéridies n'étaient plus vivantes, quoique encore non digérées. Les morceaux de tissu pulmonaire des

(1) *Centralblatt für Bakteriologie*, 1889. T. V, p. 5.

escargots, injectés avec des bacilles charbonneux, donnaient des cultures encore 48 heures après l'injection et renfermaient des bactéridies, capables de donner le charbon mortel à des souris. Plus tard, les milieux ensemencés demeuraient stériles et les souris inoculées restaient vivantes. Par ces expériences, il a été établi que les microbes, vivant dans le plasma sanguin, devenaient la proie des phagocytes qui les rendaient inoffensifs et les tuaient. Cet exemple nous démontre encore une fois que l'organisme se débarrasse des microbes par le même mécanisme que celui qui sert pour la résorption des éléments figurés quelconques. L'escargot réagit de la même façon vis-à-vis de la bactéridie et des globules rouges d'oie.

Nous ne pouvons pas insister plus longuement sur l'immunité naturelle des Invertébrés. Du reste, il est inutile d'augmenter le nombre d'exemples qui amènent toujours au même résultat : importance de la réaction phagocytaire et de la digestion intracellulaire dans la résorption et l'immunité. Il nous faut passer à l'examen des phénomènes de réaction de l'organisme des Vertébrés vis-à-vis des microbes pathogènes, suivant, comme toujours, la méthode comparative. Nous commencerons donc par l'étude de l'immunité naturelle des poissons, comme représentants inférieurs du grand groupe des Vertébrés.

On sait bien que les poissons sont sujets à des maladies infectieuses et la pisciculture déplore souvent des pertes considérables, occasionnées soit par des champignons inférieurs (Saprolégniées), soit par des bactéries. Les microbes pathogènes qui produisent les épidémies des poissons sont encore peu connus ; mais, parmi les bactéries qui tuent beaucoup d'animaux supérieurs, il y en a aussi qui occasionnent des maladies mortelles chez quelques poissons. Ainsi le bacille charbonneux, si virulent pour tant de mammifères est capable aussi, comme nous l'avons vu, de produire une infection chez le grillon, peut amener la mort de petits poissons osseux de mer, les hippocampes. MM. Sabrazès et Colombot (1), qui ont étudié cette question, ont démontré qu'une bactéridie charbonneuse, virulente pour le lapin, inoculée à ces poissons, provoque des tuméfactions au point d'inoculation et se généralise dans tout le corps, pour produire une septicémie mortelle. Comme leurs expériences ont donné ce résultat à la température de 14°-26°, on voit bien que, pour que la bacté-

(1) *Annales de l'Institut Pasteur*, 1894. T. VIII, p. 696.

ridie manifeste son effet pathogène, elle n'a nullement besoin d'agir à la température élevée du corps des mammifères.

Eh bien, parmi les poissons, il ne manque pas d'espèces qui résistent très bien à la bactéridie charbonneuse. M. Mesnil (1) a bien étudié, dans notre laboratoire, le mécanisme de cette immunité. Il a constaté que plusieurs poissons d'eau douce, comme la perche (*Perca fluviatilis*), le goujon (*Gobio fluviatilis*) et le cyprin doré (*Carassius auratus*), résistent à une injection d'une quantité considérable de bactéridies dans leur péritoine. Maintenus aux températures de 15°-20° ou même à 23°, température à laquelle ces bacilles peuvent se développer déjà très abondamment, ces poissons détruisent un grand nombre de ces microbes dans leur corps. Bientôt après leur introduction dans la cavité péritonéale, les leucocytes nombreux s'accumulent autour des bactéridies et les englobent par le même mécanisme observé chez les Invertébrés ou chez les mêmes poissons en train de résorber les hématies d'espèces étrangères. Chez le goujon, déjà au bout de six heures et demie, il se produit une phagocytose très nette et presque complète.

Il est impossible de mettre en doute ce fait fondamental que les bactéridies, au moment de leur englobement, sont en parfait état de vie et de virulence. Le liquide de l'exsudat péritonéal, retiré de l'organisme, est par lui-même incapable d'empêcher le développement des bacilles charbonneux. La lymphe péritonéale des poissons mentionnés est même un bon milieu de culture pour ces microbes *in vitro*.

Lorsque, longtemps après l'achèvement de la phagocytose par les leucocytes de l'exsudat péritonéal, on retire une goutte de cet exsudat et qu'on la maintient en dehors de l'organisme dans des conditions convenables de température et d'humidité, une partie des bactéridies englobées commence à pulluler et donne une culture abondante. Cette expérience prouve, d'une façon incontestable, que ces microbes ont été dévorés à l'état vivant. Si l'on injecte un peu d'exsudat péritonéal, retiré plusieurs (jusqu'à neuf) jours après l'injection des bactéridies, sous la peau de cobayes, on les voit périr de charbon généralisé, ce qui démontre que les bacilles, englobés vivants, ont conservé leur virulence longtemps après avoir été dévorés par les leucocytes. Mais si l'on examine les exsudats péritonéaux, retirés à des périodes encore plus avancées, on constate qu'ils ne contiennent plus de bacilles, capa-

(1) *Annales de l'Institut Pasteur*, 1895. T. IX, p. 301.

bles de se développer dans des milieux de culture, ni de provoquer la maladie chez des animaux des plus sensibles. D'où il s'ensuit que, dans l'organisme des poissons réfractaires, les bactéridies ne sont pas détruites par les liquides, mais bien par les phagocytes, qui mettent beaucoup de temps pour achever la digestion intracellulaire des microbes englobés.

Les phagocytes qui assurent l'immunité des poissons osseux, étudiés par M. Mesnil, appartiennent principalement à la catégorie des hémomacrophages. Ce sont des leucocytes à protoplasma abondant qui se colore facilement par les couleurs d'aniline basiques, des mononucléaires, dont le noyau est cependant quelquefois divisé en lobes. Il est à remarquer que, chez la perche, ce sont les seuls représentants des phagocytes mobiles et que ce poisson manque complètement de leucocytes éosinophiles ou de n'importe quelle autre variété de leucocytes granuleux. Chez le goujon, en dehors des hémomacrophages, on rencontre déjà quelques microphages à protoplasma qui se teint légèrement avec des couleurs d'aniline acides. Ces données nous seront utiles dans l'étude du rôle des phagocytes dans l'immunité au point de vue général.

Une autre classe d'animaux « à sang froid », les amphibiens, a été beaucoup plus souvent étudiée au point de vue de l'infection et de l'immunité. La grenouille, animal si commode pour tant de recherches physiologiques et pathologiques, a été aussi beaucoup employée pour l'étude de l'immunité vis-à-vis des microbes pathogènes. Il s'est accumulé toute une littérature sur ce sujet. Elle a été très bien résumée dans le mémoire de M. Mesnil que nous avons déjà cité et auquel nous devrons revenir encore plusieurs fois.

L'immunité des grenouilles contre la bactéridie charbonneuse a été constatée depuis longtemps et a été étudiée dans le célèbre mémoire de M. R. Koch (1) sur le charbon. Cet observateur, après avoir injecté dans le sac lymphatique de la grenouille de l'émulsion de rate charbonneuse, retrouva les bacilles dans l'intérieur des cellules rondes qui éclataient facilement lorsqu'on les transportait dans l'eau. M. Koch, conformément à l'opinion alors généralement répandue, pensait que les microbes trouvaient un milieu de culture très favorable dans le contenu de certaines cellules, mais que, malgré cela, la grenouille était capable d'accuser une immunité réelle contre le charbon. Quelques

(1) *Beiträge zur Biologie der Pflanzen* de Cohn, 1876. T. II, p. 300.

années plus tard, Gibier (1) fit cette découverte intéressante que les grenouilles, soumises à l'influence de la température élevée (aux environs de 37°), perdaient leur immunité naturelle et contractaient facilement le charbon mortel.

Depuis, on a étudié souvent le mécanisme, par lequel l'organisme de la grenouille assure son immunité vis-à-vis du bacille charbonneux. Dans un mémoire, paru en 1884, j'ai (2) insisté sur ce que le principal rôle dans cette immunité revient aux phagocytes qui dévorent les bactéridies introduites et les soumettent à la digestion intracellulaire. Les cellules rondes, décrites par M. Koch, ne sont autres que les leucocytes du sac lymphatique qui se sont emparés des bacilles charbonneux. Ceux-ci, au lieu de prospérer dans le contenu cellulaire, y trouvent un milieu très défavorable et périssent au bout d'un temps plus ou moins long. Lorsque l'activité des phagocytes est entravée par des influences défavorables, comme celle de la température élevée, les phagocytes ne manifestent plus qu'une réaction très faible, incapable d'assurer à la grenouille l'immunité qu'elle possède dans des conditions normales. Les conclusions que je viens de résumer brièvement, ont soulevé une opposition très vive de la part d'un grand nombre d'observateurs. M. Baumgarten (3), avec ses élèves MM. Petruschky (4) et Fahrenholz (5), ont essayé de démontrer que la phagocytose ne jouait aucun rôle dans l'immunité et que les grenouilles résistaient au charbon simplement parce que les bactéridies étaient incapables de se maintenir à l'état vivant dans les humeurs de ce batracien. M. Nuttall (6), de l'école de M. Flügge, a soutenu aussi que les grenouilles résistaient au charbon grâce au pouvoir bactéricide de leurs parties liquides. Cette opinion avait été défendue par plusieurs autres observateurs et a semblé pendant quelque temps devenir tout à fait dominante.

Et cependant il a été possible de démontrer que les plasmas de la grenouille non seulement ne s'opposaient pas à la vie de la bactéridie, mais leur fournissaient au contraire un bon milieu de culture (7). Il suffisait pour cela d'introduire sous la peau de grenouilles des spores charbonneuses enfermées dans un sac, préparé avec la moelle de

(1) *Comptes rendus de l'Académie des Sciences*, 1882. T. XCIV, p. 1605.
(2) *Virchow's Archiv.*, 1884. T. XCVII, p. 502.
(3) *Centralblatt f. Klinische Medicin*, 1888, p. 516.
(4) *Untersuch. üb. d. Immunität d. Frosches*, Iéna, 1888.
(5) *Beiträge z. Kritik der Metschnikoff'schen Theorie*, 1889.
(6) *Zeitschrift für Hygiene*. T. IV, p. 378.
(7) *Virchow's Archiv.*, 1888. T. CXIV, p. 466.

roseau ou simplement enveloppées dans un petit morceau de papier buvard. Le plasma du sac lymphatique imprégnait aussitôt les spores et leur permettait de germer et de donner toute une génération de bactéridies. Mais, aussitôt que les leucocytes pénétraient au travers du papier, ils s'emparaient des jeunes bacilles, les digéraient dans leur intérieur et empêchaient leur action pathogène. La germination des spores se fait même dans le cas, où elles ont été introduites sous la peau de grenouilles sans être protégées d'une façon quelconque. Seulement, dans ces conditions, il ne germe qu'une certaine portion des spores, la majorité n'ayant pas assez de temps pour germer avant l'arrivée des leucocytes. Les petits bacilles, très courts, issus des spores germées, sont, ainsi que les spores non germées, bientôt englobés par les phagocytes. Mais, tandis que les bâtonnets finissent par être digérés dans l'intérieur de ces cellules, les spores dévorées restent intactes pendant un temps très long : elles ne germent pas, mais elles ne sont pas détruites et gardent indéfiniment leur vitalité, malgré l'influence des phagocytes. Il suffit de retirer d'une grenouille, inoculée depuis longtemps avec des spores charbonneuses et maintenue à la température moyenne (15°-25°), un peu de lymphe et de l'ensemencer dans un milieu nutritif quelconque (de ceux qu'on emploie pour la culture des bactéries), pour voir les spores germer et produire toute une génération de bactéridies filamenteuses absolument normales. Tous ces phénomènes ont été bien étudiés par M. Trapeznikoff (1) dans un travail, exécuté dans mon laboratoire. Il ressort de ses expériences que les phagocytes de la grenouille sont bien capables de protéger l'organisme contre le bacille charbonneux, en englobant et digérant les bactéridies à l'état végétatif et en empêchant la germination des spores englobées. Cette action phagocytaire est tout à fait importante, en présence du fait que les plasmas de grenouille permettent aux spores de germer et aux bacilles de se développer et de produire des cultures abondantes.

L'immunité des grenouilles vis-à-vis du bacille charbonneux que nous venons de relater et qui est assurée par l'activité des phagocytes, est constante dans les conditions de température que nous avons mentionnées (15°-25°), conditions qui suffisent cependant pour que des animaux à sang froid sensibles, comme le grillon ou l'hippocampe, périssent du charbon. La grenouille verte, espèce qui s'acclimate bien

(1) *Annales de l'Institut Pasteur*, 1891, T. V, p. 362.

à la température de 35°, résiste même dans ce cas à l'infection par la bactéridie, comme l'a démontré M. Mesnil dans un travail que nous avons déjà cité à propos de l'immunité des poissons. Maintenue pendant longtemps à cette température élevée, qui convient si bien pour le développement du bacille charbonneux, la grenouille verte (*Rana esculenta*) réagit par le même mécanisme phagocytaire. Les leucocytes de la lymphe et du sang, les cellules de la pulpe splénique et les cellules étoilées de Kupffer du foie, saisissent les bactéridies introduites et les digèrent comme dans n'importe quel cas de phagocytose. La grenouille rousse (*Rana temporaria*) s'adapte très peu et très difficilement à la température élevée et meurt également, qu'elle soit inoculée avec du charbon ou qu'elle n'ait subi aucune inoculation. Dans ces conditions, les bactéridies se développent dans le corps des grenouilles mortes ou mourantes, mais M. Mesnil insiste sur ce fait que jamais ils ne se produit de véritable infection charbonneuse, comme on l'avait admis à la suite des recherches de Gibier.

M. Dieudonné (1) a trouvé cependant un moyen pour enlever l'immunité naturelle de la grenouille vis-à-vis du bacille charbonneux, en l'inoculant avec une race bactéridienne artificielle qu'il a adaptée à se développer assez abondamment à la température basse de 12°. Dans ces conditions toutes les grenouilles inoculées, même celles qui avaient résisté à l'inoculation avec des bactéridies ordinaires (cultivées à 37°,5), mouraient dans l'espace de 48 à 56 heures, renfermant beaucoup de bacilles dans le sang et dans les organes. M. Dieudonné n'a pas étudié le mécanisme intime qui accompagne cette perte d'immunité ; mais il est très probable que, pour une part, il s'agit ici d'un renforcement, spécial pour la grenouille, de la bactéridie, habituée à se développer à température basse. Ce microbe devait pulluler chez des grenouilles, maintenues à une température peu élevée, d'une façon beaucoup plus rapide et intense qu'une bactéridie de la race ordinaire. D'un autre côté, la sensibilité des grenouilles de M. Dieudonné devait dépendre d'une moindre résistance de l'organisme dans les conditions de ses expériences. Malheureusement, nous ne trouvons pas dans son mémoire de données suffisantes sur ces conditions ; il n'y a même pas de renseignements sur la température à laquelle vivaient les grenouilles, inoculées avec des bactéridies habituées au froid. M. Dieudonné invoque l'analogie de ses résultats avec ceux obtenus au sujet

(1) *Arbeiten a. d. k. Gesundheitsamte*, 1894. T. IX, p. 497.

de l'immunité et de la sensibilité des grenouilles vis-à-vis d'un bacille septicémique.

Ce microbe a fait l'objet d'une étude intéressante de la part de M. Ernst (1). C'est un petit bacille, très mince, qui occasionne chez des grenouilles une maladie mortelle, épidémique au printemps, mais qui cesse complètement pendant l'été. Se basant sur ce fait, M. Ernst a réussi à assurer l'immunité des grenouilles en automne, en les introduisant à l'étuve à 25°. Malgré l'injection d'une dose considérable du petit bacille (*Bacillus ranicida*), les grenouilles, vivant à cette température, restaient bien portantes, tandis que leurs témoins exposés à la température basse, mouraient de septicémie. La contre-épreuve fut faite en été. Les grenouilles inoculées, gardées au laboratoire, se montraient indemnes, tandis que celles qui avaient été maintenues dans un appareil réfrigérant à 6°-10° mouraient régulièrement. On pourrait se demander, si cette influence si évidente de la température sur l'immunité et la réceptivité, s'exerçait sur l'organisme de la grenouille ou bien sur le bacille pathogène. Au cas où celui-ci ne pourrait se développer qu'à des températures basses, on comprendrait facilement son innocuité à la chaleur. Les expériences de M. Ernst ont démontré tout au contraire que le petit bacille se développe beaucoup mieux à 22° et même à 30° qu'aux températures plus basses. Il faut en conclure que la température élevée qui assure l'immunité agit non en affaiblissant le microbe, mais bien en renforçant la résistance de l'organisme. Les températures basses (6°-10°), favorables à l'infection mortelle, agissent en sens inverse, c'est-à-dire affaiblissent la réaction des grenouilles inoculées.

Quoique M. Ernst n'ait pas beaucoup étudié le mécanisme de cette résistance, il est évident, d'après les données qu'il communique, qu'elle consiste en une réaction phagocytaire. M. Ernst a pu constater l'englobement des bacilles par les phagocytes chez des grenouilles froides, sensibles, ainsi que chez des grenouilles chaudes, réfractaires ; seulement, dans le premier cas, la phagocytose était si faible que, 24 heures après l'inoculation, il trouvait encore un bon nombre de bacilles libres dans la lymphe du sac dorsal, tandis que, chez les grenouilles réfractaires, la phagocytose, étant beaucoup plus active, amenait la disparition des bacilles libres pendant la première journée. Si l'analogie de cette septicémie avec le charbon des grenouilles, sur laquelle insiste M. Ernst, existe réellement, comme cela est très probable, il faut pen-

(1) *Ziegler's Beiträge zur Pathologischen Anatomie*, 1890 T. VIII, p. 203.

ser que la sensibilité de ces batraciens à la race modifiée de la bactéridie dépend aussi de leur faible résistance phagocytaire.

Comme dans les deux exemples d'immunité naturelle chez la grenouille, nous avons vu l'activité phagocytaire se manifester d'une façon intense vis-à-vis de microbes qui se développent facilement dans les humeurs du même animal, on pourrait en conclure que la réaction des phagocytes constitue un moyen général de défense de l'organisme des animaux « à sang froid ». Et cependant M. Lubarsch (1), un observateur très avisé, a émis une opinion contraire, se basant sur ses études sur le bacille de la septicémie des souris. Il s'est assuré que les grenouilles résistent très bien, même à des injections de quantités considérables de ce microbe, sans le moindre concours de la part des phagocytes. Comme il s'agit ici de constatation de faits, M. Mesnil (*l. c.*) s'est mis à les vérifier, dans le but d'établir s'il s'agit ici d'une exception réelle ou bien d'un simple malentendu. Il a pu démontrer, par des observations et des expériences irréfutables, que les bacilles de la septicémie des souris, inoculés à des grenouilles, y provoquent une chimiotaxie positive très prononcée de la part des phagocytes qui saisissent et digèrent les microbes de la même façon qu'ils le font avec la bactéridie. L'exception apparente s'est donc transformée en un nouvel argument en faveur de la réaction phagocytaire, comme règle générale dans l'immunité. A l'appui de cette thèse, je puis invoquer encore un exemple que j'ai déjà mentionné dans un précédent chapitre à propos d'une autre question. La grenouille est très réfractaire vis-à-vis du vibrion cholérique. Inoculée dans le sac lymphatique dorsal ou dans un autre endroit du corps, la grenouille conserve sa santé intacte. L'examen de l'exsudat au point d'inoculation démontre que les vibrions rencontrent une vive opposition de la part des phagocytes qui les englobent et les digèrent totalement. Ce fait présente un intérêt particulier en raison de cette circonstance que la grenouille est très sensible à la toxine du vibrion cholérique. Injectée à faible dose, elle tue la grenouille en un espace de temps très court. Deux petites grenouilles moururent en moins d'une heure, sous l'influence de 0,5 c. c. de toxine cholérique.

L'immunité naturelle de la grenouille vis-à-vis du vibrion cholérique se révèle donc comme un exemple, dans lequel l'organisme,

(1) *Centralblatt f. Bakteriol.* 1889. T. VI, p. 481 et 529. *Fortschritte der Medicin*, 1890, p. 665. *Zeitschrift für klin. Medicin*, 1891. *Ueber Immunität und Schutzimpfung*, *Thiermedicinische Vorträge*, 1892.

détruisant le microbe par la phagocytose, empêche la production du poison, qui sans cela le tuerait infailliblement.

Après avoir démontré que la réaction phagocytaire se manifeste chez la grenouille dans tous les cas d'immunité naturelle suffisamment étudiés, nous devons nous arrêter un instant sur la question de l'état, dans lequel se trouvent les microbes au moment de leur englobement par les phagocytes. Il est de toute évidence que la défense phagocytaire n'a de valeur qu'à la condition qu'elle s'exerce vis-à-vis des microbes qui sans elle pourraient nuire à l'organisme par leur pullulation et leur virulence. C'est pour cette raison qu'on a beaucoup discuté, si les microbes, avant d'être englobés, étaient vivants et aptes à produire leur action pathogène. On pensait même que les phagocytes n'étaient capables que d'englober les cadavres des microbes, tués par d'autres agents. Les grenouilles se prêtent très bien à l'étude de cette question. En retirant une goutte de l'exsudat quelque temps après l'inoculation d'un microbe mobile, comme le bacille pyocyanique ou les vibrions, on le retrouve souvent dans des leucocytes, en train de se mouvoir rapidement dans l'intérieur des vacuoles. L'expérience réussit encore plus facilement, si l'on mélange sur un porte objet une goutte de lymphe de grenouille avec une trace de culture de microbes mobiles. Bientôt on aperçoit ceux-ci dans des vacuoles claires, inclues dans des leucocytes, exécutant des mouvements extrêmement rapides.

En dehors de cette constatation directe, on peut s'assurer de l'état vivant des microbes au moment de leur englobement par les phagocytes, à l'aide d'une autre méthode. On retire une goutte de l'exsudat à une période avancée, lorsqu'il n'y a plus du tout de microbes libres ; dans l'intérieur des phagocytes, on remarque encore quelques rares bactéries, plus ou moins bien conservées. Il suffit de maintenir une goutte suspendue d'un pareil exsudat à une température voisine de 30° en ayant soin de la protéger contre la dessiccation, mais sans y ajouter un milieu nutritif quelconque. Dans ces conditions, les leucocytes meurent plus ou moins vite, tandis que les microbes reprennent de la vigueur : ils commencent à se reproduire et au bout de peu de temps fournissent une génération de microbes, inclus dans l'intérieur du leucocyte mort. La pullulation des bactéries marche progressivement, de sorte que la goutte suspendue se transforme en une véritable culture pure. M. Mesnil a pu confirmer ces données avec des exsudats de grenouilles, inoculées avec des bacilles du charbon et de la septicémie des souris.

Les bactéries, englobées à l'état vivant par les phagocytes, conservent leur virulence initiale. Quelques auteurs pensaient, et moi-même j'étais de cet avis, qu'au bout d'un séjour plus ou moins prolongé dans l'intérieur des leucocytes, les bacilles charbonneux subissaient une atténuation dans leur virulence. Des recherches ultérieures plus nombreuses ont cependant démontré que cette opinion était inexacte et qu'au contraire la virulence se conservait chez des bactéries incluses dans les phagocytes des grenouilles pendant tout le temps que ces microbes restaient vivants. M. Dieudonné a insisté sur ce fait pour ce qui concerne le bacille charbonneux. M. Mesnil l'a confirmé pour ce même microbe et a étendu la même conclusion au bacille de la septicémie des souris. Il est donc impossible de mettre en doute ce résultat général que les grenouilles, réfractaires contre certaines bactéries, résistent grâce à la phagocytose qui s'exerce vis-à-vis des microbes vivants et virulents.

Nous avons suffisamment insisté sur l'analyse de l'immunité naturelle de la grenouille, pour ne pas nous arrêter sur les faits, concernant les autres amphibiens, étudiés du reste beaucoup moins bien sous ce rapport. Les reptiles, ces représentants supérieurs des Vertébrés dits à sang froid, présentent souvent des exemples d'immunité vraiment remarquable. Ainsi les crocodiles résistent à des doses énormes de diverses bactéries, comme le bacille charbonneux, celui de la tuberculose humaine ou bien le coccobacille de la fièvre typhoïde. Lorsque, quelque temps après avoir fait l'injection, on retire l'exsudat du point d'inoculation, on y trouve une quantité de leucocytes, parmi lesquels on reconnaît beaucoup de microphages éosinophiles, mais dont la majorité est représentée par les macrophages à un seul, deux ou plusieurs noyaux. On rencontre dans l'exsudat des véritables cellules géantes. Ce sont les macrophages qui manifestent surtout la propriété phagocytaire et on les trouve souvent bourrés des microbes injectés, comme j'ai pu m'en assurer après des injections de coccobacilles typhiques. L'immunité naturelle des crocodiles (*Alligator mississipiensis*) persiste aussi bien à la température de l'étuve (37°) qu'à celle plus basse (20°-22°) de la chambre.

Passant en revue la série animale, nous devons nous arrêter à présent sur l'immunité naturelle des oiseaux, ou vertébrés inférieurs à sang chaud. L'exemple classique de cette propriété est l'immunité de la poule vis-à-vis du charbon. On savait depuis longtemps que les oiseaux résistent à l'inoculation charbonneuse, ou bien ne présentent qu'une faible réceptivité. Les petits oiseaux sont pour la plupart sensibles au charbon, le pigeon l'est déjà beaucoup moins ; la poule présente un cas d'immunité des plus prononcés. On la croyait même absolument réfractaire jusqu'aux expériences de Pasteur et M. Joubert (1) qui trouvèrent pour la première fois une méthode certaine pour supprimer cette immunité. Ils plongèrent leurs poules, inoculées avec la bactéridie, dans de l'eau fraîche, jusqu'aux cuisses, pour abaisser la température du corps. Ils constatèrent que, dans ces conditions, le bacille charbonneux se développait au point d'inoculation et se généralisait plus tard dans le sang, amenant inévitablement la mort des animaux. Ils en conclurent que l'immunité naturelle de la poule dépendait de sa température normale très élevée (41°-42°) qui gênait le bacille charbonneux dans sa fonction pathogène.

M. Hess (2) a étudié le mécanisme de cette immunité de la poule et a signalé le rôle important de la phagocytose dans la destruction des bactéridies inoculées.

Ces recherches ont été reprises plus tard par M. Wagner (3) dans mon laboratoire. Après avoir établi que le bacille du charbon se développe facilement dans le sang et le sérum sanguin des poules, en dehors de l'organisme, à des températures élevées de 42°-43°, il est arrivé à ce résultat que l'abaissement de la température du corps des poules, plongées dans l'eau, amenait non pas le renforcement de la bactéridie, mais bien l'affaiblissement de la résistance de l'animal. M. Wagner a pu s'assurer que cette résistance se manifeste dans l'activité des phagocytes qui englobent et détruisent le bacille charbonneux à l'état végétatif. Chez la poule normale, la phagocytose est rapide et très prononcée, tandis que chez la poule réfrigérée cette réaction est très faible ou nulle. Pour corroborer ce résultat général, M. Wagner, au lieu d'abaisser la température par de l'eau fraîche, s'est servi de l'antipyrine et du chloral. L'application de ce traitement amena également l'affaiblissement de la défense naturelle de l'organisme et supprima l'immunité de la poule contre le charbon.

M. Trapeznikoff (4) a étudié avec beaucoup de soin le sort des spores charbonneuses, injectées à des poules. Il a observé que le plus grand nombre de ces germes est dévoré par les leucocytes. Quel-

(1) *Bulletin de l'Académie de Médecine de Paris*, 1878, p. 440.
(2) *Virchow's Archiv*, 1887. T. CIX, p. 365.
(3) *Annales de l'Institut Pasteur*, 1890. T. IV, p. 570.
(4) *Annales de l'Institut Pasteur*, 1891. T. V. p. 362.

ques spores se transforment d'abord en petits bâtonnets, s'allongent quelquefois même en de véritables bacilles, mais, en dernier lieu, tous ces microbes deviennent la proie des phagocytes et dans leur intérieur périssent. Les états végétatifs sont digérés au bout de peu de temps, tandis que les spores persistent longtemps dans l'intérieur des phagocytes, mais finissent tout de même par disparaître. La phagocytose chez les poules, innoculées avec des spores, est très intense, et les préparations, colorées par la méthode de Ziehl, documentent d'une façon indiscutable la réalité de ce phénomène réactionnel. Ces préparations ont servi longtemps au cours de microbie de l'Institut Pasteur pour la démonstration de la phagocytose.

En présence de ces faits bien établis et confirmés un grand nombre de fois, il est impossible d'accepter les affirmations de M. Thiltges (1) qui nie l'englobement des bactéridies par les phagocytes de la poule. Il a dû évidemment se glisser dans ses recherches quelque faute de technique que je ne suis pas en état de préciser pour le moment. Du reste, les données positives sur la phagocytose chez le même animal, obtenues par MM. Hess, Wagner, Trapcznikoff, données confirmées par moi-même, rendent inutiles de nouvelles recherches dans le but d'expliquer les résultats négatifs de M. Thiltges. Quant à ses expériences sur l'action bactéricide du sang défibriné et du sérum sanguin des poules vis-à-vis de la bactéridie et de ses spores, expériences dont les résultats sont opposés à ceux de M. Wagner, cette contradiction peut être expliquée assez facilement, au moins en partie. M. Thiltges mentionne plusieurs fois que les bactéridies, ensemencées dans du sérum sanguin de poule, étaient réunies en amas. Eh bien, malgré cela, il ne s'est pas mis à l'abri de cette cause d'erreur et a attribué la diminution du nombre des colonies sur plaques à la destruction et non pas à l'agglutination des bactéridies. M. Thiltges donne si peu de renseignements sur les conditions de ses expériences qu'on ne sait même pas à quelle température il a maintenu ses tubes, qui renfermaient du sang et du sérum, ensemencés de bactéridies. Comme M. Wagner gardait les siens à 42°-43°, température qui correspond à celle du corps des poules, j'ai prié M. Gengou de faire quelques expériences sur le pouvoir bactéricide du plasma et du sérum sanguin des poules vis-à-vis du bacille charbonneux, en maintenant ses tubes à 37°. Le résultat de ces recherches a été complètement con-

(1) *Zeitschrift für Hygiene*. 1898. T. XXVIII, p. 189.

forme à ceux de M. Wagner. Dans les conditions que je viens d'exposer, les humeurs de poule ne sont pas plus bactéricides que dans les conditions des expériences de M. Wagner.

En résumant toutes ces données sur l'immunité naturelle des poules contre le charbon, nous avons donc bien le droit de conclure qu'elle est due à la phagocytose et non pas à la propriété bactéricide des humeurs.

Le pigeon est plus sensible à l'action de la bactéridie que la poule, mais il manifeste néanmoins un certain degré de résistance vis-à-vis de ce microbe. Après tout ce qui a été dit au sujet de la poule, nous pouvons nous borner à quelques remarques seulement sur le pigeon, et ceci malgré des discussions très animées sur le mécanisme de son immunité. A l'époque où M. Baumgarten manifestait une opposition systématique contre le rôle de la réaction phagocytaire dans l'immunité, il a fait faire un travail par son élève, M. Czaplewsky (1), sur la résistance des pigeons au charbon. Les résultats de cette étude furent absolument négatifs par rapport à la phagocytose. Celle-ci n'avait aucune importance dans la défense de l'organisme qui résistait simplement à cause de l'impossibilité pour la bactéridie de vivre dans le corps du pigeon. Je me suis mis alors à étudier cette question (2) et j'ai pu démontrer que le bacille charbonneux est très capable de se maintenir vivant dans l'organisme du pigeon, qu'il peut se développer dans ses humeurs, mais qu'il est hors d'état de se défendre contre l'agression des phagocytes qui l'englobent et le digèrent totalement. En isolant des phagocytes, ayant englobé des bactéridies injectées dans le corps du pigeon, j'ai pu fournir la preuve qu'une partie de ces microbes étaient encore bien vivants. L'affaiblissement et la mort des phagocytes en dehors de l'organisme permettaient aux bacilles charbonneux de prendre le dessus dans cette lutte, de se développer et de donner des cultures virulentes. Le rôle des phagocytes dans cet exemple d'immunité naturelle était donc mis hors de doute.

Plus tard M. Czaplewsky (3) lui-même a dû se convaincre que ses premiers résultats négatifs ne pouvaient plus être maintenus et M. Thiltges, dans son travail déjà mentionné à propos de la poule, a

(1) *Untersuchungen üb. die Immunität d. Tauben*, Königsberg, 1889 ; *Ziegler's Beiträge zur patholog. Anat.*, 1890. T. VII, p. 49.
(2) *Annales de l'Institut Pasteur*, 1890. T. IV, p. 38 ; p. 65.
(3) *Zeitschrift für Hygiene*, 1892. T. XII, p. 348.

pu confirmer l'importance de la phagocytose dans la défense de l'organisme du pigeon contre le charbon. Il a été frappé de la différence entre ces deux espèces d'oiseaux. Chez le pigeon, il lui a été très facile de constater que, chez les individus qui succombent au charbon, la réaction phagocytaire est très faible, tandis qu'elle est très prononcée chez ceux qui résistent définitivement à la bactéridie. M. Thiltges a observé également que le sang et le sérum sanguin de pigeon ensemencés *in vitro* avec du bacille charbonneux, ne manifestent qu'un pouvoir bactéricide insignifiant, ce qui l'autorise encore plus à attribuer une grande importance à la phagocytose dans l'immunité naturelle du pigeon. Il est étonnant qu'en présence de ces faits, l'auteur ne se soit pas demandé, si réellement la différence fondamentale dans le mécanisme de la résistance qu'il a cru pouvoir admettre chez deux animaux aussi voisins que le pigeon et la poule, existe dans la nature. Je suppose que ses expériences sur la poule ont été faites avant celles sur le pigeon et que la différence de ses résultats dépend surtout de ce qu'il avait acquis une plus grande habileté en exécutant les dernières.

Après avoir observé que les grenouilles mouraient facilement, lorsqu'il les inoculait avec du bacille charbonneux, adapté à se développer à basse température, M. Dieudonné (*l. c.*) a essayé de supprimer l'immunité du pigeon à l'aide de bactéridies, adaptées à une température élevée. Mais l'inoculation d'une seconde génération du bacille charbonneux, cultivé à 42°, fut supportée par 5 pigeons sans inconvénient. Même les bactéridies rendues aptes pendant 16 générations à se développer à cette température, ne furent pas en état de tuer plus de 5 pigeons sur 13 inoculés. Ces tentatives pour expliquer l'immunité par les propriétés des bacilles, plutôt que par celles de l'organisme du pigeon, n'ont donc abouti qu'à un résultat contraire à la prévision de M. Dieudonné.

Le pigeon nous intéresse encore davantage à cause de son immunité naturelle contre le bacille de la tuberculose humaine. Il résiste à des doses considérables de ce microbe, si virulent pour l'homme et pour la grande majorité des mammifères et même pour quelques oiseaux (serins, perruches). M. Dembinski (1) a étudié le mécanisme de cette immunité et a pu constater que les bacilles de la tuberculose humaine rencontrent dans l'organisme du pigeon une résistance très grande de la part des phagocytes, notamment des macrophages. Ces

(1) *Annales de l'Institut Pasteur*, 1899. T. XIII, p. 426.

cellules se fusionnent autour des amas de bacilles et les emprisonnent dans de véritables cellules géantes, ou macrophages polynucléés (Fig. 21). Les microphages ne jouent dans cette lutte qu'un rôle effacé, mais la résistance des macrophages est des plus efficaces. Incapables de détruire totalement les bacilles, ces phagocytes exercent sur eux une influence défavorable et les empêchent de pulluler et de manifester leur action nocive. L'importance de la défense par les macrophages ressort encore mieux de la comparaison de ce qui se passe lorsqu'au lieu du bacille de la tuberculose humaine on inocule à des pigeons des bacilles de la tuberculose aviaire. Dans ce dernier cas les microphages saisissent promptement les microbes, mais, impuissants contre eux, ils périssent, tandis que les macrophages n'interviennent que tardivement et en faible proportion. Il en résulte que chez le pigeon le bacille aviaire se généralise dans l'organisme et provoque la tuberculose mortelle.

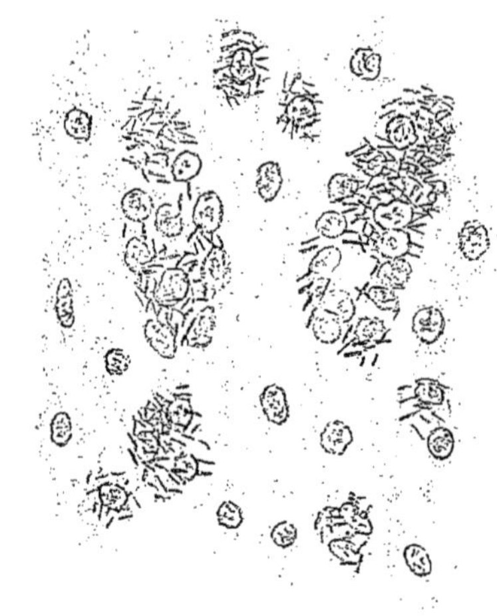

Fig. 21. — Réaction des phagocytes du pigeon contre les bacilles de la tuberculose humaine.

Il faut donc bien admettre que l'immunité du pigeon contre le bacille de la tuberculose humaine est l'œuvre de la défense par les macrophages. Cette conclusion est corroborée par le fait que chez la poule — également réfractaire vis-à-vis du même microbe — on observe aussi une très forte réaction macrophagique.

M. Nocard (1) qui depuis plusieurs années poursuit ses études sur les relations entre les bacilles tuberculeux humain et aviaire, a eu l'idée d'adapter le premier à l'organisme de la poule. Dans ce but, il

(1) *Ann. Inst. Pasteur*, 1898. T. XII, p. 561.

emprisonne une culture de bacilles humains dans un sac de collodion qu'il introduit dans le péritoine de poules. Dans ces conditions, le bacille protégé contre l'agression des phagocytes, continue à vivre dans l'intérieur du sac, au travers des parois duquel diffusent les parties liquides de la lymphe péritonéale. Après quelques passages de sac en sac, le bacille humain s'habitue à vivre dans le corps de la poule et se transforme en une variété tout à fait pareille au bacille de la tuberculose aviaire. Cette expérience a tranché définitivement cette question si longtemps pendante de la différence spécifique des deux bacilles tuberculeux. Elle l'a résolue dans le sens de leur unité ; le bacille aviaire n'est qu'une race modifiée du même bacille qui provoque la tuberculose de l'homme et des mammifères.

Malgré la grande différence entre la bactéridie charbonneuse et le bacille tuberculeux humain, l'immunité chez les oiseaux qui se manifeste vis-à-vis de ces deux microbes, repose dans tous les cas sur la réaction du système phagocytaire.

Après avoir parcouru rapidement l'immunité naturelle en remontant l'échelle de la série animale, nous sommes arrivés à la classe supérieure, les mammifères, sur laquelle nous devons nous arrêter plus longuement, à cause de sa grande importance et aussi des études plus complètes qui lui ont été consacrées.

Comme l'immunité des Invertébrés et des Vertébrés inférieurs contre le bacille charbonneux nous a déjà fourni plusieurs renseignements importants, nous essaierons d'abord d'éclaircir le mécanisme de la résistance au charbon de quelques mammifères. Seulement, les représentants de cette classe étant pour la plupart extrêmement sensibles à cette maladie, les exemples d'immunité naturelle vraie sont très rares. La première place parmi les mammifères résistants est occupée par le chien. Quoique les jeunes chiens prennent facilement le charbon mortel, ainsi que Straus (1) l'a démontré, l'espèce canine peut néanmoins être considérée comme possédant une immunité réelle, car les chiens adultes supportent sans inconvénient l'inoculation de grandes quantités de bactéridies. Introduits sous la peau, ces microbes provoquent une inflammation locale, accompagnée d'une très forte diapédèse des globules blancs qui se mettent aussitôt à dévorer les bacilles. Cette phagocytose a été déjà observée par MM. Hess (2), Malm (3),

(1) *Archives de médecine expérimentale*, 1889. T. I, p. 325.
(2) *Virchow's Archiv*, 1887. T. CIX, p. 365.
(3) *Annales de l'Institut Pasteur*, 1890. T. IV, p. 520.

moi-même et plusieurs autres chercheurs, de sorte que son existence réelle ne peut être mise en doute. Récemment, M. Martel (1) a constaté une réaction phagocytaire très nette dans tous les cas où il a eu affaire à des chiens réfractaires ou peu sensibles. Cette réaction se traduisait par l'englobement des bactéridies et par l'abondance des leucocytes au point d'inoculation. Ses recherches présentent un intérêt particulier à cause de la contre-épreuve qu'il a pu faire sur des chiens, sensibles au charbon. On avait démontré depuis un certain nombre d'années que l'immunité naturelle du chien vis-à-vis de la bactéridie, quoique bien réelle, est néanmoins relative et limitée. Ainsi M. Bardach (2) a établi que les chiens, auxquels il a enlevé la rate, organe rempli de phagocytes, devenaient sensibles au charbon. De même les chiens, auxquels il injectait dans les veines de la poudre fine de charbon de bois en suspension dans l'eau, dans le but de détourner la phagocytose, prenaient facilement la maladie charbonneuse mortelle.

M. Martel a essayé d'abord de suspendre l'immunité naturelle des chiens, en leur injectant de la phloridzine ou du pyrogallol. Mais il a obtenu des résultats beaucoup plus constants en inoculant la bactéridie à des chiens enragés. L'organisme, affaibli par cette maladie terrible, devient très sensible au charbon et l'animal enragé succombe au charbon avant que la rage ait fini d'évoluer. Par son passage dans le chien enragé, le virus charbonneux augmente de virulence à tel point qu'il devient mortel pour des chiens normaux. M. Martel a réussi aussi à renforcer la bactéridie isolée d'une vache charbonneuse. Eh bien, dans tous les cas où ces bactéridies renforcées amenaient une infection grave et rapidement mortelle, M. Martel n'a pu constater qu'une faible réaction phagocytaire.

Les recherches sur la phagocytose des chiens, inoculés avec du bacille charbonneux, ont toujours démontré un rapport régulier et constant entre cette réaction et la résistance de l'organisme. Par contre les expériences, entreprises dans le but d'établir le rôle des humeurs dans cette immunité, n'ont donné que des résultats négatifs.

Comme le chien est de tous les mammifères celui qui manifeste la plus forte immunité naturelle contre le charbon, il est très naturel qu'on ait voulu trouver dans la propriété bactéricide de son sang la

(1) *Annales de l'Institut Pasteur*, 1900, T. XIV, p. 13.
(2) *Ibid.*, 1899, T. XIII, p. 577.

clef de l'énigme. Aussi M. Nuttall (1) conclut-il de ses expériences que la bactéridie charbonneuse est facilement détruite par le sang défibriné de chien. Mais comme ce résultat était en contradiction avec mes observations (2) sur la culture facile de la bactéridie dans le sang de chien et comme plusieurs savants, notamment M. Lubarsch (3), étaient arrivés à des conclusions opposées à celles de M. Nuttall, on s'est mis à faire des recherches systématiques dans le but de résoudre ce problème compliqué. MM. Denys et Kaisin (4) ont voulu lever les objections, formulées contre l'explication de l'immunité du chien par la propriété bactéricide de son sang, en affirmant que ce pouvoir, absent chez le chien non inoculé, se développe pendant que cet animal subit l'influence de la bactéridie. L'immunité se réduirait donc dans ce cas à l'établissement d'une nouvelle propriété des humeurs au cours de la lutte de l'organisme contre la bactérie inoculée. Seulement, aucun des observateurs qui ont répété ces expériences, tels MM. Lubarsch (5) et Bail (6), n'ont pu confirmer les résultats des savants belges. Du reste M. Denys lui-même, après avoir repris cette étude avec M. Havet (7), a dû rejeter les conclusions de son travail, exécuté avec la collaboration de M. Kaisin. Il s'est persuadé que leur erreur provenait de ce que, dans leurs expériences *in vitro*, les leucocytes vivants englobaient les bactéridies et les empêchaient de se développer. A la suite de leurs nouvelles recherches, MM. Denys et Havet sont arrivés à ce résultat « que la part principale, prédominante, du pouvoir bactéricide du sang de chien doit être attribuée aux leucocytes fonctionnant comme éléments phagocytaires » (*l. c.* p. 15).

A la suite de tous les travaux que je viens de résumer, la conclusion s'imposait d'elle-même que l'immunité naturelle du chien contre le charbon est fonction des phagocytes. En présence de cette uniformité des résultats expérimentaux, il est devenu très important d'approfondir l'étude des phénomènes qui s'accomplissent lors de la destruction des bactéridies par les phagocytes de chien. Quels sont les éléments phagocytaires qui jouent dans cette lutte le rôle principal et par quels

(1) *Zeitschrift für Hygiene*, 1888. T. IV.
(2) *Annales de l'Institut Pasteur*, 1887. T. I, p. 43.
(3) *Untersuchungen über die Ursachen der angeborenen u. erworbenen Immunität*, 1891, p. 111.
(4) *La Cellule*, 1893. T. IX, p. 335.
(5) *Zur Lehre von den Geschwülsten*, etc.
(6) *Centralblatt für Bakteriologie*, 1900. T. XXVII, pp. 10 et 517.
(7) *La Cellule*, 1894. T. X, p. 7.

moyens arrivent-ils à ce résultat ? M. Gengou (1) a entrepris dans mon laboratoire un travail circonstancié pour répondre à ces questions. Il a pu s'assurer que non seulement le sérum sanguin de chien n'est pas bactéricide pour le bacille charbonneux, conformément à l'affirmation de ses prédécesseurs, mais que le plasma du sang ne l'est pas davantage. Le liquide des exsudats pleuraux aseptiques, obtenus à la suite de l'injection de la gluten-caséine, s'est montré également incapable de tuer le bacille charbonneux. Lorsque M. Gengou, par la centrifugation, isolait de ces exsudats les leucocytes, les lavait dans de l'eau physiologique, les congelait et les faisait macérer dans du bouillon, il obtenait des suspensions de globules blancs, auxquelles il ajoutait des bactéridies. Il a pu constater que lorsque les exsudats renfermaient pour la plupart des macrophages, comme cela s'observe dans les exsudats pris au bout de 2 ou 3 jours, le pouvoir bactéricide des suspensions était nul ou insignifiant. Lorsqu'au contraire les leucocytes provenaient des exsudats âgés de 24 heures seulement et étaient presque exclusivement composés de microphages, l'action destructive de leur macération en bouillon sur les bactéridies était des plus manifestes. Or, il est bien prouvé que dans l'exsudat, provoqué chez le chien réfractaire par l'injection de bacilles charbonneux, ce sont surtout les microphages qui manifestent la réaction phacocytaire contre ce microbe.

Voici donc comment se présente actuellement la question de l'immunité du chien contre la maladie charbonneuse. L'immunité naturelle de cette espèce, quoique non illimitée, mais bien réelle, dépend de l'activité des phagocytes. Ces éléments, impressionnés par la bactéridie et ses produits, manifestent une chimiotaxie positive des plus accusées, s'approchent des microbes, les englobent par un acte physiologique et les détruisent à l'aide d'une substance qu'on ne retrouve ni dans le plasma, ni dans le sérum sanguin, mais qui peut être révélée dans l'extrait des microphages.

Malgré l'uniformité et la précision de ces données, il est impossible de se contenter de relater, dans ce chapitre, comme exemple d'immunité naturelle contre le charbon, le seul cas du chien. Si la résistance du rat vis-à-vis de cette maladie ne présentait qu'un intérêt historique, à cause du grand nombre de travaux, consacrés à cette question, on pourrait n'en parler que dans le chapitre réservé à

(1) *Annales de l'Institut Pasteur*, 1901. T. XV, p. 68.

l'histoire de nos connaissances sur l'immunité. Mais il n'en est pas ainsi. Le charbon des rats est un sujet plein d'enseignements très importants et M. von Behring a eu bien raison de dire que quiconque veut se rendre compte de l'immunité naturelle contre un virus doit donner une attention particulière à cet exemple.

Au fond, il faut bien le dire, les rats gris (*Mus decumanus*), noirs (*Mus rattus*) et blancs sont loin de jouir d'une véritable immunité contre le charbon. Néanmoins ils manifestent une résistance plus ou moins marquée à cette maladie et sont toujours moins sensibles que les autres rongeurs de laboratoire : souris, cobayes et lapins. Les rats résistent mieux aux bactéridies atténuées (vaccins charbonneux) que ces trois espèces et, pour leur donner le charbon mortel, il faut leur inoculer un plus grand nombre de bacilles virulents. D'un autre côté, les rats se distinguent par une grande irrégularité dans la résistance à la bactéridie. Tantôt ils résistent à des microbes très virulents ; d'autres fois ils contractent la maladie mortelle après une injection de bacilles très atténués (premier vaccin pasteurien).

Dès mon premier mémoire sur le charbon (1), j'ai noté que, chez les rats, la phagocytose vis-à-vis de la bactéridie, injectée sous la peau, était plus accusée qu'après la même inoculation chez le lapin et le cobaye. Plus tard cette donnée a été combattue par plusieurs observateurs qui refusaient d'accepter l'étendue et l'importance de la réaction phagocytaire chez le rat. Cette opposition a été renforcée par une découverte très intéressante de M. von Behring (2) à savoir que le sérum sanguin de rat jouit d'un pouvoir destructif remarquable vis-à-vis du bacille charbonneux. Lorsque cet observateur ajoute à du sérum sanguin de rat une certaine quantité de bacilles charbonneux, ceux-ci, au lieu de s'allonger en filaments et de se reproduire, s'altèrent, perdent leur réfringence normale et ne fixent les matières colorantes que d'une façon très imparfaite. La membrane de la bactéridie persiste seule, comme dernier reste des bacilles ensemencés. M. v. Behring pensait que cette action antiseptique du sérum dépend de l'existence d'une base organique, dissoute dans le liquide sanguin. Il lui suffisait de neutraliser le sérum par un acide pour permettre aussitôt un développement très abondant de la bactéridie. A la suite de ces recherches, leur auteur arriva à cette conclusion que l'immunité natu-

(1) *Virchow's Archiv.*, 1884. T. XCVII, p. 516.
(2) *Centralblatt für klinische Medicin.*, 1888, n° 38.

relle du rat pour le charbon se réduit à l'action chimique du sang sur la bactéridie.

Dans une de ses dernières publications, M. v. Behring (1) revient encore une fois sur cette question du charbon des rats et résume son point de vue actuel de la façon suivante. Il considère l'immunité de ces

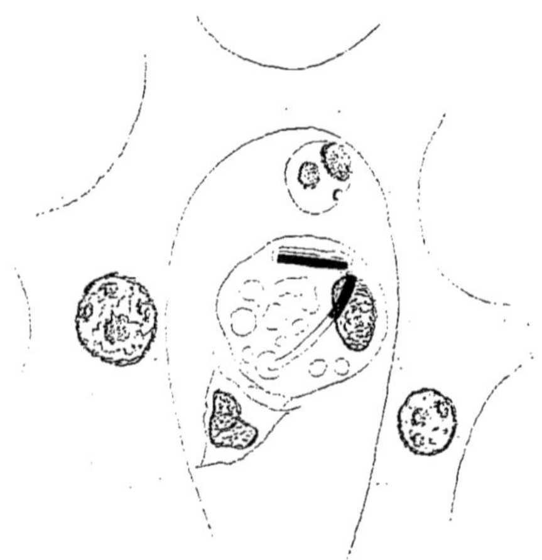

Fig. 22. — Macrophage du foie de rat charbonneux.

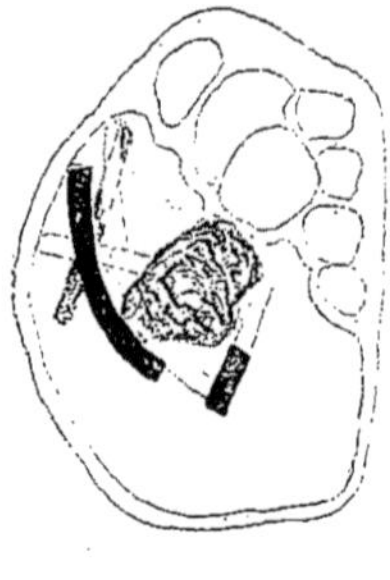

Fig. 23. — Macrophage du foie de rat charbonneux avec des bactéridies.

rongeurs comme relative, non absolue. « Les bacilles charbonneux — dit M. v. Behring — meurent dans le sérum de rat *in vitro* ; et dans les cas où l'inoculation de ces animaux avec le virus charbonneux ne leur est pas funeste, il est au moins très vraisemblable d'accepter que le liquide sanguin détermine cette protection également dans l'organisme du rat vivant. Or, une immunité qui se manifeste sans le concours d'aucune activité cellulaire doit être sans aucun doute considérée comme présentant un cachet humoral » (p. 202).

Tâchons d'analyser d'abord les faits qui se présentent chez des rats auxquels on injecte du virus charbonneux dans le tissu sous-cutané.

(1) *Infectionsschutz und Immunitat*, dans *Eulenburg's Encyclop. Iahrbüch*, 1900. T. IX, p. 196.

Un certain nombre d'individus résistent sans présenter d'autres lésions qu'une certaine inflammation exsudative au point d'inoculation. L'exsudat dans ce cas est très riche en leucocytes qui remplissent bientôt leur fonction phagocytaire et détruisent les bactéridies englobées. Dans cette réaction, ce sont surtout les microphages qui se distinguent, les macrophages n'intervenant que plus tard et d'une façon beaucoup moins prononcée. Mais le plus souvent les rats inoculés accusent une maladie plus grave : les bactéridies se reproduisent au point d'inoculation et provoquent la formation d'un œdème volumineux, riche en sérosité liquide et transparente et très pauvre en leucocytes. Ce n'est que plus tard que ces cellules interviennent en grande quantité. L'exsudat devient plus épais et trouble, les nombreux globules blancs dévorent les bactéridies et les font disparaître. Sous l'influence de cette réaction si active, les rats guérissent dans la plupart des cas, comme cela avait déjà été établi par M. Franck (1). Mais, même chez des individus qui succombent au charbon, la mort ne survient que plus ou moins tardivement et l'examen des organes internes accuse une réaction phagocytaire considérable. La rate, souvent énorme, renferme une quantité de macrophages, remplis de bactéridies normales ou plus ou moins altérées. Dans le foie on trouve également de ces macrophages, ayant dévoré plusieurs microphages, et des bactéries (fig. 22 et 23).

Lorsqu'au lieu de bactéridies à l'état de bâtonnets, on inocule à des rats des spores charbonneuses sous la peau ou dans la chambre antérieure de l'œil, on assiste à leur germination. Il se développe toute une génération de bacilles qui se comportent comme ceux que nous avons déjà décrits, c'est-à-dire qu'ils provoquent une exsudation et finissent par être digérés dans l'intérieur des phagocytes (fig. 24 et 25). Tous ces phénomènes de phagocytose ont été exposés en détail dans un mémoire spécial que j'ai consacré au charbon des rats (2) il y a déjà plus de dix ans. Depuis il ne s'est produit aucun fait capable d'infirmer les résultats que j'avais énoncés.

Comment expliquer ce fait paradoxal que le charbon qui pousse dans le corps du rat et y provoque une maladie plus ou moins grave, quelquefois mortelle, soit si facilement détruit par le sérum et le sang en dehors de l'organisme ? Des expériences nombreuses, exécutées

(1) *Centralblatt f. Bakteriologie*, 1888. T. IV, pp. 710, 737.
(2) *Annales de l'Institut Pasteur*, 1890. T. IV, p. 193.

par M. Hankin (1) d'un côté, par M. Roux et moi (2) de l'autre, ont démontré que le pouvoir bactéricide de ses humeurs ne peut être invoqué comme cause de la résistance du rat au charbon. Les rats qui

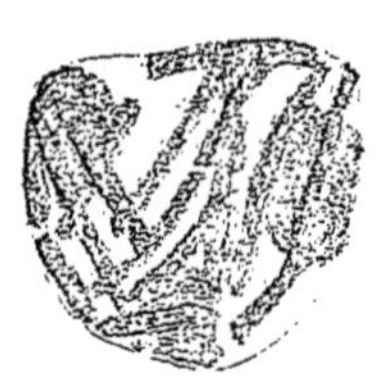

Fig. 24. — Microphage de rat rempli de bactéridies.

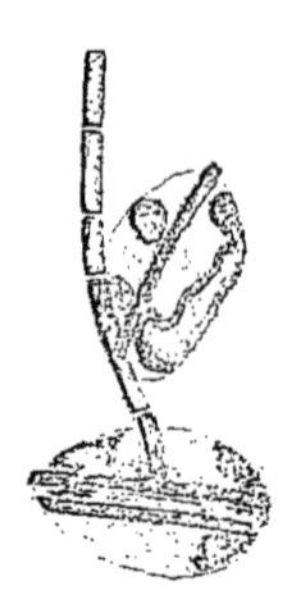

Fig. 25. — Deux microphages de rat ayant englobé des bactéridies.

se montraient très sensibles à cette maladie et mouraient d'infection charbonneuse, fournissaient malgré cela un sérum qui empêchait le charbon chez d'autres rats et qui protégeait même des souris, auxquelles on l'injectait avec des bactéridies. Des rats, auxquels on inoculait d'un côté du corps un peu de culture charbonneuse et de l'autre côté la même quantité de bactéridies, mélangées avec du sérum sanguin du même individu, ne manifestaient de l'œdème qu'au premier endroit. C'est de là que partait l'infection générale, tandis que le côté où l'on avait introduit du charbon avec du sérum, se montrait indemne. M. Sawtchenko (3), qui a exécuté un travail sur l'immunité du rat dans mon laboratoire, a ajouté aux faits que je viens de mentionner cette observation que, lorsque l'injection des bactéridies amenait une hémorrhagie, le rat survivait. Lorsqu'au contraire cette injection se faisait avec une aiguille mince, sans épanchement de sang, le rat prenait le charbon mortel.

Il découle de ces données que le sang, aussitôt échappé des vais-

(1) *Centralblatt für Bakteriologie*, 1891. T. IX, pp. 336, 372.
(2) *Annales de l'Institut Pasteur*, 1891. T. V, p. 479.
(3) *Ibid.*, 1897. T. XI, p. 865.

seaux, présente un changement dans sa composition et devient bactéricide pour le bacille charbonneux, tandis que, tant qu'il circule dans l'organisme, il ne manifeste aucun pouvoir semblable. M. Sawtchenko a étudié la substance du sérum qui tue les bactéridies et a établi qu'elle résiste au chauffage à 56°; même chauffé à 61°, le sérum exerce encore un certain pouvoir bactéricide vis-à-vis de bacilles très atténués (premier vaccin pasteurien). Les recherches sur la distribution de cette substance bactéricide chez le rat vivant ont persuadé M. Sawtchenko qu'elle ne passe pas du tout dans le liquide de l'œdème passif provoqué par le ralentissement de la circulation, ni dans celui de l'œdème actif, développé à la suite de l'inoculation charbonneuse. Il a vu que même le bacille du premier vaccin pasteurien pousse abondamment dans le liquide de l'œdème, produit par l'injection du charbon virulent. La lymphe péritonéale a, au contraire, manifesté une propriété bactéricide très marquée vis-à-vis de la bactéridie. Après avoir fait ces constatations, M. Sawtchenko s'est demandé si la grande différence entre l'action de ces humeurs ne dépendait pas du fait que la lymphe est riche en leucocytes, tandis que le liquide des œdèmes en est dépourvu presque totalement. En poursuivant cette question, M. Sawtchenko a étudié comparativement le pouvoir bactéricide du sérum, préparé en dehors de l'organisme, et du plasma sanguin, obtenu au moyen de l'extrait de têtes de sangsues. M. Sawtchenko a conclu de ses recherches que la substance bactéricide circule dans le plasma du rat vivant et qu'elle ne provient pas des microphages, mais doit être considérée plutôt comme une sécrétion des macrophages du sang et des endothéliums. Ce résultat n'a pas été confirmé par M. Gengou (1) qui a repris l'étude de cette question importante dans mon laboratoire. Au lieu de préparer le plasma à l'aide de l'extrait de sangsues, il s'est servi d'une méthode beaucoup plus parfaite et exempte de causes d'erreurs. Il n'introduit aucune substance étrangère, capable de troubler les résultats des expériences, mais recueille le sang de rat dans des tubes paraffinés. En le centrifugeant dans des tubes également paraffinés, il obtient un liquide qui se rapproche beaucoup plus que le sérum du plasma du sang circulant. Ce liquide se coagule cependant au bout d'un temps assez long, ce qui prouve que lui aussi ne peut pas être identifié au plasma sanguin. M. Gengou a examiné le pouvoir bactéricide vis-à-vis du bacille charbonneux de la partie

(1) *Annales de l'Institut Pasteur*, 1901. T. XV, p. 232.

liquide du « plasma », obtenu par le procédé indiqué, et du sérum que l'on prépare dans des tubes de la façon ordinaire. La différence entre les deux humeurs s'est manifestée d'une manière extrêmement nette : tandis que le sérum détruisait très rapidement les bactéridies ensemencées et dissolvait leur contenu, le liquide du « plasma » n'exerçait aucune action semblable. Ces résultats, confirmés à plusieurs reprises, démontrent d'une façon très précise que le plasma du sang circulant ne renferme pas de substance bactéricide. Celle-ci se trouve, pendant la vie de l'animal, dans l'intérieur des leucocytes et s'en échappe chaque fois que ces cellules éclatent ou subissent des lésions profondes, ce qui a lieu lors de la formation du caillot et la préparation du sérum en dehors de l'organisme, ou bien dans le sang épanché et coagulé, ou encore dans la lymphe péritonéale pendant la phagolyse. Cette phagolyse est inévitablement produite à la suite de l'injection brusque dans la cavité péritonéale de liquides étrangers, par exemple du bouillon ou de l'eau physiologique, renfermant des bactéries en suspension.

Les faits que nous avons réunis au sujet du charbon des rats forment un ensemble dont toutes les parties se trouvent en pleine harmonie entre elles. Les phagocytes de cette espèce de rongeur contiennent un ferment bactéricide, une sorte de cytase, qui résiste aux températures voisines de 60°. Cette cytase est très active contre les bactéridies, mais chez l'animal vivant, elle ne peut agir que dans l'intérieur des phagocytes ou bien, d'une façon passagère et incomplète, en dehors de ces cellules, lors de la phagolyse dans la cavité péritonéale. La résistance du rat au charbon dépend donc de l'activité phagocytaire. Pour se manifester, elle exige tout d'abord que les phagocytes éprouvent une chimiotaxie positive vis-à-vis des bactéridies et ensuite qu'ils saisissent et englobent ces microbes. Ce sont ces actes vitaux qui décident du résultat de la lutte. Lorsque les phagocytes se montrent inactifs, les bactéridies se multiplient dans le liquide de l'œdème qui ne renferme pas de cytase bactéricide et passent dans les plasmas de la lymphe et du sang qui, eux aussi, sont incapables de tuer ces microbes. L'animal peut donc mourir du charbon, malgré la présence dans son corps d'une grande quantité de cytase bactéricide qui se trouve dans des endroits où les bacilles n'ont pas pénétré. Dans les cas, au contraire, où les phagocytes accomplissent bien leur fonction, où ils accourent vers l'endroit menacé et dévorent les bactéridies inoculées, celles-ci sont mises au contact de la cytase intracellulaire et subissent la digestion définitive. L'organisme se débarrasse alors de ses ennemis et résiste victorieusement à l'infection.

Le charbon des rats nous présente donc réellement un exemple des plus instructifs de l'immunité naturelle. Seulement, l'analyse détaillée du mécanisme de cette résistance nous prouve d'une façon précise le grand rôle des phagocytes dans ce phénomène. Sous ce rapport, l'organisme du rat présente, d'une façon générale, une grande analogie avec l'immunité naturelle du chien, des oiseaux et des autres représentants de la série animale que nous avons examinés. Dans ces conditions, il est inutile d'insister longuement sur d'autres exemples de la résistance contre le charbon qui, du reste, se rapportent beaucoup plus souvent à l'immunité naturelle vis-à-vis des bactéridies atténuées que du vrai virus charbonneux. Les lapins et les cobayes, si sensibles à ce dernier, résistent souvent très bien à l'inoculation des vaccins pasteuriens. Le lapin est, en général, réfractaire au premier vaccin charbonneux ; souvent il résiste même au deuxième vaccin. Le cobaye, plus sensible, ne manifeste d'immunité naturelle que contre le premier vaccin. Dans tous ces cas, le mécanisme est le même que celui que le rat et le chien opposent au charbon virulent. Les bactéridies, injectées dans n'importe quel endroit du corps, provoquent une inflammation exsudative qui amène une quantité de leucocytes au point menacé. Ces cellules remplissent facilement leur fonction phagocytaire et débarrassent l'organisme des microbes introduits. Pour bien saisir le rôle de cette réaction, il est utile d'injecter sous la peau d'une oreille de lapin un peu de vaccin charbonneux, et sous la peau de l'autre oreille la même quantité de bactéridies virulentes. La différence entre la réaction dans les deux cas est saisissante. L'oreille inoculée de vaccin, devient bientôt siège d'une inflammation circonscrite avec un exsudat purulent, dont les leucocytes ont dévoré tous les bacilles. L'autre oreille, au contraire, ne présente, autour du virus injecté, qu'un exsudat séreux ou sanguinolent, ne renfermant pas ou presque pas de leucocytes ; les bactéridies se trouvent à l'état libre dans ce liquide et se reproduisent sans être aucunement gênées. Ne rencontrant pas d'opposition, le virus se généralise dans l'organisme et amène la mort par septicémie charbonneuse. Les lapins, auxquels on n'introduit que des vaccins charbonneux, opposent à l'invasion des bacilles une barrière leucocytaire qui arrête leur extension. L'immunité naturelle des moutons, des lapins et des cobayes est aussi une immunité phagocytaire, seulement elle n'est capable de s'exercer que contre les bacilles préalablement atténués dans leur virulence. Les recherches de Mme Metchnikoff (1) sur la réaction des phagocytes de ces animaux vis-à-vis des bacilles des deux vaccins charbonneux pasteuriens ont démontré l'importance de la destruction de ces microbes par les leucocytes. Du reste, tous les autres exemples d'immunité naturelle contre le charbon sont aussi relatifs. La poule qui résiste si bien au virus charbonneux, assez fort pour tuer un bœuf ou un cheval, succombe à une race de charbon particulière, élevée par M Levin (2). Le chien, comme nous l'avons vu, malgré son immunité naturelle au charbon si prononcée, est tué par le bacille charbonneux particulier préparé par M. Martel.

Dans cette immunité contre le charbon, nous avons affaire à une bactérie, capable de vivre et de se reproduire dans des milieux extrêmement variés. Voilà pourquoi, nous dira-t-on, l'influence bactéricide des humeurs est si peu prononcée dans ce cas. Pour la mettre en relief, il faudrait donc choisir un exemple de microbes moins capables de s'adapter à la composition chimique des milieux de culture. D'après ce raisonnement, nous ne pouvons pas faire un meilleur choix qu'en prenant des spirilles pathogènes, de nature extrêmement délicate, et en analysant le mécanisme de l'immunité naturelle de certaines espèces animales vis-à-vis d'eux. Seulement, il ne faut pas oublier que nous nous adressons à des représentants d'une infime minorité de microbes pathogènes, la plupart d'entre eux se rattachant à la bactéridie charbonneuse par la facilité avec laquelle ils se laissent cultiver dans toutes sortes de milieux nutritifs.

Le spirille de la fièvre récurrente de l'homme (*Spirochaete Obermeyeri*) est le premier microbe pathogène, trouvé dans une maladie infectieuse purement humaine. Découvert il y a déjà un tiers de siècle, il a passé par les mains des bactériologistes les plus habiles, qui ont essayé toutes les méthodes possibles pour le cultiver en dehors de l'organisme. M. R. Koch lui-même a tenté de résoudre ce problème, mais, malgré son habileté incomparable, il n'a pu réussir. Plus tard M. Sacharoff (3), à Tiflis, a découvert un spirille très semblable, en apparence, qui produit sur les oies une septicémie mortelle. Il a essayé aussi de le cultiver, mais en vain. Ses successeurs n'ont pas été plus heureux sous ce rapport. Voilà donc deux microbes,

(1) *Annales de l'Institut Pasteur*, 1891. T. V, p. 145.
(2) *Om Mjältbrand hos Höns*. Stockholm, 1897.
(3) *Annales de l'Institut Pasteur*, 1891. T. V, p. 564.

contre lesquels l'immunité naturelle doit être chose facile et peut s'accomplir d'une façon tout autre que vis-à-vis du charbon. Aussi

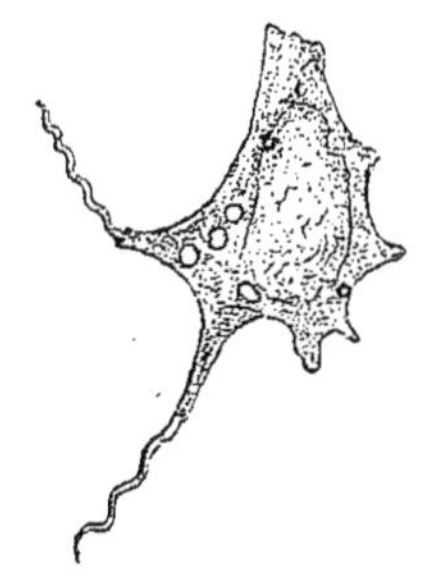

Fig. 26. — Leucocyte de cobaye en train d'englober deux spirilles.

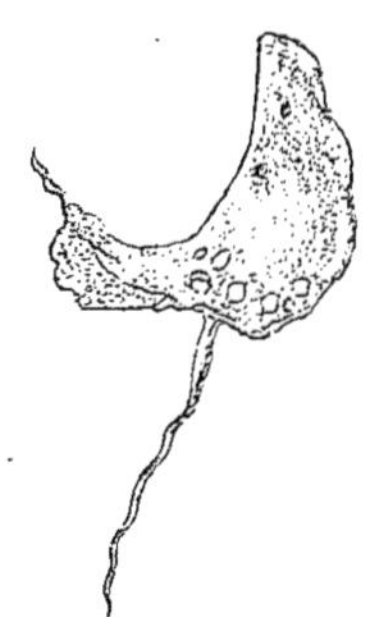

Fig. 27 — Le même leucocyte une demi-heure plus tard.

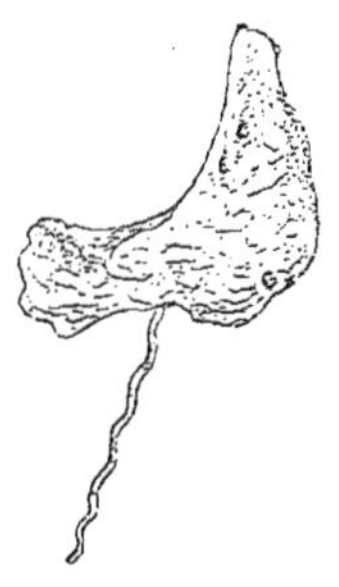

Fig. 28. — Le même leucocyte dix minutes plus tard.

il n'est rien d'aussi fréquent que des exemples d'immunité naturelle très stable contre les spirilles d'Obermeyer et de Sacharoff.

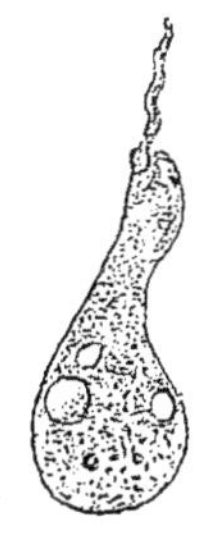

Fig. 29. — Leucocyte de cobaye en train d'englober un spirille très mobile.

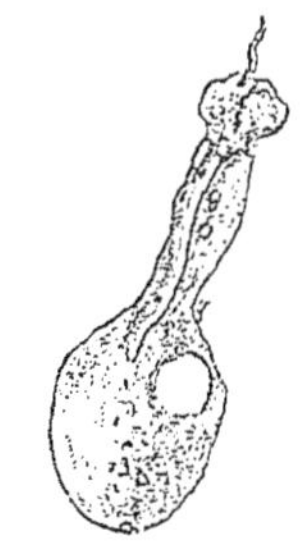

Fig. 30. — Le même leucocyte, pris 40 minutes plus tard.

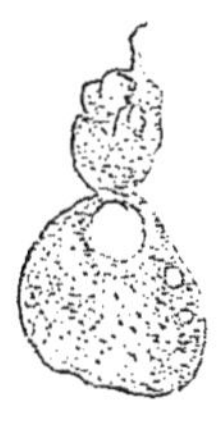

Fig. 31. — Le même leucocyte, pris une demi-heure après la fig. 30.

Nous avons voulu nous rendre compte du mécanisme par lequel le cobaye résiste aux injections du spirille de la septicémie des oies

(*Spirochaete anserina*). Nous avons donc fait des injections de sang d'oie, renfermant une quantité de ces microbes, dans le péritoine de cobayes. Cette injection, comme d'habitude, provoque la disparition de la plupart des leucocytes, à la suite d'une phagolyse très prononcée. Nous savons déjà que, dans ces conditions, les leucocytes avariés laissent échapper une certaine quantité de cytase bactéricide. Eh bien, malgré cela, les spirilles se conservent intacts et manifestent des mouvements très vifs dans l'exsudat péritonéal. Celui-ci, après une période de phagolyse, qui dure deux ou trois heures, commence à se repeupler de leucocytes qui arrivent en nombre croissant de plus en plus, ce qui n'empêche pas les spirilles de se mouvoir avec une grande rapidité. Même sept heures après l'injection de sang d'oie, au milieu d'une quantité de leucocytes nouvellement arrivés, dont quelques-uns renferment déjà des hématies d'oie, on trouve encore beaucoup de spirilles très mobiles. Et ce n'est que plus tard que commence l'englobement de ces microbes par les leucocytes qui finissent par les détériorer et les détruire définitivement Cet acte de phagocytose peut être très bien observé dans des gouttes pendantes, préparées avec l'exsudat péritonéal de cobayes inoculés. L'attention de l'observateur est attirée par certains leucocytes macrophages qui poussent un ou deux prolongements protoplasmiques d'aspect conique (fig. 26-28). Ces pseudopodes se fixent à des spirilles qui manifestent des mouvements très violents, comme s'ils voulaient se débarrasser de l'étreinte du leucocyte. Quelquefois le spirille réussit à s'échapper, mais le plus souvent il est entouré par le protoplasma et s'enfonce de plus en plus dans le contenu leucocytaire. Même, englobé presque totalement, la partie libre du spirille continue encore à se mouvoir (fig. 29-31). Ces mouvements ne cessent qu'après l'englobement total du spirille. Une fois dans l'intérieur du phagocyte, le spirille est digéré et devient méconnaissable en très peu de temps.

Récemment, M. Sawtchenko (1) a profité d'une épidémie de fièvre récurrente à Kazan pour faire des recherches analogues sur l'immunité naturelle du cobaye vis-à-vis du spirille d'Obermeyer. Il a observé que ces microbes, injectés dans le péritoine, y restent parfaitement vivants 24 et même 30 heures, tandis que ces mêmes spirilles, conservés à 37° en dehors de l'organisme, dans leur milieu naturel, meurent déjà au bout de quelques (4-7) heures. L'injection de

(1) *Archives russes de pathologie*, etc., 1900. T. IX, p. 578 ; et Sawtchenko et Melkich, *Annales de l'Institut Pasteur*, 1901. T. XV, p. 502.

sérum humain, renfermant des spirilles, provoque aussitôt dans le péritoine des cobayes une phagolyse suivie d'un afflux considérable de leucocytes. Seulement, malgré l'arrivée de toute une armée de ces cellules, les spirilles continuent à se mouvoir rapidement. Pendant longtemps ces microbes échappent à l'avidité des phagocytes qui finissent cependant toujours par les englober. Seulement ce ne sont que les macrophages qui remplissent leur rôle phagocytaire (fig. 32 et 33),

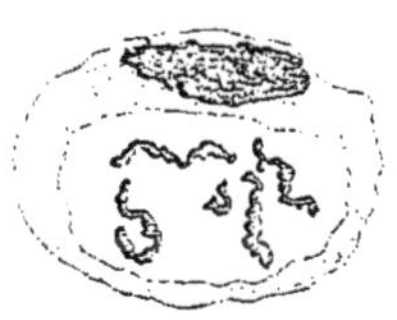

Fig. 32. — Macrophage de cobaye, rempli de spirilles de la fièvre récurrente (d'après M. Sawtchenko).

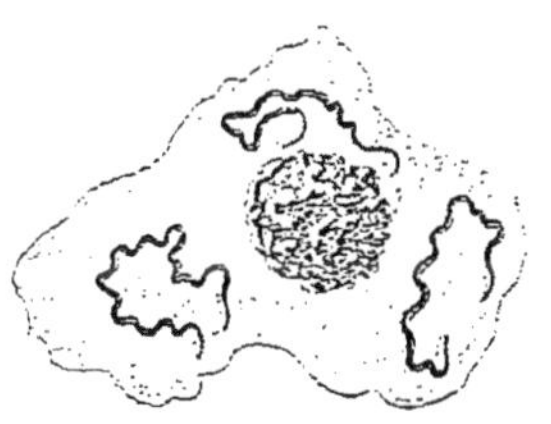

Fig. 33. — Macrophage de cobaye renfermant trois *Spirochaete Obermeyeri* (d'après M. Sawtchenko).

les microphages manifestant avec ténacité une chimiotaxie absolument négative. Or, comme les macrophages n'arrivent dans le péritoine qu'après les microphages, il est facile de concevoir que la phagocytose ne peut avoir lieu que tardivement. M. Sawtchenko arrive à cette conclusion que « dans la cavité péritonéale des animaux naturellement réfractaires, les spirochètes périssent à la suite de phagocytose à marche lente et non à cause d'une action des substances bactéricides des humeurs ». Conformément à ce résultat, cet observateur a pu constater souvent l'englobement de spirilles vivants, par les macrophages, dans des gouttes pendantes, préparées avec l'exsudat péritonéal de cobayes inoculés. Le phénomène est tout à fait pareil à celui que nous avons décrit à propos du spirille des oies.

Malgré la différence si grande entre les spirilles et le bacille charbonneux au point de vue de leur adaptation aux milieux environnants, le résultat général est le même chez tous ces microbes : les animaux doués d'immunité naturelle s'en débarrassent par l'intermédiaire des phagocytes.

Il serait impossible et même inutile de passer ici en revue tous les cas d'immunité naturelle contre les microbes infectieux. Nous devons par conséquent nous borner au choix de plusieurs exemples qui peuvent présenter un côté intéressant pour l'étude de l'ensemble du problème. Les spirilles, dont nous venons de relater l'histoire, se conservent bien dans le liquide péritonéal, sans changer leur forme, jusqu'au moment où ils sont captés par les macrophages. Essayons de voir par quel mécanisme se produit l'immunité naturelle contre des microbes qui se distinguent par une sensibilité toute particulière pour les influences extérieures et par un changement de forme considérable. C'est le vibrion cholérique et ses congénères qui répondent le mieux à ce postulat. Se trouvant dans des conditions défavorables, ces vibrions se transforment aussitôt en petits corps sphériques qui ressemblent beaucoup plus à des cocci qu'aux vibrions. Le vibrion cholérique est pathogène pour les rongeurs de laboratoire, notamment pour le cobaye, lorsqu'on l'injecte en assez grande quantité dans la cavité péritonéale. Vis-à-vis de doses plus petites, l'immunité naturelle est au contraire des plus manifestes. Lorsqu'on prend une race de vibrion cholérique de virulence moyenne et qu'on injecte dans le péritoine de cobayes une dose de culture non mortelle, on assiste aux phénomènes suivants (1). Les vibrions inoculés nagent vivement dans le liquide péritonéal, duquel presque tous les leucocytes ont disparu. Il ne reste plus que quelques lymphocytes qui se montrent indifférents vis-à-vis des influences qui provoquent une véritable phagolyse. Mais peu à peu les nouveaux leucocytes affluent dans l'exsudat et engagent la lutte avec les vibrions qui, tant qu'ils sont libres, conservent leur forme incurvée et leur entière mobilité. Ce sont surtout les microphages qui arrivent dans le péritoine. Quelques-uns d'entre eux commencent à englober des vibrions, mais cette phagocytose est rare au début. Plus tard elle devient beaucoup plus active. Les microphages et les macrophages saisissent des vibrions notoirement vivants et intacts. Quelquefois on peut les observer dans l'intérieur des vacuoles du contenu leucocytaire, animés de mouvements très vifs. Mais une fois englobés, beaucoup de vibrions se transforment en granules ronds. Ce changement de forme est constant dans l'intérieur des microphages, mais fait complètement défaut dans le contenu des macrophages (fig 34 et 35). Finalement la phagocytose devient

(1) *Annales de l'Institut Pasteur*, 1895. T. IX, p. 448.

complète et l'organisme se débarrasse des vibrions uniquement grâce à cette réaction. Même sept heures après l'injection des microbes, lorsque le liquide péritonéal, surchargé de leucocytes, est devenu épais et trouble, il reste encore quelques rares vibrions qui conservent toujours leur forme et leur mobilité normales. Une goutte de cet exsudat, maintenue en dehors de l'organisme à 38°, donne après quelques heures une culture abondante de vibrions très mobiles. Il faut donc

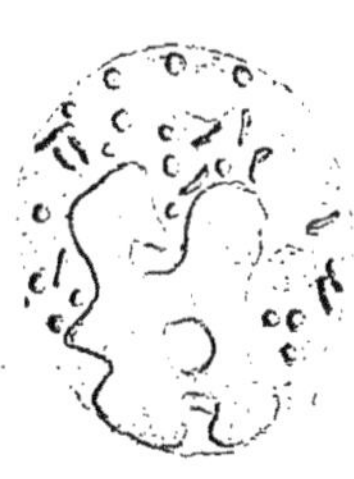

Fig. 34. — Microphage de cobaye rempli de vibrions cholériques, dont la majorité se sont transformés en granules.

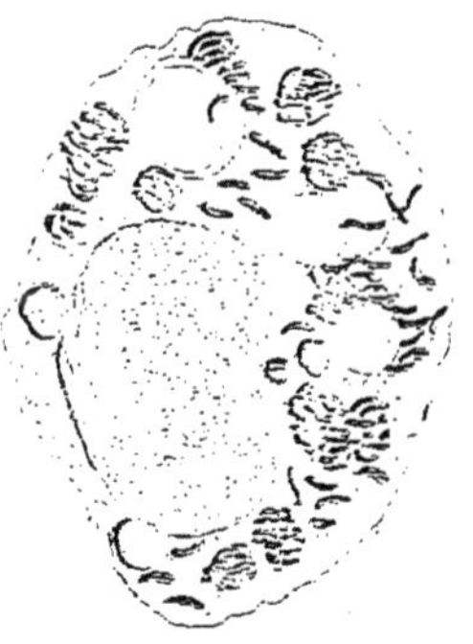

Fig. 35. — Macrophage de cobaye rempli de vibrions cholériques non transformés en granules.

bien conclure que la partie liquide de l'exsudat était impuissante à détruire et même à immobiliser les vibrions, tandis que les phagocytes vivants se sont montrés capables de les englober et de les digérer. L'exsudat péritonéal, retiré à une période où il ne renferme plus du tout de vibrions libres, donne encore pendant quelque temps des cultures de ce microbe. Mais bientôt après, il arrive un moment où l'exsudat ensemencé reste stérile, ce qui prouve que les vibrions, englobés à l'état vivant par les phagocytes, ont été définitivement tués par les microphages et les macrophages.

Lorsqu'au lieu de vibrions cholériques de virulence moyenne, on en prend une variété, dépourvue complètement d'action pathogène, on remarque quelquefois qu'une partie de ces microbes, injectés dans le péritoine de cobayes normaux, se transforment en granules sphériques déjà dans le liquide de l'exsudat, sans aucun concours direct des phagocytes. Cette transformation granuleuse a été pour la première fois étudiée par M. R. Pfeiffer (1) et porte, à cause de cela, le nom de phénomène de Pfeiffer. Il est très limité dans l'immunité naturelle et ne se produit, comme nous l'avons démontré, que dans certaines conditions nettement déterminées. Le phénomène de Pfeiffer s'observe dans le liquide péritonéal. Il commence bientôt après l'injection des vibrions et a lieu pendant la période de la phagolyse. Dans d'autres parties du corps de cobayes, notamment dans le tissu sous-cutané et dans la chambre antérieure de l'œil, le phénomène de Pfeiffer ne se produit pas, ce qui n'empêche pas moins l'animal de résister très bien à l'inoculation des vibrions. Mais même dans la cavité péritonéale, il est facile d'enrayer la transformation granuleuse des vibrions par des moyens qui empêchent la phagolyse de se produire. Lorsqu'on injecte dans le péritoine de cobayes un liquide étranger, capable d'exciter l'action phagocytaire, comme le bouillon de veau, l'eau physiologique, l'urine, etc., on provoque d'abord une phagolyse passagère. Mais à ce stade un autre succède dans lequel les leucocytes deviennent très nombreux et beaucoup plus résistants qu'auparavant. Si l'on profite de cette période de stimulation leucocytaire pour injecter des vibrions aussi atténués que possible, on les voit devenir aussitôt la proie des phagocytes péritonéaux, sans que le phénomène de Pfeiffer se manifeste d'une façon quelconque.

Il est donc évident que cette destruction extracellulaire des vibrions que l'on observe quelquefois dans le péritoine est réellement l'œuvre de la microcytase, échappée des phagocytes pendant la période de leur avarie momentanée.

Après avoir analysé le mécanisme de l'immunité naturelle vis-à-vis de certains bacilles, spirilles et vibrions, il sera intéressant d'établir, si les mêmes règles peuvent être appliquées au cas des cocci. Le choix n'est pas embarrassant, car on pourrait également bien le fixer sur les staphylocoques, les pneumocoques, streptocoques ou gonocoques. Si nous nous arrêtons aux streptocoques, cela tient uniquement à ce que l'immunité naturelle contre ce microbe a attiré sur elle l'attention de plusieurs observateurs d'une façon particulière. Un second avantage du streptocoque est le haut degré d'immunité naturelle que manifeste vis-à-vis de lui une espèce de laboratoire aussi commode

(1) *Zeitschrift für Hygiene*, 1894, T. XVIII, p. 1.

que le cobaye. M. J. Bordet (1) a fait à ce sujet un travail dans mon laboratoire. Il a vu que l'injection de streptocoques dans le péritoine y provoque une forte leucocytose qui aboutit à une destruction complète des microbes. Les leucocytes englobent rapidement la grande majorité des streptocoques et les détruisent; il ne reste plus que quelques individus isolés et libres qui se défendent, en s'entourant d'une auréole claire, mais qui finissent aussi par devenir les victimes de la voracité des phagocytes. Lorsqu'on augmente la dose de microbes injectés, la phagocytose se produit encore, mais quelques streptocoques réussissant à s'échapper, on voit se produire alors toute une nouvelle génération qui se distingue par l'épaisseur de l'auréole protectrice. Malgré l'afflux d'un grand nombre de leucocytes, ceux-ci n'englobent plus les microbes, ce qui amène leur généralisation dans l'organisme et la mort de l'animal. L'immunité naturelle peut donc être supprimée dans certaines conditions déterminées. M. Bordet (2) a voulu se rendre compte si les leucocytes ne remplissaient pas leur fonction phagocytaire à cause d'une paralysie de leurs mouvements, ou bien par suite d'une autre infirmité. Dans ce but il injectait dans le péritoine de cobayes, au moment où les streptocoques commençaient à prendre le dessus sur les leucocytes, une certaine quantité de culture de *Proteus vulgaris*. Ces petits bacilles devenaient au bout de peu de temps la proie des phagocytes qui, en même temps, se refusaient à englober des streptocoques (fig. 36). Il se produisait une sorte de sélection de microbes dans le péritoine. Les *Proteus* disparaissaient à la suite de la phagocytose, tandis que les streptocoques prospéraient dans le liquide de l'exsudat et se multipliaient de plus en plus. Cette expérience qui réussit facilement, démontre d'une façon très précise la

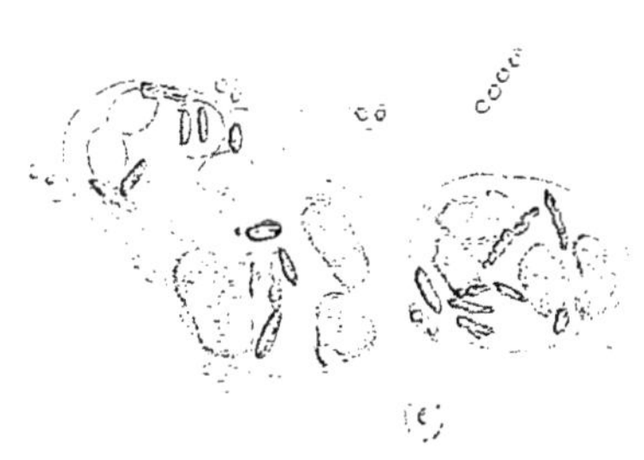

Fig. 36. — Exsudat péritonéal de cobaye avec des streptocoques libres et des bacilles *Proteus*, englobés par les microphages.

(1) *Annales de l'Institut Pasteur*, 1897. T. XI, p. 177.
(2) *Ibid.*, 1896. T. X, p. 104.

différence entre la sensibilité positive des leucocytes (vis-à-vis du *Proteus*) et négative (vis-à-vis du streptocoque). M. Bordet, conformément à l'opinion généralement acceptée, considère cette sensibilité comme une chimiotaxie, c'est-à-dire une sensation de la composition chimique du milieu environnant. Il faut bien admettre que la substance qui provoque la chimiotaxie des leucocytes n'est pas facilement diffusible et ne doit pas, par conséquent, se trouver à l'état dissous dans le plasma de l'exsudat péritonéal. Autrement les leucocytes refuseraient d'englober non seulement les streptocoques, mais aussi les petits bacilles *Proteus*, baignés dans le même liquide repoussant. Il est plutôt probable que la substance qui excite la chimiotaxie négative est contenue dans l'auréole qui entoure les streptocoques, qu'elle ne s'échappe que difficilement et à faible distance.

M. Marchand (1) a repris la recherche du même sujet au laboratoire de M. Denys à Louvain. Il a étudié la résistance naturelle du cobaye, du lapin et du chien contre le streptocoque. Lui aussi est arrivé à cette conclusion que la phagocytose constitue la principale arme de défense de l'organisme de ces mammifères dans leur lutte contre un microbe pathogène des plus redoutables. En partant d'une seule colonie de streptocoques, M. Marchand a obtenu deux races différentes, dont l'une est très virulente pour le lapin, tandis que l'autre se heurte à une résistance naturelle des plus efficaces. Cette immunité est due à l'activité des phagocytes qui détruisent les microbes de la façon ordinaire. Il annonce comme résultat général de ses études qu' « un streptocoque atténué est un streptocoque facilement phagocyté », tandis qu' « un streptocoque très virulent est un microbe délaissé par les leucocytes » et il ajoute qu' « un streptocoque est virulent parce qu'il n'est pas phagocyté » (*l. c.*, p. 270). Jusque-là, les opinions de M. Marchand sont conformes à celles de M. Bordet ; mais elles deviennent contradictoires à partir du moment où il s'agit d'expliquer l'origine de la différence dans la conduite des leucocytes. M. Marchand se refuse à appliquer la théorie de la chimiotaxie dans ce cas et admet « que la phagocytose dépend de quelque propriété physique du microbe et se trouve par conséquent sous la dépendance des fonctions tactiles des leucocytes » (p. 292). Les expériences sur lesquelles il appuie sa conclusion ne peuvent cependant pas être considérées comme absolument démonstratives. Ainsi M. Marchand a

(1) *Archives de médecine expérimentale*, 1898. T. X, p. 253.

observé que les streptocoques atténués, transportés dans le liquide de culture de la variété virulente, sont tout aussi bien phagocytés que lorsqu'ils ont été injectés seuls. Il n'y a donc pas pour lui dans le liquide de culture du streptocoque virulent de substance soluble, capable d'exciter la chimiotaxie négative des leucocytes. Mais est-il bien prouvé que cette substance doit nécessairement passer dans le filtrat d'une culture virulente ? Si elle adhère intimement à l'auréole glaireuse, comme nous l'avons supposé, elle peut bien rester avec les corps des microbes, sans passer au travers du filtre d'une façon tant soit peu appréciable. La question ne peut pas être considérée comme définitivement résolue, mais toute la vraisemblance est du côté de la théorie de la chimiotaxie.

M. Marchand a également recherché si l'immunité vis-à-vis du streptocoque atténué ne pourrait pas être expliquée par le pouvoir bactéricide des humeurs des animaux réfractaires. Ses résultats ont été constants et précis. Le sérum sanguin de ses animaux n'a jamais manifesté aucun pouvoir bactéricide contre le streptocoque et la race atténuée, comme la race virulente, se développaient très bien, toutes les deux, dans les sérums de lapin, de chien et de cobaye.

Plus récemment, M. Wallgren (1) a repris l'étude de l'immunité et de la réceptivité de lapins vis-à-vis du streptocoque. Ses conclusions sont en général conformes à celles de ses prédécesseurs. Il a vu aussi que si le microbe injecté n'était pas très virulent, la phagocytose commençait bientôt après l'injection dans le péritoine et durait tant qu'il y avait encore des streptocoques disponibles. Dans les cas, au contraire, où la race des microbes était douée d'une virulence plus grande, il se produisait une phagocytose passagère au début de l'infection ; mais les streptocoques réussissaient à s'adapter à la lutte avec les leucocytes et les repoussaient à distance. La pullulation des microbes continuait alors sans entraves et l'animal ne tardait pas à succomber à une infection généralisée. M. Wallgren pense que, dans la défense de l'organisme contre le streptocoque, les produits des leucocytes détruits peuvent quelquefois jouer aussi un rôle.

Comme le mécanisme de l'immunité naturelle dans les trois groupes des bactéries — bacilles, spirilles (avec vibrions) et cocci — présente une très grande analogie, on pourrait croire qu'il est superflu de continuer l'analyse de ce phénomène. Et cependant notre aperçu ne serait

(1) *Ziegler's Beiträge zur pathologischen Anatomie*, 1899. T. XXV, p. 206.

pas complet si nous laissions, sans la mentionner, l'immunité naturelle de l'organisme animal contre des microbes qui se distinguent par une toxicité exceptionnelle. La première place dans ce groupe appartient incontestablement au bacille du tétanos.

Il doit paraître très choquant d'entendre dire que les animaux très sensibles au tétanos, comme le cobaye et le lapin, sont doués d'immunité naturelle vis-à-vis du bacille tétanique. Et cependant, ce fait si paradoxal a été établi d'une façon irréfutable par M. Vaillard et ses collaborateurs MM. Vincent et Rouget (1). Lorsqu'on injecte un peu de culture tétanique à un des animaux que nous venons de mentionner, le tétanos ne tarde pas à se déclarer. Après une période d'incubation, certains muscles se raidissent et le tétanos, de local qu'il était au début, se généralise en amenant l'issue fatale. Eh bien, lorsqu'on inocule des quantités de bacilles beaucoup plus considérables, mais que l'on a soin de débarrasser de la toxine tétanique, élaborée dans le liquide de culture, les animaux résistent sans présenter aucune trace de tétanos. Cette expérience, répétée maintes fois avec le même résultat, démontre bien que le bacille tétanique, privé du concours de la toxine, rencontre dans l'organisme des animaux, si sensibles à celle-ci, une opposition des plus efficaces. En quoi consiste-t-elle ? On pensait que, dans des maladies qui présentent un caractère si prononcé d'intoxication, comme le tétanos, la résistance ne dépendait nullement de la fonction phagocytaire. Aussi MM. Vaillard et Vincent étaient tout préparés à n'attribuer aucun rôle aux phagocytes dans l'exemple d'immunité naturelle qu'ils avaient découvert. Malgré cela, l'analyse détaillée des faits les a persuadés du contraire. Les cobayes et les lapins ne prennent pas le tétanos, après l'inoculation d'une quantité de spores

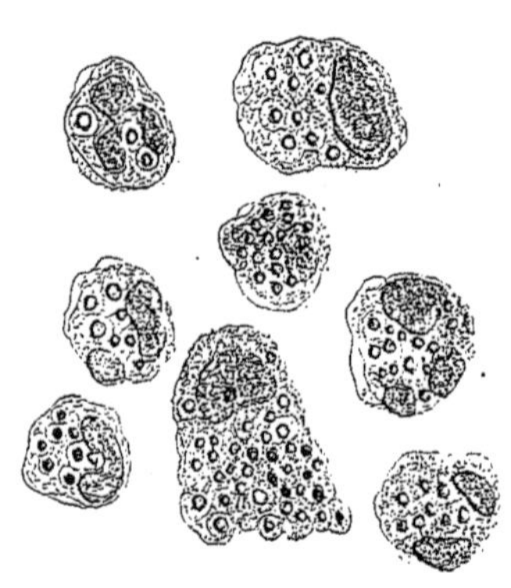

Fig. 37. — Leucocytes de lapins, remplis de spores tétaniques.

(1) *Annales de l'Institut Pasteur*, 1891. T. V, p. 1 ; 1892. T. VI, p. 385 ; 1893. T. VII, p. 755.

12.

et de bacilles tétaniques, débarrassés de la toxine, uniquement grâce à la phagocytose très prononcée. Cette injection est bientôt suivie d'un afflux très considérable de leucocytes qui se bourrent de spores et de bacilles, sans en être aucunement incommodés (fig. 37). Une fois que les phagocytes ont dévoré tous ces microbes, ceux-ci deviennent incapables de produire leur effet morbide. Les spores ne germent pas dans l'intérieur des phagocytes, mais y subissent au contraire une grave détérioration et finissent par disparaître complètement au bout d'un temps plus ou moins long.

Lorsqu'au contraire le bacille ou les spores tétaniques sont accompagnés de toxine préformée, celle-ci provoque, d'après l'avis de M. Vaillard, la chimiotaxie négative des leucocytes qui se tiennent à l'écart des microbes et leur permettent de se reproduire et de sécréter une quantité nouvelle de toxine. L'immunité naturelle de l'organisme contre le bacille tétanique peut être supprimée chaque fois que la défense phagocytaire est entravée par un moyen quelconque. Dans les conditions naturelles, ce sont le plus souvent les microbes adjuvants qui favorisent l'infection tétanique, en empêchant les phagocytes de s'emparer des spores avec une rapidité suffisante pour empêcher leur germination. Ce résultat fondamental, établi par MM. Vaillard et Vincent, a été souvent contredit à l'aide d'expériences insuffisantes (MM. Sanchez-Toledo, Klipstein, Roncali), mais, dans la suite, sa justesse a été confirmée pleinement. On a cité des cas dans lesquels les spores tétaniques, débarrassées de toxine, provoquaient quand même un tétanos mortel. Chaque fois que l'on inocule un petit fragment de culture tétanique en gélose, préalablement chauffée à 85° pour détruire la toxine, on produit le tétanos. MM. Vaillard et Rouget ont démontré que, dans ces conditions, les leucocytes ne pénètrent que dans la couche superficielle de la gélose, tandis que les spores germent et les bacilles pullulent dans sa profondeur. On peut également provoquer chez des animaux le tétanos mortel à l'aide de spores, débarrassées par le chauffage de leur toxine, en les inoculant avec de la terre stérilisée. Les particules de la terre protègent les spores contre l'agression des phagocytes et leur permettent de germer et d'empoisonner l'organisme. L'acide lactique produit un effet analogue, en détruisant et affaiblissant les phagocytes. Les microbes secondaires, le plus souvent inoffensifs par eux-mêmes, empêchent aussi la phagocytose des spores tétaniques et par cela même favorisent l'intoxication.

Les faits que je viens de résumer ont été démontrés comme règle pour plusieurs espèces de bactéries anaérobies pathogènes. Ainsi M. Besson (1) a démontré que le vibrion septique est par lui seul incapable de provoquer la septicémie et exige pour cela le concours d'autres microbes. MM. Leclainche et Vallée (2) ont étendu la même loi au bacille du charbon symptomatique (*Bacillus Chauvaei*), si important comme cause d'une épizootie des bovidés. Les spores de ce microbe, chauffées à 80°-85°, perdent la toxine préformée et deviennent incapables de produire l'infection. Dans ce cas aussi, ces spores deviennent, bientôt après l'injection, la proie des phagocytes qui les retiennent, les empêchent de germer et enraient leur action pathogène. Mais, si, à ces spores chauffées, on ajoute une certaine quantité de toxine, elles germent dans les tissus et provoquent une infection typique. Si l'on mélange des spores chauffées avec du sable stérile et si l'on introduit purement ces conglomérats sableux à des cobayes, ces animaux prennent presque toujours le charbon symptomatique mortel. Les spores de la partie superficielle des amas sableux sont facilement dévorées par les phagocytes ; mais celles qui sont incluses dans la partie centrale des amas, pour quelque temps abritées contre ces cellules, germent dès qu'elles sont imprégnées par les humeurs de l'organisme. Lorsqu'on enveloppe le sable dans un sac de papier, la protection contre les phagocytes est encore plus complète, ce qui permet à presque toutes les spores de germer et de déterminer dans tous les cas l'infection mortelle. MM. Leclainche et Vallée concluent de leurs expériences « qu'il suffit de protéger mécaniquement la spore pour voir l'infection se produire ; l'on ne saurait alléguer ici une modification de la virulence, comme lorsqu'on associe au virus une substance chimique, et le rôle exclusif de la phagocytose dans la protection apparait en pleine évidence » (p. 221).

L'histoire de ces trois anaérobies prouve bien que l'immunité naturelle contre ces microbes ne peut être mise sous la dépendance ni d'un pouvoir bactéricide des humeurs, ni d'une propriété antitoxique quelconque, ni de l'incapacité du microbe à secréter sa toxine dans les humeurs de l'organisme réfractaire. La cause de cette immunité se réduit uniquement à la réaction des phagocytes qui empêchent les microbes de produire leurs poisons.

Tout ce qui a été dit au sujet de l'immunité naturelle des Verté-

(1) *Annales de l'Institut Pasteur*, 1895. T. IX, p. 179.
(2) *Ibid.*, 1900. T. XIV, p. 202.

brés se rapporte aux cas de résistance contre les Bactéries. Mais peut-être l'immunité contre les microbes, appartenant à d'autres groupes, dépend-elle d'autres facteurs que nous n'avons pas encore suffisamment fait connaître au lecteur? Parmi les plantes inférieures, il y a encore des Blastomycètes (Torulas et Levures) qui sont capables de produire des infections, comme nous l'avons vu d'après l'exemple de la maladie des Daphnies.

Quelques observateurs sont en effet arrivés à cette conclusion que les différents Blastomycètes, introduits dans l'organisme réfractaire, y subissent une destruction complète déjà au bout de quelques heures, sans aucun concours de la phagocytose. C'est ainsi que M. Jona (1) explique la disparition des levures, injectées dans les veines ou le péritoine de lapins, par l'influence unique de la propriété microbicide de liquide sanguin. M. Gilkinet (2) s'associe à cette manière de voir. Il a injecté de la levure de bière (*Sacharomyces cerevisiae*) dans l'organisme de lapins et l'a vue disparaître peu de temps après. La destruction de la levure, d'après cet observateur, « se fait par l'intermédiaire des sucs plasmatiques » et « tient à une propriété spécifique des liquides organiques », dont la nature est « totalement inconnue dans son essence ». La phagocytose ne jouerait aucun rôle dans ce phénomène. Hâtons-nous de dire que déjà avant la publication des deux travaux que nous venons de citer, avait paru un mémoire de M. Schattenfroh (3) sur le même sujet. Cet observateur, qui a exécuté ses expériences dans le laboratoire de M. H. Buchner, à Munich, a très bien vu et décrit la destruction des levures injectées par les phagocytes. Par contre, ses essais sur le pouvoir microbicide du sang et du sérum ont échoué. Ce témoignage est d'autant plus important qu'il émane d'une école où le pouvoir microbicide des humeurs est considéré comme la principale arme de défense de l'organisme. Les faits, rapportés par M. Schattenfroh, sont parfaitement exacts et ont pu être confirmés dans mon laboratoire par M. Skchiwan (4). Cet observateur ne s'est pas contenté d'injecter des levures ordinaires (levure rose, *Sacharomyces Pastorianus*), mais a fait à des cobayes des inoculations de levures pathogènes, isolées par M. Curtis (5) dans un cas de

(1) *Centralblatt f. Bakteriologie*, 1897. T. XXI, p. 147.
(2) *Archives de méd. expérim.*, 1897. T. IX, p. 881.
(3) *Archiv für Hygiene*, 1896. T. XXVI, p. 234.
(4) *Annales de l'Institut Pasteur*, 1899. T. XIII, p. 770.
(5) *Ibid.*, 1896. T. X, p. 448.

tumeur myxomateuse chez l'homme. Le cobaye est réfractaire aux petites doses de cette levure, mais succombe aux injections de plus grandes quantités. M. Skchiwan s'est assuré que l'englobement des levures non pathogènes se fait avec une grande rapidité. Ainsi le *Sacharomyces Pastorianus* est englobé dans le péritoine de cobaye, déjà au bout de deux heures, presque exclusivement par les microphages. Quelques (3-4) heures après l'injection, l'ensemencement de l'exsudat péritonéal ne donne plus de cultures. Par contre, les levures pathogènes de Curtis résistent beaucoup plus longtemps à l'action des phagocytes. Après une période de phagolyse dans la cavité péritonéale, les leucocytes nouvellement arrivés en grand nombre commencent à saisir les cellules de levure. Le plus souvent, plusieurs macrophages se réunissent autour d'un même globule de levure, formant une sorte de rosace très caractéristique. Quelquefois, les macrophages se fusionnent pour produire une cellule géante, dont le centre renferme la cellule de levure. Celle-ci se défend contre la phagocytose, en sécrétant une membrane assez épaisse. La lutte entre les deux éléments vivants est assez longue ; 24 à 48 heures après l'inoculation, toutes les levures sont entourées de phagocytes, parmi lesquels les microphages sont exceptionnels. Mais les parasites restent vivants encore 4 à 6 jours après leur injection dans le péritoine, ce qui est prouvé par les cultures que l'on obtient avec de l'exsudat ensemencé. Il faut donc en conclure que les levures ont été entourées de phagocytes lorsqu'elles présentaient tous les signes de vie. M. Skchiwan n'a pas mieux réussi que M. Schattenfroh à démontrer un pouvoir microbicide quelconque des humeurs vis-à-vis des Blastomycètes.

Il n'y a donc pas de doute que la résistance de l'organisme contre les levures suive les mêmes règles que dans la défense contre les bactéries.

Les microbes de nature animale sont beaucoup plus rares dans les maladies infectieuses que les végétaux microscopiques. L'impossibilité d'en obtenir des cultures rend la recherche encore plus difficile. Et cependant il existe des faits, capables de nous renseigner sur les moyens dont dispose l'organisme réfractaire vis-à-vis de quelques protozoaires parasites. Parmi ceux-ci les Trypanosomes jouent un rôle des plus importants. Une espèce de ce genre (*T. Lewisi*) produit une maladie infectieuse chez les rats et surtout chez le surmulot (*Mus decumanus*). Le sang de ces rongeurs en renferme souvent une très grande quantité et les petits Flagellés se conservent bien dans le sérum, préparé avec du sang d'animaux malades. MM. Laveran et Mesnil (1), dans leurs études sur les Trypanosomes, ont injecté du sang défibriné, contenant de nombreux Trypanosomes, dans le péritoine de cobayes, qui manifestent une immunité naturelle contre ce parasite. Les parasites se conservent à l'état vivant pendant quelques jours, après quoi ils disparaissent complètement. Ce sont encore les phagocytes de l'exsudat péritonéal qui en débarrassent l'organisme, en englobant les Trypanosomes. MM. Laveran et Mesnil ont pu saisir, en examinant des gouttes pendantes, préparées avec l'exsudat péritonéal de leurs cobayes, des leucocytes en train de dévorer des Trypanosomes qui, par leurs mouvements agités, manifestaient bien leur état vivant. Une fois que les parasites étaient entièrement englobés dans l'intérieur des macrophages, leur disparition définitive se faisait avec une rapidité extraordinaire.

Nous avons essayé dans ce chapitre d'exposer devant le lecteur toute une série de phénomènes observés dans l'immunité naturelle chez les animaux. Nous avons passé en revue la résistance de l'organisme vis-à-vis des principaux groupes de bactéries et nous nous sommes arrêtés sur quelques-unes qui sont des plus aptes à s'accoutumer aux divers milieux, et sur d'autres qui, au contraire, présentent des exemples de microbes plus exigeants et plus délicats. Nous avons examiné l'immunité vis-à-vis des Blastomycètes et des animalcules parasites. Partout, chez les animaux inférieurs, comme chez les Vertébrés de toutes classes, nous avons toujours assisté à ce phénomène général : la résistance phagocytaire comme facteur principal et constant de l'immunité naturelle.

(1) *Annales de l'Institut Pasteur*, 1901. T. XV, septembre.

CHAPITRE VII

LE MÉCANISME DE L'IMMUNITÉ NATURELLE CONTRE LES MICROBES

La destruction des microbes dans l'immunité naturelle est un acte de résorption. — Rôle de l'inflammation dans l'immunité naturelle. — Importance des microphages dans l'immunité contre les microbes. — Chimiotaxie des leucocytes et englobement des microbes. — Les phagocytes sont capables d'englober les microbes vivants et virulents. — La digestion des microbes dans l'intérieur des phagocytes se fait le plus souvent dans un milieu faiblement acide. — Propriété bactéricide des sérums. — Origine phagocytaire de la substance bactéricide. — Théorie de la sécrétion de la substance bactéricide par les leucocytes. — Comparaison du pouvoir bactéricide des sérums et des plasmas sanguins. — La substance bactéricide du sérum ne doit pas être considérée comme un produit de sécrétion des leucocytes ; elle reste dans l'intérieur des phagocytes, tant que ceux-ci sont intacts. — Les cytases. — Deux espèces de cytases : macrocytase et microcytase. — Les cytases sont des endoenzymes, se rapprochant des trypsines. — Changements de la colorabilité et de la forme des microbes dans l'intérieur des phagocytes. — Absence ou rareté des fixateurs dans les sérums des animaux doués d'immunité naturelle. — L'agglutination des microbes ne joue aucun rôle important dans le mécanisme de l'immunité naturelle. — Absence de la propriété antitoxique des humeurs dans l'immunité naturelle. — Les phagocytes détruisent les microbes sans que leur englobement soit précédé de la neutralisation des toxines.

Les faits que nous avons exposés dans le précédent chapitre nous autorisent bien à conclure que la destruction des microbes dans l'immunité naturelle, se réduit à leur résorption par les phagocytes. Nous voilà donc rentrés dans le chapitre que nous avons déjà étudié et dans lequel nous avons essayé d'établir quelques règles fondamentales. Il nous reste à voir jusqu'à quel point ces règles s'appliquent aux phénomènes de l'immunité naturelle contre les microbes infectieux.

L'introduction dans l'organisme animal de sang étranger, de spermatozoïdes de même espèce ou d'espèce étrangère, ou de n'importe quelle autre catégorie de cellules, de même que la pénétration des microbes dans les tissus ou les cavités du corps d'animaux réfractaires amènent avant tout une inflammation localisée, avec diapédèse d'une grande quantité de globules blancs. Au lieu d'inflammation aseptique, comme dans les cas de résorption des cellules, il se produit dans l'immunité antimicrobienne une inflammation septique au point de pénétration de microbes. Dans cette inflammation la rougeur et la chaleur sont faibles, la partie liquide de l'exsudat est insignifiante, mais ce qui la caractérise surtout, c'est la quantité de leucocytes qui arrivent vers l'endroit menacé. Cette constance de la réaction inflammatoire dans l'immunité naturelle est une des meilleures preuves en faveur de l'opinion que l'inflammation est un phénomène utile pour l'organisme, surtout dans sa lutte contre l'invasion microbienne. Comme nous avons consacré au développement de cette thèse tout un volume sur la pathologie comparée de l'inflammation, nous pouvons bien nous passer ici de la discuter à nouveau. Depuis la publication de notre livre, il a paru un bon nombre d'articles sur l'inflammation, mais aucun d'eux n'a infirmé en quoi que ce soit les bases fondamentales de la théorie phagocytaire de l'inflammation. L'idée que ce phénomène constitue réellement une réaction salutaire de l'organisme est acceptée actuellement par un très grand nombre de savants de tous les pays. Il est donc inutile de la défendre encore une fois.

Bien que dans le mécanisme intime de l'inflammation, il reste encore un certain nombre de points insuffisamment élucidés, il est hors de doute que la sensibilité des éléments cellulaires qui y jouent un rôle, en est un des facteurs essentiels. Les cellules nerveuses qui commandent la dilatation vasculaire, les cellules endothéliales qui livrent passage aux leucocytes et ces leucocytes mêmes qui s'échappent des vaisseaux, pour se diriger vers l'endroit de pénétration des microbes, tous ces éléments doivent être impressionnés d'une façon particulière. Dans l'immunité naturelle, les phagocytes manifestent une chimiotaxie positive et cette forme de sensibilité est une condition indispensable pour que l'immunité existe et que les microbes disparaissent.

Dans la huitième leçon de notre livre sur l'inflammation, nous avons déjà exposé les faits fondamentaux, sur lesquels repose la doctrine de la chimiotaxie des leucocytes. Durant ces dix dernières années, on a réuni des documents nombreux corroborant les résultats, obtenus d'abord par MM. Leber, Massart et Ch. Bordet et confirmés depuis par un très grand nombre d'observateurs.

Tandis que dans la résorption des globules sanguins et des cellules animales en général, ce sont surtout les macrophages qui interviennent, dans l'immunité naturelle contre les microbes, la chimiotaxie positive se manifeste par les microphages encore plus que par les macrophages. Lorsque l'on examine un exsudat inflammatoire et que l'on constate une majorité prépondérante de microphages, on est sûr de l'intervention des microbes dans ce cas. Même, dans les exemples où ce sont principalement les macrophages qui détruisent les microbes (comme dans le cas de résistance de l'organisme animal contre les bacilles tuberculeux), au début, il se produit un fort afflux des microphages. La sensibilité de ces deux catégories principales de phagocytes accuse souvent une différence incontestable. Nous n'avons qu'à rappeler au lecteur l'exemple des spirilles, englobés et détruits exclusivement par les macrophages de cobaye qui seuls manifestent une chimiotaxie positive suffisante. Dans beaucoup d'autres exemples d'immunité naturelle, le rôle des macrophages s'efface au contraire devant celui des microphages.

Après s'être rapprochés des envahisseurs, les phagocytes mobiles accomplissent dans l'immunité naturelle un second acte physiologique qui consiste dans l'englobement des microbes. Quelquefois les leucocytes dévorent d'un seul coup des amas entiers de ces êtres et accomplissent leur fonction en un temps très court. Dans d'autres cas, surtout lorsqu'il s'agit de microbes très mobiles, comme les spirilles d'Obermeyer ou de Sacharoff, l'englobement se fait avec plus de difficulté et exige des manifestations particulières. C'est ainsi que, pour dévorer un spirille, les macrophages de cobaye envoient des prolongements coniques très longs. Jamais nous n'avons pu observer, dans l'englobement des microbes, de procédés comparables à celui par lequel les macrophages s'emparent de globules rouges d'oiseaux ou d'autres cellules animales.

Quelques observateurs ont émis cette opinion que les microbes pénètrent spontanément dans l'intérieur des cellules et n'ont pas besoin d'être englobés à l'aide de prolongements protoplasmiques des phagocytes. Il est incontestable que certains microbes peuvent parvenir dans le contenu cellulaire, indépendamment de tout acte de phagocytose. Tel est le cas du parasite malarique et de ses congénères qui pénètrent dans les globules rouges. Seulement, dans cet exemple, il s'agit d'organismes amiboïdes, bien capables de perforer la paroi de l'hématie à l'aide de leurs pseudopodes. Les bactéries, ne possédant jamais de mouvements amiboïdes, sont privées de cette faculté de pénétrer dans l'intérieur des cellules. Il y a bien quelques cas très rares, où cette pénétration se présente. Ainsi, Bizzozero (1) a décrit des spirilles de l'estomac du chien, qui se rencontrent dans l'intérieur des cellules épithéliales. Mais ici ces bactéries très mobiles pénètrent dans l'intérieur des vacuoles, ouvertes à la surface. Probablement attirés par les sécrétions épithéliales, les spirilles s'approchent des cellules et profitent de petites ouvertures pour passer dans la vacuole sécrétrice. Dans la presque totalité des cas, au contraire, les bactéries vivantes et même très mobiles, ne sont point capables de pénétrer dans l'intérieur des cellules. Ainsi, lorsque l'on observe des spirilles de la fièvre récurrente ou de la septicémie des oies au voisinage des leucocytes, on les voit souvent exécuter des mouvements en tire-bouchon très vifs à la surface de ces cellules, sans jamais pouvoir y pénétrer. Au contraire, lorsque le leucocyte envoie un prolongement vers le spirille, l'englobement se fait en peu de temps. Dans des exsudats charbonneux ou dans la rate des animaux morts du charbon, on voit très souvent des quantités très grandes de bactéridies au voisinage immédiat des leucocytes ou des cellules de la pulpe sphénique, sans qu'un seul de ces microbes se trouve dans l'intérieur de ces éléments. Jamais non plus on ne voit les bactéries (qui se développent abondamment dans une goutte d'exsudat, extrait de l'organisme) pénétrer dans l'intérieur des leucocytes morts, situés à côté d'elles. On voit au contraire que les microbes poussent en dehors des leucocytes voisins et occupent les espaces libres entre ces cellules.

M. Almquist (2) a décrit récemment un procédé, grâce auquel les microbes peuvent pénétrer dans l'intérieur des leucocytes morts. Il prélève des leucocytes du sang des mammifères, les mélange avec des bactéries et centrifuge le tout pendant quelque temps. Il a pu s'assurer qu'après un contact peu prolongé, les microbes se retrouvent dans l'intérieur des leucocytes. M. Almquist exclut, dans ce phénomène, la phagocytose proprement dite, c'est-à-dire l'englobement des microbes par des mouvements actifs des leucocytes ; seulement, il ne donne pas de preuves suffisantes que les cellules, dans ses expériences, étaient réellement mortes. Il pense que la température relativement basse (au-dessous de 15°) excluait la possibilité de mouvements amiboïdes des leucocytes d'animaux à sang chaud. Mais ce raisonnement

(1) *Archiv für mikroskopische Anatomie*, 1893. T XLII, p. 146.

(2) *Zeitschrift für Hygiene*. T. XXXI, p. 507. Voir la critique de M. Podwyssolsky dans les *Archives russes de Pathologie*, 1899. T. VIII, p. 257.

ne correspond pas à la réalité, car il est incontestable — et nous avons pu nous assurer à maintes reprises de l'exactitude de ce fait — que les leucocytes de l'homme et des vertébrés à sang chaud sont bien capables de se mouvoir et d'englober des corps étrangers à une température inférieure à 15°. Dans tous les cas, l'ensemble des données, dont nous avons cité plus haut quelques exemples, ne laisse subsister aucun doute sur ce fait que l'englobement des microbes, dépourvus de propriétés amiboïdes, se fait à l'aide de mouvements actifs du protoplasma vivant des leucocytes. Pour dissiper tous les scrupules du lecteur, je n'ai qu'à rappeler l'exemple, cité dans le précédent chapitre, de la conduite des leucocytes dans le péritoine de cobayes, inoculés avec des streptocoques et des *Proteus*, d'après les recherches de M. Bordet. Les leucocytes de la cavité péritonéale laissent les streptocoques virulents se développer librement, sans en englober aucun, tandis que les bacilles *Proteus*, injectés plus tard, sont dévorés au bout de très peu de temps et se retrouvent tous dans l'intérieur des mêmes phagocytes. Cet exemple, si démonstratif, de la chimiotaxie positive (vis-à-vis du *b. Proteus*) et négative (vis-à-vis du streptocoque), est en même temps la meilleure preuve de ce fait que l'englobement des microbes est un acte physiologique, vital, et non pas un simple phénomène de pénétration mécanique des microbes dans le protoplasma mou des leucocytes.

On pensait autrefois que les leucocytes, chargés de microbes, leur fournissent un bon milieu de culture et leur servent en plus de véhicules de transport d'un endroit à l'autre dans l'organisme vivant. Cette opinion a été affirmée un grand nombre de fois, sans que jamais on en ait apporté une preuve. A présent, il est bien démontré qu'elle est erronée. Les microbes trouvent dans l'intérieur des phagocytes, à quelques rares exceptions près, un milieu très défavorable. Ils y périssent le plus souvent, ou bien, lorsqu'il s'agit de microbes très résistants, comme les bacilles tuberculeux chez des animaux réfractaires ou les endospores de quelques bactéries, sans être toujours détruits, ils y sont empêchés de germer et de se reproduire.

Plus tard, on a émis cette autre opinion que les phagocytes ne sont capables d'englober que des microbes tués préalablement par quelque substance qui se trouve en dehors de ces cellules défensives. Cette opinion est tout aussi erronée que celle que nous venons d'analyser. Les phagocytes sont parfaitement en état de saisir et de dévorer des microbes bien vivants. Nous n'avons qu'à rappeler à ce propos les faits que nous avons cités dans le précédent chapitre au sujet des bactéridies vivantes, englobées par les leucocytes de différents animaux, ou bien l'histoire des spirilles très vivants qui conservaient leur mobilité jusqu'au moment où ils finissaient d'être englobés par les prolongements protoplasmiques des leucocytes de cobayes. L'observation *in vitro* a permis aussi, comme il a été relaté dans le même chapitre, de constater l'englobement des Infusoires flagellés vivants par les leucocytes d'animaux réfractaires.

Ces faits, déjà assez nombreux, ne sont pas cependant les seuls qu'on pourrait donner en faveur de cette thèse fondamentale que les phagocytes possèdent tous les moyens de s'incorporer des microbes vivants. Déjà, dans mes premiers travaux sur la phagocytose, j'ai cité l'exemple de cellules amiboïdes, chez des Invertébrés, renfermant des bactéries mobiles (1), et celui des leucocytes de grenouille, remplis de bacilles mobiles (2) d'une septicémie artificielle. Depuis, le nombre des cas semblables s'est considérablement accru. Rien n'est plus facile que d'observer la phagocytose de microbes vivants *in vitro*. On prend une goutte de lymphe de grenouille et on lui ajoute un peu de bacilles pyocyaniques. Bientôt après, on peut assister à la lutte des leucocytes avec des bactéries très mobiles et observer dans l'intérieur des vacuoles digestives des bacilles exécutant des mouvements actifs très prononcés.

Le même résultat peut être obtenu par une autre méthode, capable en même temps de nous renseigner sur la virulence des microbes englobés par les phagocytes. On a souvent émis cette idée que les phagocytes ne saisissent que des bactéries, dépouillées de leur virulence par une action humorale préalable, et on a cherché en conséquence une propriété atténuatrice des liquides de l'organisme. Nous avons déjà répondu à cette objection dans notre précédent chapitre par la citation de cas, dans lesquels l'exsudat des animaux réfractaires, ne renfermant que des microbes englobés par les phagocytes, se montrait cependant très virulent pour les animaux sensibles. Cette question a été surtout débattue à propos du charbon de grenouilles, au sujet duquel on a exécuté plusieurs travaux, dont le résultat final est tout à fait précis. Les bacilles, englobés par les leucocytes de ces batraciens, conservent pendant longtemps leur complète virulence. Des exsudats qui ne contiennent que des bactéridies intraphagocy-

(1) *Arbeiten des zool. Institutes zu Wien.*, 1883. T. V, p. 160.
(2) *Biologisches Centralblatt*, 1883, p. 562.

taires, dont la plupart ont déjà perdu la propriété de se colorer de la façon normale par les couleurs d'aniline, produisent néanmoins le charbon mortel chez des animaux sensibles, comme la souris et le cobaye. M. Mesnil a établi le même fait pour l'exsudat des poissons d'eau douce, réfractaires au charbon. La même règle s'applique également aux exsudats des chiens et des poules, inoculés avec la bactéridie.

Longtemps avant ces expériences sur le charbon, Pasteur (1) avait déjà constaté que le virus du choléra des poules qui provoque chez le cobaye une affection bénigne, donnant lieu à la formation d'abcès, conserve pendant longtemps sa virulence dans le pus. Lorsqu'il injectait à des lapins une petite quantité de pus de cobaye, développé au point d'inoculation du coccobacille du choléra des poules, les lapins succombaient à l'infection généralisée et rapide. Depuis on a pu se convaincre que, chez le cobaye, ces microbes deviennent facilement la proie des leucocytes dans les exsudats.

La règle est donc générale que chez les animaux, doués d'immunité naturelle, les phagocytes saisissent des microbes vivants, ayant conservé leur virulence primitive.

Une fois à l'intérieur des phagocytes, les microbes sont entourés par un liquide clair, dont l'accumulation forme des vacuoles, ou bien ils sont logés directement dans le protoplasma. Dans les deux cas, les microbes sont soumis à une digestion qui, le plus souvent, les dissont complètement. Il n'est pas toujours facile de se rendre compte des conditions dans lesquelles s'accomplit cette digestion intracellulaire. Autrefois (2), j'employais une solution faible de vésuvine pour me rendre compte de l'état dans lequel se trouvent les microbes englobés par les leucocytes. Il a été possible d'établir que les bactéries vivantes restent incolores dans cette solution, tandis que les bactéries mortes se colorent en brun plus ou moins foncé. Grâce à cette réaction, j'ai pu fournir une des preuves de ce fait que les bactéries englobées sont, dans le cas de l'immunité, tuées dans l'intérieur des phagocytes. L'emploi du rouge neutre (*Neutralroth*) d'Ehrlich nous donne d'autres renseignements très précieux. Cette couleur, très inoffensive pour les éléments vivants, est en même temps un excellent indicateur de réaction acide ou alcaline. M. Plato (3), à Breslau,

(1) *Comptes rendus de l'Académie des Sciences*, 1880. T. XC, p. 952.
(2) *Annales de l'Institut Pasteur*, 1887. T. I, p. 325.
(3) *Archiv für mikroskopische Anatomie*, 1900. T. LVI, p. 868.

a fait de nombreuses recherches de coloration des microbes par une solution aqueuse faible (1 %) de cette substance. Il a constaté que les microbes libres restent vivants dans cette solution, sans prendre trace de coloration. Au contraire, les mêmes microbes, englobés par les phagocytes, se colorent dans leur intérieur en rouge brunâtre plus ou moins prononcé. Le plus grand nombre de ces microbes colorés ne manifestent plus aucun signe de vitalité ; mais, parmi les bactéries intracellulaires, il y en a quelques-unes qui, malgré une coloration très marquée, sont sûrement vivantes. M. Plato insiste sur cette conclusion que pour que les microbes englobés restent colorés, il est indispensable que les phagocytes soient vivants, car, bientôt après la mort de ces cellules, survient la décoloration des microbes et des granules intracellulaires. Lorsque l'on ajoute du rouge neutre à un exsudat, dans lequel les leucocytes sont morts, la coloration des microbes englobés — morts ou vivants — ne se produit pas. J'ai pu moi-même vérifier l'exactitude de ces faits et M. Himmel (1) qui a exécuté à ce sujet un travail détaillé dans mon laboratoire, les a confirmés pour un grand nombre d'exemples. Dans les troisième et quatrième chapitres de cet ouvrage, j'ai déjà apporté des arguments en faveur de l'opinion que la coloration des éléments englobés indique une réaction faiblement acide dans l'intérieur des phagocytes. Tantôt cette réaction se manifeste dans des vacuoles digestives ; dans d'autres cas, elle ne s'accuse que sur des microbes, directement logés dans le protoplasma (fig. 38). Lorsque le phagocyte reste vivant, le suc acidulé qui remplit les vacuoles ou imbibe les microbes englobés, ne se mêle pas avec le protoplasma, toujours alcalin. Mais bientôt après la mort des phagocytes, ce mélange se fait sans difficulté et alors l'alcalinité du protoplasma

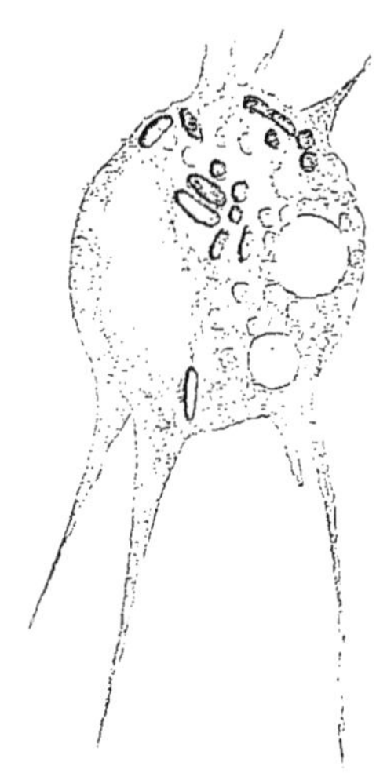

Fig. 38. — Macrophage péritonéal de cobaye ayant englobé du colibacille. Coloration vitale par le rouge neutre.

(1) *Annales de l'Institut Pasteur*, 1901. T. XV.

suffit largement pour neutraliser et même alcaliniser les sucs faiblement acides. Cette interprétation des faits se trouve en complète harmonie avec toutes les données, réunies jusqu'à présent, sur la coloration par le rouge neutre des microbes phagocytés.

Toutes les bactéries englobées ne se colorent cependant pas de la façon que nous avons indiquée. Les bacilles tuberculeux, même dans des cas d'immunité naturelle, restent incolores dans l'intérieur des phagocytes ou bien ne prennent qu'une teinte très légère, jaune-paille. M. Himmel a fait cette observation sur des bacilles de la tuberculose aviaire, englobés par les leucocytes péritonéaux de cobaye, espèce résistante à ce microbe. On pourrait croire que la membrane si résistante des bacilles tuberculeux, avec sa couche cireuse, empêche la pénétration du suc acide leucocytaire. Mais plusieurs bacilles qui résistent à la décoloration par les acides, tout comme les bacilles tuberculeux, notamment les bacilles de Mœller et leurs congénères, se colorent en rouge vif par le rouge neutre, dès qu'ils sont englobés par les phagocytes. Il est donc plus probable que, dans le cas de vrais bacilles tuberculeux, la réaction dans ces cellules n'est plus acide, mais plutôt alcaline. Cette conclusion se confirme par l'exemple des cellules géantes de la gerbille (*Meriones Shawii*), cette espèce de rongeur qui manifeste une grande résistance naturelle vis-à-vis du bacille de la tuberculose humaine (1). Les bacilles, englobés par ces phagocytes, sécrètent des membranes concentriques multiples qui s'imprègnent de phosphate de chaux (fig. 5). Le processus amène la mort des bacilles, dont il ne reste plus que les membranes calcifiées. La précipitation de sel calcaire autour des membranes bacillaires indique déjà la réaction alcaline du milieu. L'emploi de certaines matières colorantes confirme pleinement cette conclusion. Ainsi, avec l'alizarine sulfoconjuguée, les cellules géantes se colorent en violet foncé, ce qui précisément fournit la preuve d'une réaction alcaline très nette.

Nous arrivons donc à cette conclusion générale que la digestion phagocytaire se fait le plus souvent dans un milieu faiblement acide, mais peut s'accomplir aussi dans un milieu alcalin. Il n'est pas possible, dans l'état actuel de nos connaissances, de préciser la nature de l'acide, sécrété par les phagocytes. M. A. Kossel (2) a exprimé la supposition que la digestion intracellulaire des microbes se fait par

(1) *Leçons sur la pathologie comparée de l'Inflammation*, p. 193.
(2) *Archiv für Physiologie*, 1893, p. 164.

l'acide nucléique, sécrété par le noyau cellulaire et accumulé dans les vacuoles du contenu des phagocytes. M. H. Kossel a apporté en faveur de cette supposition le fait que l'acide nucléique est nettement bactéricide et tue certains microbes pathogènes, en donnant un précipité, composé d'albumine et d'acide nucléique. Plus tard, M. A. Kossel a signalé la présence dans les éléments figurés de substances albuminoïdes de réaction alcaline qui détruisent également les bactéries. Ainsi il a isolé du sperme d'esturgeon une protamine, «stourine», qui, même en solutions très faibles, manifeste un fort pouvoir bactéricide vis-à-vis du bacille typhique, du staphylocoque, etc. Il est possible que ces substances jouent un rôle dans la digestion intracellulaire. Mais d'un autre côté, on doit considérer comme bien établi qu'il existe dans les phagocytes un ferment soluble qui tue et digère les microbes. Nous avons déjà vu, à propos de la résorption des cellules animales, que l'alexine, ou cytase, est le ferment qui y joue le rôle digestif principal. Nous devons nous demander si la même substance agit également sur les microbes.

Depuis déjà plus de quinze ans, on poursuit les études sur le pouvoir bactéricide du sang et d'autres liquides tirés de l'organisme. Après des résultats peu précis de Traube et Gscheidlen (1), Fodor (2) a signalé la propriété du sang défibriné de lapin de détruire les bactéridies qu'on y ensemence. Sous l'inspiration de M. Flügge (3), son élève M. Nuttall (4) a exécuté toute une série d'expériences sur cette propriété bactéricide du sang défibriné, de l'humeur aqueuse et de quelques autres liquides. Après avoir confirmé le résultat général de Fodor, M. Nuttall est allé plus loin et a établi que le pouvoir bactéricide des humeurs est dû à une substance de nature indéterminée qui est détruite après le chauffage à 55°, prolongé pendant une heure. Cette découverte a été confirmée par un très grand nombre d'observateurs et est devenue bientôt une vérité définitive.

Déjà M. Flügge avait cru pouvoir baser une théorie de l'immunité sur la présence de la substance bactéricide des humeurs. M. Bouchard (5) et son école ont adopté et développé la même opinion, se rapportant surtout à des recherches sur le pouvoir microbicide du

(1) *Jahresberichte der Schles. Gesellsch. f. Vaterl. Cultur*, 1874.
(2) *Deutsche medicin. Wochenschr.*, 1886, p. 617 ; 1887, p. 745.
(3) *Zeitschrift für Hygiene*, 1888. T. IV, p. 208.
(4) *Ibid.*, p. 353.
(5) *Les microbes pathogènes*. Paris, 1892.

sérum sanguin. M. H. Buchner (1) s'est manifesté bientôt comme le partisan principal de cette théorie qu'il a enrichie d'un grand nombre de recherches, exécutées par lui-même et par les collaborateurs nombreux de son école de Munich. C'est à lui qu'on doit le nom d'*alexine* (substance protectrice), proposé pour désigner la substance bactéricide du sérum sanguin et d'autres humeurs de l'organisme, capables de tuer les microbes. M. Buchner a déterminé les conditions dans lesquelles l'alexine agit le mieux comme poison bactérien et a développé la théorie humorale de l'immunité naturelle, d'après laquelle celle-ci se réduisait à la propriété bactéricide des humeurs.

Comme les postulats de cette théorie se trouvaient souvent en désaccord avec les faits réels, ainsi que M. Lubarsch (2) surtout l'a démontré dans beaucoup de ses travaux, nous (3) avons émis la supposition qu'au moins une partie du pouvoir bactéricide pouvait provenir des substances, sorties des leucocytes lors de la préparation du sang défibriné et du sérum sanguin. Cette hypothèse est restée pendant plusieurs années inaperçue, mais plus tard plusieurs observateurs sont arrivés indépendamment les uns des autres à la conclusion que l'alexine n'est autre chose qu'un produit leucocytaire. MM. Denys et Havet (4) ont constaté les premiers que les exsudats, riches en globules blancs, manifestent un pouvoir bactéricide supérieur à celui des sérums sanguins correspondants. Bientôt après, M. H. Buchner (5) fit la même constatation, en comparant le pouvoir bactéricide des exsudats riches en leucocytes et du sérum sanguin des mêmes animaux. Comme cette propriété disparaissait dans les deux liquides après chauffage à 55°, M. Buchner en conclut que la substance bactéricide des exsudats est identique à l'alexine du sérum sanguin. Plusieurs autres observateurs, parmi lesquels nous citerons MM. Bail, Schattenfroh, Jacob, Löwit, obtinrent des résultats plus ou moins analogues, quoique dus à des méthodes différentes, de sorte qu'on a pu croire pendant quelque temps que l'origine leucocytaire des alexines était un fait accepté de tout le monde. Et ceci d'autant plus que

(1) *Archiv für Hygiene*, 1890. T. X ; *Centralblatt für Bakteriologie*, 1889. T. V, p. 817 et VI, pp. 1, 561 ; 1890. T. VIII, p. 65.

(2) *Centralblatt für Bakteriologie*, 1889. T. VI, p. 481 ; *Zeitschrift für klinische Medicin.*, 1891. T. XVIII, XIX.

(3) *Annales de l'Institut Pasteur*, 1889. T. III, p. 670.

(4) *La Cellule*, 1894. T. X, p. 1.

(5) *Münchener medic. Wochenschr.*, 1894, p. 717.

M. J. Bordet (1), dans un travail exécuté dans notre laboratoire, arriva au même résultat à la suite d'expériences variées et très démonstratives.

Et cependant plusieurs voix autorisées s'élevèrent contre cette manière de voir. C'est surtout l'école de M. R. Pfeiffer qui s'est prononcée contre l'origine leucocytaire de la substance bactéricide du sérum sanguin. MM. Pfeiffer et Marx (2) et Moxter (3) insistèrent sur ce fait que les liquides des exsudats, riches en leucocytes, sont souvent beaucoup moins bactéricides que le sérum du sang des mêmes animaux.

Depuis nombre d'années, frappé de la différence considérable entre la fonction phagocytaire des macrophages et celle des microphages, j'ai supposé que les résultats contradictoires des observateurs cités pouvaient s'expliquer par la différence de nature des leucocytes des divers exsudats et du sang qui servait pour la préparation des sérums. J'ai prié M. Gengou de fixer son attention sur ce point important et de comparer le pouvoir bactéricide des exsudats, riches en microphages, avec celui d'autres, renfermant beaucoup de macrophages, et aussi avec du sérum sanguin des mêmes animaux. M. Gengou (4) a exécuté ses expériences avec une précision et un soin remarquables et comme je les ai suivies de très près, je suis en état d'en certifier la parfaite exactitude.

Pour obtenir des exsudats très riches en microphages, M. Gengou injectait dans la plèvre de chiens et de lapins de la gluten-caséine, d'après la méthode de M. Buchner. Généralement 24 heures après, il pouvait recueillir une grande quantité de liquide avec une masse de leucocytes, presque exclusivement microphages. Pour avoir des exsudats macrophagiques, M. Gengou injectait dans la cavité pleurale de ses animaux des globules rouges lavés de cobaye ; deux jours après, il retirait de la plèvre un liquide très visqueux, ne renfermant, en fait d'éléments figurés, que des macrophages. Après l'isolement des leucocytes par la centrifugation des exsudats, M. Gengou lavait les cellules avec de l'eau physiologique et leur ajoutait ensuite un volume égal de bouillon. Ce mélange subissait la congélation, d'après la méthode de M. Buchner, après quoi on le soumettait à la température de 37°. Dans

(1) *Annales de l'Institut Pasteur*, 1895. T. IX, p. 462.
(2) *Zeitschrift für Hygiene*, 1898. T. XXVII, p. 272.
(3) *Deutsche medicin. Wochenschr.*, 1899, n° 42.
(4) *Annales de l'Institut Pasteur*, 1901. T. XV, p. 68.

ces conditions, les leucocytes, tués par le froid, abandonnaient au liquide leur substance bactéricide.

Etudié de cette façon, le pouvoir bactéricide de l'extrait des microphages s'est montré toujours supérieur à celui du sérum sanguin correspondant. La plus grande différence a été obtenue chez le chien, où, comme nous l'avons déjà mentionné dans le chapitre précédent, le sérum du sang est dépourvu de propriété bactéricide vis-à-vis de la bactéridie, tandis que l'extrait des microphages la manifeste d'une façon considérable. L'extrait microphagique des exsudats de lapins s'est montré plus actif que le sérum sanguin dans la destruction des bacilles charbonneux, typhique, coli et du vibrion cholérique.

Le résultat de toutes ces expériences ne peut être mis en doute. Les microphages, recueillis dans les exsudats aseptiques du chien et du lapin, contiennent plus de substance bactéricide que le sérum sanguin des mêmes animaux. Il n'est pas douteux non plus que cette substance bactéricide soit la même dans les microphages et dans le sérum sanguin : dans les deux cas, elle est détruite par le chauffage à 55° et, sous tous les autres rapports, elle se comporte de même façon.

Les expériences de M. Gengou avec les extraits de macrophages ont démontré au contraire que ce liquide n'exerce aucun pouvoir bactéricide. Disons de suite que ce fait ne peut nullement prouver l'absence du ferment bactéricide dans les macrophages. L'examen direct des phénomènes qui se passent dans l'intérieur de ces cellules démontre de la façon la plus évidente que les macrophages tuent et digèrent les microbes. Seulement, ce processus se fait généralement beaucoup plus lentement que dans les microphages, ce qui tient probablement à la quantité plus faible de substance bactéricide dans les macrophages. Dans ces conditions, on comprend aisément que cette substance ne passe pas du tout ou ne passe que très faiblement dans les extraits. Il n'y a rien d'étonnant à ce que, avec une méthode de préparation des extraits aussi imparfaite, la plus grande partie de la substance bactéricide reste définitivement dans les corps des cellules.

Les faits que nous venons d'exposer expliquent suffisamment la grande différence entre les résultats obtenus par les divers observateurs au sujet du pouvoir bactéricide des exsudats. Lorsque ceux-ci sont riches en microphages, la propriété bactéricide est très forte ; lorsqu'au contraire les exsudats renferment une grande quantité de macrophages, le pouvoir bactéricide peut être très faible ou même nul.

Les expériences que nous venons de résumer confirment cette conclusion que les microphages doivent être considérés comme la source de la substance bactéricide des humeurs. Mais ici se pose la question suivante : les microphages sécrètent-ils cette substance pendant leur vie, l'abandonnant au plasma sanguin, ou bien ne s'échappe-t-elle qu'après la mort des leucocytes et l'avarie de ces cellules, provoquée par diverses causes extérieures ? Nous touchons ici à un problème qui a été beaucoup discuté et qui présente une très grande importance pour la question de l'Immunité en général.

Après la découverte du pouvoir bactéricide des sérums, plusieurs savants se sont mis à chercher la source de la substance bactéricide. M. Hankin (1) et bientôt après Kanthack et Hardy (2) ont exprimé l'opinion que cette substance est le produit de sécrétion des leucocytes éosinophiles qui représenteraient une sorte de glandes unicellulaires mobiles. Cette théorie n'a pu être soutenue par des arguments solides et doit être considérée comme généralement abandonnée, car elle est en plein désaccord avec des faits bien établis. Ainsi, divers poissons osseux, malgré l'absence totale de granulations éosinophiles ou pseudo-éosinophiles, ne sont pas moins capables, grâce à leurs phagocytes, de détruire une quantité de microbes pathogènes (Mesnil, *l. c.*).

Une théorie semblable a été énoncée par M. H. Buchner (3). Seulement pour lui ce ne sont pas les leucocytes éosinophiles qui sécrètent la substance bactéricide, mais les leucocytes en général. Se dirigeant vers l'endroit menacé par les microbes, ces cellules sécrètent leur produit bactéricide qui se répand dans le plasma des exsudats et du sang. Dans ces humeurs, les microbes subissent une destruction plus ou moins complète ou au moins une avarie grave qui les rend plus sensibles à l'attaque des phagocytes. Au Congrès international d'Hygiène, tenu à Budapest en 1894, M. Buchner a proclamé cette thèse que « les leucocytes remplissent une fonction importante dans la défense naturelle de l'organisme » ... « à l'aide de substances solubles qu'ils sécrètent ». Plus tard ses élèves, MM. Hahn (4) et Schattenfroh (5) ont essayé de confirmer cette théorie par des expériences

(1) *Centralblatt f. Bakteriol.*, 1892. T. XII, pp. 777 et 809; 1893. T. XIV, p. 852.

(2) *Proceedings of the R. Soc. London*, 1892. T. LII, p. 267 ; *Philosophical Transactions*, 1894. T. CLIIIV, p. 279.

(3) *Münchener medicinische Wochenschr.*, 1894, p. et 1897, p.

(4) *Archiv für Hygiene*, 1895. T. XXV, p. 138 ; 1896. T. XXVIII, p. 312. *Berliner klinische Wochenschrift*, 1896, p. 864.

(5) *Archiv. f. Hygiene*, 1897. T. XXXI, p. 1; 1899. T. XXXV, p. 135. *Münchener medic. Wochenschr.*, 1898, nos 12 et 30.

précises, mais il leur a été impossible d'atteindre ce but d'une manière satisfaisante. Plus récemment, un autre élève de M. Buchner, M. Lachtchenko (1), a publié un travail, dans lequel il croit avoir trouvé l'argument probant. Voici en quoi il consiste. Un sérum sanguin, par lui-même dépourvu de propriété bactéricide, l'acquiert quelques minutes après qu'on lui a ajouté des globules blancs d'une autre espèce de mammifère. Ainsi les leucocytes de lapin, ajoutés à du sérum de chien, lui communiquent aussitôt le pouvoir bactéricide, alors qu'un grand nombre de cellules restent vivantes et mobiles. Mais lorsqu'on ajoute les leucocytes de même espèce au sérum de lapin, le liquide ne devient pas plus bactéricide qu'avant. Le même résultat qu'avec le sérum de chien peut être obtenu en mélangeant les leucocytes de lapin avec le sérum sanguin de cheval, de porc et d'autres espèces. M. Lachtchenko conclut de ces faits à la sécrétion vitale de la substance bactéricide par les leucocytes de lapin, irrités par le sérum d'espèce étrangère. Comme un effet analogue a pu être observé avec des mélanges de leucocytes de lapin avec du sérum d'espèce étrangère, chauffé à 60°, M. Lachtchenko se croit à l'abri de l'objection que l'abandon de la substance bactéricide résulte de la mort ou de l'avarie des globules blancs. Pour lui cet effet, nuisible sur les globules blancs, ne peut être produit que par une substance fragile, détruite par le chauffage à 60°. M. Lachtchenko oublie que les leucocytes sont en général des cellules délicates, capables d'être altérées même par des liquides qui ne les tuent pas. Or, on sait que les sérums, chauffés à 60°, conservent encore leur pouvoir d'agglutiner les leucocytes, ce qui doit gêner ces cellules dans leur fonctionnement normal.

M. Trommsdorf (2), dans un travail du laboratoire de M. Buchner, a essayé de compléter les résultats de M. Lachtchenko et de les appuyer par de nouvelles expériences plus démonstratives. Mais il n'a pu réussir que dans quelques cas à obtenir un sérum bactéricide, après avoir ajouté des leucocytes de lapin à du sérum sanguin d'autres animaux. « Parmi un grand nombre de mes expériences — dit M. Trommsdorf — très souvent je n'ai pas pu réussir à extraire les alexines des leucocytes de lapin, d'après la méthode de Lachtchenko » (p. 385). D'un autre côté, M. Trommsdorf a voulu établir l'état vivant des leucocytes, mélangés avec un sérum étranger, et est arrivé au résultat suivant : « dans la plupart des cas, de même que dans les exsudats frais, le

(1) *Archiv. f. Hygiene*, 1900. T. XXXVII, p. 290.
(2) *Archiv für Hygiene*, 1901. T. XL, p. 382.

nombre de leucocytes vivants après leur traitement avec du sérum de cheval actif, ainsi qu'avec du sérum inactif (chauffé à 60°) de chien, de bœuf et de cheval, oscillait entre 60 et 80 % » (p. 391). Malgré ces constatations, M. Trommsdorf arrive à la conclusion que la présence de l'alexine dans ces sérums, additionnés de leucocytes, doit être, « avec la plus grande probabilité », attribuée à la sécrétion de la part de leucocytes vivants. Nous considérons comme beaucoup plus probable que l'alexine, dans les cas où elle passait dans le sérum, était due à la désagrégation des leucocytes morts, dont la quantité montait jusqu'à 40 %, c'est-à-dire presque jusqu'à la moitié de leur nombre total. Notre conclusion est, en tout cas, beaucoup plus conforme aux résultats plus constants et plus précis, obtenus par d'autres méthodes.

Malgré l'insuffisance de preuves en faveur de la théorie des sécrétions bactéricides des leucocytes, elle a été très favorablement accueillie par un grand nombre de savants. Comme elle se heurtait à ce fait général que, dans l'animal réfractaire, les microbes restent vivants dans les plasmas des exsudats et sont, à cet état, englobés par les phagocytes, il a été très important de résoudre cette contradiction fondamentale par des expériences précises. On a souvent essayé d'obtenir du plasma sanguin et de comparer son action bactéricide à celle du sérum de même animal. Dans le précédent chapitre, nous avons déjà mentionné une tentative dans cette voie, faite par M. Sawtchenko. M. Hahn (1) avait essayé avant lui de préparer du plasma avec l'histon ajouté à du sang. Comme ce « plasma » se montrait tout aussi bactéricide que le sérum sanguin, M. Hahn en conclut que la substance bactéricide, sécrétée par les leucocytes vivants, circule dans le sang vivant. Dans toutes ces expériences, il a été impossible d'éviter certaines causes d'erreur et c'est pour cela que M. Gengou (2) a entrepris dans mon laboratoire une nouvelle série de recherches, tâchant d'obtenir avec du sang un liquide ressemblant autant que possible au plasma normal. La méthode qu'il a employée a été décrite en détail dans un mémoire, sur un sérum anticoagulant, qu'il a publié avec M. Bordet (3). Le sang était recueilli dans des tubes paraffinés et centrifugé aussitôt dans d'autres tubes, dont les parois étaient également couvertes d'une couche de paraffine. Le liquide ainsi préparé est cer-

(1) *Archiv für Hygiene*, 1895. T. XXV, p. 105 et *Berliner klin. Wochenschrift*, 1896, p. 864.
(2) *Annales de l'Institut Pasteur*, 1901. T. XV, p. 232.
(3) *Ibid.*, p. 129.

tainement plus voisin du plasma circulant que ne l'est le sérum sanguin, obtenu après la coagulation du sang. Mais, malgré cela, il est loin d'être identique au vrai plasma normal, car il se coagule encore, quoique tardivement. M. Gengou comparait, dans leur action bactéricide, le sérum sanguin et le liquide, décanté après la coagulation tardive de l'humeur, analogue au plasma. Il a exécuté un grand nombre d'expériences avec les deux liquides, provenant de chiens, lapins et rats. Il étudiait comparativement leur pouvoir bactéricide vis-à-vis de la bactéridie, du bacille typhique et du vibrion cholérique. J'ai suivi de très près toutes ces expériences et je puis entièrement confirmer les données, communiquées par M. Gengou, à savoir que le liquide, se rapprochant du plasma, possède un pouvoir bactéricide insignifiant ou nul, tandis que le sérum sanguin manifeste presque toujours cette propriété à un degré prononcé.

A la suite des recherches de M. Gengou que je viens de résumer, il devient impossible de soutenir plus longtemps la théorie des sécrétions bactéricides par les leucocytes ou par n'importe quel autre genre de cellules. La substance bactéricide ne circule pas dans le plasma sanguin, ni dans celui des exsudats, et cela suffit pour lui refuser la qualité d'un produit de sécrétion. Son apparition dans le sérum sanguin est due, comme celle du fibrinferment, à la destruction ou à l'avarie plus ou moins grave des phagocytes.

Ce fait, sur lequel nous devons insister, contredit d'une façon formelle l'opinion récemment formulée par M. Wassermann (1). Dans un travail, consacré à l'immunité naturelle contre les microbes, ce savant soumet ses animaux (cobayes) à l'action d'un sérum anticytasique (ou antialexique), dont la préparation, exposée dans le cinquième chapitre de ce livre, ne présente pas de difficultés. Sous l'influence de ce sérum, les cobayes inoculés dans le péritoine, avec une forte dose de coccobacilles typhiques, meurent infectés, tandis que les témoins inoculés de même, mais ayant reçu en outre du sérum de lapin normal, chauffé à 60°, résistent définitivement. M. Wassermann pense que ses premiers cobayes succombent à cause de l'impossibilité de lutter contre le bacille typhique au moyen de la cytase libre, celle-ci étant neutralisée par le sérum anticytasique. Le fait, signalé par M. Wassermann, est parfaitement exact et a pu être confirmé par M. Besredka (2), dans un travail exécuté dans mon laboratoire. Malgré cela, il est impossible de

(1) *Deutsche medicinische Wochenschrift*, 1901, nº 1, p. 4.
(2) *Annales de l'Institut Pasteur*, 1901. T. XV, p. 209.

partager l'opinion de M. Wassermann sur le rôle de l'anticytase dans son expérience. Comme l'a bien démontré M. Besredka, le sérum anticytasique agit non seulement en neutralisant le ferment bactéricide, mais aussi par ses autres propriétés, notamment par une action qui empêche la stimulation des phagocytes.

Dans la lutte de l'organisme du cobaye contre une forte dose de coccobacilles typhiques (40 fois mortelle dans les expériences de M. Wassermann), la cytase libre joue un rôle si infime que même l'injection à un cobaye d'une grande quantité de sérum (3 c. c.) de cobaye neuf (renfermant beaucoup de cytase) ne l'empêche pas de mourir. Ce n'est que le sérum sanguin d'autres espèces (lapin ou bœuf) qui est capable de sauver un cobaye contre une quantité si grande de bacilles typhiques.

M. Wassermann a eu tort de croire que son expérience se rapporte à l'immunité naturelle. Elle rentre tout à fait dans le cadre des phénomènes de l'immunité acquise. En effet, l'immunité naturelle du cobaye ne se manifeste que contre une dose 40 fois moindre que celle employée par M. Wassermann. Aussi, les cobayes témoins qui recevaient une quantité aussi grande de coccobacilles typhiques, dépassant de 40 fois la limite de leur immunité naturelle, devaient être préservés de la mort par une forte injection de sérum sanguin de lapin neuf, chauffé à 60°. Ce sérum, privé de la cytase, gardait ses autres qualités, dont tirait profit l'organisme de cobaye et notamment il exerçait une action stimulante sur les phagocytes de cobayes. L'immunité des témoins de M. Wassermann était donc bien une immunité acquise à la suite de l'introduction dans leur organisme d'un sérum stimulant de lapin. Voilà pourquoi l'analyse du travail de cet observateur devra être reculée jusqu'au moment où nous traiterons les phénomènes de l'immunité acquise sous l'influence des sérums normaux.

Nous devons donc persister dans cette opinion que les plasmas de l'animal normal, ne renfermant pas de cytases, ne peuvent jouer un rôle bactéricide dans l'immunité naturelle, rôle qui incombe à la cytase renfermée dans l'intérieur des phagocytes.

Ce résultat s'accorde d'ailleurs très bien avec tout l'ensemble des faits concernant la destruction des microbes dans l'organisme. La transformation en granules des vibrions cholériques atténués que l'on observe quelquefois dans le péritoine pendant la période de la phagolyse et l'absence de cette transformation dans des conditions où les leucocytes du péritoine sont protégés contre cette avarie, s'expliquent très bien. Dans le premier cas, le phénomène de Pfeiffer est provoqué par la substance bactéricide échappée des leucocytes altérés par les substances étrangères que l'on injecte dans le péritoine ; dans le second cas, ce phénomène ne se produit pas, parce que les leucocytes restent intacts. L'absence de cette transformation granuleuse dans la chambre antérieure de l'œil et dans le tissu sous-cutané s'explique aussi très facilement par le fait que la substance bactéricide, n'existant pas dans le plasma sanguin, ne peut passer dans les exsudats de l'œil et de la peau (1).

La substance bactéricide est donc bien quelque chose qui reste dans l'intérieur des phagocytes intacts chez l'animal vivant et qui s'échappe de ces cellules, lorsqu'elles ont été avariées soit dans le corps même de l'animal, soit en dehors de l'organisme, dans le sang extrait. Nous savons déjà que M. Buchner l'a désignée sous le nom d'alexine et il nous reste à examiner si cette substance est la même cytase qui digère les éléments figurés lors de leur résorption.

(1) Depuis le premier travail de M. Nuttal, on avait signalé une certaine action bactéricide de l'humeur aqueuse. Ce fait doit être pris en considération dans l'étude de la question de l'origine phagocytaire de la substance bactéricide des humeurs. Si cette substance provient réellement des phagocytes, elle ne devrait pas se trouver dans l'humeur aqueuse qui est transparente et ne renferme du tout ou presque pas de leucocytes. Or, quelquefois ce liquide détruit un certain nombre de microbes. Cette contradiction apparente s'explique par le fait que l'action bactéricide peut être exercée par toutes sortes de liquides, tels que l'eau physiologique, les bouillons nutritifs, etc. La propriété bactéricide de l'humeur aqueuse rentre dans cette catégorie. Elle est, en général, beaucoup plus faible que celles du sérum et des exsudats et n'est pas modifiée par le chauffage à 55°-56°. Dans quelques humeurs aqueuses, il intervient aussi un peu de cytase, ou vraie substance bactéricide, car il y a des humeurs aqueuses qui se coagulent et qui, à la centrifugation, laissent un petit dépôt de leucocytes. Ces résultats ont été obtenus par Mme Metchnikoff.

Il ne faut pas oublier que, même dans l'action bactéricide des sérums sanguins, une certaine part revient au changement de milieu qu'éprouvent les microbes et aux phénomènes plasmolytiques qui s'ensuivent. Mais il n'est pas possible d'attribuer à ce facteur toute la propriété bactéricide des sérums et des exsudats, ainsi que le pensent M. Baumgarten (*Arbeiten a. d. pathol.-anat. Institute in Tübingen*, 1899. T. III et *Berlin. klin. Wochenschr.*, n°s 7-9) et ses élèves, MM. Jetter et Walz, soutenus par M. A. Fischer (*Zeitschr. f. Hyg.*, 1900. T. XXXV, p. 1). L'idée de réduire la destruction des bactéries dans les sérums et les exsudats, à l'effet de la pression osmotique, a été récemment longuement analysée par M. v. Lingelsheim (*Zeitschrift f. Hyg.*, T. XXXVII, p. 131). Il arrive avec beaucoup de justesse à cette conclusion que « l'existence dans le sang extravasculaire ou dans le sérum de corps bactéricides agissant comme ferments solubles ne peut plus être niée à l'heure actuelle » (p. 167). En étudiant cette question, il ne faut pas perdre de vue que ces substances bactéricides (alexines, compléments, ou cytases) donnent lieu à la production dans l'organisme animal de substances antagonistes, desquelles nous avons entretenu le lecteur dans le cinquième chapitre.

Depuis ses premières recherches sur la propriété du sérum sanguin normal de dissoudre les globules rouges d'espèce étrangère, M. Buchner (1) s'est prononcé sur l'identité de la substance hémolytique et de la substance bactéricide d'un même sérum. Dans les deux cas, il s'agit pour lui d'une seule et même substance de nature albuminoïde, de la même « alexine ». Dans ses travaux postérieurs, M. Buchner a essayé de confirmer et de développer cette thèse. M. Bordet (2) a, à plusieurs reprises, fourni des arguments en faveur de la même opinion, contre laquelle se sont prononcés MM. Ehrlich et Morgenroth (3). D'après ces observateurs, un seul sérum peut renfermer plusieurs alexines, ou « compléments », selon leur nomenclature. Un même sérum peut renfermer même deux compléments, dont l'un est détruit par le chauffage à 55°, tandis que l'autre résiste à cette température et est beaucoup plus stable à la chaleur. Dans un de leurs derniers mémoires, MM. Ehrlich et Morgenroth insistent surtout sur la valeur d'une expérience, qui leur a permis, à l'aide de filtration, de séparer les deux compléments du sérum normal de chèvre, dont l'un s'attaque aux globules rouges de cobaye et l'autre à ceux de lapin.

M. Max Neisser (4) a adopté ces idées sur la pluralité des alexines. Conformément à l'opinion de MM. Ehrlich et Morgenroth, un même sérum peut posséder plusieurs compléments pour attaquer les hématies de diverses espèces et d'autres compléments pour les microbes. En faveur de sa thèse, M. Neisser résume ses expériences sur l'absorption des compléments qui lui semblent prouver la pluralité des alexines. En centrifugeant le sérum sanguin de lapin, auquel il avait ajouté préalablement une certaine quantité de bacilles charbonneux, il a obtenu un liquide qui ne détruisait plus ce microbe, mais qui dissolvait comme auparavant les globules rouges de chèvre et de mouton. Il y aurait donc, d'après M. Neisser, dans le sérum normal de lapin au moins deux compléments différents : un pour les bacilles, un autre pour les hématies.

Dans le but d'expliquer la contradiction entre ces résultats et ceux de ses expériences antérieures, M. Bordet (5) a entrepris une nouvelle

(1) *Verhandlungen des Congresses für innere Medicin. Wiesbaden*, 1892, p. 273.

(2) *Annales de l'Institut Pasteur*, 1900. T. XIV, p. 257 ; 1901. T. XV, p. 312.

(3) *Berliner klin. Wochenschr.*, 1900, nos 1 et 31.

(4) *Deutsche medic. Wochenschr.*, 1900, n° 49.

(5) *Annales de l'Institut Pasteur*, 1901. T. XV, p. 303.

série de recherches sur l'absorption des cytases. Il a établi d'abord que les globules rouges normaux, plongés dans un sérum hémolytique normal, sont incapables de fixer toute la cytase. Lorsqu'on centrifuge un sérum pareil, après un contact prolongé avec des globules rouges d'espèce étrangère, on obtient un liquide qui ne dissout plus les hématies normales. Mais, lorsqu'on sensibilise celles-ci à l'aide d'un fixateur spécifique, les hématies se dissolvent en grande quantité. Il faut bien admettre qu'il s'agit dans cette expérience d'une seule et même cytase, parce qu'avant la centrifugation, comme après, on ajoute les globules rouges de même espèce. Seulement, dans le premier cas, ces globules étaient normaux, tandis que dans le second, ils étaient sensibilisés par le fixateur.

Lorsqu'après le premier acte de cette expérience, c'est-à-dire après la fixation d'une certaine quantité de cytase par les hématies, on centrifuge le mélange et qu'on ajoute non plus les globules rouges de même espèce sensibilisés, mais les hématies normales d'espèce différente, on voit celles-ci se dissoudre et fixer encore une certaine quantité de cytase. Comme la première expérience (avec les hématies sensibilisées) a montré que toute la cytase n'a pas été absorbée par les hématies, on comprend facilement que la portion restant dans le liquide agisse sur des hématies normales d'autre espèce.

Mais lorsqu'on fixe la cytase sur des hématies sensibilisées, l'absorption devient complète et l'addition d'autres espèces de globules rouges n'amène plus aucune dissolution. Il est donc facile, à l'aide de globules rouges sensibilisés, d'enlever toute la cytase à un sérum. Eh bien, lorsque dans un sérum pareil, privé de cette façon de toute sa cytase hémolytique, on ajoute des bactéries, celles-ci ne présentent aucun signe de destruction ; tandis qu'auparavant, c'est-à-dire avant l'asorption de la cytase par les hématies sensibilisées, le même sérum était fortement bactéricide. Prenons un exemple concret pour que le lecteur puisse se rendre compte d'une façon précise des phénomènes observés. Voici un sérum normal de rat qui, en peu de temps, transforme les vibrions cholériques en granules ou bien déforme et dissout les bacilles charbonneux. Le même sérum dissout les hématies d'espèce étrangère. On laisse d'abord en contact ce sérum avec ces hématies, sensibilisées par le fixateur spécifique. Après la dissolution d'une quantité de ces hématies, on ajoute au sérum un peu de vibrions cholériques ou de bacilles charbonneux. Les vibrions, dans ce sérum, ne se transforment plus en granules et les bactéridies ne changent en rien : elles se colorent de la façon normale par les couleurs d'aniline basiques, elles ne présentent ni déformations, ni dissolution de leur contenu. En d'autres termes, il ne se produit pas d'action bactéricide dans un sérum, dépouillé de sa cytase par des hématies sensibilisées.

Faut-il conclure de cette expérience et d'autres analogues que la cytase, fixée par les éléments figurés sensibilisés (globules rouges ou microbes), est toujours la seule et même cytase? Ne pourrait-on pas supposer que, imprégnés de fixateurs spécifiques, ces éléments deviennent tellement avides de cytases qu'il leur est facile d'absorber non seulement une variété, mais plusieurs espèces de cytases?

Les faits que nous avons résumés dans le quatrième chapitre, concernant les macrocytases, indiquent qu'il existe très probablement deux espèces de cytases, liées aux deux grandes catégories de phagocytes. Les extraits des ganglions mésentériques, de l'épiploon et des exsudats très riches en macrophages exercent une action hémolytique incontestable, et cependant ils ne sont pas bactéricides. Par contre les exsudats, composés pour la plupart de microphages, ne dissolvent pas les globules rouges, mais sont au contraire éminemment bactéricides. M. Tarassewitch a exécuté à ce sujet des expériences nombreuses dans mon laboratoire et a fourni un grand nombre de données en faveur de la théorie des deux cytases phagocytaires. Il a observé que, même lorsqu'on ajoute du fixateur spécifique à l'extrait d'exsudats microphagiques (de lapin), les globules rouges sensibilisés ne se dissolvent pas. Il faut donc croire réellement que la microcytase, si active vis-à-vis des bactéries, est tout à fait impuissante contre les cellules animales.

Comme les microphages saisissent, quoique rarement, et digèrent les hématies, les spermatozoïdes et d'autres cellules d'origine animale, on doit admettre qu'ils renferment aussi une petite quantité de macrocytase, ou bien que la microcytase est à la longue capable de dissoudre ces éléments. D'un autre côté les macrophages, malgré leur prédilection si prononcée pour les cellules animales, englobent et digèrent aussi certaines bactéries. Ceci est dû peut-être à la présence d'un peu de microcytase ou à la propriété de la macrocytase d'attaquer les microbes. Ces questions sont trop subtiles pour pouvoir être définitivement résolues dès à présent.

La dualité des cytases ne se trouve pas en contradiction avec les expériences de M. Bordet que nous avons rapportées plus haut. Il n'y a qu'à admettre que les éléments figurés, une fois qu'ils sont imprégnés de fixateurs spécifiques, deviennent capables d'absorber non seulement la cytase qui les digère, mais aussi une autre qui, sans les dissoudre, se fixe simplement sur eux. Il y aurait ici un phénomène analogue à la fixation par la fibrine de diastases, autres que la trypsine et la pepsine, ou bien à la fixation par la soie de toutes sortes de ferments solubles.

Nous admettons donc que les phagocytes élaborent deux cytases : la macrocytase, active sur les cellules animales, et la microcytase, qui digère les bactéries. Ce résultat a été jusqu'à un certain point préparé par les expériences de M. Schattenfroh (1) et prévu par M. M. Neisser (*l. c.*).

Nous avons déjà vu que la réaction dans l'intérieur des phagocytes est le plus souvent faiblement ou très faiblement acide et quelquefois seulement nettement alcaline. D'un autre côté, il est bien connu que les cytases, dans les sérums, exercent leur action en milieu alcalin. Il est donc certain que ces ferments solubles peuvent digérer dans des conditions variées. M. Hegeler (2), du laboratoire de M. Buchner, a étudié l'influence de l'alcalinité et de l'acidité du milieu sur l'action bactéricide du sérum. Il est arrivé à la conclusion que la destruction des microbes peut bien s'opérer dans un sérum, auquel on ajoute des petites quantités d'alcali (carbonate de soude), et aussi dans un sérum de réaction faiblement acide à la suite de l'addition de petites quantités d'acide sulfurique. Une fois que le sérum est devenu nettement acide, le pouvoir bactéricide disparaît aussitôt.

Tout l'ensemble des données sur les cytases rapprochent ces diastases du groupe des trypsines, de la papaïne, de l'amibodiastase et de l'actinodiastase. Les cytases sont élaborées par les phagocytes, mais ne sont pas sécrétées dans les plasmas et restent dans l'intérieur des cellules, tant que celles-ci sont intactes.

Sous ce rapport, les cytases doivent être rangées dans le groupe des « Endoenzymes », d'après la nomenclature de MM. Hahn et Geret (3). Ces observateurs ont étudié avec beaucoup de soin la diastase protéolytique de la levure de bière qui, elle aussi, agit dans l'intérieur des cellules, sans jamais être sécrétée au dehors. Cette diastase, à laquelle ils donnent le nom d' « endotrypsine de la levure » (Hefeendotrypsin), présente en général une parenté indéniable avec

(1) *Archiv für Hygiene*, 1899. T. XXXV, p. 199.
(2) *Ibid.*, 1901. T. XL, p. 375.
(3) *Zeitschrift für Biologie*, 1900. T. XL, p. 117.

les cytases phagocytaires, se distinguant cependant de ces dernières par une plus grande sensibilité pour les alcalis. M. Kutscher (1), dans ses recherches sur l'autodigestion de la levure, a pu établir des faits analogues.

Les cytases et l'endotrypsine sont donc des endoenzymes, comme le sont aussi l'amibodiastase, l'actinodiastase, la plasmase (fibrinferment) et la zymase d'E. Buchner. Toutes, elles restent confinées dans l'intérieur des cellules qui les ont élaborées, sans être sécrétées ou excrétées au dehors, comme la sucrase, ou invertine, produite par des levures ou des mucédinées.

Nos connaissances actuelles sur les cytases sont encore bien imparfaites, ce qui n'est pas étonnant, vu la nouveauté de la question. Les cytases que l'on trouve dans le sérum du même animal sont les mêmes, comme nous l'avons vu : la macrocytase qui dissout les hématies est la même qui digère les spermatozoïdes ; la même microcytase digère les bacilles, les spirilles et les cocci. Mais dans les sérums d'espèces différentes, les cytases diffèrent aussi. Ainsi les cytases de chien ne sont pas les mêmes que celles des sérums de lapin ou de cheval. Tandis que la plupart des cytases sont très sensibles à la chaleur et se détruisent déjà à 55°-56°, quelques-unes, comme la microcytase du sérum de rat, résistent à cette température et ne se détruisent qu'à 65°, présentant ainsi un exemple de cytase stable à la chaleur, semblable à celle qui avait été découverte par MM. Ehrlich et Morgenroth.

Il est encore très difficile d'établir si, en dehors des cytases, il existe d'autres endoenzymes dans l'intérieur des phagocytes, c'est-à-dire des ferments solubles qui ne passent pas dans les sérums après la destruction des phagocytes, restant toujours dans l'intérieur de ces cellules. Nos méthodes actuelles d'investigation ne permettent aucune conclusion à cet égard. Nous savons seulement que la digestion des éléments figurés est plus profonde dans l'intérieur des phagocytes que dans les sérums. Ainsi, comme nous l'avons vu dans le chapitre IV, les meilleurs sérums spermotoxiques et hémolytiques ne digèrent jamais ni les spermatozoïdes, ni les noyaux de globules rouges d'oiseaux. Et cependant ces éléments se dissolvent complètement dans le contenu phagocytaire. Cette différence dépend-elle de ce que, dans les sérums, on ne retrouve qu'une faible partie de la macrocytase, ou

(1) *Sitzungsberichte der naturforsch. Gesellschaft in Marburg*, 1900.

bien de l'influence nuisible de l'alcalinité des sérums sur la macrocytase qui agit mieux dans des milieux faiblement acides, ou de la présence dans les phagocytes d'autres endoenzymes, encore inconnues? Autant de questions auxquelles nous ne pouvons répondre d'une façon précise.

De même que les cellules animales, englobées par les phagocytes dans la résorption (v. chap. IV) deviennent aussitôt perméables aux couleurs, les microbes de l'intérieur des phagocytes, dans l'immunité naturelle, acquièrent la même propriété. Assez souvent les microbes englobés, sous l'influence de l'action phagocytaire, deviennent capables de se colorer par l'éosine (fig. 36). Cette transformation éosinophile a été observée chez le vibrion cholérique, le bacille charbonneux et chez le *Proteus vulgaris*. Elle est probablement très répandue parmi les bactéries phagocytées. Ce fait démontre clairement qu'au moins une certaine partie des granulations éosinophiles provient des corps étrangers, englobés par les phagocytes. Une autre partie de ces granulations est probablement due à la transformation de substances solubles, absorbées par les phagocytes. En effet, on voit souvent, pendant l'inflammation, beaucoup de microphages qui ne renferment aucun corps solide étranger, se charger d'une quantité de petites granulations pseudoéosinophiles.

Plusieurs vibrions et bacilles, englobés par les microphages, s'y transforment presque aussitôt en granules sphériques. Le vibrion cholérique subit la même transformation dans l'exsudat péritonéal au moment de la phagolyse, ainsi que dans le sérum sanguin. Les bacilles coli, typhique et quelques autres coccobacilles ne se transforment point ou presque pas dans les sérums, mais accusent cette transformation en granules dans l'intérieur des microphages. Les macrophages digèrent au contraire les mêmes microbes (vibrions et coccobacilles) sans qu'ils présentent de signes de ce changement de forme. La membrane bactérienne résiste plus longtemps à l'influence de la digestion phagocytaire que le contenu, mais elle finit aussi par être complètement digérée. Après l'englobement et la destruction des microbes par les phagocytes, il y reste pendant longtemps des débris de forme indéterminée, mais je n'ai jamais pu constater d'excreta solides de ces cellules. Il faut donc croire que les parties indigestes ne s'éliminent pas en dehors des phagocytes.

Nous avons mentionné, dans le récit de la dissolution des globules rouges par les sérums normaux, l'opinion de MM. Ehrlich et Morgenroth qui pensent que jamais les cytases ne sont capables de se fixer à ces cellules sans le concours de fixateurs. Ils citent en faveur de leur opinion plusieurs exemples de fixateurs (substance intermédiaire, ou Zwischenkörper) qu'ils ont pu découvrir dans le sérum de plusieurs espèces de mammifères. En est-il de même de la microcytase par rapport aux microbes ? Si ce ferment soluble est incapable de se fixer tout seul sur le corps de ces parasites, le concours de fixateurs lui serait indispensable. La propriété bactéricide de la microcytase dépendrait donc de l'existence d'un autre corps (fixateur) qui, peut-être, n'aurait point les phagocytes pour origine. Le problème présente donc, comme on voit, une portée générale considérable.

Dans un de ses mémoires, M. Bordet (1) avait déjà posé cette question de l'existence de la propriété sensibilisatrice (ou fixatrice) dans les sérums neufs. En mélangeant deux sérums neufs, provenant d'espèces différentes, il a pu constater quelquefois l'existence de pareils fixateurs. Ainsi, les vibrions cholériques qui ne subissent pas de transformation granuleuse ni dans le sérum de cheval neuf (qui est capable seulement de les immobiliser et les agglutiner en amas), ni dans celui de cobaye neuf, se transforment facilement en granules lorsqu'on les met en contact du mélange des deux sérums. M. Bordet met du reste en garde contre une généralisation hâtive de cette observation et se propose de faire de nouvelles recherches sur ce sujet. Indépendamment de lui, Moxter (2) a essayé de démontrer la présence de fixateur dans le sérum de cobaye normal. Débarrassé des cytases par le chauffage, ce sérum est incapable de transformer les vibrions cholériques en granules ; mais, lorsqu'on lui ajoute du liquide de l'exsudat péritonéal du même cobaye, la transformation se fait peu de temps après. Cependant, comme cet exsudat était déjà par lui-même en état de produire le phénomène de Pfeiffer, les conclusions de Moxter sur la présence du fixateur dans le sérum de cobaye normal, ne peuvent être acceptées sans une analyse plus profonde des faits, ce qui demande de nouvelles recherches.

Un travail récent, exécuté par M. Bordet (3) en collaboration avec M. Gengou, travail consacré à l'étude de l'absorption des cytases par les microbes, sensibilisés à l'aide de fixateurs, nous renseigne aussi sur la question qui nous préoccupe en ce moment. Il a été facile d'é-

(1) *Annales de l'Institut Pasteur*, 1899. T. XIII, p. 295.
(2) *Centralblatt f. Bakteriol.*, 1899. T. XXVI, p. 344.
(3) *Annales de l'Institut Pasteur*, 1901. T. XV, p. 289.

tablir la présence du fixateur dans des sérums vis-à-vis du vibrion cholérique et de ses congénères, à cause de leur transformation en granules, appréciable à l'examen microscopique. Lorsqu'un sérum qui lui-même est incapable de provoquer cette transformation, la produit aussitôt qu'on lui ajoute un autre sérum, chauffé à 55°, on doit en conclure que le dernier liquide renferme le fixateur cholérique, tandis que le premier ne contient que des cytases. Mais, comme la plupart des bactéries ne subissent aucune transformation analogue dans les sérums, on manque dans ces cas d'un critérium de la présence du fixateur. MM. Bordet et Gengou ont obvié à cet inconvénient, en déterminant la fixation de l'alexine par des bactéries qui ne subissent ni transformation granuleuse, ni aucun autre changement visible. On prend un sérum neuf, non chauffé, qui contient toujours une quantité suffisante de cytases et on le mélange avec un microbe quelconque, par exemple avec du bacille charbonneux ou du coccobacille pesteux. Le sérum, décanté après un contact prolongé avec ces bactéries est tout aussi bien qu'auparavant capable de dissoudre les globules rouges d'espèce étrangère déterminée. Ceci prouve qu'il est resté des cytases dans le sérum, qu'elles n'ont pas été absorbées par les microbes. Répétons la même expérience avec cette différence qu'au lieu de bacilles charbonneux et de coccobacilles pesteux normaux, nous introduisons dans le sérum neuf, non chauffé, ces microbes, sensibilisés par les fixateurs correspondants (c'est-à-dire soumis à l'influence préalable de sérums spécifiques, chauffés à 55°). Après un contact d'une certaine durée avec ces bactéries, le sérum ne sera plus capable de dissoudre les globules rouges d'espèce étrangère déterminée, ce qui démontre que les cytases ont été fixées par les microbes, grâce au concours des fixateurs. On voit donc qu'il est facile de déterminer si un sérum, dont les propriétés sont inconnues, renferme ou non des fixateurs. On le chauffe à 55° et on le mélange avec du sérum neuf, non chauffé, auquel on ajoute des bactéries. Si, après le contact avec ces dernières, le sérum neuf a perdu le pouvoir de dissoudre les globules rouges (qu'il était capable de dissoudre auparavant), c'est que ses cytases ont été absorbées par les microbes, grâce au fixateur qui devait se trouver dans le sérum chauffé. Dans le cas contraire, on conclut à la non-existence du fixateur.

Dans leurs recherches, MM. Bordet et Gengou ont dû souvent employer des sérums neufs, non chauffés, auxquels ils ajoutaient plusieurs espèces de bactéries. Ils ont constaté que, dans ces mélanges, les cytases restaient intactes ou à peu près. Ces ferments solubles n'étaient pas ou presque pas absorbés par les microbes, ce qui prouve que, dans les sérums neufs, il n'y a pas de fixateurs en quantité tant soit peu appréciable. De toutes leurs expériences, celle qui nous intéresse le plus a été exécutée avec le *Proteus vulgaris*. Ce microbe, mis en contact prolongé avec le sérum de cobaye neuf, s'est montré incapable d'absorber les cytases d'une façon sensible. Tout au plus en fixait-il des quantités minimes. Il n'y a donc pas de fixateur pour le *Proteus* dans le sérum de cobaye neuf ou bien, s'il en existe, sa quantité est négligeable. Et cependant ce même *Proteus vulgaris*, injecté à des cobayes, est peu de temps après englobé et détruit par les phagocytes qui assurent à l'animal une immunité naturelle des plus stables. La facilité avec laquelle les leucocytes de cobaye dévorent le *Proteus* découle, entre autres, d'une expérience de M. Bordet (1), exécutée à propos d'une tout autre question. Un cobaye, très malade à la suite de l'injection dans sa cavité péritonéale d'un streptocoque très virulent, contient dans l'exsudat du péritoine une quantité de microphages vides, incapables d'englober ces microbes. A ce moment critique, on lui injecte dans le même endroit une masse de *Proteus vulgaris*. « Au bout d'un temps très court, on constate que les leucocytes qui refusaient énergiquement d'englober le streptocoque, se sont avidement emparés du microbe nouveau qu'on leur offre ; au bout d'une demi-heure, la totalité des microbes est à l'intérieur des phagocytes. »

Voilà donc bien une preuve réelle de ce fait que les phagocytes, pour débarrasser l'organisme d'un microbe et lui assurer une immunité naturelle, n'ont pas besoin du secours préalable d'un fixateur extraphagocytaire. Les phagocytes agissent pour ainsi dire *motu proprio* et règlent eux-mêmes la résorption des intrus. La question des fixateurs dans les sérums neufs perd donc pour nous son importance et leur origine ne présente plus d'intérêt essentiel pour le problème qui nous occupe en ce moment.

Peut-on conclure des données que nous venons de résumer que les cytases qui, sous plusieurs rapports, se rattachent aux trypsines, ont encore ce point commun avec elles qu'elles peuvent agir sans le concours de fixateur ? Il est connu, et nous en avons parlé dans notre chapitre III, que la trypsine peut digérer seule, ou en collaboration avec l'entérokynase, ce ferment du suc intestinal qui favorise si puis-

(1) *Annales de l'Institut Pasteur*, 1896. T. X, p. 107.

samment l'action des ferments pancréatiques. Est-ce aussi le cas des cytases ? Ce fait que, mis en contact avec le sérum neuf non chauffé de cobaye, le *Proteus vulgaris* est incapable d'absorber les cytases, tandis qu'il est si facilement digéré par les phagocytes, indique plutôt que, pour la fixation des cytases, le concours du fixateur est indispensable. Mais, comme ce fixateur fait défaut dans le sérum, et que malgré cela il doit exister pour le besoin de la digestion, il faut bien en conclure qu'il se trouve dans l'intérieur des phagocytes. Sa quantité est peut-être si faible que, passé dans le sérum, son action se perd totalement ou à peu près. De nouvelles recherches sont nécessaires pour élucider ce point délicat.

Mais peut-être les phagocytes qui, comme nous venons de le voir, peuvent entrer en lutte et englober les microbes sans que ceux-ci soient préalablement touchés par le fixateur, sont-ils incapables de remplir leur rôle sans le concours de quelque autre substance, circulant dans le plasma sanguin ? Parmi ces substances, il y en a une qui agit manifestement sur les microbes, en les immobilisant et en les réunissant en amas. Cette propriété agglutinative se rencontre souvent dans les humeurs normales de beaucoup d'espèces animales et s'exerce vis-à-vis d'un grand nombre de bactéries. On peut la constater non seulement dans le sérum sanguin, mais encore dans les liquides des transsudats et des exsudats et dans certaines sécrétions, comme le lait, les larmes, l'urine. Le mécanisme de cette action agglutinative est encore très peu connu et nous pouvons d'autant plus nous dispenser d'entrer dans les détails à son sujet qu'il ne présente pas une grande importance au point de vue de l'immunité naturelle.

Nous avons déjà parlé dans le précédent chapitre de l'englobement des vibrions cholériques dans la cavité péritonéale des cobayes. Dans les cas où ces animaux manifestent une résistance définitive, les phagocytes dévorent les vibrions à un moment où ils présentent des mouvements très actifs. Même dans la période où la plus grande majorité des vibrions sont déjà saisis par les leucocytes et où il ne reste plus que quelques vibrions libres isolés, ceux-ci se meuvent de façon normale. Ces faits, observés maintes fois, démontrent nettement que la phagocytose, pour s'effectuer, peut se passer d'action agglutinative préalable, ce qui n'empêche pas que lorsque les microbes sont réunis en amas immobiles, ils peuvent être entourés par les leucocytes avec plus de facilité.

Dans le cas du bacille typhique, microbe des plus mobiles, on observe les mêmes faits qu'avec le vibrion cholérique. On voit souvent, chez des animaux indemnes, les derniers bacilles libres se mouvoir très vivement au milieu des leucocytes, remplis de microbes. Dans beaucoup d'autres exemples d'immunité naturelle, on rencontre constamment des phagocytes, ne renfermant qu'un seul ou un petit nombre de microbes (streptocoques, levures, etc.).

Des exemples de microbes mobiles à l'intérieur des phagocytes prouvent aussi la possibilité pour ces cellules de se passer du concours de substance agglutinative pour leur œuvre protectrice. Le cas le mieux étudié de rapports entre l'immunité naturelle et l'agglutination est celui qui concerne le bacille charbonneux. C'est M. Gengou (1) qui a exécuté à l'Institut bactériologique de Liège un travail très détaillé sur cette question. Il a établi que le bacille du premier vaccin charbonneux pasteurien est agglutiné par le sérum sanguin d'un grand nombre d'animaux. Mais il a constaté que les sérums qui agglutinent le plus ce bacille ne proviennent pas des espèces les plus réfractaires. C'est le sérum humain qui agglutine le plus fortement le bacille du premier vaccin (dans la proportion d'une partie de sérum pour 500 parties de culture) et cependant l'homme n'est rien moins qu'indemne contre le charbon. Le sérum de pigeon est au contraire complètement dépourvu du pouvoir agglutinatif, quoique cette espèce résiste non seulement au premier vaccin, mais assez souvent même au charbon virulent. Le sérum de bœuf, espèce sensible au charbon, est plus agglutinatif (1 : 120) que celui de chien (1 : 100), réfractaire. Il y a parmi ces exemples aussi des cas exceptionnels, où la propriété agglutinative correspond au degré de réceptivité. Ainsi le sérum de souris n'agglutine pas du tout la bactéridie du premier vaccin. Seulement, à côté de cet exemple, il y a celui du rat, espèce d'une sensibilité modérée pour le charbon, dont le sérum possède le moindre pouvoir agglutinant, n'agissant qu'en proportion de 1 : 10. Tous ces faits justifient pleinement le résultat formulé par M. Gengou qu'« on ne peut pas établir de relation entre le pouvoir agglutinant et l'état réfractaire des animaux au charbon » (p. 319). Cette conclusion peut être étendue aux phénomènes de l'agglutination des microbes et de l'immunité naturelle en général.

Parmi les propriétés des humeurs, il en existe encore une qui pourrait jouer un rôle dans l'immunité naturelle contre les microbes. J'ai

(1) *Archives internationales de Pharmacodynamie et de Thérapie*, 1899. T. VI, p. 299 et *Annales de l'Institut Pasteur*, 1899. T. XIII, p. 642.

en vue le pouvoir du sang et de certains autres liquides de l'organisme de neutraliser l'action des poisons microbiens. Peut-être, peut-on se demander, les phagocytes ne sont capables d'entrer en fonction qu'après une action préalable des antitoxines? Après la neutralisation du principal moyen des microbes de nuire à l'organisme, ces parasites, devenus inoffensifs, pourraient alors facilement être détruits par les cellules phagocytaires. Nous avons déjà eu l'occasion d'aborder cette question fondamentale. Ainsi nous avons insisté dans les chapitres précédents sur l'absence de parallélisme entre l'immunité contre les microbes et contre leurs toxines et sur l'exemple des bactéries anaérobies (tétanos, vibrion septique, charbon symptomatique), vis-à-vis desquelles la phagocytose s'accomplit sans aucun concours de fonction antitoxique. Maintenant nous devons passer directement à l'examen de la question des antitoxines dans les humeurs des animaux naturellement réfractaires contre les microbes et de leur rôle éventuel dans cette immunité.

Les cas de sérums antitoxiques chez des animaux normaux sont en général très rares. On pourrait croire que ceux d'entre eux qui sont doués d'immunité naturelle contre les microbes et en même temps contre leurs toxines, présentent un pouvoir antitoxique naturel appréciable. Examinons quelques exemples des plus typiques. La poule jouit d'une immunité très prononcée contre le bacille tétanique et sa toxine ; son sang et son sérum cependant ne manifestent aucun pouvoir antitoxique, comme cela a été prouvé par M. Vaillard (1) et confirmé par plusieurs autres observateurs. Le rat est très réfractaire à la diphtérie ; il résiste à l'inoculation sous-cutanée d'une grande quantité de bacilles diphtériques et supporte bien la toxine diphtérique, injectée ailleurs que dans le cerveau. Eh bien, comme l'a démontré M. Kouprianow (2), dans un travail exécuté sous la direction de M. Lœffler, le sérum sanguin et l'émulsion d'organes de rats gris (*Mus decumanus*) ne jouissent d'aucune propriété antitoxique. Ce fait a été aussi confirmé par d'autres observateurs. M. v. Behring (3), dans un aperçu des phénomènes de l'immunité en général, résume la question qui nous intéresse de la façon suivante : « Nous ne trouvons pas d'antitoxine dans le sang des individus natu-

(1) *C. r. de la Soc. de Biologie*, 1891, p. 464.
(2) *Centralblatt für Bakteriologie*, 1894. T. XVI, p. 415.
(3) Article « Immunität » dans la troisième édition de la *Real-Encyclopedie d'Eulenburg*, 1896

rellement réfractaires ». Il y a cependant quelques exceptions, peut-être seulement apparentes, à cette règle. Ainsi M. Wassermann (1) a constaté que le sérum sanguin, chez l'homme sain, est quelquefois antitoxique vis-à-vis du poison diphtérique. Les personnes qui fournissaient cette antitoxine affirmaient n'avoir jamais eu de diphtérie. Mais on sait que cette maladie évolue quelquefois d'une façon si bénigne qu'elle peut passer inaperçue. Plus concluant serait l'exemple de chevaux normaux, dont le sérum sanguin, comme l'ont démontré M. Meade Bolton et M. Cobbet, est assez souvent antitoxique pour la toxine diphtérique. Seulement, cette propriété n'est pas propre à l'espèce chevaline en général et chez certains individus elle fait complètement défaut. Ce dernier fait indique que le pouvoir antitoxique des chevaux a été plutôt acquis à la suite de quelque affection, produite par un bacille diphtériforme. Cette supposition n'a pas encore été assez étudiée et ne peut pas par conséquent avoir la prétention d'être acceptée comme définitive. Récemment, MM. Max Neisser et Wechsberg (2) ont découvert une antitoxine du sang humain, capable d'empêcher la dissolution des globules rouges par la toxine des Staphylocoques. Ce pouvoir antitoxique est très variable selon les individus et s'explique probablement par le fait que le Staphylocoque est un des microbes des plus répandus parmi la flore bactérienne du corps humain. Les petites affections produites par ces microbes (acnés, furoncles, etc.) sont tellement fréquentes chez l'homme qu'elles peuvent facilement donner lieu à la production d'antitoxine. Seulement dans cet exemple, il s'agirait encore d'un cas de pouvoir antitoxique acquis.

Les exemples que je viens de citer sommairement, ne peuvent nullement ébranler cette thèse générale que les phagocytes, pour remplir leur fonction microbicide dans l'organisme, doué d'immunité naturelle, n'ont pas besoin d'une action préalable des humeurs pour neutraliser les toxines correspondantes.

Les faits et les opinions, analysés dans ces deux chapitres, nous donnent un tableau général des phénomènes qui se manifestent dans l'immunité naturelle contre les microbes. Le trait dominant est représenté par la réaction phagocytaire qui s'observe dans toute l'échelle animale et s'exerce vis-à-vis de parasites appartenant à tous les groupes microbiens. Cette phagocytose se manifeste non seulement

(1) *Deutsche medic. Wochenschr.*, 1894, p. 120.
(2) *Zeitschrift für Hygiene*, 1901. T. XXXVI, p. 299.

par les macrophages, mais aussi à un degré très élevé par les microphages qui se présentent comme des cellules défensives par excellence contre les microbes. Leur fonctionnement se divise en une série d'actes physiologiques, vitaux, comme la sensibilité pour les microbes et leurs produits, les mouvements amiboïdes qui servent à l'englobement des microbes, et en des processus chimiques ou physico-chimiques, comme la destruction et la digestion des microbes dévorés.

Les phagocytes entrent en lutte contre les microbes et en débarrassent l'organisme, sans avoir besoin d'aucun concours préalable de la part des humeurs. La phagocytose, s'exerçant envers les microbes vivants et virulents, suffit pour assurer l'immunité naturelle. Le pouvoir bactéricide du sérum qui, pendant longtemps, servait de base à une théorie humorale de l'immunité, ne représente qu'une qualité artificielle, développée à la suite du dégagement de la microcytase des leucocytes, éclatés après la saignée. Le pouvoir agglutinatif des humeurs normales ne joue aucun rôle marqué dans l'immunité naturelle.

Les phagocytes, pour accomplir leur fonction, peuvent s'attaquer aux microbes capables de produire leurs toxines. Une action antitoxique quelconque vis à vis de ces poisons bactériens n'est nullement nécessaire pour permettre l'entrée en scène de la phagocytose.

Tout l'ensemble des données, recueillies sur l'immunité naturelle contre les microbes, démontre bien que la destruction de ces parasites dans l'organisme réfractaire ne représente qu'un cas particulier de la résorption des éléments figurés.

CHAPITRE VIII

APERÇU DES FAITS SUR L'IMMUNITÉ ACQUISE CONTRE LES MICROBES

La découverte des virus atténués et son application à la vaccination contre les maladies infectieuses. — Vaccination par les produits microbiens. — Vaccination avec les sérums. — Immunité acquise de la grenouille contre la maladie pyocyanique. — Immunité acquise contre les vibrions. — Destruction extracellulaire du vibrion cholérique. — Rôle de deux substances dans la production du phénomène de Pfeiffer. — Spécificité des fixateurs. — La phagolyse et son rapport avec la destruction extracellulaire des vibrions. — Le rôle de la phagocytose dans l'immunité acquise contre les vibrions. — Sort des spirilles de la fièvre récurrente dans l'organisme de cobayes immunisés. — Immunité acquise contre les microbes de la fièvre typhoïde et de la maladie pyocyanique. — Immunité acquise vis-à-vis des bacilles du rouget des porcs et du charbon. — Immunité acquise contre le Streptocoque. — Immunité acquise des rats contre le Trypanosome.

Certaines notions sur l'immunité acquise sont d'origine tout aussi ancienne que celles sur l'immunité naturelle. Comme, depuis très longtemps, on savait déjà que l'homme est par sa nature réfractaire à plusieurs maladies, très graves pour le bétail, de même on savait qu'après une première atteinte d'une maladie contagieuse, comme la variole, la rougeole, la scarlatine, la fièvre typhoïde, etc., l'homme acquiert une immunité durable. On connaissait que la même règle s'applique aux animaux domestiques et que par exemple les bœufs, guéris de peste bovine ou les moutons, guéris de clavelée, deviennent réfractaires à ces maladies.

Les découvertes de la variolisation et de la vaccination, comme procédés pour communiquer la résistance de l'homme contre la variole, ont fait notablement progresser les connaissances sur l'immunité acquise. Les recherches sur les propriétés du vaccin ont amené déjà quelques résultats importants. Mais ce n'est que depuis les travaux de Pasteur, exécutés avec ses collaborateurs, MM. Chamberland et Roux d'abord, Thuillier, plus tard, qu'on a pu commencer l'étude de l'immunité acquise par la méthode vraiment scientifique. Le premier jalon dans cette série de découvertes qui ont inauguré une voie si féconde à la science et à l'art médical, a été posé par le fait de l'atténuation des microbes. Le petit coccobacille du choléra des poules s'est trouvé après plusieurs semaines de culture en bouillon notablement atténué dans sa virulence. Pasteur a eu l'idée de vérifier si les poules qui avaient bien résisté à l'inoculation de ces microbes atténués, avaient acquis une véritable immunité vis-à-vis du choléra des poules virulent. L'expérience confirma sa prévision et amena la découverte du vaccin contre cette maladie. Aussitôt on se mit à appliquer la méthode à d'autres épizooties infectieuses et peu de temps après, Pasteur, Chamberland et Roux trouvèrent le moyen de préserver des moutons et des bœufs contre le charbon bactéridien. Dans ce but, ils durent empêcher ce bacille de produire des spores (ce qu'ils réussirent en le cultivant en bouillon à la température de 42°,5), car les spores fixent la virulence et empêchent l'atténuation. Après avoir vaincu ce principal obstacle, Pasteur et ses collaborateurs ont vu leurs cultures, dépourvues de spores, s'atténuer sous l'influence de l'air et se transformer en vaccins. Ils ont pu de cette façon préparer leurs deux vaccins charbonneux qui trouvèrent bientôt une application si large dans la pratique. Peu d'années plus tard, Pasteur et Thuillier ont trouvé les vaccins contre le rouget des porcs et, en collaboration avec MM. Roux et Grancher, Pasteur fit la première application de ses découvertes à la vaccination de l'homme contre la rage.

La voie ainsi ouverte fut parcourue par beaucoup d'autres savants et donna lieu à un grand nombre de découvertes remarquables. La vaccination avec des microbes est devenue méthode courante et trouva bientôt, entre les mains de MM. Arloing, Cornevin et Thomas, son application au charbon symptomatique ou bactérien. Le pas suivant dans cette marche progressive de la science fut réalisé par la découverte de MM. Salmon et Smith qui démontrèrent, pour la première fois, à propos du Hog-Choléra, la possibilité de vacciner non seulement avec des microbes, mais aussi avec des liquides de culture, dans lesquels s'étaient développées ces bactéries. Ces liquides, complètement débarrassés de microbes par filtration, préservaient les animaux d'expérience du Hog-Choléra virulent. Cette découverte, au premier moment un peu indécise, fut bientôt confirmée et élargie par des travaux d'autres savants. MM. Beumer et Peiper l'étendirent à la maladie expérimentale des petits animaux de laboratoire, provoquée par le bacille typhique ; M. Charrin l'appliqua à la maladie qu'il obtint avec le bacille du pus bleu. MM. Chamberland et Roux préparèrent des vaccins avec des produits solubles du vibrion septique et du bacille du charbon symptomatique. Depuis ces travaux, les vaccinations par les produits microbiens sont devenues courantes dans tous les laboratoires de recherches, les vaccinations pratiques (charbons bactéridien et bactérien, rouget des porcs, rage) ayant conservé la méthode d'inoculation des virus vivants.

L'histoire comparée de l'immunité acquise est encore très peu avancée. Les faits sur l'adaptation des organismes unicellulaires à toutes sortes d'influences nuisibles de nature physique ou chimique permettent de prévoir que l'immunité acquise est tout aussi générale chez les êtres vivants que l'immunité naturelle ; seulement, il est impossible, dans l'état actuel de la science, de confirmer cette hypothèse par des données précises et expérimentales. La cause de cet état imparfait réside dans la grande difficulté qui se présente pour exécuter des expériences sur des animaux inférieurs. La plupart des Invertébrés ne vivent pas assez longtemps en captivité et ne sont pas accessibles aux inoculations répétées, indispensables pour obtenir une immunité acquise bien manifeste contre les microbes. M. Kowalevsky (1) le célèbre zoologiste russe, a essayé de vaincre toutes ces difficultés en s'adressant aux Myriapodes. Il a constaté d'abord que les Scolopendres, inoculées avec des bactéridies, en meurent, pendant les chaleurs de l'été, avec une quantité de bacilles charbonneux dans le sang. Mais lorsque la température ne dépasse pas 17°-18°, un assez grand nombre de ces Myriapodes survivent. La même survie a été observée après l'injection du premier vaccin pasteurien. M. Kowalevsky a utilisé les Scolopendres, ayant résisté à la première injection de bactéridies, pour voir si elles avaient contracté une immunité acquise. Les résultats n'ont pas été absolument démonstratifs et M. Kowalevsky les a formulés dans la phrase suivante : « Je ne puis donc pas dire que je suis arrivé à résoudre la question de la vaccination, qui me paraît cependant très probable » (p. 607).

En présence de cette indécision, j'ai demandé à M. Mesnil de faire une nouvelle tentative, en se servant de Scolopendres et en les inoculant avec des bacilles charbonneux. Mais ces animaux se montraient si délicats et si peu capables de vivre longtemps dans les conditions artificielles de leur captivité, que l'essai a dû être bientôt abandonné. J'ai tâché d'obtenir de meilleurs résultats avec des larves d'*Oryctes*

(1) *Archives de Zoologie expérimentale,* 1895, 3e série. T. III, p. 591.

nasicornis, mais ici encore je me suis heurté à des difficultés trop grandes. Ces insectes manifestaient une immunité naturelle absolue vis-à-vis de certains microbes, tandis que pour d'autres ils accusaient une sensibilité insurmontable. Il est de toute évidence que l'immunité acquise ne doit pas s'obtenir facilement chez les Invertébrés.

Il a donc fallu remonter l'échelle animale et s'adresser aux Vertébrés « à sang froid ». Le choix s'est arrêté tout naturellement sur la grenouille. J'ai prié M. le Dr Gheorghiewski (1), qui travaillait dans mon laboratoire, d'essayer de vacciner ces batraciens contre la maladie pyocyanique. Je dois dire d'abord que le bacille du pus bleu est pathogène pour la grenouille. Il la tue à la température ordinaire du laboratoire, ainsi qu'à celle de l'étuve, à 30°-37°. Dans le premier cas, la dose mortelle est beaucoup plus forte que dans le second, mais il est toujours facile de produire une infection mortelle. Sous ce rapport, le bacille pyocyanique est donc beaucoup plus avantageux pour l'étude que la bactéridie ou tant d'autres microbes. M. Gheorghiewski vaccinait ses grenouilles vertes (*Rana esculenta*), habituées à vivre à l'étuve à 30°, en leur injectant tous les 4 à 7 jours des doses considérables de cultures pyocyaniques, chauffées à 80° pour tuer tous les microbes. Quelques (3-4) semaines après, les grenouilles préparées devenaient plus résistantes vis-à-vis du bacille pyocyanique que les témoins, placés dans les mêmes conditions. Les grenouilles, inoculées avec la dose mortelle de bacilles vivants, manifestaient sûrement un certain degré d'immunité acquise, quoique faible. Elles supportaient bien la dose sûrement mortelle pour les témoins ou même une dose et demie, mais mouraient dès qu'on leur injectait la dose deux fois mortelle. Le liquide lymphatique des grenouilles vaccinées agglutinait faiblement (1:20-1:30) le bacille pyocyanique, en lui fournissant en même temps un excellent milieu de culture. M. Gheorghiewsky a pu s'assurer que l'agglutination était insuffisante pour assurer l'immunité aux grenouilles. Aussi les bacilles agglutinés en amas se présentaient comme très virulents.

L'examen détaillé des phénomènes qui se passent chez les grenouilles immunisées a révélé les faits suivants. Pendant les premiers moments, les bacilles, injectés dans le sac lymphatique dorsal, se trouvent libres dans le liquide en conservant bien leur forme et sans se transformer en granules. Les microbes se répandent avec rapidité

(1) *Annales de l'Institut Pasteur*, 1899. T. XIII, p. 314,

dans tout le corps, transportés par le courant lymphatique. Mais déjà très peu de temps après l'inoculation, quelques leucocytes commencent à englober les bacilles du pus bleu qui se transforment en boules dans l'intérieur de ces cellules. Plus tard, la réaction phagocytaire s'accroît et au bout de 15 à 20 heures, tous les bacilles se trouvent déjà à l'intérieur des leucocytes. Il a été facile de s'assurer que ces microbes ont été englobés à l'état vivant. Au bout de 48 heures après l'inoculation, on ne trouve plus dans la lymphe du sac dorsal de bacilles ni en dedans, ni en dehors des cellules. Mais, ensemencé sur des milieux nutritifs, ce liquide donne des colonies du bacille pyocyanique jusqu'à 15 et même 18 jours après l'inoculation.

On peut conclure de ces faits que les Vertébrés « à sang froid » sont capables d'acquérir l'immunité à un faible degré et que, dans cette immunité acquise, on constate une phagocytose prononcée, mais pas de pouvoir bactéricide des humeurs.

Afin de se rendre compte d'une façon plus complète du mécanisme de l'immunité acquise, il est nécessaire de l'observer chez des Vertébrés supérieurs, chez lesquels on obtient facilement cette immunité à un degré très élevé. Nous devons donc nous adresser aux mammifères et passer en revue un nombre suffisant d'exemples, avant de présenter aux lecteurs un résumé général de la question.

Pendant longtemps, les recherches sur l'immunité acquise se résumaient presque uniquement à l'analyse des faits observés chez des animaux soumis aux vaccinations anticharbonneuses à l'aide des deux vaccins pasteuriens. On a réussi à rassembler de cette façon un grand nombre de faits importants, dont les principaux doivent être présentés au lecteur. Seulement, avant d'aborder ce sujet, il est indispensable de donner une orientation générale sur l'immunité acquise des animaux de laboratoire vis-à-vis des vibrions, car cet exemple domine pour ainsi dire tout le chapitre sur l'immunité acquise contre les microbes.

Dans leurs recherches sur le pouvoir bactéricide des sérums, MM. v. Behring et Nissen (1) ont examiné entre autres plusieurs échantillons de sérums, provenant d'animaux vaccinés contre divers microbes. Tandis que, dans la majorité de leurs exemples, l'immunité acquise ne provoquait aucune augmentation de ce pouvoir, le sérum sanguin de cobayes, bien immunisés contre le vibrion de Gamaleïa

(1) *Zeitschrift für Hygiene*, 1890. T. VIII, p. 412.

(*Vibrio Metchnikovi*), se montrait beaucoup plus bactéricide vis-à-vis de ce microbe que le sérum de cobayes neufs, sensibles. Ces auteurs arrivèrent à la conclusion que, dans l'immunité acquise, au moins dans le cas du vibrion nommé, le principal rôle est accompli par une substance bactéricide qui se développe dans les humeurs des animaux vaccinés. Ils se contentèrent de cette constatation, sans avoir essayé d'établir la marche du phénomène de la destruction des vibrions dans l'organisme de cobayes vaccinés. C'est M. R. Pfeiffer (1) qui, en collaboration avec M. Issaëff, a cherché à combler cette lacune. Seulement, au lieu du vibrion de Gamaleïa, ces observateurs ont concentré leurs efforts sur l'étude de l'immunité acquise des cobayes contre le vibrion cholérique. Comme ce microbe est en général moins virulent que le vibrion de Gamaleïa, pour obtenir l'infection mortelle, il faut l'injecter non pas dans le tissu sous-cutané, mais dans la cavité péritonéale. Nous avons vu déjà dans le chapitre VI que le vibrion cholérique, inoculé dans le péritoine du cobaye, y rencontre une vive opposition de la part des leucocytes qui saisissent les vibrions vivants et virulents et, les digérant, en débarrassent l'organisme. Mais, lorsqu'on augmente la quantité des vibrions, ceux-ci se multiplient, malgré la réaction phagocytaire ; on les voit pulluler dans la cavité péritonéale, d'où ils envahissent les vaisseaux lymphatiques et sanguins et amènent la mort de l'animal. Il est donc facile de provoquer une infection mortelle chez le cobaye par le vibrion cholérique. Mais il est facile aussi de vacciner ces animaux contre cette maladie expérimentale. Il n'y a qu'à leur inoculer une quantité non mortelle de vibrions cholériques vivants, ou bien à leur injecter une culture de ces microbes, tués par la chaleur, ou du liquide de culture, débarrassé des vibrions par filtration. Tous ces procédés amènent, au bout de peu de temps, l'immunité acquise des cobayes. Si, à ce moment, on leur retire un peu de sang et que l'on ajoute au sérum une petite quantité de vibrions cholériques, *in vitro*, on pourra facilement constater leur disparition sous l'influence de la substance bactéricide, dissoute dans le liquide. Sous ce rapport, il y a donc une grande analogie avec le fait établi par MM. v. Behring et Nissen au sujet du vibrion de Gamaleïa.

Lorsque l'on injecte dans le péritoine de cobayes vaccinés une certaine quantité de culture cholérique qui renferme des vibrions viru-

(1) *Ibid.*, 1894. T. XVII, p. 355 et *Deutsche medic. Wochenschr.*, 1896, pp. 97 et 119.

lents et bien mobiles, et que l'on prélève avec un tube effilé du liquide péritonéal, on constate que les vibrions ont subi dans l'organisme réfractaire des modifications profondes. Déjà peu de minutes après l'injection des vibrions, les leucocytes disparaissent presque totalement du liquide péritonéal ; on n'y trouve que quelques petits lymphocytes et une grande quantité de vibrions, dont la majorité s'est déjà transformée en granules (fig. 39), présentant le phénomène de Pfeiffer des plus typiques. A côté de granules ronds, on observe des vibrions gonflés, d'autres ayant conservé leur forme normale, mais tous absolument immobiles. Quelques granules ainsi constitués se réunissent en petits amas, d'autres restent isolés dans le liquide. Lorsqu'on ajoute à la goutte pendante qui renferme des vibrions transformés, un peu de solution aqueuse étendue de bleu de méthylène, on voit que certains granules se colorent d'une façon très intense, tandis que d'autres ne prennent qu'une teinte très pâle, à peine visible. Beaucoup de ces granules sont encore vivants, car il est facile de les voir se développer en dehors de l'organisme, et s'allonger en nouveaux vibrions. Mais une grande quantité de granules ne manifestent plus aucun signe de vie et sont évidemment morts. M. R. Pfeiffer et quelques autres observateurs affirment que les granules peuvent se dissoudre complètement dans le liquide péritonéal comme un morceau de sucre se dissout dans l'eau. Nous avons beaucoup cherché cet acte de disparition des granules dans des gouttes pendantes du liquide péritonéal, mais le nombre de ces vibrions transformés ne diminuait jamais, même après plusieurs jours, et nous n'avons pas pu non plus saisir le phénomène de la dissolution des granules. Il est quand même incontestable que la transformation granuleuse est une manifestation de lésions très graves, subies par les vibrions cholériques sous l'influence du liquide péritonéal de l'organisme immunisé.

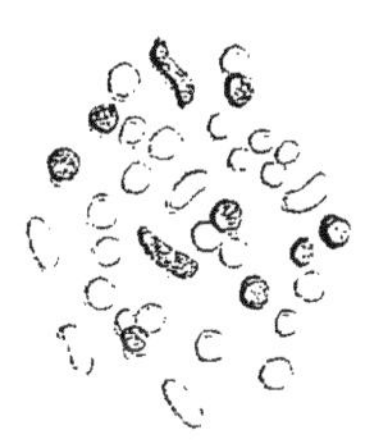

Fig. 39. — Phénomène de Pfeiffer du vibrion cholérique dans le péritoine.

On a voulu préciser le mécanisme du phénomène de Pfeiffer et M. Fischer (1) a cherché à le réduire aux influences osmotiques, exer-

(1) *Zeitschrift für Hygiene*, 1900. T. XXXV, p. 1.

cées par les sels des liquides, dans lesquels sont suspendus les vibrions. Ceux-ci, sous l'action des milieux plus riches ou plus pauvres en sels que le liquide dans lequel ils s'étaient développés, présenteraient une augmentation de leur pression intérieure, à la suite de laquelle les vibrions gonfleraient ou laisseraient échapper à l'un de leurs pôles une gouttelette sphérique de protoplasma. Cette explication n'a pas été suffisamment appuyée par son auteur et ne peut être considérée comme démontrée. Au contraire, on est forcé d'admettre que la transformation granuleuse est due à une action fermentative de l'exsudat péritonéal, comme nous le verrons plus tard.

Pendant que les vibrions subissent dans le péritoine d'un cobaye immunisé cette transformation, l'animal se rétablit d'un malaise tout passager et continue à vivre, tandis que les cobayes neufs, non vaccinés, meurent avec une quantité énorme de vibrions qui grouillent dans l'exsudat péritonéal. La différence entre les deux animaux est tout à fait saisissante et on comprend facilement que M. Pfeiffer, impressionné par elle, ait pu attribuer l'immunité acquise de ses cobayes uniquement à la transformation granuleuse, provoquée par une substance bactéricide, contenue dans les humeurs des animaux immunisés.

La facilité avec laquelle on se rend compte du changement de forme des vibrions sous l'influence des liquides de l'organisme, favorise beaucoup l'étude de la substance bactéricide. Avant de passer à la question du rôle de cette substance dans l'immunité acquise, nous devons nous arrêter sur les propriétés principales de celle-ci. Très manifeste dans le liquide péritonéal, le pouvoir de provoquer le phénomène de Pfeiffer l'est aussi dans le sérum sanguin de cobayes immunisés, ainsi que l'a démontré M. Bordet. Une goutte de ce sérum, lorsqu'il est tout frais, transforme facilement, et au bout de peu de temps, une quantité de vibrions en granules. Mais il suffit que le sérum ait plusieurs jours de date ou bien qu'on le chauffe à 55° pendant une heure, pour que la substance qui produit le phénomène de Pfeiffer disparaisse totalement. Cette particularité dénonce aussitôt la présence de microcytase dans les humeurs de cobayes, ayant acquis l'immunité contre le vibrion cholérique. Seulement, le sérum sanguin et le liquide péritonéal de ces animaux, après avoir été dépouillés de leur microcytase par le chauffage à 55° ou 56°, conservent un pouvoir remarquable sur les vibrions. Ces microbes ne subissent plus la transformation granuleuse, sous l'influence des humeurs chauffées, mais, ils s'immobilisent, s'agglutinent en amas et acquièrent une sensibilité particulière à l'action de la cytase. J'ai (1) pu démontrer, bientôt après la découverte du phénomène de Pfeiffer, que cette transformation granuleuse peut être obtenue *in vitro* dans les conditions suivantes. On prépare une goutte pendante avec du sérum sanguin de cobaye vacciné contre le vibrion cholérique, sérum qui a perdu le pouvoir de transformer par lui-même les vibrions en granules. On y ajoute une gouttelette de lymphe péritonéale d'un cobaye neuf, non vacciné ; cette lymphe renferme des leucocytes morts ou vivants et est, à elle seule, également incapable de produire le phénomène de Pfeiffer. Eh bien, lorsqu'au mélange de ces deux liquides, inactifs quand ils sont employés séparément, on ajoute un peu de vibrions cholériques, ceux-ci ne tardent pas à se transformer en granules. Cette transformation, obtenue *in vitro*, est tout à fait pareille à celle qui se produit dans le péritoine de l'animal vacciné.

M. Bordet (2) a fait dans mon laboratoire un travail très complet sur le phénomène de Pfeiffer en dehors de l'organisme et a trouvé que, dans mon expérience, on peut remplacer la lymphe péritonéale par le sérum sanguin de cobaye neuf, sans que pour cela la transformation granuleuse subisse la moindre entrave. M. Bordet a approfondi notablement cette étude et est arrivé à ce résultat que le phénomène de Pfeiffer est dû à l'action de deux substances. L'une d'elles se trouve dans le sérum sanguin et dans le liquide péritonéal de cobaye vacciné contre le choléra, chauffés à 55°-56° ou dépouillés par un autre moyen quelconque de leur pouvoir de transformer, seuls, les vibrions en granules. Cette substance résiste à cette température et ne perd son action qu'après le chauffage à 68°-70°. La seconde des deux substances, celle qui se trouve dans la lymphe péritonéale ou dans le sérum sanguin de cobaye neuf, est au contraire détruite à 55°-56° et n'est autre que la cytase (ou l'alexine) ordinaire, présente dans les liquides des animaux normaux.

Les faits que nous avons relatés à propos du phénomène de Pfeiffer dans les humeurs des animaux immunisés doivent donc être interprétés de la façon suivante. L'exsudat péritonéal ou le sérum sanguin frais de ces animaux produisent facilement la transformation granuleuse, parce que, dans ces liquides, se trouvent réunies les deux substances nécessaires. Mais, comme la microcytase est une substance très

(1) *Annales de l'Institut Pasteur*, 1895. T. IX, p. 433.
(2) *Ibid.*, p. 462.

labile qui, sous l'influence du temps ou du chauffage à 55°-56°, se détruit, les liquides des animaux immunisés la perdent avec une grande facilité. Le sérum sanguin devient donc, après quelques temps de séjour en dehors de l'organisme, incapable de transformer les vibrions en granules. Seulement, lorsqu'on lui ajoute un peu de cytase qui se trouve dans le sérum sanguin ou dans la lymphe péritonéale de cobaye neuf, la transformation se produit avec une grande rapidité. On restitue donc au sérum des animaux immunisés, devenu inactif, sa propriété de provoquer le phénomène de Pfeiffer. Cette interprétation, formulée par M. Bordet, correspond à tout l'ensemble de faits connus et est acceptée d'une façon générale.

Comme les liquides des animaux immunisés, devenus incapables de transformer les vibrions en granules, conservent leur pouvoir d'immobiliser ces microbes et de les réunir en amas, on pourrait se demander si cette substance agglutinative ne serait pas la substance thermostabile qui est nécessaire pour la production du phénomène de Pfeiffer. Pendant quelque temps, on a pu croire en effet que ce phénomène est dû à la microcytase, agissant sur des vibrions, impressionnés d'abord par la substance agglutinative. Celle-ci résiste au chauffage à 55°-56° et n'est détruite qu'à des températures plus élevées; elle se conserve dans le sérum sanguin longtemps après que la cytase a complètement disparu. L'analogie entre la substance agglutinative des liquides des animaux ayant acquis l'immunité, et la substance thermostabile des mêmes humeurs est incontestable et pourtant ces deux substances ne sont pas identiques. Toute une série de faits, dont nous ne tarderons pas à entretenir le lecteur, démontrent cette thèse d'une façon définitive. Un sérum peut être très agglutinatif sans être capable de faciliter la transformation des vibrions en granules, et inversement. La substance qui favorise le phénomène de Pfeiffer et qui se trouve dans les humeurs de cobayes immunisés est une « substance fixatrice » analogue à celles que nous avons déjà rencontrées dans les sérums des animaux, habitués à résorber les divers éléments cellulaires. De même que dans la résorption des cellules, dans la destruction des microbes, les fixateurs sont aussi spécifiques. Celui qui favorise la transformation en granules est non seulement différent des fixateurs qui sensibilisent les hématies ou les spermatozoïdes, mais est aussi différent des fixateurs qui sensibilisent les autres bactéries. Cette spécificité a été dévoilée et beaucoup étudiée par M. Pfeiffer qui a établi qu'elle peut servir même pour la distinction des espèces bactériennes. Un sérum de cobaye, immunisé contre le vibrion cholérique, sensibilise uniquement ces vibrions à l'action de la microcytase. Même des vibrions voisins, comme beaucoup de vibrions des eaux, par exemple, ne sont pas sensibles au fixateur du sérum anticholérique. D'un autre côté, les sérums, obtenus après l'inoculation de ces vibrions aquatiques, sont incapables d'amener la transformation granuleuse chez le vibrion cholérique.

Lorsqu'à un seul et même animal, on injecte plusieurs espèces vibrioniennes, on obtient un sérum ou un liquide péritonéal qui produisent le phénomène de Pfeiffer avec les vibrions de toutes les espèces qui ont servi à faire les inoculations. Ce sérum antivibrionien ne renferme qu'une seule cytase pour les vibrions, mais contient autant de fixateurs différents qu'il y a eu d'espèces inoculées.

La transformation des vibrions en granules, lorsqu'elle se produit fortement vis-à-vis des vibrions virulents, sous l'influence des liquides de l'organisme d'animaux immunisés, est un indice très précieux de la présence simultanée de la cytase et du fixateur spécifique. Comme nous l'avons exposé plus haut, au commencement de ce récit sur l'immunité acquise de cobayes contre le vibrion cholérique, le phénomène de Pfeiffer se manifeste dans le liquide péritonéal de ces animaux déjà peu de temps (5 à 20 minutes) après l'inoculation des vibrions. Ceci démontre que, dans ce liquide, il y a réellement les deux substances réunies et que le fixateur et la cytase se trouvent dissous dans le plasma de l'exsudat. En est-il de même dans toutes les parties du corps des cobayes immunisés ? Si, au lieu du péritoine, nous introduisons le vibrion du choléra dans le tissu sous-cutané ou dans la chambre antérieure de l'œil de ces animaux, le phénomène de Pfeiffer ne se produira pas du tout. Les vibrions, isolés ou réunis en petits amas, ne subissent pas de transformation granuleuse ; ils conservent bien leur forme vibrionienne normale et restent vivants beaucoup plus longtemps que dans le péritoine. On en trouve qui vivent encore 24 heures après l'injection sous la peau et plusieurs (4-6) jours dans la chambre antérieure de l'œil. Lorsqu'on introduit le vibrion cholérique dans l'œdème de la patte, produit à la suite de ralentissement de la circulation, le phénomène de Pfeiffer n'aura pas lieu non plus et les vibrions survivront pendant un temps assez long. Ces faits indiquent bien que dans le liquide de l'œdème passif, comme dans l'humeur aqueuse de l'œil ou dans le tissu sous-cutané, il n'y a pas les deux substances nécessaires pour amener la transformation granuleuse. Mais sont-elles absentes toutes les deux ou bien n'y en a-t-il qu'une seule qui manque ? Cette question est facile à résoudre à l'aide de l'addition aux liquides mentionnés de sérum de cobaye neuf, sérum qui, parlui-même, est incapable de produire le phénomène de Pfeiffer. M. Bordet (1) a fait ces expériences et est arrivé au résultat que le liquide de l'œdème passif du cobaye immunisé, additionné de sérum neuf, transforme le vibrion cholérique en granules, mais en moindre proportion que ne le fait le sérum du même cobaye immunisé, chauffé à 55°-56°, et également additionné de sérum neuf. Il y a donc lieu de conclure que le liquide de l'œdème ne renferme pas de cytase, mais contient une certaine quantité de choléra-fixateur, moindre cependant que celle qui se trouve dans le sérum sanguin. Quant à l'humeur aqueuse de l'œil des animauximmunisés, les expériences analogues ont démontré qu'elle ne renferme aucune des deux substances, nécessaires à la production du phénomène de Pfeiffer.

A l'aide des faits que j'ai rapportés sommairement, on arrive à la conception suivante. Chez l'animal, immunisé contre le vibrion cholérique, la microcytase se trouve dans l'exsudat péritonéal, mais ne passe ni dans le liquide de l'œdème passif, ni dans l'humeur aqueuse de l'œil ; le choléra-fixateur se trouve également dans le liquide péritonéal et passe dans l'œdème, mais ne pénètre pas dans le liquide de l'œil. Ceci indique que la microcytase se trouve dans les humeurs, riches en leucocytes, et manque dans celles qui ne renferment que très peu ou pas du tout de ces cellules.

L'introduction de vibrions dans la cavité péritonéale de cobayes immunisés, amène aussitôt le phénomène de Pfeiffer et provoque en même temps la disparition de la plupart des leucocytes de la lymphe du péritoine. Nous avons eu déjà plusieurs fois occasion de parler de cette phagolyse, car elle se produit à la suite de l'injection de sang, de sperme ou de toutes sortes de liquides dans le péritoine. La phagolyse est d'autant plus forte que la quantité de liquide injecté est plus grande et que sa température diffère plus de celle du péritoine normal.

M. Pierallini (2) a étudié dans mon laboratoire la phagolyse dans la cavité péritonéale du cobaye et est arrivé à plusieurs résultats, dignes d'attention. De tous les liquides, par lui employés, tels que eau, bouillon, cultures microbiennes filtrées, solution physiologique de chlorure

(1) Contribution à l'étude du sérum chez les animaux vaccinés. *Annales de la Soc. r. des sciences naturelles et médicales de Bruxelles*, 1895. T. IV.

(2) *Annales de l'Institut Pasteur*, 1897. T. XI, p. 308.

de sodium, c'est ce dernier qui provoque la phagolyse la moins intense, cependant encore suffisamment évidente. Aussitôt après l'injection des liquides, la quantité de leucocytes dans la lymphe péritonéale diminue très notablement et ces cellules se retrouvent réunies en amas sur l'épiploon. Beaucoup d'entre elles manifestent des signes évidents d'affaiblissement et de destruction partielle. A côté des leucocytes, se trouvent des masses fibrineuses, ce qui confirme qu'une partie des leucocytes a subi une avarie grave et a cédé le fibrin-ferment qui détermine la coagulation de la fibrine. Lorsque M. Pierallini injectait des liquides qui contenaient en suspension des poudres colorées, telles que l'encre de Chine et le vermillon, il voyait ces substances s'accumuler sur le grand épiploon qui se montrait teint en noir ou en rouge. L'examen microscopique lui révélait une phagocytose peu intense et une quantité de grains colorés libres, au milieu de filaments de fibrine.

Les leucocytes qui, pendant cette phagolyse, laissent échapper le fibrin-ferment, pourraient bien aussi donner lieu au dégagement d'une certaine quantité de leur microcytase. Celle-ci passerait dans le liquide péritonéal et amènerait la production du phénomène de Pfeiffer. Si cette supposition est exacte, la suppression de la phagolyse aurait comme conséquence l'absence de la transformation des vibrions en granules. Il n'est pas difficile de vérifier l'hypothèse, car on connaît le moyen d'empêcher la phagolyse ou au moins de la réduire d'une façon très considérable. M. Issaëff (1), dans un travail, exécuté dans le laboratoire de M. Pfeiffer, a démontré qu'une injection intrapéritonéale d'eau physiologique, de bouillon, d'urine, etc., renforce les leucocytes et en amène une grande quantité dans le péritoine. Il a été facile de prévoir qu'une pareille injection servirait à diminuer l'intensité de la phagolyse. En effet, si l'on injecte d'abord quelques centimètres cubes d'eau physiologique ou de bouillon frais dans le péritoine d'un cobaye et si le lendemain on renouvelle la même opération, on constate qu'après la seconde injection, la phagolyse est beaucoup moins forte qu'après la première. M. Pierallini, qui a répété ces expériences, a observé que la phagocytose des grains colorés est beaucoup plus complète chez les cobayes, préparés par une première injection dans le péritoine. La quantité de fibrine sur l'épiploon est dans ce cas beaucoup plus réduite et tout l'ensemble des phénomènes démon-

(1) *Zeitschrift für Hygiene*, 1894. T. XVI, p. 287.

tre que l'avarie des leucocytes, chez ces cobayes, est très considérablement atténuée.

Eh bien, nous avons pu établir que, dans le cas où la phagolyse est ainsi diminuée, le phénomène de Pfeiffer ne se produit pas ou bien ne se manifeste que d'une façon très faible. Si l'expérience a bien réussi, le liquide que l'on retire du péritoine d'un cobaye, préparé la veille et injecté avec une culture cholérique, est opaque et épais comme du pus. Il contient une masse de leucocytes en bon état, dont un grand nombre se chargent déjà après peu de minutes d'une quantité de vibrions. Le plasma de cet exsudat contient peu de vibrions, ayant bien conservé leur forme normale et qui ne présentent pas, sauf quelques exceptions, de transformation granuleuse. Un peu plus tard, il ne reste plus du tout de vibrions libres ; ils sont tous dans l'intérieur des leucocytes. M. Pfeiffer (1) s'est élevé contre les faits que je viens de résumer, car il n'a jamais pu empêcher la transformation granuleuse des vibrions, malgré l'injection préparatoire de chlorure de sodium. M. Abel (2), qui a répété les mêmes expériences, exprime une opinion moyenne : chez les cobayes préparés par des injections faites la veille, il a observé qu'une partie des vibrions se transformait en granules, tandis qu'une autre partie de ces microbes devenait la proie des leucocytes. Le fait est que la suppression de la phagolyse exige des conditions particulières : le bouillon à injecter doit être fraîchement préparé et, avant son introduction dans le péritoine, il doit être chauffé à 37°-39°. Même, en prenant ces précautions, il arrive quelquefois que l'expérience ne réussit pas bien. En la faisant, il faut se guider par l'aspect du liquide péritonéal que l'on extrait avec des petits tubes de verre. Si le liquide qui pénètre dans le tube est clair ou à peine trouble, ceci indique que la phagolyse a eu lieu, malgré l'injection préparatoire. L'expérience réussit bien dans les cas où l'exsudat péritonéal est très trouble et ressemble à du pus.

Comme la constatation de la suppression du phénomène de Pfeiffer en même temps que celle de la phagolyse présente une importance fondamentale, j'ai demandé à M. Garnier (3) d'exécuter des expériences nouvelles dans le but de trancher la question d'une façon définitive. Il a essayé toute une série de liquides pour l'injection préparatoire et a établi que le bouillon frais est celui qui donne les meilleurs

(1) *Deutsche medicin. Wochenschr.*, 1896, p. 120.
(2) *Centralblatt f. Bakteriologie*, 1896. T. XX, p. 761.
(3) *Annales de l'Institut Pasteur*, 1897. T. XI, p. 767.

résultats. Chez des cobayes, où la phagolyse avait pu être réduite au minimum, la phagocytose commençait aussitôt après l'injection des vibrions. Déjà 2 et 5 minutes après, un grand nombre de microbes se trouvaient dans l'intérieur des leucocytes, tandis que les vibrions libres étaient à ce moment peu nombreux et ne subissaient pas de phénomène de Pfeiffer. M. Garnier a joint à son mémoire des reproductions photographiques de leucocytes, bourrés de vibrions, ce qui devrait persuader le lecteur le plus sceptique. Depuis sa publication, il ne s'est produit aucune objection, de sorte que cette question de la suppression de la transformation granuleuse des vibrions doit être considérée comme définitivement réglée. Du reste, j'ai pu en faire la démonstration à un grand nombre d'observateurs qui se sont assurés de la réalité du fait. Il faut donc bien accepter ce résultat que le phénomène de Pfeiffer ne se produit dans le péritoine qu'à condition qu'il y ait phagolyse. Et comme ce fait rend très probable que la microcytase, nécessaire à la transformation des vibrions, s'échappe des leucocytes avariés, il est nécessaire de vérifier cette supposition par une série d'autres expériences. Dans le cas où cette hypothèse serait exacte, le phénomène de Pfeiffer ne devrait pas se produire dans les endroits du corps qui ne contiennent pas ou presque pas de leucocytes préformés. Ces conditions peuvent être réalisées en injectant des vibrions cholériques dans le tissu sous-cutané ou dans la chambre antérieure de l'œil de cobayes, bien vaccinés contre le vibrion cholérique. Dans ces conditions, les vibrions conservent bien leur forme normale et ne se transforment jamais en granules, comme j'avais pu le démontrer dans mon travail sur la destruction extracellulaire des vibrions cholériques. M. Pfeiffer a combattu ce résultat, en affirmant que sous la peau de cobayes vaccinés la transformation granuleuse se produit régulièrement, quoique d'une façon plus faible et plus tard que dans le péritoine. La contradiction entre les expériences de M. Pfeiffer et les miennes s'explique de la façon suivante. En inoculant les vibrions dans le tissu sous-cutané ou en retirant l'exsudat formé à cet endroit, on produit quelquefois de petites hémorragies, ce qui amène la mise en liberté d'une certaine quantité de la microcytase des leucocytes qui se trouvent dans l'épanchement sanguin et qui abandonnent aussi dans le sang extravasé une partie de leur fibrin-ferment. Lorsque l'expérience réussit, c'est-à-dire lorsqu'il ne se produit aucune hémorragie pendant les opérations, l'exsudat sous-cutané ne renferme que des vibrions normaux, sans trace de phénomène de Pfeiffer dans le liquide.

Si la transformation extracellulaire des vibrions en granules était la cause véritable de l'immunité acquise, l'absence de ce phénomène dans le tissu sous-cutané chez le cobaye vacciné devrait amener sa mort. En réalité, il n'en est rien et l'animal résiste très bien à l'inoculation des vibrions. Cette conclusion permet cependant une objection sérieuse. Comme le vibrion cholérique, dans la très grande majorité des cas, est incapable de produire l'infection mortelle lorsqu'il est inoculé sous la peau, même à des cobayes neufs, non vaccinés, cet exemple d'immunité doit être rangé dans la catégorie de l'immunité naturelle. Or, ce genre d'immunité peut dépendre d'autres causes que l'immunité acquise. Pour répondre à cette objection, il a fallu choisir une race de vibrions, capable de donner la mort par injection sous-cutanée. M. Mesnil (1), chef de notre laboratoire, s'est chargé d'exécuter les expériences avec le vibrion de Massaouh qui est considéré par quelques auteurs comme appartenant à l'espèce cholérigène. Inoculé sous la peau de cobayes neufs, il provoque la formation d'un œdème, dans lequel pullulent les microbes ; il ne tarde pas à se généraliser dans l'organisme et amène la mort dans les **24** heures. Eh bien, ce même vibrion, injecté dans le tissu sous-cutané de cobayes bien vaccinés, est très bien supporté par ces animaux, sans qu'il se produise le moindre phénomène de Pfeiffer. Dans ces conditions, une partie des vibrions se réunissent d'abord en amas, mais il reste une proportion assez forte de microbes isolés et mobiles. Quelques heures après l'inoculation, le nombre des amas diminue ; les vibrions isolés deviennent plus nombreux, ce qui indique une certaine adaptation du microbe au milieu où il se trouve. Mais jamais, tant que les vibrions restent libres dans l'exsudat sous-cutané, ils ne se transforment en granules.

M. Salimbeni (2), dans un travail exécuté dans mon laboratoire, a voulu se rendre compte si le phénomène de Pfeiffer se produit dans le tissu sous-cutané d'un cheval hyperimmunisé contre le vibrion cholérique. Cet animal avait reçu pendant **14** mois des quantités considérables de ce microbe et le sérum de son sang transformait les vibrions en granules avec une grande rapidité et intensité. Eh bien, malgré ces conditions si favorables pour la manifestation du phénomène de Pfeiffer, celui-ci ne se produisait jamais sous la peau du cheval. Les vibrions, injectés à cet endroit, subissaient en peu de

(1) *Annales de l'Institut Pasteur*, 1896. T. X, p. 375.
(2) *Ibid.*, 1898. T. XII, p. 199.

temps une immobilisation complète, mais ils conservaient leur forme vibrionienne et restaient vivants pendant une série d'heures. L'exsudat, retiré jusqu'à 48 heures après l'inoculation, donnait encore des cultures du vibrion cholérique.

Comme il est plus facile d'introduire, sans effusion de sang, le vibrion cholérique dans la chambre antérieure de l'œil que sous la peau, et comme l'humeur aqueuse ne renferme pas de fixateur, l'absence de la transformation granuleuse dans le premier de ces deux endroits a pu être observée aussi par M. Pfeiffer lui-même. La constatation de ce fait ne présente aucune difficulté et on voit pendant longtemps des vibrions libres et parfaitement mobiles s'agiter dans l'humeur aqueuse. L'exsudat de l'œil renferme beaucoup de ces microbes vivants et son ensemencement sur des milieux de culture accuse un développement, même lorsque le liquide est retiré de l'œil plusieurs jours après l'inoculation.

Tout cet ensemble de faits soigneusement établis démontre d'une façon bien précise que la microcytase ne se rencontre dans les humeurs de l'animal vivant que dans les endroits où il y a beaucoup de leucocytes préexistants et dans des conditions où ces cellules subissent une phagolyse plus ou moins profonde. Ce résultat peut être corroboré par une expérience décisive. Lorsqu'à un cobaye bien vacciné contre le vibrion cholérique et dont le sérum produit *in vitro* le phénomène de Pfeiffer avec une grande rapidité, on injecte directement dans les veines une suspension de ces microbes, ceux-ci ne subissent pas le phénomène de Pfeiffer. Cette expérience a été exécutée et décrite par M. Bordet (1). Après avoir injecté dans la jugulaire d'un cobaye bien vacciné contre le vibrion cholérique, une suspension de ce microbe, il sacrifia l'animal une demi-heure après et constata, dans le sang du cœur, des vibrions, ayant conservé intactes leur forme et leur propriété de se colorer par le bleu de méthylène. L'ensemencement du sang du cœur, du foie et de la rate donna des cultures de vibrions. Chez un autre cobaye, hypervacciné contre le même microbe, et inoculé par le même procédé, le sang, retiré peu de temps (4-15 minutes) après, renfermait sur des préparations, traitées par le bleu de méthylène, des vibrions bien colorés, avec leur forme normale et parfaitement intacts. C'est la preuve la plus directe de l'absence du phénomène de Pfeiffer dans le

(1) *Annales de la Soc. des Sc. méd. et nat. de Bruxelles*, 1895. T. IV.

liquide sanguin de l'animal vivant, jouissant d'immunité acquise très développée. Les vibrions, trouvés avec leur forme intacte, étaient logés dans l'intérieur des leucocytes.

M. Levaditi (1) a répété ces expériences dans mon laboratoire. Il a varié les conditions dans lesquelles les vibrions étaient injectés dans les vaisseaux sanguins. Il a pu observer quelquefois la phagolyse des leucocytes du sang et leur disparition presque complète de la circulation périphérique. Dans ces cas, les leucocytes avariés s'accumulaient dans les capillaires pulmonaires et on en voyait des masses qui entouraient une quantité de vibrions, transformés en granules. Mais il a été facile d'éviter la phagolyse, en préparant les animaux avec des injections d'eau physiologique ou de bouillon. Dans ces conditions, les leucocytes restaient dans le courant sanguin et englobaient les vibrions au bout de très peu de temps. Mais, tandis que les vibrions, qui se trouvaient encore libres dans le plasma du sang, conservaient leur forme et leur colorabilité intactes, ceux d'entre eux que l'on rencontrait dans l'intérieur des microphages, étaient déjà en grande partie transformés en granules. La rapidité avec laquelle ces phagocytes englobent et provoquent les changements des vibrions, est vraiment extraordinaire.

Nous voyons donc, dans ce cas, qui nous présente un exemple typique de réaction de l'organisme dans l'immunité acquise, une phagocytose très prononcée et presque instantanée. C'est ce même processus que nous avons déjà décrit dans le péritoine des cobayes vaccinés, chez lesquels la phagolyse était absente à la suite d'injection préparatoire. Dans le tissu sous-cutané et dans la chambre antérieure de l'œil, où le phénomène de Pfeiffer fait régulièrement défaut, la phagocytose suit son cours habituel et amène la destruction des vibrions. Ce résultat a été confirmé un grand nombre de fois, comme en témoignent les travaux cités de MM. Bordet, Mesnil et Salimbeni.

Il suffit de comparer l'extension du phénomène de Pfeiffer et celle de la phagocytose chez les animaux, immunisés contre le vibrion cholérique, pour s'assurer que le premier phénomène est limité, tandis que le second est général. On pourrait opposer à cette dernière conclusion le fait de l'absence de l'englobement des vibrions dans le liquide péritonéal des cobayes immunisés et non préservés contre la

(1) *Annales de l'Institut Pasteur*, 1901. T. XV.

phagolyse. Lorsqu'on retire, avec des petits tubes, de l'exsudat péritonéal, peu de temps après l'injection des vibrions dans le péritoine, on ne constate en effet qu'un phénomène de Pfeiffer très intense, la phagocytose faisant complètement ou presque totalement défaut. Mais ce procédé est insuffisant. Il est nécessaire, pour se rendre compte de ce qui se passe réellement dans la cavité abdominale, de sacrifier l'animal et d'examiner soigneusement le péritoine et surtout l'épiploon. Comme l'ont démontré d'abord M. Max Gruber (1) et plus tard M. Cantacuzène (2), le grand épiploon est dans ces cas recouvert d'une couche épaisse qui renferme une grande quantité de leucocytes, dont une partie sont remplis de vibrions ; en outre, cette couche contient une masse de vibrions, en partie transformés en granules, en partie agglutinés ou isolés, ayant conservé leur forme vibrionienne intacte. La phagocytose, avec le temps, devient de plus en plus prononcée et il est impossible de nier son existence ou de ne lui attribuer qu'un rôle secondaire.

Nous avons vu que la suppression du phénomène de Pfeiffer dans la cavité péritonéale et dans le sang, ou son absence totale dans le tissu sous-cutané et dans la chambre antérieure de l'œil, n'enlèvent aucunement au cobaye vacciné son immunité acquise. L'animal résiste très bien aux vibrions, sans que ceux-ci se transforment en granules dans les humeurs. Et cependant, cette transformation a lieu, mais uniquement dans l'intérieur des phagocytes. Comme il a déjà été exposé à propos de l'immunité naturelle (chap. VI, VII), les vibrions englobés par les microphages y subissent presque aussitôt un changement de forme, tout à fait pareil à celui qui s'observe dans le vrai phénomène de Pfeiffer. Les microphages sont souvent remplis d'une quantité de granules, issus des vibrions englobés, qui se digèrent totalement au bout de peu de temps. Ce fait, si constant dans la phagocytose des vibrions, nous fournit une preuve de plus de l'origine microphagique de la microcytase.

Si le phénomène de Pfeiffer ne présente qu'un cas particulier, dans lequel les vibrions se transforment en granules dans les liquides, contenant de la microcytase, il est tout naturel que sa suppression n'entraine point l'infection mortelle des animaux vaccinés. Par contre, si la réaction phagocytaire, si répandue, joue réellement un rôle important dans l'immunité acquise, tout ce qui entrave la phagocy-

(1) *Münchener medic. Wochenschr.*, 1896, pp. 277 et 310.
(2) *Annales de l'Institut Pasteur*, 1898. T. XII, p. 273.

tose doit en même temps compromettre l'état réfractaire. Dans l'intention de résoudre ce problème, M. Cantacuzène (1) a entrepris, dans mon laboratoire, un travail circonstancié à ce sujet. Il a établi que l'injection de l'opium, en dose non mortelle, narcotise le cobaye et empêche en même temps les mouvements des leucocytes. Des petits tubes de verre, contenant des vibrions cholériques et introduits sous la peau de cobayes vaccinés, se remplissent d'une quantité de leucocytes chez l'animal non narcotisé ; chez le cobaye, qui a reçu de la teinture d'opium, les tubes, pendant plusieurs heures, ne renferment pas de leucocytes et ces cellules ne commencent à y pénétrer que plus tard. Eh bien, lorsque M. Cantacuzène injectait dans le péritoine de cobayes solidement vaccinés, une forte dose de vibrions cholériques, les animaux résistaient facilement à l'inoculation. Mais quand ces cobayes étaient soumis à l'influence de la teinture d'opium, la même dose de vibrions provoquait la mort. Chez ces animaux narcotisés, malgré la dilatation et l'hyperhémie considérables des vaisseaux, malgré l'hyperleucocytose notable du sang, la diapédèse ne se produit pas pendant les premières heures après l'injection de l'opium et ce n'est que plus tard (5, 6 heures après l'injection) que les leucocytes commencent à apparaître dans la cavité péritonéale. Les vibrions profitent de la période d'inactivité des phagocytes et pullulent, conservant leur mobilité et la propriété de se colorer par les couleurs d'aniline basiques. Lorsque les leucocytes retardés arrivent dans le péritoine, ils le trouvent déjà envahi par une masse de vibrions. Malgré cela les leucocytes, notamment les microphages, englobent une quantité énorme de ces microbes, ce qui n'empêche pas cependant les cobayes de mourir, quoique quelques heures plus tard que les témoins non vaccinés. Au moment de la mort, on ne trouve plus de vibrions libres dans l'exsudat, car ils ont été tous englobés par les microphages, dans l'intérieur desquels ils ont subi la transformation granuleuse. A l'autopsie de l'animal, on trouve sur l'épiploon une grande quantité de petits amas vibrioniens qu'on ne rencontre jamais chez les animaux non soumis à l'action de l'opium.

Il a donc suffi de retarder seulement de quelques heures la réaction phagocytaire, pour que des cobayes, bien vaccinés, succombent sous l'action des vibrions. On comprendra facilement qu'en présence de

(1) *Annales de l'Institut Pasteur*, 1898. T. XII, p. 288.

ce résultat, on n'hésite pas à attribuer à la phagocytose un rôle beaucoup plus important dans l'immunité acquise qu'au phénomène de Pfeiffer.

L'étude d'autres maladies vibrioniennes ne peut servir qu'à corroborer les conclusions générales qui découlent de l'examen détaillé des processus intimes dans l'immunité acquise contre le vibrion cholérique. Nous devons ici rappeler au lecteur la découverte de MM. v. Behring et Nissen du pouvoir bactéricide très prononcé du sérum sanguin des cobayes, vaccinés contre le vibrion de Gamaleïa. Au moment où ce fait a été constaté pour la première fois, on avait le droit de penser que la propriété vibrionicide du sang pouvait expliquer à elle seule l'immunité acquise. Mais l'étude comparée des phénomènes qui se passent *in vitro* avec ceux qui ont lieu dans l'organisme vivant a bientôt démontré le peu de fondement de cette hypothèse. Tandis que les vibrions, ensemencés dans le sérum sanguin des cobayes hypervaccinés, y périssent en très grande quantité et souvent en totalité, ces mêmes microbes, inoculés dans le tissu sous-cutané des mêmes animaux, se conservent à l'état vivant pendant plusieurs jours. Le vibrion de Gamaleïa est beaucoup moins capable de se transformer en granules que le vibrion cholérique et on le trouve conservant sa forme normale même dans l'intérieur des leucocytes. Il n'y a donc pas lieu de rechercher dans ce cas le phénomène de Pfeiffer.

La destruction rapide et considérable du vibrion de Gamaleïa *in vitro*, dans le sérum sanguin de cobayes vaccinés et la longue survie de ces microbes dans l'organisme vivant, nous montrent une fois de plus que les deux groupes de phénomènes ne doivent jamais être identifiés. D'un autre côté, ce fait fournit une nouvelle preuve que, pendant la préparation du sérum, parallèlement à la coagulation, il se produit un autre processus qui communique le pouvoir bactéricide au sérum. Il est de toute évidence qu'il s'agit ici encore, comme dans l'exemple du vibrion cholérique, de la libération de la microcytase aux dépens des leucocytes détruits ou avariés. Agissant en commun avec le fixateur spécifique des humeurs, cette cytase amène la mort des vibrions, introduits dans le sérum. Dans l'organisme vivant, la microcytase n'étant pas libre, ces microbes, quoique influencés par le fixateur, résistent tant qu'ils ne sont pas devenus la proie des phagocytes. Dans un travail qui a fait le sujet de ma communication au Congrès international d'Hygiène de Londres en 1891 (1), j'ai

(1) *Annales de l'Institut Pasteur*, 1891. T. V, p. 465.

démontré que la réaction phagocytaire se produit avec une grande intensité chez des cobayes, vaccinés contre le vibrion de Gamaleïa. L'inoculation de ce microbe dans le tissu sous-cutané, inoculation qui provoque une infection rapidement mortelle chez les cobayes neufs, donne lieu, chez les animaux immunisés, à la formation d'un exsudat abondant, dans lequel les vibrions nombreux se heurtent bientôt à une résistance des phagocytes. Ceux-ci englobent les microbes vivants, les gardent pendant assez longtemps dans leur intérieur, mais finissent toujours par les digérer complètement. Pendant la dernière période de cette lutte, on trouve quelquefois, dans l'intérieur des leucocytes, des vibrions transformés en granules sphériques. C'est précisément avec ces cellules, remplies de microbes englobés, que j'ai pu exécuter pour la première fois une expérience qui depuis a été répétée souvent et qui a donné un résultat constant. Lorsqu'on retire à un cobaye bien vacciné une goutte d'exsudat sous-cutané, à une période où tous les vibrions sont depuis un certain temps englobés par les leucocytes, et qu'on la transporte, sous forme de goutte pendante, à l'étuve, à 35°-37°, on constate que les vibrions englobés se développent dans l'intérieur des phagocytes, morts en dehors de l'organisme. Les vibrions remplissent d'abord le contenu des leucocytes, et, continuant toujours à se reproduire, font éclater la cellule et se répandent dans le liquide de la goutte (fig. 40 et 41). Cette expérience prouve d'abord que les vibrions ont été englobés à l'état vivant et démontre ensuite que le plasma de l'exsudat a été incapable d'empêcher leur développement ultérieur.

Après avoir résumé les principaux phénomènes qui se passent avec les vibrions dans l'organisme, possédant l'immunité acquise, il nous faut rechercher si le mode de destruction et de disparition de ces microbes présente une portée générale. Il est tout naturel de commencer cette étude par les spirilles qui présentent sous beaucoup de rapports une grande analogie avec les vibrions. La tâche est facile surtout grâce à un travail très soigné, publié récemment par M. Sawtchenko (1) sur le *Spirochaete Obermeyeri* de la fièvre récurrente. Nous savons déjà, d'après ce qui a été dit dans le sixième chapitre, que les spirochètes, contenus dans le sérum de personnes, atteintes de cette maladie, sont détruits dans la cavité péritonéale de cobayes par l'intermédiaire des macrophages. Ce sont ces phagocytes qui as-

(1) *Archives russes de Pathologie*, etc., 1900. T. IX, p. 584. Sawtchenko et Melkich, *Annales de l'Institut Pasteur*, 1901. T. XV, p. 503.

surent l'immunité naturelle du cobaye contre le parasite de la fièvre récurrente. Chez les cobayes, auxquels on a injecté à plusieurs repri-

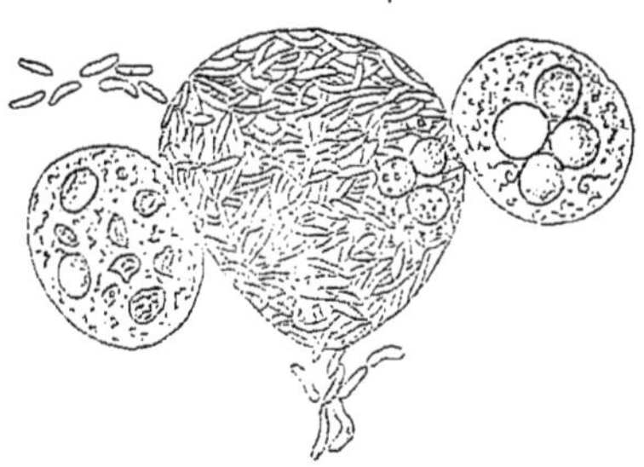

Fig. 40. — Vibrions (V. Metchnikowi), développés dans un microphage de cobaye vacciné.

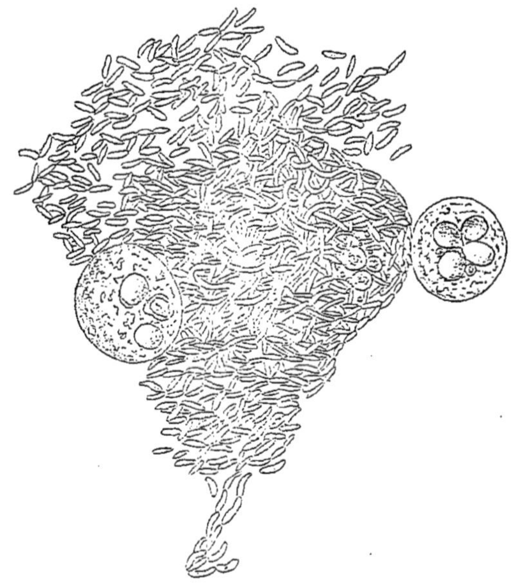

Fig. 41. — Vibrions (V. Metchnikowi) développés dans une goutte d'exsudat de cobaye vacciné. Les vibrions ont éclaté le microphage et se sont répandus dans le liquide.

ses du sang ou du sérum, renfermant des spirilles, la destruction de ces microbes se passe d'une façon différente. Lorsque M. Sawtchenko introduisait dans la cavité péritonéale de cobayes, ainsi préparés, une quantité de *Spirochaete Obermeyeri*, il les voyait subir une transformation qui se rapproche du phénomène de Pfeiffer. Au bout de peu de temps, la plupart de ces microbes se présentaient sous forme de spirilles très délicats, auxquels étaient accolés des granules ronds. Il ne se produisait pas de transformation totale de spirilles en granules, mais une partie du contenu exsudait sous forme de gouttelettes sphériques. Les spirilles qui accusaient ces changements, perdaient leur mobilité et se réunissaient en amas. Il y avait donc incontestablement une destruction extracellulaire des spirilles, mais elle ne se manifestait que dans la cavité péritonéale. Injectés dans le tissu sous-cutané des cobayes préparés, les spirilles y provoquaient la formation d'un exsudat dur et peu abondant. Dans son contenu, on rencontrait des leucocytes, renfermant des spirochètes qui conservaient leur forme normale. Ces microbes se trouvaient exclusivement dans les macrophages et ne présentaient aucun signe du phénomène de Pfeiffer. La même absence de ce phénomène s'observait chez des cobayes neufs, auxquels on injectait la même quantité de spirilles sous la peau. Seulement, chez ces animaux, l'œdème, developpé au point d'inoculation, était abondant et mou et la disparition des spirilles, c'est-à-dire leur englobement par les macrophages, se faisait notablement plus tard que chez les cobayes préparés. Il y a donc sous ce rapport une parfaite analogie avec les vibrions : dans les deux cas, absence de la transformation granuleuse sous la peau et englobement par les leucocytes de l'exsudat ; d'un autre côté, présence du phénomène de Pfeiffer dans le liquide péritonéal. L'analogie que je viens de signaler s'étend encore davantage. Ainsi, chez les cobayes, préparés par des injections répétées de sérum humain, riche en spirilles, M. Sawtchenko a pu tout aussi facilement supprimer le phénomène de Pfeiffer dans le péritoine qu'on le fait avec les vibrions. Il lui suffisait d'injecter la veille de l'expérience une certaine quantité de bouillon dans le péritoine de ses cobayes immunisés. Lorsque, 24 heures après, il leur introduisait au même endroit des spirilles, ceux-ci conservaient leur mobilité pendant des heures, ne manifestaient aucune transformation granuleuse et finissaient par être englobés entièrement par les macrophages.

On arrive, à la suite de ces constatations, à la conclusion que le sort des spirochètes de la fièvre récurrente dans l'organisme de cobayes, préparés par des injections préalables, est réglé par les mêmes lois que celles établies à propos de l'immunité acquise contre les vibrions. Les spirilles sont englobés et détruits par les phagocytes, sauf le cas où il se produit une phagolyse, grâce à laquelle la cytase, mise en liberté, attaque les microbes en dehors des leucocytes.

Après avoir découvert la transformation granuleuse des vibrions, M. R. Pfeiffer, en collaboration avec plusieurs de ses élèves, s'est mis à rechercher le degré de généralité de ce phénomène dans l'immunité acquise. Il a attiré son attention sur le coccobacille typhique, au sujet duquel il a publié (1) un travail très circonstancié, exécuté en collaboration avec M. Kolle. Ces observateurs ont profité de la découverte faite par MM. Beumer et Peiper (2), Chantemesse et Widal (3) et confirmée par d'autres savants, que les animaux de laboratoire, souris et cobayes notamment, peuvent être facilement vaccinés contre la maladie mortelle, produite par le microbe de la fièvre typhoïde. De même que dans l'infection expérimentale, provoquée par le vibrion cholérique chez le cobaye, la vaccination des animaux contre le coccobacille typhique peut être très facilement obtenue soit avec des microbes vivants, injectés à la dose non mortelle, soit par des cultures stérilisées, soit encore par des liquides de culture, débarrassés des microbes par filtration. Chez les petits animaux de laboratoire, on obtient ainsi une immunité acquise des plus marquées et l'étude des phénomènes qui se passent dans l'organisme vacciné a démontré une analogie générale avec ceux qui ont été observés avec les vibrions. Dans la cavité péritonéale des cobayes immunisés, il ne se produit pas de phénomène de Pfeiffer proprement dit, c'est-à-dire que les bacilles ne se transforment en granules qu'en petit nombre et que la grande majorité conservent leur forme bacillaire ; mais ils éprouvent évidemment une forte avarie : ils deviennent immobiles et s'agglutinent plus ou moins complètement en amas. Cependant si l'on ensemence un peu de ces microbes sur des milieux nutritifs, ils se développent bien et donnent des cultures abondantes. Le liquide péritonéal agit donc d'une façon incontestable sur le coccobacille typhique, mais beaucoup moins que n'agit sur les vibrions cholériques l'exsudat péritonéal des cobayes, vaccinés contre ce vibrion. Dans les deux cas, il se

(1) *Zeitschrift für Hygiene*, 1895. T. XXI, p. 203.
(2) *Ibid.*, 1887. T. II, p. 110.
(3) *Annales de l'Institut Pasteur*, 1888. T. II, p. 54.

produit une phagolyse prononcée, grâce à laquelle se dégage la microcytase, dont l'effet sur le vibrion est plus marqué que sur le microbe de la fièvre typhoïde. Cette avarie extracellulaire du coccobacille typhique dans le péritoine peut être facilement empêchée par une injection de bouillon, d'eau physiologique ou de sérum normal, faite la veille. La suppression de la phagolyse a donc pour conséquence, comme dans le cas des vibrions et des spirilles, la suppression de l'action extracellulaire sur les bacilles typhiques.

La même analogie s'observe dans les phénomènes qui ont lieu sous la peau. Le coccobacille de la fièvre typhoïde, introduit dans le tissu sous-cutané de cobayes vaccinés, sans être sensiblement avarié par le liquide de l'exsudat, subit une certaine agglutination. L'influence nuisible des humeurs est ici encore moins efficace que dans le péritoine. Mais, comme dans la cavité péritonéale de cobayes vaccinés et préparés avec du bouillon, dans l'exsudat sous-cutané aussi, ce sont les phagocytes qui détruisent les microbes. Il se produit dans les deux cas un très fort afflux de leucocytes, pour la plupart des microphages. Ces cellules englobent et digèrent les coccobacilles qui disparaissent définitivement au bout de quelque temps. Les microbes englobés par les microphages se transforment dans l'intérieur de ces phagocytes en granules, tout à fait pareils à ceux que l'on observe dans l'exemple du vibrion cholérique. Sous ce rapport, l'analogie entre les deux microbes est parfaite.

M. Oppel (1) a répété dans mon laboratoire les recherches de M. Cantacuzène sur l'action empêchante de l'opium sur la phagocytose. Le résultat a été le même : sous l'influence du narcotique, les leucocytes n'intervenaient que tardivement, et par suite les cobayes bien vaccinés mouraient d'infection typhique. La même conclusion doit être tirée des expériences de M. A. Wassermann (2). Des cobayes, immunisés contre le microbe de la fièvre typhoïde, résistent bien contre une dose sûrement mortelle pour les témoins. Mais, lorsqu'en même temps que cette dose de microbes, on leur injecte une certaine quantité (3 c. c.) d'un sérum qui entrave la réaction phagocytaire, les cobayes perdent leur immunité et meurent d'infection typhoïde. Le sérum, employé par M. Wassermann, a été obtenu par la saignée de lapins, traités avec du sérum sanguin de cobayes. Le sérum de lapin, ainsi préparé, neutralise l'action de la cytase

(1) *Annales de l'Institut Pasteur*, 1901. T. XV.
(2) *Zeitschrift für Hygiene*, 1901. T. XXXVII, p. 173.

de cobaye, mais en même temps, comme l'a démontré M. Besredka (1), il exerce plusieurs autres fonctions et notamment celle d'empêcher la phagocytose. C'est donc surtout la fonction antiphagocytaire qui a servi à supprimer l'immunité acquise des cobayes dans les expériences de M. Wassermann. Celles-ci nous fournissent une nouvelle preuve de la grande importance de la réaction phagocytaire dans ce genre d'immunité, ce qui confirme encore une fois l'analogie entre le mécanisme de la résistance de l'organisme contre le coccobacille typhique et celui contre le vibrion cholérique.

En présence de cette analogie si grande, il est inutile d'insister plus longuement sur les détails de l'immunité acquise des animaux contre la maladie expérimentale, provoquée par le microbe de la fièvre typhoïde. Il vaut mieux s'adresser à un autre exemple, choisi dans le groupe des bacilles. Nous croyons nécessaire de nous arrêter d'abord sur l'immunité acquise contre le bacille du pus bleu *(Bacillus pyocyaneus)* qui, pendant toute une série d'années, était considéré comme le meilleur exemple pour l'étude de ce genre d'immunité. M. Charrin qui le premier a obtenu une maladie expérimentale avec ce microbe, a publié plusieurs notes (2) sur l'immunité acquise du lapin vis-à-vis du bacille pyocyanique. Il a démontré la possibilité de vacciner ces animaux non seulement avec des bacilles vivants, mais aussi avec les produits de leur culture et il s'est mis surtout à étudier le sérum sanguin des animaux vaccinés comparativement avec le sérum de lapins neufs, par rapport au développement du bacille pyocyanique. N'ayant pu constater de pouvoir bactéricide proprement dit du sérum des lapins immunisés, M. Charrin, le premier, a attiré l'attention sur quelques modifications que subissent les bacilles, développés dans ce milieu. Il a observé que, dans ces conditions, il ne se produit pas de pyocyanine et, en collaboration avec M. Roger, il a démontré que, dans le sérum de lapin vacciné, le bacille pyocyanique forme des paquets, composés de chaînettes plus ou moins longues, tandis que dans le sérum de lapin neuf, sensible, ce bacille se développe sous forme de bâtonnets normaux, pour la plupart isolés.

De ces expériences *in vitro*, M. Charrin a conclu à un affaiblissement considérable dans les fonctions du bacille pyocyanique, soumis à l'influence des humeurs de l'organisme vacciné. M. Bouchard (3)

(1) *Annales de l'Institut Pasteur*, 1901. T. XV, p. 209.
(2) *Comptes rendus de la Soc de Biologie*, 1889, pp. 250, 330, 627 ; 1890, pp. 203, 332, 195.
(3) *Les microbes pathogènes*, Paris, 1892.

a même développé une théorie de l'immunité acquise, dans laquelle le rôle principal est attribué à l'impossibilité pour le microbe, pénétré dans l'organisme réfractaire, de sécréter ses produits liquides qui empêchent la dilatation vasculaire et entravent par là la diapédèse. Mais précisément l'observation comparative des faits qui se passent chez des lapins, sensibles à la maladie pyocyanique et chez des lapins vaccinés, démontre l'impossibilité d'accepter l'explication de M. Bouchard. Ainsi l'inoculation du bacille du pus bleu sous la peau de l'oreille de lapins neufs, non vaccinés, provoque une forte réaction inflammatoire avec une hypérémie considérable ; la diapédèse des globules blancs se fait tardivement et la phagocytose ne s'accomplit et ne se détermine qu'au bout d'un temps très long. Chez les lapins vaccinés, dans les mêmes conditions d'infection, l'hypérémie des vaisseaux de l'oreille est insignifiante, mais la diapédèse est précoce et la phagocytose se produit d'emblée. Ce n'est donc point l'impossibilité pour les leucocytes de traverser la paroi vasculaire, due à l'absence de la dilatation des veines, qui les empêche d'arriver précipitamment au lieu du combat, mais c'est l'insuffisance de leur sensibilité positive qui est la cause de la phagocytose tardive et incomplète. Cette interprétation se confirme aussi pour les autres cas d'immunité acquise.

M. P. Müller (1) a insisté plus récemment sur le rôle du pouvoir bactéricide du sérum des animaux, vaccinés contre la maladie pyocyanique. Les résultats négatifs de ses prédécesseurs perdent pour M. Müller leur valeur, car toutes les expériences ont été exécutées dans des conditions d'aérobiose et ce n'est qu'en l'absence de l'oxygène libre que le pouvoir bactéricide peut s'exercer librement. Cet observateur s'est donc mis à comparer dans des conditions de vie anaérobie cette influence bactéricide sur le bacille pyocyanique, de la part des sérums, provenant d'animaux neufs et de vaccinés. Ses expériences ont démontré qu'en effet le sérum sanguin des animaux vaccinés est plus bactéricide que celui des lapins neufs. Seulement, avant de tirer quelque conclusion de ce fait, il est indispensable de poser cette question : les phénomènes, observés *in vitro*, sont-ils comparables à ceux qui se passent dans l'organisme vivant ? Il a été déjà tant de fois démontré dans les chapitres précédents, que le sérum sanguin que l'on obtient après la saignée et après la formation du caillot,

(1) *Centralblatt für Bakteriologie*, 1900. T. XXVIII, p. 577.

ne peut nullement être identifié au plasma du sang circulant, qu'il est tout à fait inutile de revenir encore une fois sur ce sujet. Lorsqu'on veut se rendre compte du mécanisme de l'immunité dans l'organisme vivant, il faut observer la marche des phénomènes dans l'animal vacciné et ne tirer des conclusions des observations *in vitro* qu'après une critique sévère. Tous les travaux sur l'immunité pyocyanique que nous venons de résumer, encourent le reproche de n'avoir pas suivi cette règle.

Après la découverte du phénomène de Pfeiffer chez des animaux, vaccinés contre le vibrion cholérique, on s'est mis beaucoup plus qu'auparavant à tenir compte des changements qui se passent au sein de l'organisme qui jouit de l'immunité acquise. C'est M. Wassermann (1) qui a tenté le premier d'appliquer la découverte de M. Pfeiffer au bacille pyocyanique. Avec une race renforcée de ce microbe, M. Wassermann a obtenu, chez le cobaye, une maladie expérimentale mortelle, contre laquelle il a pu vacciner ces animaux par des procédés divers.

Voici comment cet observateur décrit les phénomènes qui se passent dans le péritoine de cobayes immunisés. Bientôt après l'injection, les bacilles pyocyaniques deviennent immobiles, puis « les bâtonnets gonflent et fondent comme la cire dans l'eau chaude. La formation de granules, comme dans le choléra, n'a pu être observée que rarement. Le processus rappelle plutôt celui qui a lieu dans la fièvre typhoïde expérimentale, d'après la description de M. R. Pfeiffer. Dans tous les cas, le phénomène de dissolution se passe en entier dans le liquide de l'exsudat, sans le concours des leucocytes » (p. 284). On voit qu'il s'agit encore d'une sorte de phénomène de Pfeiffer atténué, sans transformation granuleuse, mais avec une immobilisation des bacilles. Comme M. Wassermann s'est contenté de l'observation du contenu péritonéal qui, ainsi que nous le savons déjà, ne donne qu'une image incomplète de l'immunité acquise, M. Gheorghiewsky (2) s'est mis dans mon laboratoire à étudier cet exemple d'une façon plus complète. Dans ce but, il a vacciné une série de cobayes avec des bacilles pyocyaniques vivants, ce qui est un procédé très sûr pour obtenir l'immunité acquise. L'examen du liquide péritonéal de ces cobayes vaccinés, retiré peu de temps après l'injection de bacilles, lui a montré une immobilisation et un certain degré d'agglutination

(1) *Zeitschrift für Hygiene*, 1896. T. XXII, p. 263.
(2) *Annales de l'Institut Pasteur*, 1899. T. XIII, p. 308.

de ces microbes. Ceux-ci ne se transforment pas en granules, mais deviennent un peu plus trapus et épaissis. Ces modifications s'observent pendant la période de la phagolyse, lorsqu'on ne trouve dans le liquide du péritoine que quelques rares leucocytes. Environ deux heures après l'injection des bacilles, les leucocytes commencent à réapparaître dans l'exsudat péritonéal. Ce sont surtout les microphages qui ne tardent pas à saisir les microbes, dont une partie se transforment en granules. Peu d'heures après, l'exsudat, contenant une masse de leucocytes, ne renferme plus du tout de bacilles libres. Tous sont déjà inclus dans les microphages. Et cependant si l'on retire une goutte d'un pareil exsudat et qu'on la maintienne pendant quelque temps à 37°, on constate que les bacilles pyocyaniques se multiplient à l'intérieur des phagocytes, morts en dehors de l'organisme. On obtient ainsi des colonies de bacilles, ce qui prouve bien que ceux-ci ont été englobés vivants par les leucocytes. Cette expérience est donc tout à fait pareille à celle que nous avons décrite à propos du vibrion de Gamaleïa.

Même à un moment plus éloigné, 24 ou 30 heures après l'injection des bacilles, c'est-à-dire à une période où l'examen des préparations de l'exsudat péritonéal ne révélait plus du tout la présence de microbes, l'ensemencement d'une goutte de cet exsudat sur des milieux nutritifs donnait encore des cultures isolées du bacille pyocyanique, capable de produire les pigments caractéristiques. Encore plus tard, lorsque l'exsudat péritonéal demeurait stérile, l'autopsie des animaux permettait de reconnaître sous le revêtement péritonéal des petits points blancs, constitués par des leucocytes. L'ensemencement de ces amas donnait presque toujours des colonies du bacille pyocyanique, fournissant du pigment bleu. On voit, d'après cet exposé, que, même dans le péritoine des animaux vaccinés, les choses ne se passent pas du tout de façon uniforme, comme il semblait résulter du travail de M. Wassermann. Il y a bien un certain effet bactéricide dans le liquide péritonéal, mais tout à fait passager et limité à la période de la phagolyse. La plupart des bacilles résistent à cette attaque humorale et continuent leur lutte avec les phagocytes qui finissent par prendre le dessus. Dans le tissu sous-cutané, ce rôle de la réaction phagocytaire est encore plus général. M. Gheorghiewsky l'a étudié non seulement chez des cobayes vaccinés, mais encore chez une chèvre qui avait reçu à plusieurs reprises une grande quantité de bacilles pyocyaniques. Il a vu que bientôt après l'injection de ces microbes sous la peau, le liquide qui s'accumule à cet endroit les immobilise et les agglutine en partie. Ce liquide est clair et ne renferme que peu de leucocytes et une quantité de bacilles ayant conservé leur forme normale. Quelque temps après, les leucocytes commencent à affluer au point d'inoculation et à englober les microbes. Au bout de 10 à 15 heures, toutes les bactéries sont saisies par les microphages et on n'en trouve plus de libres. Une goutte pendante de cet exsudat, transportée à l'étuve, se peuple de bacilles, ayant pour origine les microbes englobés par les leucocytes.

L'exsudat devient de plus en plus abondant au point d'inoculation et aboutit à un abcès, dont le contenu donne des cultures pyocyaniques pendant quinze jours. Les bacilles finissent cependant par disparaître définitivement et ceci grâce à l'action destructive des phagocytes et non du liquide de l'exsudat.

Ce rôle fondamental de la phagocytose dans l'immunité acquise vis-à-vis du bacille pyocyanique a pu être confirmé par M. Gheorghiewsky à l'aide d'expériences sur des cobayes vaccinés et soumis à l'influence de l'opium. Comme dans les expériences analogues de M. Cantacuzène sur le vibrion cholérique, la narcose par l'opium retarde la diapédèse, ce qui, pendant quelque temps, augmente les chances des bacilles. Il se produit bien une diapédèse et une phagocytose tardives qui amènent l'englobement des microbes, mais l'animal perd quand même son immunité acquise et finit par succomber, malgré la dose de bacilles pyocyaniques, insuffisante pour tuer un cobaye témoin, vacciné au même degré, mais non soumis à l'influence de l'opium.

L'exemple que nous venons d'analyser se rapporte donc à un microbe qui résiste mieux que les vibrions, les spirilles d'Obermeyer et même que le coccobacille typhique à l'action de la microcytase échappée des cellules pendant la phagolyse. Le bacille pyocyanique subit, dans les humeurs de l'organisme vacciné, l'influence du fixateur spécifique et peut s'immobiliser et être agglutiné. Mais cette action est insuffisante pour assurer l'immunité et si la phagocytose n'arrive pas à temps pour dévorer les bacilles, l'animal vacciné succombe. La réaction des phagocytes est donc indispensable pour que l'immunité acquise soit efficace. Sous ce rapport l'analogie est très grande entre la résistance de l'organisme vacciné contre tous les microbes (Vibrions, Spirochète, Coccobacille typhique, Bacille pyocyanique) que nous avons étudiés jusqu'à présent dans ce chapitre. Ces bactéries ont encore ce caractère commun qu'elles sont toutes douées d'une mobilité considérable. En poursuivant l'examen des faits principaux sur l'immunité acquise contre les microbes, nous devons choisir encore quelques exemples dans le groupe des bacilles immobiles, parmi lesquels nous donnons la première place au microbe du rouget des porcs. Ce petit bacille a servi à plusieurs recherches importantes sur l'immunité acquise, dont l'une a produit à un certain moment une véritable sensation dans le monde des bactériologistes. A l'époque où l'étude détaillée de l'immunité acquise était encore à peine ébauchée, M. Emmerich (1), dans un travail fait en collaboration de M. di Mattei, a annoncé une découverte inattendue. Il s'est cru autorisé à affirmer que l'immunité acquise des lapins contre le bacille du rouget des porcs est due à la formation dans les humeurs d'une substance antiseptique qui détruit ce microbe en un temps extrêmement court. Cette substance, sécrétée par les cellules de l'organisme vacciné, agirait comme une solution de bichlorure de mercure et tuerait une masse de bacilles, introduits sous la peau, en un espace de 15 à 25 minutes. Cette découverte n'a pas été confirmée. Dans une série d'expériences que j'avais faites (2) pour élucider cette question, dans des conditions aussi favorables que possible pour la manifestation de la sécrétion bactéricide supposée, celle-ci ne s'est jamais produite. Non seulement les bacilles du rouget de porcs virulents, injectés sous la peau de lapins bien vaccinés, mais même les bacilles atténués des vaccins pastoriens, se maintenaient vivants dans l'exsudat sous-cutané pendant des heures et des jours. Plus longue a encore été la survie de ces bacilles, introduits dans la chambre antérieure de l'œil. Dans cet endroit, ainsi que sous la peau, la pénétration des bacilles provoquait une exsudation, riche en leucocytes, parmi lesquels prédominaient les microphages. Ces phagocytes commençaient aussitôt à s'emparer de microbes et ceux-ci se détruisaient non pas dans le liquide de l'exsudat, mais bien dans l'intérieur des leucocytes. Longtemps après l'englobement définitif des bacilles, 24 heures et plus après l'inoculation, l'ensemencement de l'exsudat donnait encore souvent des cultures dans des milieux appropriés.

M. Emmerich (3) a tâché de répondre à ces objections, se basant sur des expériences nouvelles. Mais celles-ci lui démontrèrent que le

(1) *Fortschritte der Medicin.*, 1888, p. 729.
(2) *Annales de l'Institut Pasteur*, 1889. T. III, p. 289.
(3) *Archiv für Hygiene*, 1891. T. XII, p. 275.

bacille du rouget des porcs ne disparait de l'organisme vacciné que 8 à 10 heures après son introduction. Il n'est donc plus question d'une action bactéricide rapide, comparable à celle du sublimé, qui détruirait les microbes introduits en moins d'une heure. La limite de 8 à 10 heures, acceptée par M. Emmerich, est encore trop courte et est combattue par mes expériences ; mais elle suffit déjà pleinement pour que la réaction phagocytaire se fasse librement. C'est ce qui a lieu en réalité. M. Emmerich n'a pas poussé ses recherches vers ce point et ses réflexions théoriques n'ont pu affaiblir en quoi que ce soit la valeur de mes arguments, tirés de la constatation du fait de l'englobement et de la destruction intracellulaire des bacilles par les phagocytes.

Après une pause qui s'est produite dans la recherche du mécanisme de l'immunité contre le rouget des porcs, la découverte du phénomène de Pfeiffer a de nouveau revivifié l'étude de ce problème. Un élève de M. Pfeiffer, M. Voges (1), a cherché à appliquer les résultats, obtenus sur le vibrion cholérique, à l'immunité acquise vis-à-vis du bacille du rouget des porcs. Il s'est mis à étudier le sérum sanguin des animaux, vaccinés contre ce microbe, et a cru pouvoir affirmer l'existence d'un pouvoir bactéricide acquis. Dans aucune condition, il n'a pu observer rien de comparable au phénomène de Pfeiffer et il a dû avouer que l'influence bactéricide du sérum est faible et ne s'exerce que vis-à-vis des bacilles jeunes, munis d'une membrane encore très mince et peu résistante. M. Mesnil (2) a répété dans notre laboratoire ces recherches, mais il est arrivé à des résultats tout opposés à ceux de M. Voges. Le sérum sanguin des lapins, bien vaccinés contre le bacille du rouget des porcs, s'est montré plutôt un bon milieu de culture pour ce microbe et M. Mesnil affirme, à la suite de nombreux faits bien établis, que « *in vitro*, le sérum des lapins immunisés contre le rouget a un pouvoir bactéricide nul ou insignifiant ». Par contre, le même liquide a manifesté un pouvoir agglutinatif très marqué. Le bacille du rouget des porcs, étant par lui-même immobile, ne présente pas ce changement brusque que l'on observe avec les vibrions ou le coccobacille typhique, soumis à l'influence des sérums spécifiques, car ces microbes perdent aussitôt leur mobilité dans ces conditions. Mais le bacille du rouget, introduit dans le sérum spécifique des animaux vaccinés, se réunit en amas qui deviennent de plus en

(1) *Zeitschrift für Hygiene*, 1896. T. XXII, p. 515 ; *Deutsche medicin. Wochenschr.*, 1898, p. 49 et *Zeitschrift für Hygiene*, 1898. T. XXVIII, p. 38.

(2) *Annales de l'Institut Pasteur*, 1898. T. XII, p. 481.

plus volumineux et tombent au fond du vase, laissant surnager un liquide limpide. Lorsque l'on ensemence ce bacille dans le sérum des vaccinés, on le voit se développer sous forme de chaînes, composées d'un grand nombre d'articles, qui se déposent au fond du tube. Seulement ces bacilles agglutinés ou développés en chaînes ne se présentent nullement atteints dans leur virulence. Débarrassés par le lavage du sérum qui les baigne, ils sont tout aussi virulents que les bacilles, développés dans du sérum de lapins neufs, non vaccinés. Il est important de constater que cette virulence se maintient, malgré que les bacilles, mis en contact avec le sérum d'animaux immunisés, s'imprègnent de fixateur spécifique, ainsi qu'il résulte des expériences de MM. Bordet et Gengou (1). Ces observateurs ont constaté en effet que, maintenus pendant 24 heures dans le sérum spécifique, chauffé à 55°, les bacilles du rouget des porcs acquièrent la propriété d'absorber les cytases, contenues dans le sérum des animaux neufs, non chauffé.

L'étude de l'immunité acquise vis-à-vis du microbe du rouget des porcs nous apprend d'abord qu'elle n'est pas due à une destruction extracellulaire, comparable à celle du phénomène de Pfeiffer ; cette immunité amène la production d'un fixateur et d'une substance agglutinative spécifiques, dont l'influence sur la résistance de l'organisme est faible ou nulle, à en juger par la virulence entière des bacilles agglutinés et imprégnés de fixateur. Quant à la réaction phagocytaire, c'est elle qui domine chez les animaux immunisés et qui amène la destruction intracellulaire des bacilles.

L'histoire de la bactéridie charbonneuse, un autre représentant du groupe des bacilles immobiles, est particulièrement intéressante et ceci d'autant plus que pendant longtemps les recherches sur l'immunité acquise se sont concentrées presque uniquement à l'analyse des faits, observés chez des animaux, soumis aux vaccinations anticharbonneuses à l'aide des deux vaccins pasteuriens. On a réussi à rassembler de cette façon un grand nombre de faits importants, dont les principaux doivent être présentés au lecteur.

Déjà dans mon premier travail à ce sujet (2), j'ai remarqué que, chez le lapin, vacciné contre le charbon, les bactéridies, inoculées sous la peau, deviennent bientôt la proie des leucocytes qui s'accumulent à l'endroit menacé. Chez les lapins témoins, non vaccinés, les bacilles charbonneux restent au contraire dans le liquide de l'exsudat sous-

(1) *Annales de l'Institut Pasteur*, 1901, T. XV, p. 295.
(2) *Virchow's Archiv*, 1884, T. XCVII, p. 502.

cutané à l'état libre et seulement quelques rares bâtonnets s'observent dans l'intérieur des phagocytes. Ce fait a depuis été confirmé par moi-même (1) et doit être considéré comme définitivement acquis. Il en résulte que, chez les lapins vaccinés, les leucocytes manifestent vis-à-vis des bactéridies une chimiotaxie positive très prononcée, tandis que chez les lapins neufs, non vaccinés, la chimiotaxie des leucocytes dans le charbon du tissu sous-cutané est très nettement négative. Lorsqu'on inocule un peu de culture charbonneuse sous la peau de lapins vaccinés et de lapins neufs, on constate déjà au bout de quelques heures une différence très grande. L'endroit inoculé présente chez les premiers la formation d'une infiltration indurée qui pullule de leucocytes, surtout des microphages, en train de dévorer les bactéridies. Chez le lapin neuf, sensible, l'exsudat qui se produit est au contraire mou, riche en liquide et très pauvre en leucocytes. Les vaisseaux au voisinage sont fortement hypérémiés et le fait que les leucocytes n'arrivent pas au point inoculé ne tient nullement à l'absence de la dilatation vasculaire qui empêcherait leur diapédèse. Les vaisseaux sont beaucoup plus dilatés que chez le lapin vacciné, et cependant l'émigration chez ce dernier est incomparablement plus forte Cette différence essentielle doit être attribuée à la sensibilité des leucocytes qui manifestent une chimiotaxie négative chez le lapin neuf et une chimiotaxie positive très accusée chez le lapin vacciné.

Il est facile de s'assurer, et cela a été fait à maintes reprises, que l'exsudat sous-cutané, très riche en leucocytes qui ont eu le temps d'englober toutes les bactéridies, inoculé à des cobayes, leur donne le charbon généralisé et mortel, ce qui prouve que la phagocytose s'est exercée vis-à-vis de bactéridies virulentes et partant bien vivantes. M. Marchoux (2) a exécuté, dans le laboratoire de M. Roux, des expériences nombreuses sur la vaccination des lapins et a pu observer aussi que les bactéridies inoculées provoquent une exsudation très riche en leucocytes et que ces cellules englobent et détruisent ces microbes. Les phagocytes débarrassent facilement l'organisme réfractaire des bactéridies à l'état végétatif, mais les spores résistent beaucoup plus longtemps. Dévorées par les leucocytes, elles y restent, sans germer, pendant des mois. M. Marchoux a obtenu des cultures bactéridiennes avec l'exsudat sous-cutané de lapins vaccinés, retiré 70 jours après l'inoculation.

(1) *Virchow's Archiv.*, 1888. T. CXIV, p. 465

(2) *Annales de l'Institut Pasteur*, 1897. T. IX, p. 805.

Comme le pouvoir bactéricide du sérum sanguin par rapport à la bactéridie est surtout prononcé chez le rat, il était indiqué de chercher chez ce rongeur l'augmentation de cette propriété à la suite de la vaccination. M. Sawtchenko (1) a tenté d'aboutir à ce résultat dans un travail, fait dans mon laboratoire et déjà cité dans le sixième chapitre. Il a réussi à bien vacciner les rats blancs contre le charbon virulent et il a pu établir que chez ces animaux, rendus réfractaires, le sérum du sang « est bactéricide au même degré que chez les rats non immunisés ». Chez les rats vaccinés, « l'exsudat sous-cutané était aussi dépourvu de substances bactéricides que la lymphe des témoins ». M. Sawtchenko n'a pu constater d'augmentation du pouvoir bactéricide que dans l'exsudat péritonéal des rats vaccinés par injection de culture dans le péritoine.

Eh bien, malgré l'absence d'augmentation dans la propriété bactéricide du sérum sanguin et de l'exsudat sous-cutané chez des rats vaccinés, la réaction cellulaire se fait chez eux d'une façon toute différente des rats neufs, sensibles. Déjà au bout de peu de temps (3 à 5 heures) après l'injection sous-cutanée de bactéridies, chez les rats témoins (sensibles), il se produit un œdème évident, tandis que, chez le rat vacciné, il ne s'en forme pas du tout. L'exsudat, très peu abondant chez ce dernier, contient déjà une quantité de leucocytes et une phagocytose très déterminée, en même temps que chez le témoin, « les leucocytes ne se rencontrent que rarement, et parmi eux il y en a peu qui renferment des microbes ». Plus tard, cette différence devient encore plus accentuée. L'œdème du témoin se développe abondamment, s'appauvrit en leucocytes et s'enrichit en bactéridies qui continuent à pulluler. « Chez le rat immunisé, on trouve par contre non pas un exsudat clair, mais un liquide épais et purulent, rempli de leucocytes ». Ces cellules dévorent toutes les bactéridies et il n'en reste plus du tout de libres. « Encore après 14 heures, on voit des bactéridies englobées par les leucocytes, et l'on peut obtenir une culture charbonneuse en puisant au point d'inoculation. De plus, les cobayes ou les rats, inoculés par une goutte de cet exsudat (qui ne renferme pas de spores charbonneuses) succombent au charbon ».

Bien avant ces recherches sur l'immunité des rats, on a cherché à se rendre compte des différences que peuvent présenter les humeurs des animaux vaccinés, comparativement à celles des témoins sensibles

(1) *Annales de l'Institut Pasteur*, 1897. T. XI, p. 881.

au charbon. Ainsi j'ai pu (1) constater en 1886 que la bactéridie se développe abondamment dans le sang défibriné de moutons, ayant acquis l'immunité à la suite de la vaccination par la méthode pastorienne. Lorsque ces bacilles renferment des spores, leur inoculation à des lapins provoque le charbon mortel à bref délai ; mais dans des cas, où les spores ne se développèrent pas, l'injection des bactéridies n'amena plus la maladie mortelle et fut bien supportée par les lapins. De ce fait, je conclus alors que le bacille charbonneux subissait dans le sang des moutons vaccinés une véritable atténuation de la virulence, interprétation qui plus tard s'est montrée erronée, comme nous le verrons dans le prochain chapitre.

M. Nuttall (2) a constaté de son côté que le sang défibriné des moutons réfractaires était capable de développer des cultures du bacille charbonneux. En faisant des recherches comparatives, par la méthode des plaques, sur le pouvoir bactéricide du sang des moutons vaccinés et neufs, il a observé que, dans les deux cas, il se produisait au commencement une certaine diminution dans le nombre des bactéridies ensemencées, plus marquée chez les vaccinés que chez les témoins. Néanmoins, déjà 8 heures après le début de l'expérience, les bacilles charbonneux produisaient dans le sang des moutons réfractaires des bactéridies innombrables. M. Nuttall s'est assuré lui-même que ce faible pouvoir bactéricide n'était pas à comparer avec celui, beaucoup plus fort, du sang de lapin, animal sensible au charbon.

Les propriétés du sérum de moutons, vaccinés contre le charbon, ont été plus récemment étudiées avec beaucoup de soin par M. Sobernheim (3). Il a pu constater aussi que ce sérum permet un développement abondant de la bactéridie et qu'en dehors de l'organisme, il n'exerce aucun pouvoir bactéricide d'une façon tant soit peu plus marquée que le sérum de mouton normal. Même le sérum des moutons les mieux vaccinés s'est montré incapable de détruire des quantités très petites de bacilles charbonneux. Le seul changement que M. Sobernheim ait pu observer, concernait l'épaississement de la membrane bactéridienne et encore cette modification n'était point constante et manquait dans le sérum de plusieurs moutons vaccinés.

Le sérum des moutons vaccinés par M. Sobernheim ne manifestait aucune augmentation du pouvoir agglutinatif par rapport à la bac-

(1) *Annales de l'Institut Pasteur*, 1887. T. I, p. 42.
(2) *Zeitschrift für Hygiene*, 1888. T. IV, p. 353.
(3) *Zeitschrift für Hygiene*, 1899. T. XXXI, p. 89.

téridie virulente. M. Gengou (1) a au contraire établi que les injections répétées de cultures du premier vaccin pasteurien à des chiens amenaient une augmentation notable du même pouvoir. Seulement cette agglutination ne se produisait qu'avec la bactéridie atténuée. Le bacille charbonneux virulent, développé en bâtonnets isolés, au contraire n'était pas du tout influencé par le sérum très agglutinatif pour la bactéridie du premier vaccin. M. Gengou a fait aussi une expérience inverse avec le sérum d'un chien, auquel il avait injecté préalablement une quantité de bactéridies virulentes. Le chien, naturellement réfractaire au charbon, a très bien résisté à l'inoculation, mais son sérum n'a pour cela acquis aucun pouvoir agglutinatif vis-à-vis du premier vaccin. M. Gengou en conclut que « le rôle des agglutinines dans la défense de l'organisme doit être considéré comme extrêmement problématique » (p. 339). Par contre la réaction phagocytaire chez les moutons vaccinés est extrêmement prononcée et constante. M. v. Behring (2) exprime dans une de ses dernières publications cette opinion que cet exemple d'immunité acquise doit être rangé dans la catégorie d'immunité phagocytaire.

Dans ce groupe de bacilles, dans lequel nous avons étudié plusieurs exemples, le coccobacille typhique se rapproche encore le plus des vibrions et des spirilles au point de vue des propriétés humorales. Avec lui on observe une sorte de phénomène de Pfeiffer atténué et des modifications assez profondes sous l'influence du sérum des animaux vaccinés. Le bacille pyocyanique se montre déjà plus résistant à l'influence nuisible des liquides, retirés aux animaux immunisés. Cette résistance s'accentue chez le bacille du rouget des porcs et devient encore plus grande chez le bacille charbonneux. Mais, tandis que ces propriétés humorales se présentent très variables et de force inégale, la réaction phagocytaire se trouve constamment dans tous les cas et se montre toujours très active. Les leucocytes qui, chez les animaux sensibles, manifestent une chimiotaxie négative très prononcée ou n'accusent qu'une chimiotaxie positive tardive et incomplète, présentent dans l'organisme vacciné cette sensibilité positive développée à un très haut degré.

Avant de quitter le groupe des bactéries, il nous faut jeter encore

(1) *Archives internationales de Pharmacodynamie et de Thérapie*, 1899. T. VI. pp. 303, 338.

(2) *Infectionsschutz und Immunität*, dans *Eulenburg Encyclop. Jahrbücher*, 1900. T. IX, p. 202.

un coup d'œil sur le mécanisme de l'immunité acquise vis-à-vis des représentants des microbes sphériques. Parmi les cocci, ce sont les streptocoques qui ont été surtout étudiés au point de vue de cette immunité. Pendant longtemps, on a rencontré de grandes difficultés pour vacciner les animaux contre ces cocci en chapelets de grains. Mais MM. Roger (1), Marmorek (2), Denys et Leclef (3) les ont vaincues et ont réussi à immuniser des lapins, espèce des plus sensibles à l'action pathogène des streptocoques. Plus tard, on a avec succès immunisé des grands mammifères, notamment le cheval. On est parvenu ainsi à réunir un certain nombre de données importantes, dont la connaissance est utile pour compléter cet aperçu des phénomènes de l'immunité acquise.

M. Roger s'est mis d'abord à étudier les propriétés du sérum sanguin des lapins vaccinés vis-à-vis du streptocoque et a établi que ce liquide était incapable d'exercer une action bactéricide tant soit peu marquée : le streptocoque y poussait tout aussi bien que dans le sérum de lapins neufs, non vaccinés. Seulement, lorsqu'il injectait des cultures, développées dans du sérum des animaux immunisés, à des lapins, ceux-ci ne mouraient pas et ne présentaient que des lésions passagères et insignifiantes. De ce fait, M. Roger a conclu à une atténuation du streptocoque par le sérum réfractaire, opinion qui fut partagée par plusieurs autres savants. Mais, en la formulant, il n'a pas été tenu compte de la possibilité d'une action de ce sérum non pas sur le microbe qui s'y est développé, mais surtout sur l'organisme, auquel on l'avait injecté. M. Bordet (4) a en effet démontré que le streptocoque qui pousse dans le sérum des animaux immunisés n'est nullement atteint dans sa virulence. Lorsqu'il prenait une race très virulente pour le lapin (le streptocoque de Marmorek) et qu'il en injectait une très petite dose de culture, développée dans le sérum d'animaux immunisés, les lapins mouraient comme les témoins, car la quantité de sérum introduite était trop petite pour exercer une influence quelconque. De même, lorsqu'il filtrait la même culture et la débarrassait du sérum qui baignait les streptocoques, elle se mon-

(1) *C. r. de la Soc. de Biologie*, 1891, p. 538 ; 1895, pp. 124, 224 ; *Revue de médecine*, 1892.

(2) *Annales de l'Institut Pasteur*, 1895. T. IX, p. 593.

(3) *La Cellule*, 1895. T. IX, p. 175 ; *Bulletin de l'Académie R. de Belgique*, 1895, n° 11.

(4) *Annales de l'Institut Pasteur*, 1897. T. XI, p. 194.

trait tout aussi virulente que celle développée dans du sérum des animaux sensibles, non vaccinés.

M. Bordet a démontré, en confirmation de la découverte de M. Roger faite avec le sérum de lapins vaccinés, que le sérum sanguin des chevaux, fortement immunisés contre le streptocoque, ne manifeste aucun pouvoir bactéricide. Par contre, il a constaté que ce sérum donne lieu à un développement de streptocoques un peu agglutinés et qu'il est aussi capable de réunir en amas des streptocoques cultivés sur des milieux ordinaires. Résumant ses recherches sur les propriétés de ce sérum, M. Bordet conclut qu'il « n'exerce sur le streptocoque aucune altération profonde. La végétabilité du microbe n'est pas sensiblement diminuée, sa morphologie reste la même, sauf quelques variations dans la longueur des chaînettes. Même le pouvoir agglutinatif, que les recherches récentes reconnaissent à de nombreux sérums, n'est, dans le sérum antistreptococcique, développé qu'à un faible degré » (p. 196).

M. v. Lingelsheim (1) a plus récemment étudié les propriétés du sérum d'animaux qu'il avait solidement vaccinés contre le streptocoque. Il a pu observer un certain ralentissement dans le développement de ce microbe dans ce sérum comparativement aux cultures, faites dans du sérum des animaux neufs, sensibles. Mais ce retard n'était que peu prononcé et passager et se manifestait surtout dans des sérums auxquels M. v. Lingelsheim ajoutait des leucocytes, d'après le procédé de M. Denys.

M. v. Lingelsheim a constaté aussi un certain degré d'agglutination du streptocoque par le sérum des animaux vaccinés, quoique beaucoup plus faible que dans les cas du vibrion cholérique ou du bacille typhique, agglutinés par des sérums correspondants. Il considère en général l'action directe des humeurs comme insuffisante pour amener la destruction rapide des streptocoques dans l'organisme vacciné. « Puisque l'action des substances bactéricides est limitée par le temps, les streptocoques peuvent s'adapter à elles et reprendre leur énergie antérieure. Comme les phénomènes de dissolution extracellulaire, dans le genre de ceux qui s'observent sous l'influence des anticorps cholériques, font défaut dans le cas du streptocoque et comme d'un autre côté on observe un englobement considérable de ces microbes par les leucocytes » ... « on devra chercher dans l'activité de ces

(1) *Archives internationales de Pharmacodynamie et de Thérapie*, 1899. T. VI, p. 73 ; *Beiträge zur experimentellen Therapie* de Behring, 1899. T. I.

cellules un second élément important de la défense de l'organisme » (p. 78).

C'est à M. Salimbeni (1) qui a fait à ce sujet un travail dans mon laboratoire, que nous devons les meilleurs renseignements sur cette réaction phagocytaire dans l'immunité acquise contre le streptocoque. Il a étudié surtout les phénomènes dans le tissu sous-cutané d'un cheval hypervacciné contre la race du streptocoque de Marmorek, qui avait reçu à plusieurs reprises environ cinq litres de culture vivante. Malgré cet état réfractaire il s'est produit bientôt un œdème au point d'inoculation, dans lequel les microbes restaient libres et les leucocytes étaient rares. Mais la réaction cellulaire, rare au début, progressait avec une grande rapidité et amenait une quantité de leucocytes, parmi lesquels les macrophages étaient de beaucoup les plus nombreux. La phagocytose se faisait encore attendre pendant quelque temps, mais elle augmentait progressivement et 20 à 24 heures après l'inoculation, elle était complète. La phagocytose, une fois accomplie, l'œdème commence à disparaître. Dans l'exsudat épais, renfermant une masse de leucocytes, les macrophages sont remplis d'une très grande quantité de streptocoques entassés. Ces microbes se développent dans l'intérieur de ces cellules, les font éclater et redeviennent libres pour quelque temps. Seulement il se produit une nouvelle arrivée de leucocytes, cette fois en majeure partie des microphages. Ceux-ci s'emparent des streptocoques libres qui ont si victorieusement lutté contre les macrophages et cette seconde phase phagocytaire est définitive. Les streptocoques se maintiennent encore pendant plusieurs jours vivants dans l'intérieur des microphages, mais ils finissent par être tués et digérés par ces phagocytes. A une période où, 5 à 6 jours après l'injection, on ne trouve que des traces insignifiantes et rares de streptocoques dans les microphages, l'exsudat ensemencé dans des milieux nutritifs donnait encore des cultures abondantes.

Les péripéties de cette lutte entre le streptocoque et l'organisme démontrent le rôle important des phagocytes. Le fait que les macrophages périssent et laissent échapper les microbes, prouve bien que ceux-ci ont été englobés vivants et virulents et que par conséquent le liquide de l'exsudat a été incapable de les détruire et même de les atténuer. Les macrophages aussi ont été impuissants à aboutir à ce

(1) *Annales de l'Institut Pasteur*, 1898. T. XII, p. 192.

résultat et l'intervention des microphages est devenue nécessaire pour amener la disparition des microbes. Mais ce sont toujours les phagocytes qui assurent la résistance définitive de l'organisme.

En présence de ces résultats si précis du travail de M. Salimbeni que nous avons suivi de très près, les recherches antérieures de MM. Denys et Leclef (*l. c.*), faites dans de moins bonnes conditions sur les lapins vaccinés, perdent de leur importance. Ces observateurs ont voulu se rendre compte de la différence dans la réaction de l'organisme à la suite de l'injection des streptocoques dans la plèvre des lapins immunisés et des lapins neufs, sensibles. Ils sacrifiaient les animaux inoculés et constataient une diminution très grande des microbes dans l'exsudat pleurétique des premiers. Cette diminution ne pouvait être attribuée à une dissolution des streptocoques par les humeurs, car il n'y avait jamais de signes de leur destruction. La phagocytose, très faible dans les premières heures, ne pouvait non plus être considérée comme cause de la disparition d'un grand nombre de streptocoques. MM. Denys et Leclef s'arrêtent à une troisième hypothèse qui attribue cette disparition à la résorption rapide par le courant lymphatique du liquide injecté qui renfermait les microbes. En parcourant l'exposé de leurs expériences, on voit que, chez les lapins vaccinés, la quantité de l'exsudat pleurétique était toujours beaucoup plus faible que chez les lapins neufs. En présence de ce fait, il y a lieu de se demander, si, dans cet exemple des streptocoques, une grande partie de ces microbes n'était pas fixée, en même temps que les leucocytes, sur la paroi des plèvres d'une façon semblable à ce qui a lieu chez des cobayes, inoculés dans le péritoine. Au lieu de se contenter d'examiner l'exsudat liquide, il fallait donc encore racler la surface des plèvres et chercher si la réaction phagocytaire ne se localisait pas surtout dans cet endroit.

Dans tous les cas, ces résultats incomplets sur l'immunité active des lapins n'infirment en rien les données positives, obtenues dans le tissu sous-cutané du cheval, d'après lesquelles la réaction phagocytaire joue un rôle vraiment prépondérant.

L'exemple des streptocoques complète la série des bactéries dans leurs rapports avec les propriétés de l'organisme, ayant acquis l'immunité. Il nous reste à voir si l'immunité acquise contre les microbes d'origine animale est soumise aux mêmes lois que celle vis-à-vis des bactéries.

Depuis un certain nombre d'années, on s'est mis avec beaucoup de zèle à étudier les maladies infectieuses produites par des microbes animalcules. En dehors du paludisme qui occupe le premier rang, on a attiré l'attention sur les maladies des animaux domestiques, provoquées par des hématozoaires endoglobulaires et des flagellés et on a réuni un assez grand nombre de données précises sur la fièvre du Texas et le *Piroplasma bigeminum*, son parasite, ainsi que sur les épizooties dues aux Trypanosomes (maladie de la tsé-tsé, ou nagana, dourine, etc.).

C'est à MM. Smith et Kilborne (1) qu'on doit les premiers renseignements sur l'immunité acquise des bovidés vis-à-vis de la fièvre du Texas. M. R. Koch (2) y a ajouté des observations d'une grande précision sur l'immunité des veaux qui avaient été d'abord soumis à l'inoculation de parasites atténués dans le corps des tiques (*Boophilus bovis*). M. Lignières (3) s'est beaucoup occupé de cette question dans la République Argentine et a trouvé un moyen sûr de vacciner des bovidés contre la « Tristezza », qui est le nom local de la fièvre du Texas. Il a apporté à Alfort des échantillons d'hématozoaires atténués et a pu faire, en présence de M. Nocard, des essais de vaccination, couronnés de succès. M. Lignières s'occupe actuellement d'élaborer une méthode pratique, capable d'assurer l'immunité dans les conditions particulières du pays de la « Tristezza ». Mais jusqu'à présent, on n'a pas encore de connaissances suffisantes sur le mécanisme de l'immunité acquise dans ce cas. On a de meilleurs renseignements sur les phénomènes intimes qui se passent dans l'organisme de rats, vaccinés contre le Trypanosome (*Trypanosoma Lewisi*). C'est à Madame L. Rabinowitsch et à M. Kempner (4) qu'on doit les premières données importantes sur la possibilité d'immuniser les rats blancs ou tachetés contre la maladie, produite par cet Infusoire flagellé. Ils ont observé que ces animaux, inoculés avec du sang de rats gris, renfermant des Trypanosomes, ne prennent qu'une maladie de courte durée qui leur assure l'immunité contre l'infection subséquente. Les flagellés disparaissent du sang après quelques semaines, après quoi des injections nouvelles de ces parasites restent sans effet pathogène.

(1) Smith et Kilborne, *Department of animal Industry*, Report fév. 1893.
(2) Koch, *Reiseberichte*, etc. Berlin, 1898.
(3) *Recueil de médecine vétérinaire*, juillet 1900 et *Ann. Inst. Pasteur*, 1901, p. 121.
(4) *Zeitschrift für Hygiene*. T. XXX, 1899, p. 251.

MM. Laveran et Mesnil (1) ont pu confirmer ces faits et leur ont ajouté des observations très soignées sur le mécanisme de cette immunité acquise. Après avoir inoculé plusieurs fois du sang, renfermant des Trypanosomes, à des rats blancs, ils ont étudié les propriétés du sérum sanguin de ces animaux immunisés. Ils ont d'abord établi que ce sérum ne possède aucun pouvoir microbicide vis-à-vis des Trypanosomes. Par contre il agglutine ces Flagellés, sans les jamais immobiliser. « Les amas sont décomposables en rosaces dans lesquelles les Trypanosomes, unis seulement par leur extrémité postérieure, ont leurs flagelles libres et mobiles à la périphérie ».

MM. Laveran et Mesnil ont étudié ensuite les phénomènes qui évoluent dans l'organisme réfractaire. Injectés dans le péritoine des rats immunisés, les Trypanosomes ne subissent aucune action nocive des humeurs. Par contre, ils sont dévorés par les leucocytes. Voici comment MM. Laveran et Mesnil s'expriment à ce sujet : «... nous avons constaté nettement et à maintes reprises que les Trypanosomes sont englobés vivants, parfaitement isolés et très mobiles, par des phagocytes, et nous avons suivi le détail de ce processus d'englobement qui rappelle l'englobement des spirilles pas les leucocytes du cobaye. Nous considérons donc l'immunité comme étant d'ordre phagocytaire ».

Les faits principaux, établis sur l'immunité acquise dans des exemples variés contre les microbes des maladies les plus diverses, faits que nous venons d'exposer, amènent déjà à certaines conclusions générales. Ils nous montrent d'abord que l'immunité acquise s'accompagne de phénomènes plus compliqués que ceux que nous avons décrits dans l'immunité naturelle. Parmi les deux catégories de processus qui s'observent dans l'immunité acquise, la réaction phagocytaire est la seule absolument constante. On la trouve dans les exemples où l'influence des humeurs est la plus manifeste, comme dans la péritonite cholérique expérimentale du cobaye, tout aussi bien que dans les cas où l'action humorale est des plus faibles, comme dans le charbon ou dans la maladie des rats, provoquée par les Trypanosomes Il s'agit maintenant d'établir les rapports qui existent entre la phagocytose et le rôle des liquides de l'organisme immunisé, dans le but de donner autant que possible un tableau général du mécanisme intime de l'immunité acquise contre les microbes. Comme

(1) *Annales de l'Institut Pasteur*, 1901. T. XV, septembre.

pour atteindre ce résultat, il est nécessaire de présenter au lecteur encore un certain nombre de faits bien établis, nous le renvoyons au chapitre prochain qui sera entièrement consacré au problème que nous venons de mentionner.

CHAPITRE IX

MÉCANISME DE L'IMMUNITÉ ACQUISE CONTRE LES MICROBES

Cytases et fixateurs. — Ce ne sont que ces derniers qui sont augmentés dans l'organisme immunisé. — Propriétés des fixateurs. — Leurs différences avec les substances agglutinatives. — Le rôle des dernières dans l'immunité acquise. — Propriété préventive des humeurs provenant de l'organisme immunisé. — Action stimulante des humeurs. — Le pouvoir préventif du sérum ne peut pas servir comme mesure de l'immunité acquise. — Exemples d'immunité acquise, dans lesquels les sérums ne manifestent pas de pouvoir préventif. — Phagocytose dans l'immunité acquise. — Chimiotaxie négative des leucocytes. — Théorie de l'atténuation des microbes par les humeurs des animaux immunisés. — Réfutation de cette théorie. — La phagocytose s'exerce sans que les toxines microbiennes éprouvent une neutralisation préalable. — L'origine des propriétés fixatrice et préventive des humeurs. — Le rapport de ces propriétés avec la phagocytose. — La théorie des chaînes latérales d'Ehrlich et la théorie des phagocytes.

Tandis que, dans l'immunité naturelle contre les microbes, les phénomènes humoraux ne jouent aucun rôle saillant, dans l'immunité acquise nous les voyons prendre une importance beaucoup plus grande. Le pouvoir bactéricide des humeurs, dans l'immunité naturelle, est réduit à bien peu de chose, car il a été établi que la propriété des sérums normaux de détruire les bactéries, ne correspond à aucun phénomène propre à l'organisme vivant, mais dépend des cytases, sorties des phagocytes *in vitro*, lors de la formation du caillot et de la séparation du sérum. La présence du fixateur, cet autre élément important dans l'immunité, n'a pu être démontrée dans les humeurs normales que dans des cas exceptionnels et en faible quantité. La propriété agglutinative de ces humeurs s'est également montrée peu développée et dépourvue d'importance dans l'immunité naturelle.

Dans l'immunité acquise contre les microbes, nous voyons au contraire les pouvoirs bactéricide et agglutinatif des humeurs s'accroître dans une grande proportion. Lorsqu'on eut découvert la propriété bactéricide si développée dans les sérums des animaux, vaccinés contre les vibrions, on crut à l'acquisition d'une qualité nouvelle et purement humorale. M. R. Pfeiffer insistait notamment sur la différence fondamentale que présente le pouvoir du sérum des animaux immunisés de transformer les vibrions cholériques en granules, avec la propriété correspondante des sérums normaux. Dans le premier cas, le phénomène de Pfeiffer accusait une grande spécificité, tandis que, dans le second, il se montrait beaucoup plus général. Un sérum normal transforme en granules indifféremment des vibrions très distincts entre eux, tandis qu'un sérum d'un animal vacciné contre une espèce ou une race de vibrions déterminée, ne donne le phénomène de Pfeiffer qu'avec cette espèce ou race. Les recherches de M. Bordet (1) ont définitivement éclairci cette question. Ce savant a démontré que le phénomène de Pfeiffer est produit par tous les sérums à l'aide des mêmes substances, qui sont les cytases (alexine, ou complément d'Ehrlich). Seulement dans le sérum des animaux vaccinés, il s'ajoute à elles le fixateur (substance sensibilisatrice de Bordet, ou corps immunisant, ou ambocepteur d'Ehrlich) qui, lui, manifeste des propriétés spécifiques. Après avoir bien distingué les deux substances qui interviennent dans la transformation granuleuse des vibrions, M. Bordet a prouvé que, chez les animaux vaccinés, c'est le fixateur qui augmente en quantité, tandis que la cytase reste à peu près dans les mêmes proportions que chez l'animal neuf. Il a constaté en effet que, lorsqu'on prend une dose très petite de sérum d'un animal vacciné qui, par elle-même, est incapable de transformer les vibrions en granules, il lui faut ajouter à peu près la même quantité de sérum immunisé ou de sérum neuf pour que le phénomène de Pfeiffer se produise. La quantité de cytase, ce ferment soluble qui est nécessaire pour la production du phénomène, est donc à peu près la même dans le sérum d'un animal neuf et dans celui d'un animal bien vacciné. Tandis que la cytase n'augmente pas à la suite des injections vaccinales, le fixateur devient au contraire de plus en plus abondant. C'est donc ce second ferment soluble qui imprime ses caractères au sérum sanguin et à quelques autres humeurs des vaccinés. Nous avons déjà vu dans le précédent chapitre que le fixateur se retrouve dans le liquide de l'œdème des animaux vaccinés, quoique en moindre quantité que dans leur sérum sanguin. Nous avons mentionné également le fait que le fixateur ne se trouve pas du tout dans l'hu-

(1) *Annales de l'Institut Pasteur*, 1895. T. IX, p 462.

meur aqueuse des animaux bien vaccinés. Il faut admettre que ce ferment n'est pas définitivement lié aux cellules qui le produisent, ce qui est le cas des cytases. Nous avons déjà développé longuement cette thèse que les cytases persistent dans l'organisme normal dans l'intérieur des phagocytes et ne s'en échappent que dans les cas où ces cellules se détruisent soit dans l'animal vivant (pendant la phagolyse), soit en dehors de l'organisme (pendant la préparation du sérum). Les expériences de M. Gengou avec le plasma et le sérum sanguin des animaux neufs ont pleinement confirmé cette donnée fondamentale que les cytases ne se trouvent pas libres dans le sang circulant. Il est évident que la même règle s'applique aussi à l'organisme, ayant acquis l'immunité. C'est pour cela que ni le phénomène de Pfeiffer ni aucun processus analogue qui exige l'action des cytases, ne se produisent jamais dans la chambre antérieure de l'œil, ni dans le tissu sous-cutané, ni dans l'œdème actif ou passif. C'est encore en vertu de la même loi que le phénomène de Pfeiffer n'a pas lieu même dans la cavité péritonéale et dans les vaisseaux sanguins des animaux vaccinés, chez lesquels les phagocytes ont été préservés de la phagolyse par des injections préalables de divers liquides (solution physiologique de sel marin, bouillon, etc.). Il serait certainement très intéressant de démontrer l'absence des cytases dans les humeurs des animaux immunisés par des expériences de même ordre que celles que M. Gengou avait exécutées avec les humeurs des animaux neufs. Mais la réalisation de ce postulat rencontre dans la pratique des difficultés trop grandes. Nous avons vu, à propos des expériences de M. Gengou, qu'il est impossible d'obtenir *in vitro* un liquide identique au plasma du sang vivant. Les plus grandes précautions dans le prélèvement du sang et dans la façon de le traiter ensuite sont insuffisantes pour empêcher la coagulation de se faire tôt ou tard. Or, comme dans le plasma des animaux immunisés, il y a toujours une quantité considérable de fixateur libre, il suffit d'une quantité infinitésimale de microcytase, échappée des leucocytes, pour que le phénomène de Pfeiffer ou un autre processus analogue se produise. Il faut donc encore beaucoup perfectionner les méthodes de préparation des plasmas en dehors de l'organisme, avant d'entreprendre des recherches sur le problème que nous avons abordé. Jusque-là, on est obligé de se contenter d'autres preuves, du reste déjà nombreuses et très démonstratives, de l'absence des cytases libres dans les plasmas normaux des animaux vaccinés.

Les cytases, se trouvant à peu près en même quantité et présentant les mêmes propriétés dans l'organisme, jouissant d'immunité naturelle ou acquise, c'est le fixateur qui distingue surtout ces deux catégories d'immunité. Or, le fixateur se trouve dans le sérum peut-être dans tous les cas d'immunité acquise. MM. Bordet et Gengou l'ont recherché par la méthode que nous avons déjà mentionnée dans le septième chapitre de cet ouvrage. On introduit dans le sérum une certaine quantité de microbes d'espèces diverses. Si les cytases, présentes dans le sérum au début de l'expérience en disparaissent à la fin, cela indique que ce ferment a été absorbé par les bactéries grâce au fixateur qui, par conséquent, devait se trouver aussi dans le sérum en question. La présence ou la disparition des cytases peuvent être démontrées par la production ou l'absence du phénomène de Pfeiffer avec les vibrions.

L'application de cette méthode a permis à MM. Bordet et Gengou (1) de s'assurer que le sérum des animaux, immunisés contre plusieurs espèces bactériennes (bacilles de la peste, de la fièvre typhoïde, du rouget des porcs, premier vaccin charbonneux, *Proteus vulgaris*) contienent réellement une quantité facilement appréciable de fixateur. On peut donc admettre que la production de cette substance est à peu près constante dans l'immunité acquise contre les microbes et qu'elle constitue un des caractères les plus essentiels dans cette catégorie d'immunité.

On s'est demandé quelle est la nature de la substance que nous désignons sous le nom de fixateur. MM. Pfeiffer et Proskauer (2) ont essayé de résoudre cette question en se servant d'un sérum, agissant contre le vibrion cholérique et obtenu à la suite de la vaccination des animaux avec ce microbe. Ils ont exécuté une longue série d'expériences qui leur a permis de conclure que cette substance qu'ils appellent « choléraanticorps », ne peut être identifiée avec aucune des substances albuminoïdes du sérum. D'un autre côté, le fixateur n'est représenté par aucun des sels ou des substances extractives du sérum, car ces substances dialysent facilement, tandis que le choléraanticorps ne passe pas à travers la membrane dialysante. Le fixateur est en totalité précipité par l'alcool et est considéré par MM. Pfeiffer et Proskauer comme appartenant à la catégorie des ferments solubles, opinion certainement partagée par un grand nombre de savants.

(1) *Annales de l'Institut Pasteur*, 1901. T. XV, p. 289.
(2) *Centralblatt für Bakteriologie*, 1896. T. XIX, p. 161.

Mais qu'est-ce qui communique à ce ferment son caractère spécifique si remarquable ? Sans pouvoir répondre d'une façon précise à cette question, les auteurs que nous venons de citer signalent l'analogie de l'anticorps cholérique avec les ferments solubles des levures, étudiés par M. Emile Fischer et dont quelques-uns n'agissent que sur certains sucres déterminés d'une façon également très spécifique. Au point de vue logique, il conviendrait beaucoup d'attribuer la spécificité des fixateurs à quelque chose d'emprunté à l'espèce microbienne qui sert à leur production. On sait depuis longtemps que, dans les anciennes cultures du vibrion cholérique, ces microbes se transforment en granules sphériques, les arthrospores de Hüppe, qui ressemblent beaucoup à ceux qui se produisent dans le phénomène de Pfeiffer. Il y a donc incontestablement des produits vibrioniens qui agissent d'une façon semblable aux microcytases et il serait très intéressant si on pouvait les retrouver dans les ferments bactéricides de l'organisme. Une tentative de ce genre a été entreprise par MM. Emmerich et Löw (1) qui attribuent l'immunité acquise à une substance particulière qu'ils appellent « nucléaseimmunprotéïdine ». D'après leur supposition, les produits microbiens qui sont dégagés dans l'organisme pendant la période de la vaccination, ou les nucléases, se combinent avec des substances protéïques du sang et des organes, pour fournir la substance, désignée par ces auteurs sous un nom si compliqué. Dans leur dernière publication, MM. Emmerich et Löw décrivent même une méthode pour produire cette substance en dehors de l'organisme, en faisant agir du sang de bœuf ou mieux encore la rate broyée, sur la nucléase, produite par des microbes dans des vieilles cultures. Ils lui attribuent la propriété de dissoudre les bactéries diverses, de vacciner et de guérir plusieurs maladies infectieuses. Seulement ces auteurs ne disent pas si cette substance si remarquable est identique ou analogue aux ferments antimicrobiens, composés, comme nous savons, de la microcytase et du fixateur. Il faut penser qu'ils la croient semblable à l'alexine de Buchner qui est justement le mélange des deux substances que nous venons de nommer. Malheureusement, tout l'exposé de la théorie de MM. Emmerich et Löw ne peut rien moins qu'entraîner le lecteur, et dans leurs publications, on ne trouve aucune preuve de leurs affirmations. Plusieurs faits qu'ils avancent sont contraires aux données bien établies. Ainsi ils parlent de la dissolution complète des

(1) *Zeitschrift für Hygiene*, 1901. T. XXXVI, p. 9.

bacilles du rouget des porcs par leur « erysipelase-immunprotéidine » soluble, chez des animaux vaccinés, ce qui n'a jamais été démontré par eux et qui se trouve en pleine contradiction avec des observations consciencieuses et bien faites. D'un autre côté, ils citent des faits qui se contredisent. La « pyocyanase-immunprotéidine » est une substance d'un pouvoir bactéricide extraordinaire non seulement vis-à-vis du bacille pyocyanique, mais aussi de plusieurs autres microbes, comme les bacilles charbonneux, diphtériques, typhiques et pesteux. Cette substance dissout rapidement ces bactéries, et guérit la diphtérie et le charbon expérimentaux. Mais en même temps, elle est tellement sujette à l'invasion par les bactéries les plus banales, comme le *Bacillus subtilis,* qu'il faut la protéger en lui ajoutant des antiseptiques. A toutes ces contradictions, inexactitudes et incertitudes, il faut ajouter encore le conseil, donné par MM. Emmerich et Löw aux bactériologistes, de ne pas essayer de reproduire leurs expériences, car elles peuvent facilement ne pas réussir. Dans cet état de choses, je crois que, malgré toute la séduction que présente la tentative d'attribuer un rôle aux produits bactériens dans l'élaboration des substances antimicrobiennes, il faut renoncer à suivre plus loin les auteurs que je viens de citer. Il vaut mieux avouer son ignorance au sujet de la question de la composition chimique de ces substances en général et des fixateurs en particulier.

Comme les fixateurs résistent à des températures beaucoup plus élevées que celles qui détruisent les cytases, et se rapprochent sous ce rapport des substances agglutinatives si fréquentes dans les humeurs des animaux vaccinés, on a pendant longtemps manifesté une tendance à les identifier. Il est incontestable qu'entre les fixateurs et les substances agglutinatives, les analogies sont assez nombreuses. Toutes deux, elles se produisent en quantité pendant l'acte de l'immunisation et se trouvent non seulement dans le sérum sanguin, mais aussi dans les humeurs de l'organisme vivant, notamment dans les liquides des exsudats et des transsudats. Toutes les deux, elles dialysent à travers le parchemin moins difficilement que les cytases. M. Buchner (1) a établi que ses alexines (substances bactéricides du sérum normal) dialysent seulement dans le cas où le liquide inférieur est constitué par de l'eau pure ; la dialyse est au contraire nulle quand on remplace l'eau distillée par la solution physiologique du chlorure

(1) *Münchener medicin. Wochenschr.*, 1892, pp. 119, 982.

de sodium. Les fixateurs et les agglutinines, comme il a été établi par M. Gengou (1) pour ces dernières, passent à peu près totalement à travers le dialyseur quand il s'agit d'eau pure et passent encore à moitié quand le liquide inférieur se rapproche autant que possible du sérum normal.

Eh bien, malgré ces analogies, la propriété agglutinative doit être nettement distinguée du pouvoir fixateur des sérums. Dans ce liquide, provenant des animaux normaux, la propriété agglutinative est souvent très marquée lorsque le pouvoir de fixer les cytases fait totalement ou presque complètement défaut. MM. Bordet et Gengou (1) ont constaté aussi que les sérums des personnes, convalescentes de la fièvre typhoïde, qui ne se sont montrés que faiblement agglutinants, ont manifesté un fort pouvoir de fixer les cytases. Des faits que nous mentionnerons plus tard, confirment la différence réelle entre les propriétés fixatrice et agglutinative.

L'agglutination des microbes a été découverte à l'occasion des recherches sur les propriétés acquises du sérum sanguin des animaux vaccinés. MM. Charrin et Roger (2), cherchant à se rendre compte de la différence entre le sérum des animaux normaux et celui des animaux, vaccinés contre le bacille pyocyanique, ont remarqué que ce microbe se développait de la façon normale dans le premier et donnait au contraire des cultures particulières dans le second. Au lieu de pousser sous forme de bâtonnets, il s'allonge en filaments segmentés qui s'enchevêtrent entre eux et tombent au fond des tubes, laissant surnager le sérum limpide. J'ai pu non seulement confirmer l'exactitude de ce fait pour le bacille pyocyanique, mais l'étendre aussi aux vibrions de Gamaleïa et au pneumocoque (3). Dans tous ces exemples, il s'agissait de la modification des microbes, développés dans des sérums spécifiques, provenant des animaux vaccinés. Plus tard, M. Bordet (4), à l'occasion de ses recherches sur la bactériolyse des vibrions *in vitro*, a observé que ces microbes, introduits dans le sérum sanguin d'animaux vaccinés, perdent leurs mouvements et au bout de peu de temps se réunissent en amas plus ou moins volumineux. Ce fait fut confirmé par MM. Gruber et Durham (5) qui l'appli-

(1) *Annales de l'Institut Pasteur*, 1901. T. XV, p. 289.
(2) *C. r. de la Soc. de Biologie*, 1889, p. 667.
(3) *Annales de l'Institut Pasteur*, 1891. T. V, p. 473.
(4) *Ibid.*, 1895. T. IX, p. 462.
(5) *Münchener med. Wochenschr.*, 1896, p. 285.

quèrent pour la première fois au diagnostic des espèces bactériennes. Ils constatèrent que le pouvoir agglutinant des animaux vaccinés, quoique n'étant pas rigoureusement spécifique, peut néanmoins être utilisé pour la distinction de certaines bactéries, notamment du vibrion cholérique et du coccobacille typhique. Mais, indépendamment de ce résultat, M. Gruber (1) essaya de formuler une théorie de l'immunité acquise, basée sur la propriété agglutinative du sérum. Il accepta, dans le phénomène de la destruction des microbes, l'idée de M. Bordet du concours de deux substances, dont l'une, la substance bactéricide proprement dite, n'est autre que l'alexine de Buchner, tandis que la seconde substance est justement celle qui agglutine les microbes. L'agglutination, d'après M. Gruber, consisterait dans le gonflement de la membrane bactérienne qui deviendrait visqueuse et amènerait ainsi l'accolement des microbes et la formation des amas. Transformées dans cet état et devenues immobiles, les bactéries subiraient plus facilement l'action destructive de l'alexine. Les phagocytes n'interviendraient dans ces cas d'immunité acquise que d'une façon purement secondaire, en englobant des microbes déjà fortement endommagés par l'agglutinine et l'alexine réunies. Le rôle principal dans cette immunité incomberait à la substance agglutinative qui serait un produit microbien, modifié par les macrophages et sécrété dans le sang.

La découverte de l'agglutination des microbes a acquis une grande importance surtout à la suite de son application au diagnostic de la fièvre typhoïde. M. Widal (2) a pu établir que les coccobacilles typhiques s'agglutinent facilement sous l'influence du sérum sanguin et d'autres humeurs (lait, transsudats, larmes, etc.), provenant des malades, atteints de fièvre typhoïde. Comme ce fait devait être utilisé pour la reconnaissance précoce de cette maladie, on s'est mis à l'étudier avec beaucoup de soin et on a réuni à ce propos une quantité de données intéressantes. Le résultat général de ces recherches est conforme aux conclusions de M. Widal et le sérodiagnostic de la fièvre typhoïde a acquis une place importante parmi les méthodes pour reconnaître cette maladie. Seulement ce côté de la question ne nous intéresse pas au point de vue du problème de l'immunité qui nous préoccupe. C'est pour cette raison que nous ne pouvons entrer ici dans l'étude du sérodiagnostic de la fièvre typhoïde et de quel-

(1) *Wiener klin. Wochenschr.*, pp. 183, 204.
(2) *Bulletin de la Société médicale des hôpitaux*, 1896, 26 juin.

ques autres maladies (choléra, tuberculose, pneumonie). Nous devons même nous abstenir de l'analyse des hypothèses émises sur le mécanisme de l'agglutination. Cette question a été beaucoup discutée entre les partisans des théories chimiques, d'après lesquelles l'agglutinine agirait directement sur la substance agglutinable des microbes, et les défenseurs de la théorie physique, exposée par M. Bordet (1), qui attribue l'agglutination à des modifications dans les attractions moléculaires qui unissent les éléments agglutinables soit entre eux, soit avec le liquide ambiant. On a pensé pendant quelque temps que l'observation de M. Roger (2), qui a vu les membranes cellulaires de l'*Oïdium albicans*, cultivé dans le sérum spécifique des animaux immunisés, augmenter de volume et gonfler considérablement, tranchait la question en faveur de la théorie de M. Gruber. Mais l'objection, formulée par MM. Kraus et Seng (3) d'un côté et par M. Bordet de l'autre, a porté un coup très grave à cette manière de voir. Comme le sérum de M. Roger n'était pas débarrassé de ses cytases (alexine), la viscosité de la membrane du champignon ne devait aucunement être attribuée à l'agglutinine. Lorsque M. Bordet (4) montra que les globules rouges subissent, sous l'influence des sérums, une agglutination aussi forte que celles des microbes, on a pu étudier ce phénomène sur les hématies très volumineuses des oiseaux. Eh bien, dans ces cas, il n'a jamais été possible de constater aucune viscosité du stroma globulaire. Dans un mélange de globules rouges d'oiseau et de mammifère, soumis à l'action d'un sérum qui n'agglutine que les premiers, les hématies de mammifère ne s'accolaient jamais à celles d'oiseau, ce qui devrait arriver si la membrane des hématies agglutinées était réellement devenue visqueuse. Les faits, réunis jusqu'à présent, plaident donc en faveur de la théorie physique de M. Bordet qui trace une analogie entre les phénomènes d'agglutination et de coagulation.

Le point qui nous intéresse d'une façon particulière dans la question de l'agglutination est le rapport de ce phénomène avec l'immunité. Nous avons déjà mentionné, dans le septième chapitre, les arguments qui ne permettent pas d'attribuer à la propriété agglutinative des humeurs un rôle tant soit peu important dans l'immunité natu-

(1) *Annales de l'Institut Pasteur*, 1899. T. XIII, p. 225.
(2) *Revue générale des Sciences*, 1896. T. VII, p. 770.
(3) *Wiener klinische Wochenschr.*, 1899, p. 1.
(4) *Annales de l'Institut Pasteur*, 1898. T. XII, p. 688.

relle contre les microbes. Il nous reste à étudier l'importance de cette propriété dans l'immunité acquise, où l'agglutination des microbes par les humeurs est beaucoup plus fréquente et plus intense que dans l'immunité naturelle.

La première question que nous devons poser est la suivante : la propriété agglutinative est-elle réellement constante dans les humeurs des animaux vaccinés ? Il est hors de doute que le sérum sanguin des animaux, ayant acquis l'immunité, est le plus souvent agglutinatif vis-à-vis du microbe correspondant. Cette agglutination peut être plus ou moins prononcée, mais elle existe dans la grande majorité des cas. Et cependant il y a des exemples où, malgré l'état réfractaire acquis à la suite de l'immunisation, le sérum ne manifeste aucun pouvoir agglutinatif. Après avoir constaté que plusieurs bactéries (b. pyocyanique, pneumocoque, *Vibrio Metchnikovi*) se développent dans le sérum des animaux vaccinés sous forme de filaments allongés et plus ou moins enchevêtrés, j'étais tout prêt à reconnaître une importance générale à ce fait. Mais l'étude d'un coccobacille qui produit la pneumoentérite des porcs et qui a été isolé par M. Chantemesse dans une épizootie à Gentilly, m'a assuré du contraire. Comme ce microbe se distingue par une grande mobilité, j'ai pensé (1) qu'il était identique à celui du « hog-choléra » des auteurs américains. M. Th. Smith (2), auquel j'en ai envoyé un échantillon et qui a une grande compétence dans cette question, l'a rapporté à l'espèce qui produit la « swine-plague ». On sait que la question de ces deux microbes n'est pas résolue définitivement, de sorte qu'il est impossible de se prononcer d'une façon absolue. Heureusement, au point de vue de l'immunité, qui nous intéresse particulièrement, elle n'a pas une grande importance. Le fait sur lequel je dois insister, c'est que le sérum de lapins, vaccinés contre le microbe de Gentilly, ensemencé avec ce coccobacille, donne des cultures très abondantes et uniformément troubles. Dans les recherches que j'avais entreprises à une période où l'on ne connaissait pas encore l'agglutination rapide des microbes, ajoutés d'emblée à du sérum spécifique, je constatais seulement que les coccobacilles qui poussaient dans le sérum sanguin des lapins vaccinés, présentaient leur forme normale et provoquaient un trouble général du liquide. Depuis lors, on a souvent observé que le mode de développement dans un sérum donne des indications encore plus délicates que l'aggluti-

(1) *Annales de l'Institut Pasteur*, 1892. T. VI, p. 289.
(2) *Centralblatt f. Bakteriologie*, 1894. T. XVI, p. 235.

nation proprement dite, provoquée par le sérum, auquel on a ajouté un microbe, cultivé sur son milieu habituel. Ainsi, M. Pfaundler (1) a vu que le bacille coli et le *Proteus vulgaris*, qui n'étaient pas agglutinés par certains sérums, s'y développaient d'une façon inusitée et donnaient des filaments très longs et enchevêtrés. Lorsqu'un sérum est incapable de révéler ses propriétés par la réaction agglutinative proprement dite, on l'ensemence avec le microbe correspondant et on compare son développement avec celui dans un sérum normal. Souvent on constate une différence très marquée, lorsque le même microbe pousse en filaments dans le sérum spécifique et ne donne que des bâtonnets dans le sérum normal. Quelquefois on désigne même le premier mode de développement sous le nom de « réaction de Pfaundler ».

Eh bien, dans le sérum des lapins, vaccinés contre le coccobacille de Gentilly, il ne se forme pas de filaments, correspondant à la réaction agglutinative, mais il se produit des bacilles. Malgré cela, les fournisseurs de ce sérum résistent bien à l'infection. Plus récemment, M. Karlinsky (2) a étudié les propriétés des sérums d'animaux, traités avec les coccobacilles du hog-choléra et de la swine-plague. Il a pu constater que le sérum sanguin de bœuf, ayant reçu des cultures de hog-choléra à plusieurs reprises, était incapable, non seulement de tuer les coccobacilles des deux maladies porcines, mais même « ne produisait aucune agglutination » des deux microbes et ne pouvait point immobiliser ceux du hog-choléra. D'un autre côté, on a obtenu des sérums d'autres espèces animales (chien, porc) qui déterminaient l'agglutination typique du coccobacille du hog-choléra (3).

Dans le précédent chapitre, nous avons déjà cité l'expérience de M. Gengou sur le sérum d'un chien qui avait été traité avec une culture de charbon virulent. Ce sérum n'agglutinait pas la bactéridie, même celle du premier vaccin pastorien. Et cependant un second chien, traité avec une culture de ce bacille atténué, a fourni un sérum agglutinatif. L'immunisation du premier chien était poussée beaucoup plus loin que celle du second, tandis que les propriétés agglutinatives des sérums étaient en ordre inverse. M. Sawtchenko, dans son étude sur l'immunité contre le charbon, a établi que l'exsudat sous-cutané des

(1) *Centralblatt f. Bakteriologie*, 1896. T. XIX, p. 191.
(2) *Zeitschrift für Hygiene*, 1898. T. XXVIII, p. 406.
(3) *Fifteenth ann. Report of the Bureau of Animal Industry*, 1898, p. 348. Pl. XI.

rats vaccinés n'agglutinait pas la bactéridie qui généralement manifeste une si grande tendance à se réunir en amas.

L'agglutination a été étudiée avec un soin tout à fait particulier dans la fièvre typhoïde. On sait qu'après une atteinte de cette maladie, il résulte un état réfractaire acquis qui dure pendant un temps très long. Eh bien, le plus souvent, le pouvoir agglutinatif du sang diminue très notablement et disparaît déjà quelques semaines après le début de la convalescence. Ce n'est que dans des cas plus rares qu'il persiste pendant des années (1). Au contraire, dans la période d'apyrexie qui précède la rechute de la fièvre typhoïde et pendant cette rechute même, le pouvoir agglutinatif peut se manifester d'une façon très notable. Dans une observation, rapportée par MM. Widal et Sicard (2), le pouvoir agglutinatif, chez un malade, s'est élevé, l'avant-veille de la rechute, à un taux (1 : 150) qu'il n'avait jamais atteint lors de la première attaque. « L'apparition de la rechute, deux jours après cette constatation » — ajoutent ces auteurs — « montre une fois de plus que la réaction agglutinante n'est pas un phénomène d'immunisation ». Des cas analogues ont été signalés à diverses reprises par plusieurs observateurs.

Les exemples que nous avons cités, montrent que d'un côté le sérum des individus, doués d'immunité acquise, peut être dépourvu de propriété agglutinative, tandis que de l'autre côté ce pouvoir peut être très développé dans le sérum d'individus sensibles. Le résultat qui découle de ces données peut être corroboré par plusieurs autres séries de faits. Ainsi M. Salimbeni (3) a démontré que le vibrion cholérique n'est pas agglutiné dans les humeurs des animaux immunisés. L'exsudat sous-cutané d'un cheval, traité avec une grande quantité de ces microbes, n'agglutine le vibrion de Koch qu'en dehors de l'organisme. Lorsqu'on retire cet exsudat peu de temps après l'injection des vibrions, ceux-ci troublent uniformément le liquide. Mais il suffit d'un court séjour à l'air pour que les vibrions s'agglutinent dans le même exsudat. Guidé par cette observation, M. Salimbeni a exécuté des expériences comparatives sur l'action, en dehors de l'organisme, du sérum des animaux vaccinés, dans des tubes privés d'oxygène et dans d'autres exposés à l'air. Dans les premiers, l'agglutina-

(1) Widal et Sicard, *Bullet. et Mém. de la Soc. des médecins d'hôpitaux*, 1896, p. 684.
(2) *Annales de l'Institut Pasteur*, 1897. T. XI, p. 411.
(3) *Ibid.*, p. 277.

tion ne se faisait pas ou n'était que très incomplète, tandis que, dans les seconds, elle ne tardait pas à se produire. Ce fait s'accorde parfaitement avec l'observation du phénomène de Pfeiffer dans le péritoine de cobayes, dont on retire le liquide renfermant des granules issus des vibrions parfaitement isolés. Pour les autres microbes, on a trouvé une différence sous ce rapport. Ainsi M. Gheorghiewsky a vu l'agglutination du bacille pyocyanique se produire sous l'influence du sérum des animaux vaccinés, même dans des tubes privés d'oxygène. M. Durham a observé le même fait avec le coccobacille typhique. Mais lorsque M. Trumpp (1) a voulu s'assurer de la production de l'agglutination du même microbe dans l'organisme de cobayes bien vaccinés, il n'est arrivé qu'à des résultats incomplets. Il conclut de ses expériences « que la formation des amas typhiques peut précéder la dissolution des bactéries aussi dans le corps animal même, mais seulement dans des conditions déterminées, lorsque le degré d'immunité de l'animal est suffisamment élevé et lorsque les microbes introduits ne sont pas trop nombreux » (p. 130). Dans l'exemple du coccobacille typhique, l'agglutination se produit jusqu'à un certain point dans le sein de l'organisme, mais elle se renforce notablement dans les humeurs, retirées et soumises à l'action de l'air.

Il a été bien établi à maintes reprises que l'agglutination des microbes par des sérums spécifiques ne les empêche point de vivre ni de se reproduire. Ces microbes agglutinés ne perdent non plus rien de leur virulence. M. Issaëff (2) a fait, à ce sujet, dans mon laboratoire, un travail sur le pneumocoque. Il a vacciné des lapins contre ce microbe et s'est assuré que celui-ci pousse bien dans leur sérum sanguin ; seulement, au lieu de présenter la forme typique de diplocoques lancéolés, le pneumocoque donne, dans ces conditions, des chaînettes très longues, de vrais streptocoques. Après avoir filtré ces cultures pour les débarrasser du sérum, il les injectait à des lapins et des souris et constatait que les pneumocoques avaient complètement conservé leur virulence initiale. M. Sanarelli (3) a exécuté des expériences analogues avec le vibrion de Gamaleïa, qui, comme on sait, donne aussi des chaînettes dans le sérum des animaux vaccinés. Filtrés sur un filtre de papier et lavés avec de l'eau physiologique, les vibrions se sont montrés tout aussi virulents que les microbes témoins, culti-

(1) *Archiv für Hygiene*, 1898. T. XXXIII, p. 124.
(2) *Annales de l'Institut Pasteur*, 1893. T. VII, p. 260.
(3) *Ibid.*, p. 225.

vés dans du sérum d'animaux sensibles. Plus récemment, M. Mesnil (1) a fait la même constatation pour le bacille du rouget des porcs. Il a opéré à la fois sur des cultures agglutinées après leur formation et sur d'autres, agglutinées à l'état naissant. Le liquide de culture était décanté, remplacé par du bouillon neuf jusqu'à l'élimination complète du sérum. Les souris, inoculées avec les amas lavés, succombaient dans le temps normal, fournissant ainsi la preuve que « l'agglutination n'altère en rien la vitalité et la virulence du microbe du rouget des porcs » (p. 492).

On conçoit facilement qu'après la constatation de tous ces faits, il est devenu impossible de soutenir la théorie de M. Max Gruber, d'après laquelle le pouvoir agglutinatif constituerait la base fondamentale de l'immunité acquise. Aussi, après avoir publié plusieurs notes préliminaires en 1896, ce savant ne s'est pas encore décidé à donner à son hypothèse un développement plus étendu. Personne d'ailleurs n'a jamais non plus essayé de la soutenir.

Il est probable que, dans quelques cas particuliers, l'immobilisation des bactéries très mobiles et leur agglutination en amas, peut faciliter la réaction de l'organisme et notamment la rapidité de la phagocytose. Ainsi M. Besredka (2) a observé la survie de ses cobayes, inoculés avec des coccobacilles typhiques, mélangés préalablement à du sérum sanguin d'animaux neufs. Le plus actif parmi ces sérums a été celui de bœuf, chauffé à 60°. Les cobayes fournissaient un sérum qui agissait beaucoup moins bien. La résistance de cobayes, inoculés dans le péritoine, était en raison directe de l'état agglutiné des microbes. M. Besredka insiste sur la facilité avec laquelle les coccobacilles agglomérés en gros amas étaient englobés par les phagocytes et signale aussi un certain pouvoir stimulant des sérums vis-à-vis des leucocytes. Lorsqu'il injectait à des cobayes un mélange de microbes typhiques et de sérum de cobaye, fait extemporanément, ses animaux mouraient d'infection. Mais lorsqu'il laissait pendant quelque temps les microbes en contact avec le sérum de cobaye en dehors de l'organisme, et qu'il n'injectait le mélange qu'après que l'agglutination était accomplie, les animaux inoculés survivaient généralement. Cette expérience démontre le rôle de l'agglutination dans la résistance et prouve en même temps que, dans l'organisme de cobaye, l'aggloméra-

(1) *Annales de l'Institut Pasteur*, 1898. T. XII, p. 481.
(2) *Ibid.*, 1901. T. XV, p. 209.

tion des microbes en amas ne se fait pas au même degré que dans le sérum préparé et abandonné au contact de l'air.

Dans tous les cas, les données réunies par M. Besredka ne peuvent nullement servir d'argument en faveur du rôle essentiel de l'agglutination dans l'immunité acquise, ni diminuer l'importance des faits signalés sur l'absence du pouvoir agglutinatif dans des exemples d'immunité acquise, ainsi que sur la virulence des microbes agglutinés. Le rôle de l'agglutination, dans cette immunité, n'est qu'accidentel et très subordonné.

On a entrepris des recherches spéciales dans le but de préciser l'origine des agglutinines dans l'organisme, ayant acquis l'immunité. Tous les auteurs sont unanimes à reconnaître que c'est le sang qui, de toutes les parties de l'organisme, est le plus riche en agglutinines. On trouve cette substance dans le sérum sanguin au même titre que dans le plasma. De ce résultat, corroboré par la propriété agglutinative d'autres humeurs, telles que le liquide du péricarde, les œdèmes très pauvres en éléments figurés, etc., il résulte que l'agglutinine circule dans le sang et la lymphe de l'organisme vivant. Plusieurs observateurs, parmi lesquels je citerai MM. Achard et Bensaude (1), Arloing (2), Widal et Sicard (3), s'étaient demandés si, avant de passer dans le sang, l'agglutinine ne se formait pas dans l'exsudat, développé au point d'inoculation des microbes. Leurs conclusions étaient unanimement négatives, car jamais ils n'avaient pu trouver plus d'agglutinines dans ces exsudats que dans le sang. MM. Pfeiffer et Marx (4) avaient observé quelquefois que leurs animaux, inoculés avec du vibrion cholérique, manifestaient un pouvoir agglutinatif précoce de la rate ; seulement ce résultat ne s'est pas montré avec une constance suffisante pour qu'ils aient pu en tirer une conclusion définitive. Un peu plus tard, M. van Emden (5) a étudié en détail la répartition de la propriété agglutinative dans l'organisme, inoculé avec le *Bacillus aërogenes*. Ces recherches l'ont amené à conclure que c'est la rate et les organes lymphoïques qui doivent être considérés comme la source des agglutinines. Bientôt après l'inoculation des microbes,

(1) *Archives de médec. expérim.*, 1896, p. 759. — Bensaude, *Le phénomène de l'agglutination des microbes*, Paris, 1897, p. 252.
(2) *C. r. de la Soc. de Biologie*, 1897, p. 104.
(3) *Annales de l'Institut Pasteur*, 1897. T. XI, p. 376.
(4) *Zeitschrift für Hygiene*, 1898. T. XXVII, p. 272.
(5) *Ibid.*, 1899. T. XXX, p. 19.

l'extrait de la rate s'est montré plus agglutinatif que le sang et tous les autres organes. Chez les lapins dératés, ce rôle était rempli par la moelle des os et probablement aussi par les ganglions lymphatiques. Mais cette prépondérance des organes hématopoiétiques ne durait pas longtemps, car bientôt le liquide sanguin devenait le siège de beaucoup le plus important du pouvoir agglutinatif.

La preuve que cette question de l'origine des agglutinines est très délicate et difficile, est fournie par un travail, exécuté avec un très grand soin par M. Gengou (1), sur l'agglutination du bacille charbonneux atténué (premier vaccin pastorien) par les humeurs et les organes de cobayes neufs et préparés. Cet observateur n'a jamais pu arriver à la confirmation des résultats de M. van Emden, obtenus avec un autre microbe. Chez les cobayes de M. Gengou, c'était toujours le liquide sanguin qui se montrait de beaucoup le plus agglutinatif, tandis que les organes ne manifestaient qu'une propriété agglutinative faible et inconstante. Comme les extraits des leucocytes se montraient toujours notablement moins actifs que le sang et les liquides des exsudats, M. Gengou s'est vu obligé de conclure que les agglutinines ne doivent point être considérées comme des produits des cellules de l'organisme, ce qu'il résume en disant que « l'organisme ne joue dans l'augmentation du pouvoir agglutinant de son sang qu'un rôle relativement passif » (p. 337).

Je pense que, malgré les faits établis par M. Gengou, sa conclusion ne peut être considérée comme définitive. La propriété agglutinative, se développant dans l'organisme, doit être attribuée à quelque influence cellulaire, car on sait que le séjour prolongé des microbes dans les humeurs animales est incapable de leur procurer ce pouvoir. Comme les expériences de M. Gengou ne lui avaient pas permis d'attribuer la formation de l'agglutinine à aucun élément figuré, il faut en conclure que, quoique parfaitement exactes, elles étaient insuffisantes pour résoudre le problème. M. Gengou sacrifiait ses animaux à une période où leur sang était déjà assez fortement agglutinatif. A ce moment-là, les organes ne l'étaient qu'à un degré beaucoup plus faible. Peut-être s'il les avait étudiés à une époque où le sang ne possédait qu'un pouvoir agglutinatif beaucoup moins prononcé, aurait-il obtenu une agglutination plus forte avec l'extrait des organes. Dans mes recherches sur la résorption des cellules, j'ai

(1) *Archives internationales de Pharmacodynamie et de Thérapie*, 1899. T. VI, p. 299.

observé plusieurs fois que le liquide abdominal de cobayes qui avaient reçu une injection de sang d'oie, devenait agglutinatif avant le sérum sanguin. Plus tard, c'était au contraire le sang qui manifestait un pouvoir agglutinatif plus fort que le liquide du péritoine. Si l'on joint à ce fait les résultats des expériences de M. van Emden, on sera tenté de supposer dans la production de l'agglutinine, le rôle des cellules qui se trouvent dans l'exsudat péritonéal et dans les organes lymphoïques. Seulement cette question de l'origine du pouvoir agglutinant étant très difficile, il est impossible, dans l'état si imparfait de nos connaissances, de se prononcer d'une façon plus affirmative. Heureusement, comme le rôle de l'agglutination dans l'immunité, d'après tout l'ensemble de données sur ce phénomène, ne peut être que très peu considérable, il est permis de traiter notre problème général sans trop se préoccuper de l'origine de la propriété agglutinative.

Parmi les résultats précis qui découlent de l'étude des agglutinines, il faut signaler surtout que ces substances ne peuvent nullement être identifiées avec les fixateurs. Ces derniers avaient été pendant assez longtemps désignés sous le nom de *substances préventives*. C'est ainsi qu'ils sont intitulés dans les premiers mémoires de M. J. Bordet, où il en a été question. La cause de cette dénomination s'explique par la circonstance que, pendant toute une série d'années, la présence des fixateurs se révélait principalement par la propriété préventive des milieux qui les renfermaient.

Pour nous rendre compte de cette propriété préventive qui occupe une place si importante dans l'étude de l'immunité acquise, il faut remonter à une période de notre science où l'on avait cherché à établir le rôle des humeurs dans l'immunité. Bientôt après les premières recherches sur le pouvoir bactéricide du sang, on a eu l'idée d'appliquer les résultats, acquis dans cette direction, pour communiquer à des animaux l'immunité à l'aide d'injections sanguines. Le premier pas dans cette voie a été accompli par MM. Richet et Héricourt (1) qui réussirent à vacciner des lapins, contre une variété de Staphylocoques, avec du sang défibriné de chien. Le chien s'est montré naturellement réfractaire à ce microbe et le sang d'un chien neuf exerçait déjà une certaine influence vaccinale, ou préventive, sur les lapins inoculés avec du Staphylocoque. Mais cette action était beaucoup

(1) *C. r. de l'Acad. des Sciences*, 1888. T. CVII, p. 750.

plus marquée, lorsque MM. Richet et Héricourt employaient le sang défibriné de chiens qui avaient été soumis préalablement à des inoculations par le même Staphylocoque. Bientôt après cette découverte, M. von Behring (1) fit celle des antitoxines dans le sérum sanguin des animaux, immunisés contre les toxines tétanique et diphtérique. En collaboration avec M. Kitasato, il avait démontré que le sérum de ces animaux, injecté à des animaux neufs, les préservait sûrement contre l'intoxication par les poisons de la diphtérie et du tétanos. Cette grande découverte, qui a été confirmée de tous côtés et étendue à d'autres poisons, a donné lieu à l'opinion que, chaque fois qu'un sérum exerce un pouvoir préventif quelconque, celui-ci dépend uniquement de sa propriété d'empêcher l'action des toxines. L'étude approfondie des phénomènes qui se passent sous l'influence des sérums a cependant démontré l'inexactitude de cette opinion. Nous avons pu fournir la preuve (2) que le sérum sanguin de lapins, vaccinés contre le microbe de la pneumoentérite de Gentilly, empêchait les lapins neufs de prendre l'infection mortelle. Et cependant ce sérum n'exerçait aucune influence sur la toxine du même microbe : les lapins qui recevaient la dose minima mortelle de cette toxine, mélangée à du sérum, provenant de lapins vaccinés, mouraient tout aussi bien que les témoins, à la suite d'empoisonnement rapide. Il était évident que le sérum qui empêchait l'infection, sans gêner en aucune façon l'intoxication, ne pouvait être rangé dans la catégorie des sérums antitoxiques. Nous nous sommes donc trouvé en présence d'une nouvelle propriété des humeurs que nous avons désignée sous le nom de *pouvoir préventif* ou *antiinfectieux*. Cette conclusion s'imposait d'autant plus que le sérum en question n'était ni bactéricide, ni agglutinatif.

Cette découverte fut bientôt confirmée par M. R. Pfeiffer (3) pour le vibrion cholérique. Les animaux, vaccinés contre ce microbe, lui fournirent un sérum qui, n'étant pas du tout antitoxique, était très préventif pour les cobayes neufs. Il empêchait ceux-ci de prendre l'infection vibrionienne mortelle, mais, injecté dans le péritoine, il y provoquait la transformation granuleuse des vibrions cholériques, ou le phénomène de Pfeiffer. C'est pour cette raison que M. Pfeiffer désigna le sérum antivibrionien préventif sous le nom de sérum bac-

(1) Behring et Kitasato. *Deutsche med. Wochenschr.*, 1900, p. 1113.
(2) *Annales de l'Institut Pasteur*, 1892. T. VI, p. 299.
(3) *Zeitschrift für Hygiene*, 1894. T. XVI, p. 268 ; T. XVIII, p. 1.

téricide. Comme la transformation granuleuse ne se produisait, sous l'influence de ce sérum, qu'avec les vibrions cholériques et jamais avec d'autres espèces vibrioniennes, M. Pfeiffer désigna la substance active dans le sérum par le nom de *choléra-anticorps spécifique*. Celui-ci, d'après sa théorie, devait se former dans l'organisme animal aux dépens d'un anticorps inactif, transformé en substance active sous l'influence de l'endothélium péritonéal.

Le fait de la possibilité de vacciner des animaux sensibles à l'aide de sérums d'animaux immunisés, tout à fait en dehors d'un pouvoir antitoxique quelconque, fut facilement confirmé et étendu à plusieurs autres maladies infectieuses. MM. Pfeiffer et Kolle (1), Funck (2), Chantemesse et Widal (3) le démontrèrent pour la maladie expérimentale des animaux, produite par le Coccobacille typhique ; MM. Lœffler et Abel (4) pour le Colibacille, etc. Le pouvoir préventif ou antiinfectieux du sérum et d'autres humeurs des animaux immunisés, a été bientôt reconnu comme une propriété générale.

MM. Pfeiffer et ses collaborateurs, ainsi que beaucoup d'autres chercheurs, insistèrent surtout sur le caractère bactéricide de ces humeurs préventives. On s'était bien aperçu que les sérums des animaux immunisés étaient souvent tout à fait ou presque entièrement incapables de tuer les microbes correspondants, mais néanmoins on les considérait comme bactéricides, car, injectés dans le péritoine d'animaux neufs, ils provoquaient la transformation des vibrions en granules ou certains phénomènes de destruction extracellulaire chez quelques autres bactéries. En poursuivant les recherches dans cette voie, MM. C. Fränkel et Sobernheim (5) ont constaté un fait d'une grande importance. Ils ont vu que la substance préventive du sérum des animaux vaccinés contre les vibrions, résistait au chauffage à 70°. Soumis à l'influence de cette température, le sérum perdait complètement tout son pouvoir bactéricide, mais demeurait tout aussi préventif que le sérum non chauffé, lorsqu'on l'injectait à des animaux sensibles. Cette expérience qui, depuis, a été confirmée un grand nombre de fois, a donné le moyen de séparer le pouvoir bactéricide du pouvoir préventif dans

(1) *Ibid.*, 1896. T. XXI, p. 203 ; *Deutsche medic. Wochenschr.*, 1896, pp. 185, 735.

(2) *La sérothérapie de la fièvre typhoïde.* Bruxelles, 1896.

(3) *Bulletin de la Société médicale des hôpitaux*, 1893, 27 janvier.

(4) *Centralblatt f. Bakteriologie*, 1896. T. XIX, p. 51. *Festschrift z. 100 jähr. Stiftungsfeier d. med. chir. Fr. Wilh. Institutes*, 1895.

(5) *Hygienische Rundschau*, 1894. T. IV, pp. 97, 145.

les cas où tous les deux étaient réunis dans un même sérum. Plus tard, elle a rendu de grands services entre les mains de M. Bordet, lorsqu'il a poursuivi ses études sur le concours de deux substances dans l'immunité acquise.

La possibilité d'obtenir le phénomène de Pfeiffer en dehors de l'organisme, en réactivant le sérum préventif avec du liquide péritonéal ou du sérum sanguin d'animaux neufs, non vaccinés, a facilité encore plus l'étude du mécanisme d'action des deux substances dans l'immunité acquise. C'est à l'aide de cette méthode que M. Bordet a pu fournir tant de renseignements précieux au sujet des sérums anticholériques et, plus tard, au sujet des sérums hémolytiques. La découverte de MM. Ehrlich et Morgenroth (1) de la fixation par les éléments sensibles de la substance thermostabile (celle qui résiste à 65°-70°) constitue une nouvelle conquête importante dans l'étude de l'immunité acquise. Elle a été appliquée par M. Bordet aux microbes et c'est depuis lors qu'on s'est trouvé dans la possibilité d'étudier d'une façon beaucoup plus précise le mode d'action des sérums préventifs spécifiques.

Mais déjà avant cette dernière étape, franchie par la science, on a pu déterminer les rapports entre la propriété préventive et le pouvoir agglutinatif des humeurs des animaux, ayant acquis l'immunité. Les deux résistent à peu près aux mêmes températures ; toutes deux, elles se retrouvent dans les plasmas du sang et passent dans les liquides des exsudats et des transsudats. Mais on peut affirmer avec certitude, ainsi que je l'ai déjà dit plus haut, que les deux propriétés sont bien distinctes. M. Pfeiffer a beaucoup insisté sur ce point que souvent des sérums très préventifs n'accusent qu'un pouvoir agglutinatif faible, et réciproquement. Lors d'une enquête qu'il a faite (2) au sujet d'une épidémie de fièvre typhoïde, il a eu occasion d'étudier le sérum des convalescents de cette maladie. Le dosage exact des deux pouvoirs a démontré qu'une propriété agglutinative à peine marquée peut être associée à un titre préventif des plus forts. M. Gheorghiewsky (3) a fait des observations analogues sur ses animaux, vaccinés contre le bacille pyocyanique. Le sérum d'une chèvre, bien que plus agglutinant, se montrait toujours moins préventif que celui d'un lapin. Un résultat semblable a été obtenu avec le sérum de cobayes immu-

(1) *Berliner klinische Wochenschr.*, 1899, p. 6.
(2) *Thyphusepidemien und Trinkwasser*. Iéna, 1898, p. 26.
(3) *Annales de l'Institut Pasteur*, 1899. T. XIII, p. 298.

nisés. « Il en ressort — conclut M. Gheorghiewsky — que la propriété des sérums d'agglutiner le bacille pyocyanique ne marche pas parallèlement avec leur propriété préventive » (p. 304). Les exemples analogues sont assez nombreux pour qu'on soit autorisé à admettre la distinction des deux pouvoirs des sérums spécifiques.

La substance préventive, ou antiinfectieuse, n'est donc pas la même que l'agglutinine. Mais a-t-on le droit de la considérer comme identique avec la substance fixatrice, ou fixateur (substance sensibilisatrice, substance immunisante, ou intermédiaire, ou ambocepteur) ? De ce fait que le fixateur avait été d'abord désigné par M. Bordet justement comme substance préventive, on devrait conclure dans le sens affirmatif. La question est importante et mérite d'être examinée de plus près. Depuis qu'il a été trouvé un moyen précis pour s'assurer de la présence des fixateurs, il est devenu possible de rechercher si ces substances se trouvent constamment dans toutes les humeurs préventives et aussi si la présence des fixateurs implique nécessairement le pouvoir préventif des sérums.

La première de ces questions a été résolue d'une façon positive. Tous les sérums préventifs, étudiés à ce point de vue par MM. Bordet et Gengou, se sont montrés en même temps doués de propriétés fixatrices très nettes. D'un autre côté, ils ont trouvé le fixateur spécifique dans le sérum de cobayes, immunisés avec des bactéridies atténuées du premier vaccin pastorien. Or, ce sérum est impuissant à empêcher l'infection mortelle de se produire chez des souris, auxquelles on l'injecte en même temps que le bacille du premier vaccin. Il en résulte qu'une humeur fixatrice n'est pas pour cela préventive. Cette donnée s'accorde bien avec ce fait que les microbes, ayant absorbé le fixateur, peuvent néanmoins conserver leur virulence. Nous avons déjà cité l'expérience de M. Mesnil que les bacilles du rouget des porcs, mélangés avec le sérum spécifique et débarrassés de ce liquide, produisent chez les souris l'infection mortelle. Nous avons également mentionné le fait, constaté par M. Sawtchenko, que les bacilles charbonneux, prélevés de l'exsudat des rats immunisés, donnent le charbon mortel aux cobayes et aux rats neufs. Or, les expériences de MM. Bordet et Gengou ont démontré l'absorption de la substance fixatrice par les bacilles du rouget des porcs et du charbon, mis en contact avec les sérums spécifiques des animaux immunisés. Pour que le pouvoir préventif se manifeste suffisamment, il faut donc, en outre de la substance fixatrice, encore quelque autre facteur, capable d'agir.

Dans notre travail sur l'immunité contre le microbe de la pneumo-entérite des porcs, nous avons démontré que le sérum de lapins vaccinés, incapable d'empêcher la pullulation du coccobacille spécifique, ne lui enlève pas non plus sa virulence ; il est en même temps dépourvu de la propriété de produire son agglutination et de neutraliser sa toxine. Bref, ce sérum n'exerce aucune action évidente directe sur le microbe et, malgré cela, il empêche son action pathogène. En présence de ces résultats, nous avons été amenés à supposer un certain effet stimulant du sérum sur les éléments de défense de l'organisme et surtout sur le système phagocytaire. La découverte de la propriété fixatrice des sérums pouvait faire croire que cette stimulation était tout à fait inutile et que l'imprégnation des microbes par le fixateur suffisait amplement pour amener leur destruction et en débarrasser l'organisme. Un microbe vivant sous sa forme normale, doué de sa virulence complète et muni de son arme de combat qui est la toxine, mais en même temps pénétré par la substance fixatrice, pourrait se comporter dans l'organisme d'une façon tout à fait particulière. Il pourrait exciter une forte chimiotaxie positive des leucocytes et être englobé et détruit par ces cellules avec une facilité plus grande. *A priori*, il n'y aurait rien à objecter contre cette manière de voir, mais il y a des faits qui s'y opposent. Ainsi, dans les exemples de microbes que nous venons de citer, nous voyons des bactéries, imprégnées non seulement du fixateur, mais aussi des cytases, capables de produire l'infection mortelle. On arrive de cette façon à la nécessité d'admettre, en dehors des actions sur les microbes, encore une influence des sérums préventifs sur l'organisme dans lequel on les introduit. Comme cette influence se traduit par une forte phagocytose, il est tout naturel de l'attribuer à l'existence d'une *action stimulante* des sérums des animaux vaccinés sur les phagocytes des animaux neufs. L'analyse détaillée du mécanisme de l'immunité acquise à la suite de l'injection de ces sérums confirme dans beaucoup de cas cette opinion, comme nous essaierons de le prouver dans le prochain chapitre.

Une autre série de faits appuie de son côté l'importance de la stimulation de la réaction phagocytaire dans l'immunité acquise. Il a été bien établi que, non seulement le sérum des animaux immunisés, mais même celui de l'homme normal et des animaux neufs, eux-mêmes sensibles à l'action pathogène des microbes, est capable de protéger l'organisme contre l'infection. Ce fait a été constaté pour la première fois à propos de recherches sur la vaccination de cobayes contre la péritonite expérimentale, provoquée par le vibrion cholérique.

M. G. Klemperer (1) a observé le premier que le sang de plusieurs personnes qui n'ont jamais eu le choléra, est néanmoins préventif pour les cobayes contre l'infection péritonéale par le vibrion cholérique. Il en a conclu que les individus qui lui avaient fourni ce sang préventif avaient l'immunité contre le choléra. Bientôt après j'ai (2) pu étendre des recherches analogues sur un plus grand nombre de personnes et constater que le pouvoir préventif du sang est très répandu dans le genre humain. Seulement, au lieu d'accepter l'immunité naturelle vis-à-vis du choléra de tant d'individus, dont les humeurs préservent le cobaye d'infection péritonéale, je suis arrivé à la conclusion que le pouvoir préventif du sang ne peut nullement être pris comme mesure de l'immunité. Ici encore j'ai supposé une action stimulante du sang humain sur la réaction phagocytaire du cobaye, trouvant tout naturel que le sang, capable d'exciter la réaction dans un organisme étranger, puisse rester inactif dans le corps de l'animal qui l'a fourni.

M. R. Pfeiffer (3) s'est beaucoup occupé de l'action préventive des sérums et a surtout insisté sur la différence essentielle entre l'influence des sérums normaux et de ceux qui ont été prélevés aux organismes, ayant acquis l'immunité. Tandis que pour obtenir un effet préventif avec du sang ou du sérum normal de l'homme et des animaux, il en faut injecter une quantité assez considérable (à partir d'un demi c. c). le sérum spécifique, c'est-à-dire prélevé à des personnes guéries du choléra ou à des animaux, vaccinés contre le vibrion cholérique, est actif à dose très faible. Quelquefois on empêche la péritonite cholérique du cobaye avec une fraction de milligramme de ce sérum (4). Se basant sur ces faits, M. Pfeiffer a émis l'opinion que le sérum normal agit en stimulant la défense naturelle de l'organisme, tandis que le sérum spécifique exerce son influence en vertu de la propriété de provoquer la formation d'une sécrétion particulière, efficace contre le seul microbe qui a servi à la production de l'immunité. Avec ses collaborateurs, M. Pfeiffer a démontré que les sérums normaux sont préventifs, non seulement contre le vibrion cholérique, mais aussi contre plusieurs autres microbes tels que le coccobacille typhique. Un de ses

(1) *Berliner klinische Wochenschr.*, 1892, p. 970.
(2) *Annales de l'Institut Pasteur*, 1893. T. VII, p. 411.
(3) *Zeitschrift für Hygiene*, 1894. T. XVI, p. 268.
(4) V. Lazarus, *Berliner klinische Wochenschr.*, 1892, p. 1072.

élèves, M. Voges (1), a cru que, dans certaines infections, le pouvoir préventif du sang normal peut être prononcé d'une façon pour ainsi dire exagérée, de sorte que, dans ces cas, la limite entre l'activité des sérums normaux et spécifiques s'effacerait presque complètement. Il a affirmé notamment que de très petites doses (0,1 c. c.) de sérum sanguin de cobaye normal suffisaient déjà pour empêcher, chez d'autres cobayes, l'infection mortelle par les microbes du choléra des porcs et leurs congénères. Comme ce fait pouvait présenter un intérêt général, j'ai demandé à M. Saltykoff (2), qui travaillait dans mon laboratoire, de vérifier les données de M. Voges. Plusieurs séries d'expériences lui ont démontré l'inexactitude de l'opinion de ce dernier. Les petites doses de sérum normal de cobayes, indiquées par M. Voges, se sont montrées absolument incapables de protéger contre les virus, employés par lui dans ses expériences.

Le fait que les sérums normaux, injectés en dose suffisante, manifestent une propriété préventive indubitable, prouve une fois de plus que cette propriété ne peut être identifiée avec le pouvoir fixateur. Nous avons vu celui-ci présent dans des sérums qui n'étaient pas préventifs ; maintenant, nous assistons au phénomène inverse et nous voyons des sérums normaux exercer leur influence préventive, sans qu'ils contiennent de fixateurs. Ce dernier résultat découle des expériences de MM. Bordet et Gengou que nous avons relatées plus haut et d'après lesquelles les cytases, mises en contact avec des microbes dans des sérums normaux, restaient libres, précisément à cause de l'absence des fixateurs.

Nous arrivons donc, à la suite de ces constatations, à admettre les stimulines non seulement dans les sérums spécifiques, mais aussi dans les sérums normaux. Entre les deux, il y a cette différence que, appliquées avec ces dernières humeurs, les stimulines agissent seules, tandis qu'injectées avec les sérums de l'organisme, jouissant d'immunité acquise, l'action des stimulines est facilitée et renforcée par les fixateurs ou peut-être quelquefois par les agglutinines.

L'influence stimulante de certains sérums neufs est quelquefois si considérable qu'elle peut empêcher l'infection par le microbe, injecté en même temps que le sérum à une dose un grand nombre de fois mortelle. M. Wassermann (3) préservait des cobayes en leur injectant

(1) *Zeitschrift für Hygiene*, 1896. T. XXIII, p. 149.
(2) *Annales de l'Institut Pasteur*, 1901. T. XV.
(3) *Deutsche medicin. Wochenschr.*, 1901, p. 1.

dans le péritoine une quantité jusqu'à 40 fois mortelle de coccobacilles typhiques, lorsqu'il leur introduisait en même temps et au même endroit 3 c. c. de sérum de lapin normal, chauffé à 60°. M. Besredka (1) qui a confirmé ce fait, en a analysé le mécanisme intime. Il a constaté que ce sérum exerce une influence stimulante très considérable sur les leucocytes de cobaye. Dans ces conditions, ces cellules manifestent une activité phagocytaire vraiment extraordinaire. On les voit opérer dans le liquide péritonéal, mais elles sont encore beaucoup plus actives au niveau de l'épiploon, où les leucocytes regorgent de microbes et les dévorent par douzaines à la fois. L'influence stimulante du sérum de lapin chauffé s'exerce de la même façon si, au lieu de microbes, on injecte des grains de carmin. Déjà peu de temps après le début de l'expérience, on ne trouve que peu de carmin en dehors des cellules ; il est tout entier, ou bien englobé à l'intérieur des leucocytes, si les grains sont petits, ou bien entouré de nombreux leucocytes, lorsque les grains constituent des amas volumineux ; la phagocytose est la plus développée au niveau de l'épiploon, tout à fait comme dans le cas des bacilles typhiques.

Ces faits, qui démontrent d'une façon si nette l'action stimulante du sérum de lapin normal, prouvent d'un autre côté que la stimuline résiste au chauffage à 60° et que, sous ce rapport, elle se rapproche des agglutinines et des fixateurs. Cette donnée peut servir d'indication sur la nature de la substance stimulante. La possibilité d'obtenir une antistimuline nous fournit un autre renseignement précieux. M. Wassermann a démontré, dans le travail que nous avons cité, que le sérum d'un lapin, traité préalablement avec du sérum de cobaye et injecté dans les mêmes conditions que dans l'expérience avec le sérum de lapin neuf, est totalement dépourvu de pouvoir préventif. Les coccobacilles typhiques pullulent librement dans le péritoine, sans que l'organisme du cobaye soit capable de leur opposer une résistance suffisante. M. Wassermann pense que, dans ce cas, la maladie devient grave à cause de l'anticytase qui se trouve dans le sérum de lapins, traités avec du sang de cobaye. Il n'est pas douteux que ce sérum soit réellement anticytasique. Mais comme les cytases libres qui se trouvent dans le péritoine de cobaye inoculé au moment de la phagolyse, et qui deviennent inactives sous l'influence de l'anticytase, ne jouent qu'un rôle restreint, il est impossible d'accepter l'interprétation du

(1) *Annales de l'Institut Pasteur*, 1901. T. XV, p. 209.

savant allemand. Aussi M. Besredka a prouvé que, dans ce cas, c'est l'action antiphagocytaire, ou antistimulante du sérum de lapin, qui amène l'issue fatale de l'inoculation typhique.

Nous avons insisté sur ce point qu'un organisme, dont le sérum est préventif lorsqu'on l'introduit dans un autre organisme, peut lui-même ne pas être réfractaire vis-à-vis du microbe en question. Pour ce qui concerne le sérum d'animaux neufs, non vaccinés, cette vérité est si bien prouvée que personne ne la conteste plus. La question est plus compliquée dans le cas d'animaux ayant acquis l'immunité. Comme le sérum de ces animaux se présente, dans la très grande majorité des cas, doué d'une très grande force préventive, on a accepté comme certain que l'organisme qui le fournit, doit lui-même posséder une forte immunité. On a même voulu prendre le degré du pouvoir préventif pour mesure de l'immunité acquise. Ainsi dans les essais nombreux de vaccination d'hommes contre la fièvre typhoïde, entrepris à la suite des recherches de MM. Pfeiffer et Kolle (1), on s'est basé sur le fait que, dans ce cas, le sérum des personnes vaccinées acquiert un fort pouvoir préventif. Or, a-t-on dit, si ce pouvoir est manifeste, cela ne peut dépendre que de l'immunité acquise des individus qui fournissent un tel sérum. Il est incontestable que la propriété préventive des humeurs et la résistance marchent très souvent de pair ; mais il n'est pas moins vrai qu'il y a des cas où, malgré cette propriété très développée, l'organisme qui fournit le sérum préventif, est sensible au microbe et peut même succomber à l'infection.

Comme la notion que je viens de signaler présente une importance au point de vue général, il est indispensable de l'appuyer par des preuves suffisantes. C'est à propos de la vaccination des lapins contre le microbe de la pneumo-entérite de Gentilly que j'ai pu (2) m'assurer pour la première fois de la réalité du fait. J'ai observé quelques-uns de ces lapins qui, quoique vaccinés, finissaient par mourir de pyémie, provoquée uniquement par ce microbe. Ils n'étaient donc pas réfractaires à la maladie, et cependant leur sérum sanguin se montrait très préventif, lorsqu'on l'injectait à des lapins neufs en même temps que la dose sûrement mortelle de microbes. Cette observation imposait la conclusion que la propriété préventive n'est pas fonction de l'immunité et ne peut pas être employée pour la mesurer. Des faits analogues ont depuis été constatés dans plusieurs autres cas. Ainsi

(1) *Zeitschrift für Hygiene*, 1896. T. XXI, p. 203.
(2) *Annales de l'Institut Pasteur*, 1892. T. VI, p. 300.

M. Pfeiffer (1) a vu plusieurs fois ses cobayes, fortement immunisés contre le vibrion cholérique, succomber à la suite d'injection d'une quantité modérée de ces microbes. « A l'autopsie, se trouvaient, dans ces cas, des vibrions vivants dans la cavité péritonéale, quelquefois même en quantité considérable ; et cependant des doses minima de sang du cœur, transportées à des cobayes neufs, y provoquaient une dissolution des vibrions des plus fortes. » A côté de ces faits, s'en rangent d'autres, relatés dans le précédent chapitre, où des animaux bien immunisés meurent d'infection, lorsqu'on les affaiblit par l'opium, le froid ou par une autre cause quelconque. On voit donc bien que pour que l'immunité acquise se manifeste, il faut que la réaction des éléments cellulaires vivants se fasse sans entrave. Quand cette réaction fléchit, la possession même d'un fort pouvoir préventif est impuissante pour préserver l'animal immunisé de l'infection mortelle.

Si, dans l'immunité acquise contre les microbes, c'est réellement la défense cellulaire qui joue le rôle le plus important, on conçoit facilement des exemples où elle seule suffirait pour assurer l'immunité, sans le concours de la propriété préventive des humeurs. Lorsqu'on étudie sous ce rapport la résistance de l'organisme contre les divers microbes pathogènes, on s'aperçoit d'abord de la très grande variabilité dans la production des propriétés humorales acquises. Dans certains cas, comme dans la vaccination contre les vibrions ou le coccobacille typhique, le sérum devient très facilement préventif, agglutinant et fixateur. Dans d'autres exemples, ces propriétés ne se développent que très péniblement et ne se manifestent qu'après une période de vaccination très longue. Tel est le cas du charbon. Après la découverte des sérums préventifs, on a entrepris des expériences nombreuses pour arriver au même résultat vis-à-vis de la bactéridie charbonneuse. Plusieurs observateurs échouèrent dans leurs tentatives, d'autres ont été plus heureux. MM. Sclavo (2) et Marchoux (3) ont les premiers réussi à obtenir un sérum préventif avec des animaux hyperimmunisés contre le charbon. Ils ont pu démontrer que le sérum de moutons, traités d'abord avec des vaccins et ensuite avec du virus charbonneux à plusieurs reprises, était capable de protéger les lapins contre la dose sûrement mortelle de la bactéridie. M. Marchoux a

(1) *Zeitschrift für Hygiene,* 1895. T. XIX, p. 82.

(2) *Rivista d'Igiene e Sanità publica,* 1896, T. VII, nos 18-19 ; *Id.*, 1901, T. XII.

(3) *Annales de l'Institut Pasteur,* 1895. T. IX, p. 785.

obtenu même, avec des lapins hyperimmunisés, un sérum qui empêchait les lapins neufs de contracter le charbon mortel. M. Sobernheim (1) a été moins heureux dans ses premières expériences. Il s'est assuré que les bœufs, guéris spontanément de la maladie charbonneuse ou soumis à la vaccination par la méthode pastorienne, possédaient un sérum sanguin absolument inefficace pour protéger les petits animaux contre la bactéridie. Ses lapins hypervaccinés fournissaient des sérums d'une activité douteuse. Ce n'est que plus tard que M. Sobernheim (2) réussit à obtenir de meilleurs résultats. Ce sont surtout les moutons qui lui donnèrent un sérum réellement préventif. Et encore il a pu constater que dans la production de la propriété antiinfectieuse, l'individualité des animaux immunisés avait une influence prépondérante. Ainsi sur deux moutons, traités exactement de la même façon, le sérum de l'un se montrait incapable de protéger le lapin, tandis que celui de l'autre manifestait un pouvoir préventif incontestable, quoique assez faible.

Mais ce qui, à notre point de vue, présente le plus grand intérêt, est que les cobayes, vaccinés contre le charbon et qui jouissent d'une immunité considérable contre cette maladie, ne manifestent aucun pouvoir préventif. C'est par une lettre de M. von Behring que j'ai appris ce fait, constaté pour la première fois par M. Wernicke, dans un travail, exécuté à l'Institut d'hygiène de Marbourg. Après des essais multiples et laborieux, cet observateur a réussi à vacciner des cobayes contre des doses massives de charbon virulent. Les animaux ainsi immunisés fournissaient un sérum tout à fait incapable de préserver des cobayes neufs contre l'infection mortelle. Ce résultat était d'autant plus extraordinaire que les pigeons de M. Wernicke, également vaccinés contre le charbon, donnaient un sérum, dont le pouvoir preventif était manifeste. Vu la très grande importance de ces faits, j'ai demandé à M. de Nittis (3) de répéter ces expériences dans mon laboratoire. La vaccination des pigeons est chose facile, mais celle des cobayes a présenté de grandes difficultés. Il a réussi néanmoins à bien vacciner quelques-uns de ces rongeurs, ce qui lui a permis de comparer le pouvoir préventif du sérum sanguin des deux espèces. Celui du pigeon vacciné s'est montré doué de ce pouvoir et protégeait les cobayes et les souris contre le charbon virulent. Le sérum des

(1) *Zeitschrift für Hygiene*, 1897. T. XXV, p. 301.
(2) *Ibid.*, 1899. T. XXXI, p. 89.
(3) *Annales de l'Institut Pasteur*, 1901. T. XV.

cobayes immunisés n'a manifesté au contraire aucune propriété préventive, conformément aux expériences de M. Wernicke. Les cobayes et les souris, auxquels on injectait ce sérum en même temps que les bactéridies, mouraient même après l'injection du charbon atténué. Nous avons donc, dans ce cas, un exemple d'immunité acquise, indépendante du pouvoir préventif des humeurs.

Dans le cours de leurs recherches sur le bacille isolé par M. R. Pfeiffer chez des personnes atteintes de l'influenza, MM. Delius et Kolle (1) ont essayé de vacciner des animaux sensibles (cobayes) contre ce petit microbe et d'immuniser des animaux naturellement réfractaires (chien, brebis, chèvre) avec des doses considérables de cultures. Ces auteurs sont arrivés à vacciner des cobayes contre une dose dix fois mortelle, sans jamais obtenir aucun effet préventif du sérum sanguin. Les autres animaux traités n'ont pas non plus fourni de sérum préventif. « De toutes nos expériences poursuivies pendant plusieurs années — concluent MM. Delius et Kolle — il résulte avec certitude que nous n'avons réussi à provoquer aucun changement du sang appréciable, à l'aide des méthodes qui ont amené la production de sérums immunisants contre d'autres bactéries, telles que les bacilles de la diphtérie, du choléra, de la fièvre typhoïde et le pyocyanique » (p. 345). M. Slatineano a entrepris dans mon laboratoire une étude détaillée sur le bacille de Pfeiffer, mais il lui a été possible de constater un effet préventif incontestable, exercé par le sérum sanguin de cobayes vaccinés sur les cobayes neufs, inoculés avec la dose mortelle du même microbe. Nous n'avons donc pas le droit de ranger ce bacille à côté de la bactéridie, mais nous pouvons quand même le citer comme argument en faveur de la difficulté que l'on éprouve, dans certains exemples d'immunité acquise, pour révéler le pouvoir préventif, faible et masqué.

L'inoculation avec des microbes de nature animale donne lieu au développement de l'immunité acquise, mais dans ce cas, les propriétés des humeurs sont peu accusées ou même nulles. Nous rappellerons au lecteur l'exemple du Trypanosome des rats, qui provoque chez des animaux vaccinés le pouvoir préventif et faiblement agglutinatif du sérum. Ce liquide cependant s'est montré généralement incapable même d'immobiliser les parasites flagellés.

On a beaucoup discuté la question de l'immunité contre le palu-

(1) *Zeitschrift für Hygiene*, 1897. T. XXIV, p. 327.

disme. On sait bien que souvent une première atteinte de cette maladie, loin de conférer une immunité tant soit peu durable, laisse au contraire une sorte de prédisposition aux récidives. Malgré cela, l'étude du paludisme dans les divers pays et sur les individus, appartenant à des races différentes, a démontré qu'il existe une certaine immunité acquise contre cette maladie. Dans ces dernières années, M. Koch (1) s'est beaucoup occupé de cette question et a fourni des renseignements très précieux, se basant surtout sur l'étude comparative du sang d'enfants et d'adultes. La fréquence du parasite de Laveran chez les premiers et sa rareté chez les seconds, l'ont amené à la conclusion que le paludisme infantile crée une immunité qui persiste chez l'adulte. D'un autre côté, il a été établi que, dans les pays paludéens, les indigènes manifestent une forme atténuée de la maladie, sans accès aigus, mais avec des phénomènes lents et très longs à évoluer.

Eh bien, malgré l'existence d'un certain degré d'immunité acquise contre le paludisme, toutes les tentatives pour démontrer l'action préventive du sérum ont été infructueuses. M. Celli (2) a injecté à titre préventif du sérum sanguin, provenant d'individus guéris de la malaria ou d'autres, saignés pendant la période de la défervescence, après une crise aiguë de cette maladie. Dans tous les cas, ces injections se sont montrées incapables d'empêcher l'accès malarique de se produire.

On conçoit facilement que, dans une affection exclusivement humaine, comme le paludisme, on n'ait jamais pu exécuter les expériences en nombre suffisant pour résoudre d'une façon absolument précise la question de la propriété préventive du sang. Sous ce rapport, on a chance de trouver des données plus satisfaisantes en s'adressant à une maladie analogue, sévissant sur une espèce animale. C'est le cas de la fièvre du Texas, cette maladie des bovidés, provoquée par un parasite animal, *Piroplasma bigeminum,* qui envahit les globules rouges tout à fait comme le parasite de Laveran le fait avec les hématies humaines.

Comme nous l'avons déjà mentionné dans le précédent chapitre, MM. Smith et Kilborne et R. Koch ont démontré que les bovidés sont capables d'acquérir une véritable immunité contre la fièvre du Texas.

(1) *Deutsche medic. Wochenschr.*, 1900, p. 781.

(2) *La Malaria*, Rome, 1900, p. 86. *Die Malaria*, dans Behring, *Beiträge zur experiment. Therapie*, 1900. T. I, Heft 3.

MM. Nicolle et Adil Bey (1), à Constantinople, ont vu des races indigènes présenter une immunité remarquable contre le *Piroplasma*. Après avoir constaté ce fait, ils ont eu l'idée d'inoculer à ces bœufs réfractaires des quantités très grandes de sang virulent et d'essayer leur sérum pour empêcher l'infection des bovidés de race sensible. Cette tentative ne leur donna que des résultats négatifs. M. Lignières (2) a élaboré une méthode particulière pour vacciner les bovidés sensibles et a obtenu des résultats très encourageants. Une commission de vétérinaires d'Alfort (3), nommée pour vérifier les données est arrivée à la conclusion que « la vaccination pratiquée par M. Lignières s'est montrée d'une efficacité absolue ».

M. Lignières a fait aussi des recherches sur le pouvoir préventif du sérum sanguin de ses bœufs immunisés. Il a communiqué au Congrès international de médecine, tenu à Paris en 1900, que l'injection de plusieurs centaines de centimètres cubes de ce liquide était incapable de préserver les animaux neufs contre l'infection. Il faut donc croire que, dans ce cas, nous avons un nouvel exemple d'immunité acquise, sans propriété préventive du liquide sanguin.

Ces résultats ont reçu une confirmation, émanant d'une source des plus autorisées. M. Nocard, ainsi qu'il a bien voulu me le communiquer, a essayé vainement de conférer l'immunité à des chiens neufs, auxquels il injectait du sérum sanguin, provenant de chiens guéris de la maladie produite par un hématozoaire très voisin de celui de la fièvre du Texas, ainsi que de moutons, immunisés avec du sang de chiens malades.

En envisageant l'ensemble de données que nous venons de résumer, nous sommes obligés de reconnaître que, d'un côté le pouvoir préventif des humeurs peut coïncider avec une sensibilité pour le microbe correspondant, tandis que d'un autre côté l'immunité acquise réelle peut exister sans aucune manifestation de cette propriété humorale et ceci d'autant plus que, même chez les animaux immunisés, l'immunité acquise persiste souvent plus longtemps que cette propriété. Il faut donc bien accepter que, dans cette immunité, il doit y avoir quelque chose d'autre que les pouvoirs des liquides de l'organisme, c'est-à-dire que le facteur qui y joue le rôle prépondérant, se

(1) *Annales de l'Institut Pasteur*, 1899. T. XIII, p. 343.
(2) *La Tristezza*, ou *Malaria bovine*. Buenos-Ayres, 1900, p. 142.
(3) *Bulletin de la Société Centrale de Médecine Vétérinaire*, séances des 12 et 26 juillet 1900.

trouve dans les éléments cellulaires. Il suffit de se rappeler les faits si nombreux que nous avons réunis dans le précédent chapitre, pour s'assurer que, dans l'immunité acquise, la phagocytose constitue le phénomène le plus constant et le plus général. On la retrouve dans les exemples, où les propriétés humorales sont des plus accusées, tout aussi bien que dans ceux, où elles ne sont que très faibles ou même pas du tout manifestes. Nous n'avons pas besoin de discuter ici à nouveau le phénomène de Pfeiffer que nous avons analysé dans le précédent chapitre. Il nous suffit de rappeler que cet exemple de destruction extracellulaire des microbes ne se réalise que dans des conditions limitées et spéciales. Il ne s'observe que dans des cas où l'injection se fait dans un endroit riche en leucocytes qui subissent la phagolyse à la suite du changement brusque de leurs conditions d'existence. Et encore on ne le constate que vis-à-vis des microbes les moins résistants à l'influence des microcytases. Dans les mêmes cas où l'on peut constater le phénomène de Pfeiffer, on observe également la réaction phagocytaire très étendue.

Cette réaction est des plus prononcées dans des cas où les propriétés des humeurs ne sont que peu développées ou absentes. L'étude de l'immunité acquise contre le charbon nous en fournit une preuve très démonstrative. Nous avons déjà cité, dans le précédent chapitre, l'exemple de lapins et de rats vaccinés, chez lesquels la phagocytose est incomparablement plus forte que chez les témoins sensibles qui contractent le charbon mortel. Cette règle est générale. Elle se confirme chez le mouton et le cobaye vaccinés. L'absence ou le faible développement du pouvoir préventif du sang et des autres propriétés humorales n'empêchent donc en rien le changement considérable qui se produit chez les phagocytes des animaux, ayant acquis l'immunité contre le charbon. La chimiotaxie négative des leucocytes, si marquée chez les animaux sensibles, se modifie à la suite de la vaccination en chimiotaxie positive. Ce fait. d'une importance fondamentale, a été d'abord démontré pour l'immunité contre le charbon et étendu plus tard à d'autres microbes. M. Massart (1) l'a étudié d'une façon générale et a réuni une série de données qui lui ont fait dire que « la vaccination opère une éducation des leucocytes ; ceux-ci s'adaptent à se diriger vers les microbes virulents ». Le meilleur procédé pour apprécier le changement que subissent les leuco-

(1) *Annales de l'Institut Pasteur*, 1892. T. VI, p. 321.

cytes, consiste à injecter sous la peau les microbes très virulents, capables de provoquer une infection généralisée. Le charbon, le vibrion de Gamaleïa, les streptocoques, les coccobacilles du choléra des porcs et des poules, conviennent très bien pour ce genre d'études. Ces microbes, inoculés sous la peau des animaux sensibles, ne provoquent qu'une réaction locale insignifiante ou nulle avec une exsudation de liquide transparent, presque entièrement dépourvu de leucocytes. Les microbes poussent librement dans ces exsudats et ne tardent pas à envahir l'organisme. Tout le contraire s'observe chez les animaux vaccinés. Ici la réaction locale est plus manifeste : l'exsudat est très riche en leucocytes et pauvre en parties liquides ; les microbes ne se rencontrent à l'état libre que pendant peu de temps et sont bientôt englobés par les leucocytes. La destruction, dans l'intérieur de ces cellules, demande un temps plus ou moins long selon les cas ; mais elle finit toujours par être définitive.

La différence dans la réaction phagocytaire chez des animaux sensibles et des vaccinés, telle que je viens de la décrire, a été reconnue comme générale par beaucoup d'observateurs. Il s'est trouvé cependant quelques contradicteurs qui se sont crus en possibilité d'affirmer que la chimiotaxie négative de l'organisme sensible n'existe pas en réalité et que, par conséquent, la vaccination ne peut d'aucune façon amener son changement en chimiotaxie positive. C'est M. Werigo qui s'est fait le porte-voix de cette opinion qu'il a soutenue dans plusieurs publications (1). Seulement, au lieu d'introduire les microbes virulents dans le tissu sous-cutané des animaux sensibles, il les injecte directement dans les veines. Il se sert de cultures du charbon et du coccobacille du choléra des poules qu'il injecte dans le système veineux de lapins neufs. Les animaux meurent au bout de peu de temps d'infection générale. Mais, lorsqu'on les sacrifie peu après l'inoculation, on constate, sur des coupes, qu'un très grand nombre de microbes ont été englobés par les phagocytes. M. Werigo conclut de ces faits que, chez les animaux supérieurs, la chimiotaxie est toujours positive ; seulement, elle aboutit à la destruction des microbes chez les animaux vaccinés et ne peut jamais amener ce résultat chez les animaux sensibles. D'après tout l'ensemble de données sur cette question, il était facile de s'assurer que cette opinion ne doit pas être considérée comme juste, car non seulement les phé-

(1) *Annales de l'Institut Pasteur*, 1894. T. VIII, p. 1. *Archives de Pathologie expérimentale*, 1898. T. X, p. 725. *Archives russes de Pathologie*, etc., 1898.

nomènes si nets qu'on observe sous la peau, mais aussi les processus non moins démonstratifs qui s'accomplissent dans la cavité péritonéale, prouvent l'existence de la chimiotaxie négative des leucocytes d'une façon irréprochable. Je n'ai qu'à rappeler l'expérience de M. Bordet sur le sort des streptocoques et du *Proteus vulgaris*, injectés en mélange dans le péritoine de cobayes. Tandis que les *Proteus* sont au bout de peu de temps en totalité englobés par les leucocytes, les streptocoques restent en liberté dans le liquide péritonéal jusqu'à la mort de l'animal. Les mêmes leucocytes qui manifestent une chimiotaxie positive vis-à-vis des premiers, accusent une chimiotaxie négative par rapport aux streptocoques.

Malgré la grande valeur de ces arguments, il était intéressant de trouver moyen de concilier les résultats que l'on obtient après l'inoculation des microbes sous la peau ou dans le péritoine, avec ceux que l'on observe après leur injection dans les vaisseaux sanguins. MM. Silberberg et Zéliony (1) ont donc entrepris une série d'expériences dans ce but. A l'exemple de M. Werigo, ils se sont servis de coccobacilles du choléra des poules, et ils ont vu, conformément aux observations de cet auteur, que l'injection intraveineuse de ces microbes, prélevés à des cultures dans des milieux nutritifs, amène une très forte phagocytose des coccobacilles. Mais, lorsqu'ils injectaient dans les veines de lapins des coccobacilles, développés dans le liquide péritonéal d'autres lapins, ils retrouvaient ces microbes libres dans le plasma sanguin et n'observaient qu'une phagocytose très restreinte dans les macrophages du foie. Il résulte de ces expériences que l'englobement des coccobacilles, dans les expériences de M. Werigo, dépendait de la présence d'un grand nombre de microbes atténués qui se trouvaient dans ses cultures, employées pour l'injection. A côté de ces microbes peu ou pas du tout virulents, il y en avait assez d'autres, doués de leur activité pathogène normale, et tout à fait suffisants pour amener l'infection mortelle. Lorsque MM. Silberberg et Zéliony remplaçaient les cultures sur gélose par l'exsudat péritonéal qui renfermait presque exclusivement des coccobacilles virulents, la phagocytose chez des lapins, injectés dans les veines, se trouvait supprimée presque complètement. Dans l'intention d'établir si l'absence de la réaction phagocytaire, dans ce cas, dépendait réellement de la chimiotaxie négative de la part des leucocytes, les observateurs cités

(1) *Annales de l'Institut Pasteur*, 1901. T. XV, p. 615.

exécutèrent l'expérience suivante. Ils injectèrent dans la veine d'un lapin, déjà pris d'infection généralisée par le coccobacille du choléra des poules, une culture de staphylocoque saprophyte, inoffensif. L'autopsie leur démontra que ces cocci étaient presque totalement englobés par les mêmes phagocytes qui refusaient si énergiquement de saisir les coccobacilles. Cette expérience, analogue à celle de M. Bordet sur le streptocoque et le *Proteus*, oblige à rejeter les conclusions de M. Werigo sur l'absence de la chimiotaxie négative des phagocytes chez les animaux supérieurs. Je dois ajouter que le travail de MM. Silberberg et Zéliony a été en partie exécuté dans mon laboratoire, de sorte que j'ai pu me convaincre, par l'examen oculaire, de la complète exactitude de leurs affirmations.

Mais, indépendamment de ces observateurs et même avant eux, M. Th. Tchistowitch (1) a publié une étude intéressante sur la même question. Il injectait dans la veine de l'oreille des lapins des streptocoques très virulents. Ces microbes provoquaient une infection généralisée et mortelle, dans laquelle la phagocytose était complètement nulle ou à peu près. Ici encore, il se manifestait une chimiotaxie négative des phagocytes, qui, dorénavant, ne pourra plus être mise en doute.

Dans certaines maladies infectieuses avec issue mortelle, une phagocytose très prononcée s'observe même chez des animaux sensibles. L'exemple le plus typique de ce genre est fourni par le rouget des porcs et la septicémie des souris. On sait, depuis les recherches de M. Koch (2), suivies de celles de MM. Lœffler et Schütz (3) et autres que chez les animaux, morts de ces deux infections, les leucocytes sont gorgés de petits bacilles spécifiques. Une méthode de vaccination des animaux contre le microbe du rouget des porcs a été élaborée d'abord par Pasteur et Thuillier (4) et étudiée depuis par un grand nombre d'observateurs. Grâce à ce procédé, il a été possible d'établir les phénomènes qui se passent chez des animaux (surtout les lapins) vaccinés. Ici aussi il se fait une phagocytose, mais encore plus rapide et plus complète que chez les animaux sensibles. Et, ce qui est le plus important, la digestion intracellulaire des bacilles

(1) *Annales de l'Institut Pasteur*, 1900. T. XIV, p. 802.
(2) *Untersuchungen über die Aetiologie der Wundinfectionskrankheiten*, 1878.
(3) *Arbeiten a. d. K. Gesundheitsamte*, 1896. T. I, pp. 46 et 57.
(4) *C. r. de l'Acad. d. Sciences*, 1883. T. XCVII, p. 1163.

englobés est suivie de destruction totale des microbes chez les animaux vaccinés, tandis que, chez les animaux neufs, cette digestion est très imparfaite.

L'acquisition de l'immunité contre les microbes est donc due, non seulement au changement de la chimiotaxie négative en positive, mais aussi au perfectionnement des phagocytes à digérer leur proie. Il se produit une suractivité et une adaptation générales de la réaction phagocytaire de l'organisme immunisé. Cette conclusion qui découle d'un grand nombre de faits bien établis et qui se trouve en pleine harmonie avec tout l'ensemble des données sur l'immunité acquise, a été combattue par MM. Denys et Leclef (1) dans leur travail sur le streptocoque. Ils se basent, dans leur opposition, sur des expériences faites *in vitro* au sujet de l'action des sérums et des leucocytes sur ce microbe. Ils ont comparé le pouvoir bactéricide des mélanges de sérums de lapins normaux et de lapins vaccinés avec des leucocytes isolés des exsudats de ces deux groupes d'animaux. Les leucocytes, plongés dans du sérum normal, étaient également incapables d'englober et de détruire les streptocoques aussi bien dans le cas où ils provenaient de lapins neufs que dans celui où ils dérivaient de lapins vaccinés. Mélangés avec du sérum sanguin de lapins vaccinés, les deux catégories de leucocytes manifestaient au contraire une très forte réaction phagocytaire. MM. Denys et Leclef en concluent que, bien qu'importante dans l'immunité, la phagocytose n'y joue qu'un rôle secondaire et dépendant des propriétés humorales. Les expériences et les opinions de ces deux observateurs ont été en général accueillies par les partisans de la théorie bactéricide des humeurs comme une preuve réelle en faveur de cette théorie. Nous ne pouvons nous ranger à cet avis. Des recherches longtemps poursuivies nous ont appris que l'observation de la phagocytose *in vitro* ne peut rendre compte que d'une façon très inexacte et très imparfaite de la marche des phénomènes dans l'organisme vivant. Le plus souvent, les leucocytes, prélevés dans des exsudats, quoique mobiles, ne remplissent plus leurs fonctions phagocytaires, alors que dans l'organisme, ils englobent les microbes avec la plus grande rapidité. En règle générale, le séjour en dehors du corps vivant les affaiblit d'une façon très considérable. Mais dans quelques exemples, rares il est vrai, les leucocytes, peu actifs dans l'organisme, manifes-

(1) *La Cellule*, 1895. T. XI, p. 177.

tent une phagocytose des plus intenses, lorsqu'on les introduit en goutte suspendue avec du liquide d'exsudat ou même avec de l'urine. Dans tous les cas, il est très risqué de conclure des phénomènes qui se passent dans ces conditions artificielles à ceux qui s'accomplissent chez l'animal vivant. Ce qui enlève encore davantage de valeur aux expériences de MM. Denys et Leclef, c'est la circonstance qu'ils mélangeaient les leucocytes avec du sérum sanguin. Ces auteurs ont perdu de vue que ce liquide est loin de correspondre à celui qui baigne les leucocytes chez l'animal vivant. Les sérums renferment de la leucotoxine en plus ou moins grande quantité et il n'est pas étonnant que les leucocytes, mélangés avec du sérum de lapin neuf, y périssent au bout de peu de temps. De plus, le sérum des lapins vaccinés est agglutinant (ce fait n'avait pas encore été suffisamment mis en lumière en 1894, à l'époque des recherches de MM. Denys et Leclef) et l'agglomération des streptocoques pouvait simuler leur destruction. En un mot, les expériences de ces observateurs ont été exécutées dans des conditions telles qu'il est impossible de baser sur elles la réfutation des données, obtenues sur l'organisme vivant. Du reste, dans la description des phénomènes qui se passent sous la peau des lapins, inoculés avec du streptocoque, MM. Denys et Leclef nous fournissent eux-mêmes des arguments contre leur opinion.

Ces observateurs introduisent la même quantité de streptocoques sous la peau de l'oreille des lapins neufs et des lapins vaccinés. Chez les premiers, il se produit bientôt un œdème très fort de l'oreille, dans lequel on trouve une quantité de streptocoques et de leucocytes n'ayant pas englobé de microbes. Chez les seconds, l'œdème ne se développe pas, mais au lieu d'invasion, arrive bientôt une quantité de leucocytes qui ne tardent pas à englober les streptocoques. Comme on le voit, les phénomènes se passent ici exactement de la même façon qu'avec la bactéridie et tant d'autres microbes se trouvant dans des conditions analogues. MM. Denys et Leclef reconnaissent bien eux-mêmes que, sous la peau de l'oreille des lapins vaccinés, la faible quantité du liquide de l'exsudat ne suffit pas pour faire admettre une influence considérable des propriétés humorales. Malgré cela, ils pensent que le « sérum » de ce liquide peut exercer une certaine action. Seulement, ils ne fournissent aucune preuve en faveur de cette assertion et semblent oublier que le plasma de l'exsudat sous-cutané est loin d'être identique au sérum sanguin, obtenu en dehors de l'organisme. A présent, nous savons bien que ce dernier liquide renferme des cytases, qui font défaut dans les plasmas. Or, le faible effet bactéricide, s'il existe réellement vis-à-vis du streptocoque, doit être attribué précisément à la microcytase, échappée des leucocytes lors de la préparation du sérum.

En résumé, l'exemple étudié par MM. Denys et Leclef, rentre bien dans la loi générale de la réaction phagocytaire dans l'immunité acquise contre les microbes. Il est impossible de nier que la suractivité des phagocytes que l'on trouve constamment dans cette immunité, bien que très facile à observer, ne peut être démontrée d'une façon rigoureuse en dehors des liquides qui baignent les cellules. Seulement il y a des analogies très importantes qui doivent être invoquées en faveur de cette thèse. Nous avons déjà cité dans notre cinquième chapitre les expériences de M. Delezenne sur la digestion de la gélatine par les leucocytes de chien qui montrent d'une façon incontestable que ces cellules s'habituent à accomplir cette digestion de plus en plus rapidement et ceci tout à fait indépendamment d'une influence humorale quelconque.

Depuis longtemps, on ne met plus en doute ce fait fondamental que les phagocytes, chez les animaux immunisés, saisissent et détruisent les microbes vivants. On avait tenté à plusieurs reprises de démontrer que la destruction des bactéries ne se faisait dans ce cas que par les humeurs et que les phagocytes n'intervenaient qu'en qualité de « balayeurs » pour enlever les cadavres des microbes. Les données nombreuses, communiquées dans le précédent chapitre, nous dispensent d'entrer de nouveau dans la discussion de cette question. Du reste, la plupart des opposants reconnaissent eux-mêmes à présent que les microbes sont englobés à l'état vivant par les phagocytes des animaux immunisés. Seulement quelques-uns ont exprimé l'opinion que ces microbes vivants, avant de devenir la proie des phagocytes, doivent subir préalablement, de la part des humeurs, une atténuation de virulence. De là est née la théorie du pouvoir atténuant des liquides de l'organisme, soutenue surtout par M. Bouchard et ses élèves. Au cours de l'exposé des faits, concernant l'immunité acquise, nous avons eu plusieurs fois occasion de parler de la virulence des microbes dans l'organisme immunisé. Nous pouvons donc nous contenter ici d'un aperçu sommaire des données recueillies à ce sujet.

Après avoir remarqué que la bactéridie, développée dans du sang de moutons immunisés, était incapable de donner le charbon mortel aux lapins, j'ai exprimé (1) l'opinion que, dans ces conditions, elle subit une atténuation de la virulence. Plus tard des changements analogues ont été constatés par M. Charrin (2) chez le bacille pyocyanique, cultivé dans du sérum d'animaux immunisés. Généralisant ces faits, M. Bouchard (3) est arrivé à la théorie suivante de la vaccination. « L'inoculation d'un virus fort chez un vacciné n'est autre chose que l'inoculation d'un virus atténué. Seulement l'atténuation au lieu d'être faite au préalable dans le laboratoire, se fait dans les tissus du vacciné » (p. 18). MM. Charrin et Roger (4) ont soutenu cette opinion et le dernier de ces deux auteurs a fourni plusieurs arguments nouveaux en sa faveur. Il a notamment observé que les animaux, inoculés avec des pneumocoques et des streptocoques, développés dans du sérum sanguin des animaux vaccinés, ne contractaient qu'une maladie passagère et bénigne, tandis que les animaux témoins, inoculés avec les mêmes microbes, mais cultivés dans du sérum normal, mouraient toujours d'infection généralisée.

La découverte de la propriété préventive des sérums a jeté une lumière nouvelle sur ces expériences. On devait en effet se demander si la bénignité des microbes, développés dans des sérums d'animaux vaccinés, dépendait non pas de l'atténuation des virus, mais bien de l'effet préventif des sérums mêmes? Lorsqu'au courant de mes recherches sur le coccobacille de Gentilly, j'eus constaté que, cultivé dans le sérum de lapins vaccinés, ce microbe devenait beaucoup moins pathogène que dans le cas où il s'est développé dans le sérum de lapins normaux, je me suis mis à résoudre la question que je viens d'indiquer. La simple filtration à travers le papier a suffi pour débarrasser le microbe du sérum, dans lequel il avait poussé. L'inoculation de coccobacilles, traités par ce procédé, a prouvé de suite que leur virulence n'était modifiée en rien et que c'est l'intervention du sérum qui empêchait le microbe de provoquer la maladie rapidement mortelle. M. Issaëff (5) qui a fait dans mon laboratoire un travail sur le pneumocoque, a pu étendre à ce microbe le même résultat. Il a obtenu des cultures agglutinées dans le sérum des lapins vaccinés et

(1) *Annales de l'Institut Pasteur*, 1887. T. I, p. 42.
(2) *C. r. de la Société de Biologie*, 1889 1891.
(3) *Essai d'une théorie de l'infection*. Berlin, 1890.
(4) Charrin, *C. r. de la Société de Biologie*, 1890, pp. 203, 332 ; Roger, *C. r. de la Société de Biologie*, 1890, p. 573 et *Revue générale des Sciences*, 1891, p. 410.
(5) *Annales de l'Institut Pasteur*, 1893. T. VII, p. 273.

a comparé leur activité en les injectant soit avec leur milieu de culture, soit débarrassés de celui-ci. La différence a été très marquée. Dans le premier cas, l'infection produite était à marche beaucoup plus lente que dans le second. La virulence des pneumocoques lavés s'est montrée la même qu'ils proviennent d'une culture dans du sérum normal ou dans du sérum immunisé. M. Sanarelli (1) a obtenu le même résultat avec le vibrion de Gamaleïa. Les vibrions, développés dans du sérum de cobayes vaccinés, se sont montrés très virulents, aussitôt qu'on les débarrassait du liquide dans lequel ils étaient plongés. Plus tard, des constatations analogues ont été faites par MM. Bordet (2) et Mesnil (3) par rapport aux streptocoques et aux bacilles du rouget des porcs. Il faut donc bien conclure qu'il s'agit ici d'une règle générale. Quelques expériences de M. de Nittis (4) pourraient sembler y faire exception. Il a vu en effet que des bactéridies, cultivées dans du sérum de pigeons vaccinés, perdaient de leur virulence. Mais il ne faut pas oublier qu'il a développé ses cultures dans des conditions toutes particulières ; la bactéridie poussait pendant plusieurs jours à 42°, ce qui suffit déjà pour amener une certaine atténuation de la virulence.

La théorie de l'action atténuante des humeurs, basée sur l'atténuation des virus dans le sérum des animaux vaccinés, ne pourrait plus être maintenue, déjà à la suite du fait bien établi que le sérum, obtenu en dehors de l'organisme, est un liquide différent du plasma de l'animal vivant. Nous avons vu jusqu'à quel point cette constatation a ébranlé la théorie de l'influence bactéricide des humeurs.

Il n'est pas douteux qu'un microbe peut subir un certain affaiblissement de la virulence, ainsi que de plusieurs autres fonctions, dans l'organisme, ayant acquis l'immunité. Mais il faut se demander si cet effet est obtenu à la suite d'influences humorales ou cellulaires. En règle générale, les exsudats, obtenus chez des animaux vaccinés et renfermant des microbes vivants se montrent virulents, lorsqu'ils sont inoculés directement à des animaux sensibles. Ce fait a été déjà établi par Pasteur (5) dès ses premières recherches sur l'immunité acquise contre le choléra des poules. Il a constaté que l'exsudat des poules vaccinées provoque chez des poules neuves la maladie mortelle, sans

(1) *Annales de l'Institut Pasteur*, p. 230.
(2) *Ibid.*, 1897. T. XI, p. 177.
(3) *Ibid.*, 1898. T. XII, p. 481.
(4) *Annales de l'Institut Pasteur*, 1901. T. XV.
(5) *Comptes rendus de l'Acad. des Sciences*, 1880. T. XC, p. 1033.

qu'il se présente le moindre signe de l'atténuation du microbe. La même règle s'applique aux cas du coccobacille de Gentilly et du bacille charbonneux dans la très grande majorité des exemples. M. de Nittis a vu l'exsudat des pigeons immunisés produire l'infection mortelle chez le cobaye et la souris. Chez le cobaye immunisé, il a constaté au contraire que l'exsudat devenait bientôt inoffensif pour ces animaux. Seulement cette atténuation doit être attribuée non pas aux humeurs (qui ne manifestent aucun pouvoir préventif ni atténuant), mais bien à l'action des cellules.

Dans l'intention de se rendre compte des changements que peuvent subir les microbes dans l'organisme immunisé, M. Vallée (1) a entrepris des expériences sur des lapins, vaccinés contre le bacille du rouget des porcs. Il renfermait ces microbes dans des sacs de collodion qu'il introduisait dans la cavité péritonéale de lapins sensibles et d'autres, hyperimmunisés. Le bacille se développait bien dans les deux cas. Il donnait des cultures homogènes, non agglutinées, dans les sacs des animaux normaux ; tandis que dans les sacs, introduits dans le péritoine de lapins hyperimmunisés, les bacilles poussaient en filaments agglutinés. Ce fait prouve que la paroi des sacs a permis le passage des substances actives, élaborées dans l'organisme immunisé. Différentes au point de vue de l'agglutination, les cultures accusaient également une différence considérable dans leur pouvoir pathogène. Les cultures développées dans les sacs des lapins hyperimmunisés se sont montrées notablement plus virulentes que celles des sacs des témoins. Cette augmentation de la virulence dépend probablement de l'influence des substances actives qui passent à travers les sacs. Dans tous les cas, cette expérience confirme une fois de plus l'impossibilité de maintenir la théorie de l'atténuation des microbes par les humeurs de l'organisme, jouissant de l'immunité acquise.

Après la découverte de la propriété antitoxique des humeurs, on avait cru que sa manifestation était indispensable pour l'acquisition de l'immunité. On se représentait que, pour se débarrasser des microbes pathogènes, l'organisme devait avant tout développer le moyen de neutraliser leurs toxines. Celles-ci, une fois empêchées dans leur action néfaste, le microbe restait sans moyen d'attaque et dans ces conditions se trouvait réduit au rang d'un simple saprophyte. On croyait donc trouver toujours dans les humeurs des animaux, ayant

(1) *Comptes rendus de la Soc. de Biologie*, 1899, p. 432.

acquis l'immunité, un pouvoir antitoxique efficace. Contre cette interprétation, parlaient cependant certains faits, antérieurement établis. Déjà M. Chauveau (1) avait observé que des moutons algériens, dont l'immunité naturelle était encore renforcée par des doses considérables de bactéridies, manifestaient une sensibilité vis-à-vis des injections de sang charbonneux tout aussi forte que les moutons neufs. L'immunité contre le virus ne marchait donc point parallèlement à celle contre le poison. Plus tard, MM. Charrin et Gamaleïa (2) fournirent à ce sujet des documents importants. Ils établirent que les animaux, vaccinés contre le bacille pyocyanique et les vibrions de Koch et de Gamaleïa, étaient même plus sensibles à l'intoxication par les produits solubles de ces microbes que les animaux neufs, dépourvus d'immunité vis-à-vis de ces bactéries. Ce résultat a été bientôt après confirmé par M. Selander (3) dans son travail sur le hog-choléra, exécuté sous la direction de M. Roux. Les lapins, vaccinés contre le coccobacille de cette maladie, résistaient bien à l'infection par le virus, mais mouraient à la suite des mêmes doses de toxine qui tuaient les lapins neufs. Nous (4) avons pu non seulement vérifier ce fait, mais y ajouter encore cet autre que le sérum sanguin des lapins vaccinés, bien que manifestement préventif contre l'infection, n'exerçait cependant aucune action antitoxique.

Lorsque M. R. Pfeiffer s'est mis plus tard à étudier l'immunité des animaux contre le vibrion cholérique, il a pu fournir, avec ses collaborateurs, des données nombreuses confirmant cette thèse que les animaux, bien vaccinés contre ce microbe, ne sont pas pour cela devenus plus résistants à la toxine vibrionienne et que leur sérum anti-infectieux ne manifeste aucun pouvoir antitoxique. Ces résultats ont été confirmés un grand nombre de fois et doivent être considérés comme définitivement acquis.

M. von Behring a reconnu, dans ces données, une loi générale qu'il a essayé de développer avec ses collaborateurs. Nous tenons de lui ce renseignement que la sensibilité, augmentée pour les toxines, des animaux vaccinés contre les microbes, peut servir même dans des cas difficiles pour révéler la présence de certains poisons bactériens. Des produits de culture, débarrassés de microbes, ne provoquent souvent

(1) *Comptes rendus de l'Acad. des Sciences*, 1880. T. XC, p. 1526.
(2) *Comptes rendus de la Soc. de Biologie*, 1890, p. 294.
(3) *Annales de l'Institut Pasteur*, 1890. T. IV, p. 563.
(4) *Ibid.*, 1892. T. VI, p. 295.

aucun empoisonnement chez des animaux neufs, sensibles à l'infection. De ce fait, on conclut généralement à l'absence de toxine dans les produits en question. Mais les animaux de même espèce, immunisés contre l'infection par le microbe, deviennent, grâce à leur hypersensibilité, un réactif beaucoup plus approprié et démontrent dans les liquides, inactifs sur des animaux non vaccinés, la présence de poisons bactériens.

En collaboration avec M. Kitashima (1), M. von Behring a immunisé des cobayes contre le bacille diphtérique. Ces observateurs ont démontré que quelques injections de toxine diphtérique suffisent déjà à rendre ces animaux réfractaires à l'infection par le bacille diphtérique tandis qu'en même temps leur organisme devient plus sensible à l'intoxication. M. von Behring pense que cette augmentation de la sensibilité pour le poison diphtérique est un moyen pour rendre plus active la réaction locale des éléments vivants au point d'introduction des bacilles.

Dans tous les cas, il est hors de doute que l'immunité acquise vis-à-vis de l'infection microbienne est tout à fait indépendante de la résistance contre les toxines du microbe correspondant. Une manifestation antitoxique quelconque ne peut donc aucunement être considérée comme nécessaire pour le développement de l'immunité contre le microbe.

De toutes les propriétés humorales qui se développent dans l'immunité acquise contre les microbes, ce sont donc le pouvoir fixateur et le pouvoir préventif qui sont les plus constants. On pourrait supposer facilement, à la suite de cette constatation, que ces deux pouvoirs sont indispensables pour que la phagocytose se manifeste afin de détruire les microbes pathogènes et d'en débarrasser l'organisme. On conçoit bien que, dans ces conditions, on ait pu émettre l'idée que l'immunité antiinfectieuse acquise est due à deux facteurs différents : en premier lieu à une propriété humorale, indépendante des phagocytes, et en second lieu à ces phagocytes mêmes. Seulement le rôle de ces éléments ne pouvait être accepté que comme purement secondaire, opinion qui a été exprimée et soutenue à maintes reprises. En présence de l'importance de cette question, il y a donc lieu de se demander d'où viennent les propriétés humorales, telles que le pouvoir fixateur et le pouvoir préventif, si répandus dans l'immunité antiinfectieuse?

(1) *Berliner klinische Wochenschr.*, 1891, p. 157.

Grâce aux efforts de plusieurs chercheurs, la science s'est trouvée en état de répondre à cette question. Ce sont d'abord MM. Pfeiffer et Marx (1) qui ont fourni des renseignements très importants sur l'origine de la propriété préventive. Ils ont inoculé sous la peau de lapins des vibrions cholériques, tués par la chaleur (70°), après quoi ils ont fait des recherches minutieuses sur la valeur préventive du sang et de l'extrait des différents organes. En examinant séparément le pouvoir préventif du sérum et de la couche des leucocytes, déposés dans des tubes, MM. Pfeiffer et Marx n'ont pu constater aucune différence notable. De même ils n'ont jamais pu obtenir d'effet marqué avec des leucocytes, prélevés à des exsudats pleurétiques. Ils en concluent que les leucocytes du sang ne doivent pas être considérés comme source de la substance préventive (ou « choléraanticorps »). A une période où le sérum ne manifestait encore qu'un pouvoir préventif insignifiant ou nul, l'extrait de la rate exerçait le plus souvent une action des plus marquées. Dans une expérience, où le lapin fut sacrifié 48 heures après l'injection des vibrions, 0,3 cc. de sérum étaient incapables d'empêcher l'infection mortelle du cobaye, tandis que l'extrait de la rate injecté à une dose dix fois moindre, exerçait un pouvoir préventif des plus manifestes. De cette expérience et d'autres pareilles ou analogues, MM. Pfeiffer et Marx concluent que c'est la rate qui est le foyer principal de la substance préventive. Pour vérifier cette conclusion, ils ont injecté des cultures cholériques tuées à des lapins préalablement dératés. Malgré l'absence de la rate, les lapins ont cependant produit la même quantité de substance préventive, ce qui a amené les deux observateurs à admettre que les ganglions lymphatiques et la moelle des os peuvent également servir de source à cette substance.

Ce n'est que pendant les premiers jours que ces organes manifestent un pouvoir préventif plus fort que celui du sang. Trois ou quatre jours après l'injection des vibrions, c'est le sérum sanguin qui devient le plus riche en substance préventive ; les organes en renferment beaucoup moins. Cet état se maintient pendant quelque temps, après quoi le sang aussi commence à s'appauvrir.

MM. Pfeiffer et Marx se sont demandés si le fort pouvoir préventif de la rate dépend de la grande production de la substance préventive par cet organe, ou bien s'il s'explique par l'accumulation dans la

(1) *Zeitschrift für Hygiene*, 1898. T. XXVII, p. 272.

rate de cette substance, fabriquée ailleurs. Dans l'intention de résoudre cette question, ils ont injecté à des lapins du sérum préventif d'autres individus et ont constaté que la substance préventive ne manifestait aucune tendance à s'accumuler dans la rate. Ces auteurs ont donc été obligés de conclure que la rate et les autres organes hématopoiétiques (ganglions lymphatiques et moelle osseuse) sont de vrais foyers de production de la substance préventive. Nous pouvons ajouter que ces organes sont précisément les organes phagocytaires par excellence, c'est-à-dire les centres qui servent non seulement au développement des phagocytes, mais qui renferment une quantité de ces éléments adultes, capables d'exercer leur fonction.

Presque en même temps que MM. Pfeiffer et Marx, M. A. Wassermann (1), en collaboration avec M. Takaki, a entrepris des recherches analogues sur l'origine de la substance préventive vis-à-vis du coccobacille typhique. Il en est résulté que « ce sont la moelle des os, la rate et le système lymphatique ainsi que le thymus qui manifestent un pouvoir fortement immunisant contre le bacille de la fièvre typhoïde. Au contraire, les autres organes, tels que le sang, le cerveau, la moelle, les muscles, le foie, le rein, etc., ne montrent à ce moment aucune propriété spécifique marquée. »

Comme ces données sur la production de substance préventive dans les organes phagocytaires présentaient une importance tout à fait fondamentale pour l'ensemble du problème de l'immunité acquise, j'ai demandé à M. Deutsch (2) de faire dans mon laboratoire une série d'expériences sur le même sujet. Il s'est servi de cobayes auxquels il injectait dans le péritoine des cultures du coccobacille typhique, tuées par la chaleur (66°). Quelques jours après, le sérum devenait nettement préventif. A ce moment, comme aussi avant l'apparition de ce pouvoir dans le sang, M. Deutsch sacrifiait les animaux et déterminait soigneusement la propriété préventive de l'extrait des différents organes. Il a commencé par confirmer le résultat de MM. Pfeiffer et Marx sur la non-production de la substance préventive dans l'exsudat péritonéal. Le plus souvent ce liquide était insuffisant pour protéger les cobayes neufs contre l'infection typhique. Dans quelques expériences seulement, l'exsudat s'est montré aussi préventif que le sérum sanguin, tandis que dans la plupart d'autres, celui-ci était beaucoup plus actif que le liquide de l'exsudat. Parmi les organes, c'est surtout la

(1) *Berliner klinische Wochenschrift*, 1898, p. 209.
(2) *Annales de l'Institut Pasteur*, 1899. T. XIII, p. 689.

rate qui a manifesté la plus forte propriété préventive et dans presque la moitié des cas, elle était plus active que le sang. La moelle des os a donné quelquefois des résultats analogues, quoique beaucoup moins démonstratifs. C'est donc surtout la rate qui doit être considérée comme le principal foyer de production de la substance préventive.

Après avoir confirmé cette donnée de MM. Pfeiffer et Marx, Wassermann et Takaki, M. Deutsch a essayé d'obtenir la propriété préventive chez des cobayes, privés de la rate. L'expérience a très bien réussi et ici encore son résultat a été conforme à celui des deux premiers observateurs. Les cobayes dératés ont tout aussi bien développé la propriété préventive que leurs témoins normaux ; chez les premiers, c'est la moelle des os qui s'est montrée la plus active.

Lorsque M. Deutsch enlevait la rate à ses cobayes non pas avant l'injection des microbes, mais quelques (3-5) jours après, il en résultait souvent une diminution notable dans la production de la substance préventive. Il faut en conclure que, bientôt après l'inoculation, il se produit dans la rate un phénomène lié au développement du pouvoir préventif. L'explication la plus simple de ces faits consiste dans la supposition que les microbes, injectés dans le péritoine, et bientôt après saisis par les phagocytes (pour la plupart par des microphages) sont transportés dans les organes phagocytaires, surtout dans la rate, les ganglions lymphatiques et la moelle osseuse. Chez les animaux, dont la rate est intacte, une quantité de ces microphages chargés se dirigent dans cet organe, un fait confirmé par l'observation directe. Lorsque la rate est enlevée, les microphages doivent nécessairement se réfugier dans les autres organes phagocytaires. Comme les microbes subissent la digestion intracellulaire dans les phagocytes, il est très difficile, sinon impossible, de les poursuivre longtemps après qu'ils ont été englobés. Mais l'analogie avec les phénomènes de la résorption des globules rouges, que nous avons relatés dans le quatrième chapitre, nous permettent de supposer qu'avec les microbes les choses se passent de la même façon. Ces organismes, saisis au point d'inoculation par les phagocytes, sont transportés par ceux-ci pendant leur pérégrination à travers les organes jusqu'à la circulation générale. L'interprétation que je viens de donner a été acceptée par M. Deutsch.

Cet observateur a voulu aussi se rendre compte de l'origine de la propriété agglutinative, si développée dans les humeurs des animaux, inoculés avec du coccobacille typhique. Il n'a pas réussi à résoudre cette question, mais il a pu démontrer la différence incontestable entre cette propriété et le pouvoir préventif. Les faits, apportés par M. Deutsch, doivent donc être rangés à côté de tant d'autres, rapportés plus haut, qui démontrent d'une façon définitive que les deux pouvoirs des humeurs sont essentiellement distincts.

Les résultats si concordants de tous les chercheurs qui se sont occupés de l'origine du pouvoir préventif permettent cette conclusion que ce sont les éléments des organes phagocytaires, c'est-à-dire les phagocytes mêmes qui produisent la substance préventive. Mais nous demandera-t-on, peut-on admettre pour cela que la substance fixatrice ou le fixateur proviennent également de la même source ? A l'époque où l'on exécutait les travaux que je viens de résumer, on ne connaissait pas encore suffisamment les fixateurs et on les confondait avec les substances préventives. Malgré cela, la réponse à la question que nous venons de poser, n'est pas douteuse. Dans les rapports des expériences de MM. Pfeiffer et Marx, nous trouvons des données très précises sur la transformation granuleuse des vibrions. Ainsi ils ont observé plusieurs fois que l'extrait de la rate provoquait cette transformation d'une façon extrêmement nette et rapide à une période où le sang et le sérum, employés à dose beaucoup plus forte, étaient incapables de produire le même effet. Or, comme le phénomène de Pfeiffer est une manifestation visible de l'action du fixateur spécifique, il ne peut être douteux que la rate est réellement l'endroit principal où se développe la substance fixatrice, avant d'apparaître dans le sang.

Avant de terminer ce chapitre, nous devons passer en revue d'une façon très sommaire les principaux phénomènes qui ont lieu dans l'immunité acquise contre les microbes. La destruction extracellulaire de ces parasites ne se produit chez l'organisme vivant que dans des conditions spéciales, lorsque les phagocytes subissent une avarie passagère (phagolyse) et laissent échapper leurs microcytases. Ces dernières ne représentent point des attributs des humeurs, comme on le pensait autrefois et comme quelques auteurs l'admettent encore à présent. Ces ferments solubles sont liés aux phagocytes et représentent les ferments de la digestion intracellulaire. Les cytases ne subissent pas de modifications pendant l'immunisation et correspondent à celles qui agissent dans l'immunité naturelle.

La substance agglutinative, déjà souvent présente dans les humeurs normales, devient beaucoup plus développée dans celles des animaux immunisés. Elle est vraiment humorale, car elle circule dans les plasmas et passe dans les liquides, les exsudats et les transsudats. Mais son rôle dans l'immunité est très restreint.

Les propriétés préventive et fixatrice, le plus souvent intimement liées entre elles, se développent très notablement dans l'organisme jouissant d'immunité acquise. Elles peuvent agir sur les microbes, qui s'imprègnent de la substance fixatrice, ou sur l'organisme infecté en stimulant sa réaction défensive. Mais elles sont incapables d'atteindre le microbe dans sa vitalité ou sa virulence. Les deux propriétés (préventive et fixatrice) résident dans les humeurs, mais elles sont fonction des produits cellulaires. Les éléments des organes phagocytaires (rate, moelle osseuse, ganglions lymphatiques), ou phagocytes, produisent les substances préventives et les fixateurs spécifiques qui, de là, parviennent dans les plasmas.

La réaction phagocytaire est tout à fait générale dans l'immunité acquise. Les phagocytes qui ne remplissaient que très incomplètement ou même pas du tout leur fonction antimicrobienne, deviennent, à la suite de la vaccination, beaucoup plus actifs. Ils manifestent une chimiotaxie positive des plus accusées et acquièrent la faculté de digérer les microbes d'une façon beaucoup plus intense. C'est à l'accroissement de ce pouvoir digestif qu'est liée la surproduction, par les phagocytes, des substances fixatrice et préventive qui sont excrètées en grande quantité par ces cellules et passent dans les liquides de l'organisme. Comme ces substances sont des productions phagocytaires, on conçoit bien que, dans certains exemples d'immunité acquise, l'organisme arrive à bout des microbes, sans que la substance préventive se retrouve dans les liquides. Il suffit qu'elle soit en possession des phagocytes qui peuvent la garder dans leur sein sans s'en débarrasser et l'excréter dans le courant circulatoire.

D'après tout cet exposé, on voit bien que les phénomènes, dans l'immunité acquise vis-à-vis des microbes, ne sont qu'une copie plus ou moins stéréotype de ceux qui ont lieu dans l'organisme après la résorption des cellules. Là aussi, il y a digestion intracellulaire avec surproduction des fixateurs spécifiques qui sont en partie excrétés et passent dans les plasmas Dans la résorption des cellules, il y a aussi action double des cytases et des fixateurs ; seulement, dans ce cas, ce sont les macrocytases qui interviennent, tandis que, dans la résorption des microbes, ce rôle est accompli par les microcytases. Les fixateurs, dans les deux cas, sont bien différents au point de vue de leur action, car ils sont spécifiques ; mais les cellules qui agissent dans leur production appartiennent dans les deux cas (résorption des cellules animales et des microbes) à la catégorie des phagocytes.

On pense souvent que la théorie que je viens de résumer, se trouve en désaccord fondamental avec la théorie des chaînes latérales, ou des récepteurs, formulée par M. Ehrlich (1). Je ne puis me ranger à cette opinion. Appliquée à l'immunité acquise contre les microbes, cette théorie peut se résumer de la façon suivante. Les microbes, inoculés à la dose non mortelle, mais immunisante, se combinent avec certains éléments de l'organisme. Les récepteurs des microbes trouvent des récepteurs correspondants dans ces cellules, mais, une fois combinés, les récepteurs cellulaires deviennent incapables de remplir leur fonction normale pour la nutrition. Les cellules, ainsi privées de leurs récepteurs, en reproduisent une quantité tellement grande qu'une partie est excrétée dans le milieu ambiant et passe dans les plasmas. Ces récepteurs, d'origine cellulaire, mais devenus des parties constituantes des humeurs, ne sont autre chose que les fixateurs, ou les corps intermédiaires, ou encore les ambocepteurs d'Ehrlich. A la nouvelle arrivée des mêmes microbes, ceux-ci rencontrent, dans le liquide des exsudats, de nombreux ambocepteurs qui se combinent avec les récepteurs correspondants des microbes, sans cependant les détruire ou les gêner dans leur vitalité. Mais, comme les mêmes ambocepteurs possèdent encore une seconde affinité, celle pour les molécules des cytases, ou des « compléments » d'Ehrlich, les microbes peuvent être mis en contact avec ces ferments solubles. Sans l'intervention des fixateurs, la combinaison du corps des microbes avec la cytase ne peut jamais avoir lieu, parce que les récepteurs des microbes ne sont point adaptés à ceux des cytases. Lorsque les molécules de ces ferments se trouvent dans les plasmas à l'état libre, elles peuvent être accaparées par le groupement correspondant des ambocepteurs.

Essayons de confronter la théorie que nous venons d'esquisser avec celle qui a été exposée plus haut. Les microbes, inoculés à la dose non mortelle, mais immunisante, sont, comme nous l'avons vu, englobés par les phagocytes et ensuite digérés dans leur intérieur. Cette digestion intracellulaire est suivie de la surproduction du fixateur spécifique, dont une partie est excrétée et passe dans les plasmas.

(1) Ehrlich, Lazarus et Pincus, *Leukaemie*, etc., dans *Nothnagel*, *Specielle Pathologie u. Therapie*, 1901, T. VIII, Ire partie, 3e livraison, p. 163.

Ce sont les résultats des données expérimentales bien établies que nous avons développées dans ce chapitre. La théorie de M. Ehrlich n'objecte rien contre cet exposé ; elle essaie seulement de pénétrer plus profondément dans le mécanisme des phénomènes qui se passent entre le microbe et la cellule. L'acte que nous désignons simplement comme digestion intracellulaire, est divisé par M. Ehrlich dans ses parties constituantes. Pour lui, il y a combinaison du fixateur, d'un côté avec la molécule du microbe, de l'autre côté avec celle du ferment soluble, ou cytase. D'après M. Ehrlich, ce sont les ambocepteurs des cellules qui se détachent pour fournir le fixateur qui circule dans les plasmas. Pour nous, il s'agit simplement de surproduction d'un des deux ferments de la digestion intracellulaire, sans préciser la partie constituante de ce ferment qui passe dans la circulation. Les deux théories pourraient se compléter, mais ne sont pas du tout contradictoires en principe. Il n'y a qu'un seul point important où elles soient en désaccord. M. Ehrlich pense que les cytases sont toujours en liberté dans les humeurs et que les cellules, pour exercer une action digestive sur les microbes, doivent préalablement saisir leurs molécules avec un des groupements de leurs ambocepteurs. Nous avons développé au contraire cette notion que les cytases ne sont libres dans l'organisme que pendant la phagolyse et que, dans les conditions normales, les cytases restent intimement liées aux phagocytes. Cette donnée est basée sur un grand nombre de faits expérimentaux bien établis et doit par conséquent être acceptée comme exacte. Mais elle ne touche à aucun principe fondamental de la théorie de M. Ehrlich. Par contre, les bases de celle-ci ne touchent à aucun des points principaux de la théorie que nous avons développée. La doctrine qui envisage l'immunité acquise comme un cas particulier de la résorption, peut se concilier avec la conception des ambocepteurs. Mais elle peut tout aussi bien s'accorder avec la conception de M. Bordet, d'après laquelle les fixateurs agissent non pas comme des substances intermédiaires entre le microbe et la cytase, mais comme des substances qui sensibilisent les microbes pour la pénétration du ferment digestif. Cette question délicate n'est pas encore tranchée d'une façon définitive, mais les expériences de M. Bordet que nous avons rapportées dans le quatrième chapitre, plaident beaucoup en faveur de sa manière de voir.

MM. M. Neisser et Wechsberg (1) ont essayé de se rendre compte

(1) *Münchener medic. Wochenschrift*, 1901, n° 18

de la façon dont agissent les fixateurs sur les microbes et ont décrit des faits très intéressants. Ils ont constaté que ces substances ne permettent la destruction des bactéries que dans le cas où elles sont en certain rapport avec la cytase. Les mélanges de fixateurs et de cytases, dans lesquels les premiers se trouvent en excès, non seulement ne tuent pas les microbes, mais même leur permettent un développement abondant. Pour arriver à ce résultat, MM. Neisser et Wechsberg ont mélangé des quantités constantes de bactéries et de sérum normal, renfermant de la cytase, avec des quantités variables de sérum d'animaux immunisés, chauffé à 56°. Comme on le sait, à la suite de ce chauffage, ce sérum spécifique est dépouillé de ses cytases, mais peut être facilement réactivé par l'addition de sérum neuf non chauffé. Le fait paradoxal, constaté par MM. Neisser et Wechsberg, ne peut être expliqué, à leur avis, que par la théorie des ambocepteurs de M. Ehrlich. Lorsque ces corps à affinité double se trouvent en trop grande quantité par rapport à la cytase, il peut en résulter qu'une partie seulement de ceux qui se combinent avec les récepteurs des microbes, réussissent à s'accrocher les molécules du ferment actif. L'ambocepteur, étant par lui-même incapable de détruire le microbe, ne peut lui être nuisible qu'à condition d'apporter de la cytase. Or, comme la quantité de celle-ci est trop petite pour le nombre beaucoup plus considérable d'ambocepteurs, on conçoit facilement que les microbes peuvent en profiter et rester vivants. Cette interprétation est certainement très ingénieuse, mais rien ne prouve qu'elle corresponde à la réalité des choses. MM. Neisser et Wechsberg ont observé eux-mêmes que le sérum de chèvre normale peut aussi empêcher l'action bactéricide de la cytase. Seulement, dans ce cas, ils admettent l'intervention d'une anticytase de ce sérum normal. La même explication pourrait peut-être servir aussi pour expliquer l'action empêchante du sérum des animaux immunisés. On sait que les anticytases se trouvent assez fréquemment dans les divers sérums et qu'elles subissent de grandes variations, selon les conditions dans lesquelles se trouvent les animaux qui fournissent le sang.

Dans tous les cas, il est évident que la théorie des récepteurs ne doit nullement être considérée comme l'antithèse de la théorie des phagocytes. Celle-ci conserve bien son droit d'affirmer que, dans l'immunité acquise contre les microbes, ces éléments jouent le rôle le plus général et le plus important. Ce sont les phagocytes qui détiennent les cytases, capables de débarrasser l'organisme, de détruire les microbes. Ce sont encore ces mêmes cellules qui produisent et excrètent les substances fixatrices et préventives. Les fixateurs libres peuvent atteindre les microbes dans les humeurs, mais ils sont incapables de leur enlever la vie ou même la virulence. Les cytases, échappées des phagocytes, peuvent bien, en collaboration avec les fixateurs, détruire un certain nombre de microbes, mais seulement dans des cas spéciaux, qui ne se rencontrent que rarement dans les conditions naturelles. Au contraire, les phagocytes, chez l'organisme qui jouit de l'immunité acquise, remplissent constamment la fonction de saisir les microbes et de les soumettre dans leur intérieur à l'action combinée des fixateurs et des cytases.

L'immunité acquise, comme l'immunité naturelle contre les microbes, ne présentent que des cas particuliers de la digestion intracellulaire.

CHAPITRE X

IMMUNITÉ RAPIDE ET PASSAGÈRE CONTRE LES MICROBES, CONFÉRÉE PAR LES SÉRUMS SPÉCIFIQUES ET NORMAUX, OU PAR D'AUTRES SUBSTANCES, OU PAR DES MICROBES AUTRES QUE CEUX CONTRE LESQUELS ON VEUT PRÉSERVER L'ORGANISME.

Immunité conférée par les sérums spécifiques. — Analogie du mécanisme de cette immunité avec celui qui s'observe dans l'immunité obtenue avec les microbes pathogènes et leurs produits. — Le rôle de la phagocytose dans l'immunité conférée par les sérums spécifiques. — Influence de l'opium sur la marche de l'immunisation par ces sérums. — Action stimulante des sérums spécifiques. — Action préventive et stimulante des sérums normaux. — Influence des liquides, autres que les sérums : bouillon, urine, eau physiologique, etc.

Antagonisme entre le charbon et certaines bactéries.

Nous avons vu quel rôle important joue dans l'étude de l'immunité acquise contre les microbes, la constatation du pouvoir préventif des humeurs. Sans être absolument général, ce pouvoir est cependant très répandu et se trouve même dans quelques exemples d'immunité acquise vis-à-vis de microbes appartenant au règne animal. Jusqu'à présent, nous nous sommes contenté de signaler la présence, dans les humeurs de l'organisme immunisé, de cette propriété préventive et nous l'avons étudiée exclusivement par rapport à l'organisme qui la produit. Maintenant nous devons passer à cette autre question de savoir comment agissent les substances préventives dans l'organisme qui les reçoit toutes faites. C'est l'immunité qui a été désignée par M. Ehrlich sous le nom d'*immunité passive* vis-à-vis des microbes, qu'il nous faut examiner.

L'étude que nous voulons entreprendre est très facilitée par les données sur les phénomènes qui se passent dans l'organisme, vacciné par les microbes ou leurs produits, données dont nous avons entretenu le lecteur dans le précédent chapitre. Il existe en effet une très grande analogie entre les deux catégories d'immunité et si on les sépare par une limite tranchée, ceci s'explique par le fait que celle qui est conférée par les microbes ou leurs produits, demande un certain temps pour se développer et dure pendant une longue période, tandis que l'immunité, due aux sérums spécifiques, s'établit aussitôt après leur injection, mais ne dure qu'un temps très court.

Comme les maladies des Invertébrés sont le plus souvent dues à des microbes différents de ceux qui produisent les infections chez les animaux supérieurs, la question, si les Invertébrés peuvent être immunisés avec des sérums préventifs, n'a pas encore été étudiée. Mais on possède déjà sous ce rapport quelques notions sur la protection des Vertébrés inférieurs par les sérums spécifiques. M. Gheorghiewsky (1) a fait à ce sujet quelques expériences dans mon laboratoire. Il a vu que le sérum de mammifères (cobaye, chèvre), immunisés contre le bacille pyocyanique, était capable de protéger, dans certaines conditions, les grenouilles vertes contre la dose sûrement mortelle pour les témoins du même microbe. Injecté en même temps que le bacille pyocyanique, le sérum n'empêchait nullement l'infection mortelle ; quelquefois celle-ci évoluait encore plus rapidement que chez les grenouilles-témoins. Ce n'est que lorsque l'injection préventive se faisait 24 ou, mieux encore, 48 heures avant l'inoculation des microbes, que l'effet protecteur du sérum devenait manifeste. Le sérum employé dans ces expériences n'était pas bactéricide pour le bacille pyocyanique qui s'y développait abondamment ; mais il agglutinait ce microbe dans une forte proportion. Seulement, lorsque M. Gheorghiewsky injectait à des grenouilles de ces cultures agglutinées par le sérum de chèvre, elles mouraient tout aussi bien que les témoins. Comme la réaction phagocytaire était toujours très active chez des grenouilles qui résistaient au virus, à la suite de l'injection de sérum préventif, il est très probable que ce liquide exerçait une influence excitante sur les phagocytes.

Cette notion de la stimulation par les sérums antiinfectieux dans les cas d'immunité passagère, conférée par ces humeurs, a déjà été exposée dans mes premières recherches sur l'immunité des lapins contre le coccobacille de Gentilly, provoquée par le sérum de lapins vaccinés. Seulement notre opinion n'a pas rencontré un accueil bienveillant, surtout à cause de la découverte du phénomène de la transformation des vibrions cholériques en granules. M. Pfeiffer a observé lui-même que cette transformation se faisait non seulement dans la cavité péritonéale de cobayes vaccinés, mais tout aussi bien dans le

(1) *Annales de l'Institut Pasteur*, 1899, T. XIII, p. 315.

péritoine de cobayes neufs, auxquels il injectait de petites quantités de sérum spécifique. Comme ce dernier liquide, entre les mains de M. Pfeiffer, était incapable de transformer les vibrions en granules *in vitro*, cet observateur a supposé que les éléments cellulaires d'un animal neuf possédaient le pouvoir de modifier la substance inactive du sérum spécifique en substance bactéricide. D'après cette conception, l'immunité, conférée par ce sérum, n'était pas purement passive, car elle exigeait le concours des cellules vivantes pour préparer la substance qui transforme et tue les vibrions.

La démonstration que nous avons faite de la possibilité d'obtenir le phénomène de Pfeiffer *in vitro* a aussitôt fait pencher la balance en faveur de la théorie, d'après laquelle l'immunité par le sérum spécifique est due à une action humorale directe sur le microbe. Dans ces conditions, cette immunité devait être interprétée comme purement passive. Cette opinion semblait définitive après la découverte de M. Bordet qu'un sérum spécifique, inactif par lui-même, devenait capable de provoquer le phénomène de Pfeiffer, aussitôt qu'on lui additionnait un peu de sérum neuf, non spécifique. Voici comment M. Bordet (1) résume sa théorie de l'immunité, conférée par les sérums spécifiques : « L'immunité passive est due, tout au moins en partie, à un phénomène chimique exercé sur les vibrions par deux substances préformées, l'une existant chez l'animal avant toute injection, l'autre se rencontrant déjà dans le sérum qu'on injecte ; ce phénomène est purement chimique en ce sens qu'il peut s'accomplir sans le concours d'une réaction vitale, d'aucune sécrétion cellulaire nouvelle : on le constate en effet dans des liquides entièrement dépourvus de cellules » (p. 217). A la suite de ces constatations, on a cru que l'organisme reste absolument inactif dans le cas où il est soumis à l'action de sérums préventifs ou antiinfectieux, et que l'exemple du vibrion cholérique représente une sorte de schéma, applicable à tout l'ensemble de phénomènes, réunis dans la catégorie de l'immunité passive.

De même que dans l'étude de l'immunité, obtenue à la suite des vaccinations par les microbes ou leurs produits, dans l' « immunité passive », on ne voyait que l'action chimique directe de deux substances sur le microbe et on tâchait d'étendre la démonstration à toute une série de maladies infectieuses.

(1) *Annales de l'Institut Pasteur*, 1896, T. X, p. 193.

MM. Pfeiffer et Kolle (1), après avoir constaté que le sérum du sang des convalescents de la fièvre typhoïde, ainsi que celui des animaux, vaccinés avec le bacille typhique, manifestent un fort pouvoir préventif pour le cobaye, ont voulu se rendre compte du mécanisme de cette immunité. Ils ont vu que dans le péritoine de cobayes, inoculés avec du bacille typhique et soumis en même temps à l'action de sérums préventifs, les microbes perdent presque aussitôt leur mobilité. Un peu plus tard, ils accusent une dégénérescence de forme, deviennent moins réfringents et s'émiettent. A la suite de l'injection de fortes doses de sérum spécifique, les bacilles se transforment en granules, à peu près comme dans le choléra. « Seulement — disent les auteurs cités — ce dernier mode de destruction, c'est-à-dire la formation de granules au dépens des bactéries injectées, ne se fait pas avec la même régularité surprenante que dans le phénomène de Pfeiffer avec le vibrion cholérique » (p. 219). Pendant que ces changements se produisent dans le liquide péritonéal, les leucocytes commencent à arriver et à englober les bacilles et leur débris. « La phagocytose prend donc une part incontestable à la destruction des bactéries. Cependant, comme la majorité des bactéries injectées meurent dans le liquide de l'exsudat, la phagocytose ne peut nullement être considérée comme cause de l'action préventive du sérum » (p. 220). On voit, d'après cet exposé, que déjà pour le coccobacille typhique, l'action directe des humeurs est sensiblement moins marquée que dans l'exemple du vibrion cholérique. Mais, même pour ce dernier, il faut faire beaucoup de restrictions. A l'immunité contre ce microbe, conférée par le sérum des animaux immunisés, s'appliquent les mêmes règles qu'à l'immunité, due aux vaccinations par les vibrions ou leurs produits. Si nous voulions longuement traiter ici ce sujet, il nous faudrait répéter presque textuellement tout ce qui a été dit dans les deux chapitres précédents. Bornons-nous à rappeler que cette transformation presque générale et rapide, comme on l'observe *in vitro* sur des vibrions, mis en contact avec du sérum spécifique frais ou bien avec le mélange de ce sérum, chauffé à 55°-56°, et du sérum neuf, non chauffé, ne se rencontre dans l'organisme que dans des cas de phagolyse. C'est dans le péritoine que M. Pfeiffer a découvert le phénomène qui porte son nom et c'est là qu'on peut l'observer le mieux pendant la période de la phagolyse des globules blancs. Des vibrions

(1) *Zeitschrift für Hygiene*, 1896, T. XXI, p. 203.

mélangés avec des petites doses de sérum spécifique qui par lui-même peut les immobiliser et les agglutiner, mais qui est absolument hors d'état de les transformer en granules, présentent cette transformation aussitôt qu'on les introduit dans la cavité péritonéale de cobayes neufs. Dans ce cas, les vibrions, imprégnés de fixateur du sérum spécifique, se trouvent touchés par la microcytase du liquide péritonéal, échappée aux phagocytes avariés. La préparation du péritoine des cobayes neufs avec une injection de bouillon ou d'eau physiologique, faite la veille, empêche le phénomène de Pfeiffer de se produire, malgré le sérum préventif, tout à fait comme chez les cobayes vaccinés. Dans les deux cas, les vibrions, sans être transformés en granules par la partie liquide de l'exsudat péritonéal, sont englobés en masse et avec une rapidité extraordinaire par les phagocytes. Cette expérience a été reproduite par M. Garnier (1) pour le coccobacille typhique. Il injectait dans la cavité péritonéale de jeunes cobayes d'abord quelques c. c. de solution physiologique de chlorure de sodium, de bouillon frais ou de plusieurs autres liquides. Le lendemain, il introduisait au même endroit des coccobacilles typhiques, mélangés avec du sérum sanguin d'âne, longtemps immunisé contre ce microbe. Peu de minutes (2-4) après cette dernière injection, les leucocytes, dont la phagolyse était empêchée par la préparation de la veille, se trouvaient bourrés de coccobacilles. Quelques-uns d'entre eux, comme ceux qui restaient encore libres dans le liquide péritonéal, conservaient leur forme normale, tandis qu'un très grand nombre de ces microbes englobés par les microphages, étaient déjà transformés en granules. Cette expérience confirme encore une fois la thèse que la substance qui transforme les coccobacilles ou les vibrions en granules, est la microcytase. A l'état normal des phagocytes, elle se trouve dans les microphages, mais lors de la phagolyse, elle s'échappe en partie dans le liquide environnant. Dans les expériences de contrôle de M. Garnier, faites avec de jeunes cobayes neufs, non préparés la veille, l'injection simultanée de coccobacilles typhiques et de sérum spécifique d'âne, provoquait cette sorte de phénomène de Pfeiffer atténué ou peu typique qui a été décrit dans le mémoire de MM. Pfeiffer et Kolle.

Bientôt après la découverte du phénomène de Pfeiffer, j'ai pu (2) fournir la preuve qu'il ne se produit ni dans le tissu sous-cutané, ni

(1) *Annales de l'Institut Pasteur*, 1897, T. XI, p. 773.
(2) *Annales de l'Institut Pasteur.*, 1895, T. IX, p. 453.

dans les œdèmes, provoqués par l'arrêt de la circulation, ni dans la chambre antérieure de l'œil des animaux, lorsqu'on injecte dans ces endroits des vibrions cholériques, mélangés avec du sérum antiinfectieux spécifique. Dans ces conditions, ces microbes conservent leur forme normale, restent bien vivants et dans cet état, sont englobés par les leucocytes qui arrivent aux points envahis. Ces cellules, attirées par les produits vibrioniens, ne subissent aucune phagolyse et remplissent leur fonction phagocytaire sans aucune entrave. On trouve dans leur intérieur des vibrions ayant conservé leur forme allongée et d'autres, transformés en granules. Les exsudats, renfermant ces éléments, donnent des cultures cholériques sur des milieux nutritifs, ce qui prouve que, parmi les vibrions intracellulaires, il y en avait de vivants. Dans ces exemples, il n'y a pas de destruction des microbes dans les humeurs, par conséquent pas d'action directe de la substance bactéricide. Celle-ci, renfermée dans les phagocytes, ne peut agir que par l'intermédiaire de ces éléments.

M. Mesnil (1) a fait des expériences analogues avec le vibrion de Massaouah qui présente cette particularité qu'il est très virulent lorsqu'on l'injecte sous la peau de cobayes. Eh bien, malgré cette différence, ce microbe, injecté avec le sérum préventif à des animaux neufs, se comporte de la même façon que le vibrion cholérique proprement dit. M. Mesnil a introduit les vibrions de Massaouah en même temps que le sérum antiinfectieux spécifique, dans le tissu sous-cutané de cobayes jeunes et adultes et de jeunes lapins. Dans tous les cas, il a observé les mêmes phénomènes de réaction de l'organisme. Les vibrions provoquaient la formation de l'œdème au point d'inoculation et restaient isolés dans le liquide. La majorité de ces microbes s'immobilisaient, mais quelques-uns demeuraient mobiles. Le phénomène de Pfeiffer ne se produisait jamais. Il y avait quelquefois un certain amoncellement des vibrions, mais qui n'était pas comparable à la forte agglutination que l'on observe dans le sérum spécifique *in vitro*. Les vibrions conservaient leur faculté de reproduction et M. Mesnil a pu les observer dans toutes les phases de la division. Quelques heures (6-8) après l'inoculation, les leucocytes commençaient à arriver au point d'inoculation et se mettaient aussitôt à englober les vibrions. Cette phagocytose devenait de plus en plus fréquente et aboutissait à l'englobement total des microbes Des gouttes d'exsudat ne renfermant

(1) *Annales de l'Institut Pasteur*, 1897, T. XI, p. 371.

que des vibrions intraphagocytaires, transportées à l'étuve, donnaient des cultures abondantes. Les leucocytes mouraient en dehors de l'organisme, tandis que les vibrions vivaient et poussaient bien dans ces conditions. Certains leucocytes avaient triplé de volume et on voyait leur contenu composé uniquement de vibrions très serrés. L'exsudat sous-cutané, retiré même huit jours après l'injection des microbes, et ensemencé sur des milieux nutritifs, donnait encore des colonies vibrioniennes.

L'action directe du sérum préventif sur les vibrions se réduisait donc à bien peu de chose. Elle amenait leur immobilisation et une agglomération très faible, mais elle était incapable de transformer les vibrions en granules et de les détruire. On voit donc que, même dans ce groupe des vibrions, le rôle du phénomène de Pfeiffer est très limité. La destruction des vibrions se fait sûrement et définitivement sous l'influence des sérums spécifiques, non pas par une action directe des deux substances antibactériennes, mais bien par l'intermédiaire des phagocytes. Avant que le fixateur, introduit avec le sérum préventif, amène au résultat, il faut que les leucocytes, impressionnés dans leur sensibilité, arrivent au point inoculé, qu'ils saisissent les microbes et sécrètent autour d'eux leur cytase. Ce n'est qu'à la suite de ces actes, purement vitaux, que se produit la réaction chimique ou physico-chimique des substances qui interviennent dans la destruction des vibrions.

Dans ces conditions, il est facile de concevoir que si l'action vitale des phagocytes subit un retard ou une dépression, l'injection de sérum préventif sera incapable de préserver l'animal de la mort. M. Cantacuzène (1) qui a déjà fait une démonstration analogue pour les cobayes, vaccinés contre le vibrion cholérique par ces microbes ou par leurs produits, a exécuté des expériences nombreuses sur l'action de l'opium sur les cobayes neufs, inoculés avec des vibrions en même temps qu'avec le sérum spécifique. Avant d'injecter ce mélange, M. Cantacuzène narcotisait ses animaux au moyen de la teinture d'opium. La grande majorité (4/5) des cobayes ainsi traités mouraient au bout de un ou plusieurs jours. La transformation des vibrions en granules, sous l'influence du sérum, se produisait dans la cavité péritonéale, mais les leucocytes, à cause de l'action narcotique de l'opium, étaient lents à venir. Arrivés dans le péritoine, ils étaient capables

(1) *Annales de l'Institut Pasteur*, 1898. T. XII, p. 290.

d'englober les granules, mais refusaient d'une façon absolue de saisir les vibrions entiers, toujours assez nombreux dans les exsudats. Malgré l'apparition d'une quantité de leucocytes, ces cellules étaient encore trop faibles pour exercer une opposition suffisante aux vibrions. Ceux-ci augmentaient en nombre et se multipliaient jusqu'à la mort de l'animal. A ce moment, l'exsudat contenait une foule de vibrions très mobiles. Quelquefois la lutte se prolonge. Les leucocytes affaiblis permettent un développement des vibrions, mais, après un temps plus ou moins long, ils se rétablissent et commencent à englober les microbes avec vigueur. Il s'ensuit la phagocytose complète, mais le cobaye, atteint par les produits toxiques du vibrion, finit par succomber, malgré l'absence de vibrions libres dans son corps.

L'analyse des phénomènes qui se produisent dans l'organisme, traité avec le sérum antivibrionien, nous montre que malgré un certain effet direct des substances, renfermées dans cette humeur, il reste encore tout un ensemble de processus, dans lesquels ce sont les porteurs des cytases, c'est-à-dire les phagocytes, qui remplissent le rôle essentiel. Et cependant le vibrion cholérique et ses congénères sont encore les microbes les plus sensibles à l'action bactéricide des humeurs. On concevra donc facilement que les microbes plus résistants subissent encore moins l'influence directe des sérums spécifiques. C'est ce que nous avons vu dans l'exemple du coccobacille typhique qui ne présente le phénomène de Pfeiffer, dans le liquide péritonéal phagolysé, que d'une façon atténuée. Les autres représentants du groupe des bacilles sont encore moins sujets à l'action directe des sérums. Ainsi dans ses études sur le bacille pyocyanique, M. Gheorghiewsky (1) a constaté que les cobayes neufs, injectés sous la peau avec du sérum antiinfectieux spécifique, et inoculés dans le péritoine avec ce microbe, présentent les mêmes phénomènes que ceux que nous avons rapportés dans le huitième chapitre au sujet des animaux vaccinés. Il n'a jamais pu observer ni la dissolution des bactéries dans les humeurs de l'organisme, ni leur transformation totale en boules en dehors des phagocytes. La résistance, opposée par l'organisme, était toujours en rapport direct de la rapidité d'apparition et du degré de la réaction phagocytaire.

Pour établir l'importance de chacun des facteurs qui agissent dans la préservation des animaux, soumis à l'influence du sérum spécifi-

(1) *Annales de l'Institut Pasteur*, 1899. T. XIII, p. 312.

que, M. Gheorghiewsky a répété les expériences de M. Cantacuzène sur l'effet de la narcotisation par la teinture de l'opium. Cet alcaloïde retarde la diapédèse, tout en conservant aux leucocytes leur sensibilité tactile et leur mobilité. Les propriétés humorales, par contre, ne sont pas du tout atteintes par la narcose. Eh bien, malgré que chez les cobayes narcotisés et traités avec le sérum antiinfectieux, l'action directe n'était point empêchée, les animaux mouraient régulièrement, parce que la réaction phagocytaire retardée et incomplète était insuffisante pour détruire à temps tous les bacilles.

M. Mesnil (1) a étudié l'action du sérum spécifique contre le rouget des porcs sur les animaux neufs auxquels on l'injecte quelque temps avant l'inoculation dans le péritoine du bacille correspondant. Ce sérum exerce une action préventive des plus évidentes sur les souris, l'espèce animale la plus sensible à l'effet pathogène de ce microbe. Chez des souris ainsi préparées, la phagocytose s'effectue d'une façon très complète et avec une grande rapidité. Avant l'englobement par les phagocytes, les microbes ne manifestent aucun changement appréciable ; ils se colorent toujours d'une façon bien uniforme et bien intense par la méthode de Gram et ne sont jamais gonflés. Les bacilles ne subissent aucune agglutination dans le corps des souris, ce dont on se convainc sur des gouttes suspendues de l'exsudat. Le phénomène qui frappe le plus l'observateur, c'est la phagocytose très prononcée, due principalement à l'activité des microphages. Quelques heures après l'inoculation, on trouve ces cellules bourrées de bacilles, parmi lesquels un grand nombre ne se colorent plus de la façon normale. Sans être transformés en granules, ces microbes subissent la digestion intracellulaire, complète au bout de peu de jours. Cette destruction est plus rapide et complète dans les microphages et plus lente dans les macrophages. Des gouttes d'exsudat de ces souris, prélevées à un moment où l'englobement des microbes est déjà achevé, produisent chez des souris neuves la septicémie mortelle. Ce fait prouve qu'au moment où ils ont été saisis par les phagocytes, les bacilles avaient conservé toute leur virulence. En terminant le récit de ses expériences, M. Mesnil conclut que « le sérum a pour effet d'exciter les phagocytes et surtout les polynucléaires : ils englobent plus vite, ils digèrent plus vite. Le sérum est donc un stimulant des cellules chargées de la défense de l'organisme » (p. 496).

(1) *Annales de l'Institut Pasteur*, 1898. T. XII, p. 492.

Il est inutile de relater les phénomènes qui se produisent chez les souris, inoculées sous la peau et traitées avec du sérum préventif, car même dans le péritoine il n'y a ni phénomène de Pfeiffer, ni aucune destruction extracellulaire des bacilles. Ces microbes, soumis à l'influence du sérum spécifique, absorbent bien le fixateur, comme l'ont démontré MM. Bordet et Gengou (1). Cette absorption doit certainement favoriser l'action des cytases intraphagocytaires. Mais elle ne suffit pas pour expliquer l'effet préventif, antiinfectieux, du sérum. Ce dernier résultat découle des expériences que M. Gengou a bien voulu faire sur ma demande. Il a inoculé à des souris des bacilles du rouget, mélangés avec du sérum spécifique, chauffé à 55°, et additionné de sérum de cobaye normal. Les souris ainsi traitées ont résisté à l'infection, tandis que leurs témoins mouraient après quelques jours. Après s'être ainsi assuré de l'effet préventif du sérum, M. Gengou a préparé les mêmes mélanges de bacilles du rouget et des deux sérums; seulement au lieu de les injecter en totalité, il débarrassait les bacilles des sérums, après un contact prolongé, et les injectait à des souris. Les bacilles s'étaient imprégnés de fixateurs, mais, malgré cela, ils tuaient les souris presque aussi vite que les témoins. Ce n'est donc pas le fixateur adhérant aux microbes qui détermine l'action préventive du sérum spécifique. Ce liquide doit renfermer encore une autre substance, celle justement qui stimule les phagocytes.

L'analyse du mécanisme de l'immunité dite passive, c'est-à-dire communiquée à des animaux neufs par le sérum antiinfectieux spécifique, nous apprend que, même lorsque l'action directe des substances humorales est très limitée, l'effet préventif se produit tout de même grâce à l'influence stimulante qui provoque la destruction des microbes par l'intermédiaire de la réaction phagocytaire. Le résultat auquel nous sommes amenés se confirme par l'examen des phénomènes qui se passent chez des animaux soumis à l'action du sérum anticharbonneux. C'est M. Marchoux (2) qui, le premier, nous a donné des renseignements précis sur la façon d'agir du sérum des animaux traités avec des bactéridies, sur l'organisme de lapins. Cet observateur a vu que, dans le péritoine de lapins injectés la veille avec du sérum anticharbonneux, les bactéridies inoculées deviennent

(1) *Annales de l'Institut Pasteur*, 1901. T. XV, p. 289.
(2) *Ibid.*, 1895. T. IX, p. 800.

presque aussitôt la proie des phagocytes. Déjà deux minutes après l'introduction de bacilles dans la cavité péritonéale, la grande majorité est englobée par les leucocytes ; dix minutes plus tard, il n'y a plus du tout de bactéridies libres. Non seulement l'englobement, mais aussi la destruction de ces microbes se font avec une très grande rapidité et déjà quelques heures après l'injection, l'exsudat péritonéal ensemencé sur des milieux de culture, reste stérile. Dans le tissu sous-cutané, la réaction phagocytaire demande plus de temps que dans le péritoine, mais elle se fait encore très rapidement. Ainsi, inoculées sous la peau de l'oreille de lapins, traités avec le sérum spécifique, les bactéridies sont déjà en majeure partie englobées au bout d'une demi-heure. Au bout d'une heure, en général, la phagocytose est complète.

Dans les expériences de M. Marchoux, l'importance du rôle des phagocytes ressortait encore davantage lorsqu'il entravait leur fonction d'une façon quelconque. Les lapins, injectés la veille avec du sang anticharbonneux, et inoculés **24** heures plus tard avec des bactéridies sous la peau de l'oreille, résistaient définitivement à l'infection, en présentant la phagocytose abondante que nous venons de mentionner. Mais chez d'autres lapins, préparés de la même façon par le sérum, mais inoculés le lendemain dans une ecchymose, provoquée en martelant légèrement l'oreille, certaines bactéridies échappaient aux phagocytes et réussissaient à provoquer un fort œdème et le charbon mortel au bout de plusieurs jours. A l'autopsie de ces animaux, les bactéridies étaient peu nombreuses, mais on en rencontrait dans tous les organes. Le même fait découle d'une autre expérience, dans laquelle M. Marchoux inoculait du sang charbonneux qui se coagulait sous la peau de lapins, préparés avec du sérum spécifique. Le caillot sanguin n'attire que les macrophages, comme nous le savons d'après l'exposé présenté dans le quatrième chapitre. Les microphages n'arrivent que tardivement et en petit nombre. Or, comme ce sont justement ces phagocytes qui détruisent principalement la bactéridie, leur absence permettait aux bacilles de se reproduire et d'amener le charbon mortel. Les lapins, préparés par le même sérum, mais auxquels on injectait du sang charbonneux, délayé dans du bouillon (ce qui empêchait la formation du caillot), résistaient très bien à l'infection, grâce à la réaction phagocytaire qui évoluait sans entrave.

M. Sclavo (1) qui a fait des recherches nombreuses sur l'action du

(1) *Centralblatt für Bakteriologie*, 1899. T. XXVI, p. 428.

sérum anticharbonneux, pense aussi que cette action n'est pas directe sur la bactéridie et ne se produit que par l'intermédiaire de l'organisme. Il suppose que le sérum stimule la fonction des phagocytes et augmente l'influence bactéricide des humeurs. Seulement, comme dans ce pouvoir bactéricide entre la cytase en qualité de substance détruisant les microbes, et comme cette cytase est renfermée dans les phagocytes, on concevra facilement quel rôle prépondérant retombe sur ces éléments.

M. Sobernheim (1) s'est aussi beaucoup occupé de la question qui nous intéresse en ce moment. A la suite de ses recherches, il arrive à cette conclusion que le sérum anticharbonneux « ne peut d'aucune façon agir sur le virus par une action directe des substances préventives spécifiques ». Il faut, pour que le sérum soit efficace, l'intervention active de l'organisme, car autrement on ne peut pas expliquer pourquoi le sérum, employé dans la même proportion contre la même quantité de bactéridies, protège une espèce animale (lapin) et en laisse périr une autre (cobaye, souris). Aussi, lorsque M. Sobernheim essaya d'appliquer au charbon la découverte de la transformation des vibrions cholériques en granules, il n'arriva qu'à des résultats négatifs. Il ne se produisait rien de comparable au phénomène de Pfeiffer et, en général, les bactéridies ne subissaient aucune modification apparente. M. Sobernheim affirme aussi que la phagocytose rapide sous l'influence du sérum, décrite par M. Marchoux, « ne paraît pas se produire dans toutes les circonstances » (p. 117). Seulement, comme ses recherches à ce sujet ont été faites sur des cobayes qui, malgré le traitement par le sérum spécifique, finissaient toujours par succomber au charbon, on comprend facilement que les résultats ne pouvaient point être comparables à ceux de M. Marchoux. Nous avons été témoin du travail de cet observateur et nous avons pu nous convaincre de l'exactitude des faits qu'il a rapportés dans son mémoire.

La plupart des exemples que nous venons d'étudier justifient pleinement l'hypothèse de l'action stimulante des sérums préventifs, supposition que nous avons formulée à la suite de nos recherches sur l'immunité des lapins contre le coccobacille de Gentilly (2). Dans ce premier cas d'immunité antiinfectieuse, due au sérum élaboré par un animal immunisé, nous n'avons pu constater ni un pouvoir bactéricide tant soit peu manifeste, ni la propriété agglutinative ou atténua-

(1) *Zeitschrift für Hygiene*, 1899. T. XXXI. p. 110.
(2) *Annales de l'Institut Pasteur*, 1892. T. VI, p. 308.

trice des humeurs. Comme d'autre part, ce sérum s'est montré dépourvu de toute influence antitoxique, il a été tout indiqué de chercher son action, nulle ou insignifiante vis-à-vis du microbe, sur l'organisme de l'animal auquel on l'injecte dans le but préventif. L'examen comparatif de la marche des phénomènes sous la peau de l'oreille chez des lapins, dont les uns ont reçu une injection du sérum spécifique dans les veines tandis que d'autres ont été gardés comme témoins, a aussitôt accusé la grande différence des deux cas. Chez les témoins, les coccobacilles se sont mis aussitôt à pulluler sans rencontrer aucune opposition de la part de l'organisme ; au contraire chez les lapins, traités par le sérum, l'exsudat s'est enrichi en leucocytes qui se sont mis à englober les microbes. Avec le temps, le nombre de ceux-ci diminuait de plus en plus, tandis que la quantité des leucocytes ne faisait qu'augmenter. La phagocytose aussi devenait de plus en plus fréquente. Cette lutte se prolongeait pendant plus de 24 heures, après quoi l'exsudat purulent, renfermant des masses de leucocytes, ne contenait plus de coccobacilles visibles au microscope ni en dehors, ni en dedans des cellules. Malgré cela, ce pus était encore capable de produire la septicémie mortelle chez les lapins neufs, ce qui prouve bien qu'il renfermait encore quelques microbes vivants et virulents. Ces coccobacilles persistent pendant longtemps dans l'intérieur des phagocytes ; on peut encore révéler leur présence en injectant l'exsudat à des lapins neufs et en provoquant ainsi l'infection mortelle. Mais ils finissent au bout du compte par disparaître complètement. Voilà à la suite de quels faits je me suis cru autorisé, à la fin de mon mémoire, à formuler la conclusion suivante : « De tout l'ensemble des faits exposés, on peut tirer la conclusion que la préservation des lapins non vaccinés, mais traités avec le sérum, est due à une suractivité de la défense phagocytaire. Il est donc permis d'exprimer la supposition que le sérum préventif, dans l'exemple du hog-choléra des lapins, agit en stimulant les phagocytes, en les rendant moins sensibles aux toxines, et en les excitant dans leur lutte contre les bactéries » (p. 310). L'exposé des faits, recueillis depuis par plusieurs observateurs, justifient pleinement cette supposition. Parmi les autres microbes, vis-à-vis desquels on a obtenu une immunisation rapide par le sérum, il faut citer le coccobacille de la peste humaine. Des expériences très nombreuses, exécutées sur plusieurs espèces animales, démontrent que le sérum antipesteux, lui aussi, renforce la réaction phagocytaire d'une façon très considérable.

Dans le groupe des cocci, ce sont surtout les streptocoques qui ont été beaucoup étudiés au point de vue qui nous intéresse. Comme nous l'avons déjà dit dans un autre chapitre, on a réussi non seulement à bien immuniser plusieurs espèces animales contre ce microbe si redoutable, mais on a obtenu des sérums actifs, capables de conférer sûrement l'immunité. C'est surtout le sérum de Marmorek, préparé à l'Institut Pasteur, qui a été étudié dans son action préventive. Ce sérum est retiré de chevaux qui ont subi des injections nombreuses de diverses races de streptocoques, pathogènes pour les animaux et pour l'homme (1). A Louvain, M. Denys a préparé, avec ses élèves, plusieurs autres sérums antistreptococciques dont il a étudié l'effet préventif sur les animaux de laboratoire.

M. Denys, en collaboration avec M. Leclef (2), a commencé par vacciner des lapins contre le streptocoque et a étudié le mécanisme de l'immunité obtenue chez ces animaux. Leurs recherches ont été résumées dans le huitième chapitre. MM. Denys et Leclef ont pensé que le sérum des lapins vaccinés intervient de deux façons, d'abord parce qu'il gêne directement la multiplication du streptocoque et ensuite parce qu'il exalte l'activité des leucocytes. Ils ont appliqué ces résultats au cas où l'immunité est conférée à des lapins neufs par l'intermédiaire du sérum de lapins vaccinés, sans avoir fourni de données se rattachant directement à ce genre d'immunité. Un peu plus tard, M. Denys (3) a publié, en collaboration avec M. Marchand, un autre mémoire, dans lequel il expose leurs expériences sur le mécanisme de l'immunité des lapins, conférée par les injections de sérum sanguin de chevaux vaccinés. A la suite de leurs expériences, ils sont arrivés à cette conclusion que « le sérum du cheval immunisé contre le streptocoque ne possède pas de propriétés bactéricides proprement dites vis-à-vis de ce microbe ; il ne l'atteint pas directement ; mais il renferme une substance qui rend le pouvoir phagocytaire des leucocytes extrêmement actif. Même en présence de petites quantités de ce sérum, les globules blancs englobent rapidement les streptocoques et sont capables d'enrayer tout développement aussi longtemps qu'ils conservent leurs mouvements amiboïdes ». « L'action du sérum sur le leucocyte dans le conflit avec le streptocoque, appartient en propre au cheval immunisé contre cet organisme.

(1) Marmorek, *Annales de l'Institut Pasteur*, 1895. T. IX, p. 593.
(2) *La Cellule*, 1895, et *Bulletin de l'Acad. r. de Belgique*, 1896.
(3) *Bulletin de l'Acad. r. de Belgique*, 1896.

Elle n'existe ni chez le cheval ordinaire, ni chez le cheval vacciné contre la diphtérie » (p. 15). Contre les expériences de MM. Denys et Marchand, on pourrait faire valoir la même objection que celle que nous avons formulée contre les expériences analogues de MM. Denys et Leclef, car, dans les deux cas, ces savants s'appuient trop sur les phénomènes de phagocytose ou sur leur absence dans des préparations, maintenues en dehors de l'organisme. Or, dans ces conditions, la phagocytose s'opère d'une façon trop anormale, pour être capable de fournir des renseignements précis.

M. v. Lingelsheim (1) a opposé à MM. Denys et Marchand ce fait que, dans ses recherches, le sérum du cheval immunisé contre le streptocoque s'est montré faiblement bactéricide. Après un contact prolongé (6-12 heures) avec un sérum spécifique, les streptocoques, transportés dans du sang de lapin, présentaient un développement retardé comparativement aux streptocoques soumis à l'influence du sérum de chevaux antidiphtérique et antitétanique. Mais M. v. Lingelsheim signale lui-même que l'action bactéricide du sérum antistreptococcique était faible et passagère et nécessitait, dans l'organisme, l'intervention de la réaction cellulaire.

Les recherches exécutées par M. Bordet (2) dans notre laboratoire, sont exemptes des objections qu'on avait le droit de formuler contre les expériences de MM. Denys et Marchand. Il observait attentivement les phénomènes de l'immunité, comme ils évoluent dans l'organisme, soumis à l'influence du sérum antistreptococcique de cheval. M. Bordet a commencé par étudier les propriétés de ce sérum et s'est rallié à l'opinion de MM. Denys et Marchand sur l'absence d'un pouvoir bactéricide tant soit peu marqué. Le streptocoque pousse tout autant dans ce sérum que dans celui de cheval neuf. Seulement dans le sérum spécifique, il produit des chaînes très notablement plus longues que dans le sérum neuf. Mais cette différence ne s'accuse que pendant les premiers moments de culture. Le pouvoir agglutinatif du sérum antistreptococcique n'est accusé qu'à un faible degré. L'injection d'une forte quantité de ce sérum à un lapin neuf ne confère point de pouvoir bactéricide au sérum de cet animal. « Le sérum extrait 24 heures après l'injection est un milieu de culture aussi approprié que celui que fournit le sang avant l'introduction du sérum. Tous deux permettent une pullulation rapide et intense du microorganisme » (p. 195). Il n'y a

(1) Dans v. Behring, *Beiträge zur experimentellen Therapie*, 1900. T. I, p. 40.
(2) *Annales de l'Institut Pasteur*, 1897. T. XI, p. 177.

donc, dans le sérum antistreptococcique, rien de comparable à ce que l'on obtient si facilement avec le sérum antivibrionien : rien qui rappelle le phénomène de Pfeiffer même d'une façon atténuée. Nous avons déjà rapporté ailleurs le résultat de M. Bordet, d'après lequel les streptocoques, développés dans le sérum spécifique de cheval, se sont montrés doués de leur virulence normale très grande.

Le sérum antistreptococcique, injecté à des lapins la veille de l'inoculation microbienne, dans le péritoine, préserve sûrement les lapins neufs, à condition que les microbes ne soient pas trop nombreux et que la quantité de sérum ne soit pas trop petite. Dans ces conditions, le virus est assez rapidement, et, autant qu'il est possible de le constater, complètement englobé. Le microbe est ainsi empêché de se développer et l'animal reste bien portant, tandis que son témoin qui n'a pas reçu de sérum, meurt au bout de peu de temps.

Lorsqu'on augmente la quantité de streptocoques, la lutte de l'organisme, pour s'en débarrasser, devient, malgré le sérum préventif, plus pénible et beaucoup plus prolongée. Une partie des microbes devient bien la proie des phagocytes, mais il en reste assez de libres dans le péritoine pour qu'il se produise une pullulation considérable. Lorsque la quantité de streptocoques est devenue assez grande, il se produit brusquement un phénomène que M. Bordet a désigné sous le nom de « crise phagocytaire ». Soudain, dans l'exsudat péritonéal, devenu épais et ayant pris l'apparence d'un pus homogène et blanc, se produit une phagocytose des plus rapides. En peu de temps, la totalité des streptocoques qui fourmillaient hors des cellules, est englobée par les leucocytes. « La condition essentielle de la guérison est toujours l'accomplissement complet de l'englobement » (p. 203). Si ce dernier n'est pas général, le lapin peut succomber, quoique avec un grand retard par rapport au témoin.

Les péripéties de la lutte entre l'organisme, soumis à l'influence du sérum préventif et le streptocoque, rappellent celles que nous avons relatées d'après les expériences de M. Salimbeni sur les chevaux immunisés. Le lapin, chez lequel la phagocytose n'a pas pu se faire d'emblée, à la suite de la trop grande quantité de microbes, subit d'abord un stade de développement libre des streptocoques, après quoi les phagocytes commencent à remplir leur fonction antibactérienne. Dans ce cas, ce sont surtout les macrophages qui agissent, tandis que les microphages, quoique présents en quantité assez grande, se montrent tout à fait inactifs. Mais ce premier stade de réaction phagocytaire est insuffisant. Il est suivi d'une période où le streptocoque paraît prendre le dessus. Beaucoup de petites chaînettes, ayant échappé aux phagocytes, se reproduisent et donnent naissance à toute une nouvelle génération de microbes. Si la nouvelle poussée de phagocytose ne se produit pas, l'animal meurt d'infection. Mais, lorsque le sérum préventif a été de force suffisante, il arrive une nouvelle armée de leucocytes qui deviennent maîtres de la situation. La phagocytose devient complète et non seulement les macrophages, mais aussi les microphages, dévorent une quantité de streptocoques.

M Bordet qui, par ses recherches antérieures, s'était bien familiarisé avec l'action directe du sérum préventif sur les vibrions, n'a pu trouver rien de semblable dans la lutte de l'organisme, traité par le sérum antistreptococcique, contre le streptocoque. Tout au plus a-t-il pu constater que les streptocoques qui recommencent à pulluler dans l'exsudat sont de dimensions moindres que le streptocoque normal. Il faut bien admettre, d'après les dernières acquisitions scientifiques, que ce microbe doit s'imprégner de la substance fixatrice du sérum spécifique. Mais nous savons déjà que cette fixation est incapable de dépouiller les microbes de leur virulence. Il reste donc, dans tous les cas, une grande part à l'action des phagocytes, excités par le sérum préventif, dans la lutte de l'organisme contre le streptocoque.

Après avoir parcouru toute une série de cas d'immunité vis-à-vis des bactéries, conférée par les sérums spécifiques, nous pouvons déjà nous rendre compte du mécanisme de ce genre d'immunité. Mais, avant d'arriver à la conception générale, il est utile de jeter un coup d'œil sur un exemple de cette immunité dite passive contre un microbe, appartenant au règne animal. Ces exemples ne sont pas nombreux, car, dans la plupart des cas d'immunité acquise contre les parasites protozoaires, le sérum est inactif et incapable de communiquer l'immunité à des individus neufs. Il n'y a que le Trypanosome des rats, contre lequel Mme Rabinowitch et M. Kempner (1) ont démontré la possibilité d'immuniser avec le sérum sanguin des rats blancs vaccinés. Le mécanisme de cette immunité a été étudié par MM. Laveran et Mesnil (2) et s'est montré tout à fait pareil à celui que nous avons relaté dans notre huitième chapitre pour l'immunité des rats blancs, conférée par l'inoculation des Trypanosomes vivants.

(1) *Zeitschrift für Hygiene*, 1898. T. XXX, p. 251.

(2) Laveran, *Titres et travaux scientifiques*, Paris, 1901, p. 37. *Annales de l'Institut Pasteur*, 1901. T. XV, septembre.

Le sérum spécifique ne touche pas à ces infusoires, sauf une faible agglutination. Les Trypanosomes, mis en contact avec lui, conservent toute leur vitalité et toute leur mobilité. C'est pour cela que Mme Rabinowitch et M. Kempner ont émis l'hypothèse que l'action préventive du sérum devait dépendre de son pouvoir antitoxique. Mais, comme dans l'infection des rats par le Trypanosome, le côté toxique est très faible, sinon nul, il est très difficile de s'associer à cette supposition. Il est beaucoup plus probable que le sérum agit dans ce cas, comme dans beaucoup d'autres, en stimulant la réaction phagocytaire. La rapidité de l'englobement des Trypanosomes vivants par les phagocytes a été constatée par MM. Laveran et Mesnil.

En parcourant l'ensemble des faits sur l'immunité, produite sous l'influence des sérums antiinfectieux, ou préventifs, on s'assure facilement qu'ils rentrent dans deux catégories principales. D'un côté, il y a action directe de ces sérums sur les microbes, action soit microbicide proprement dite, soit agglutinative ou fixatrice. D'un autre côté, il se produit une stimulation de la défense phagocytaire qui aboutit à la destruction définitive des microbes. Ce dernier facteur est tout à fait général ; même dans le cas où l'action directe est la plus marquée (vibrions dans le péritoine phagolysé), son importance est considérable. Peu nombreux sont les microbes qui peuvent être gravement endommagés par l'action directe du sérum spécifique. Le plus souvent, cette action n'est que très faible et a besoin, pour être complétée, d'un concours efficace de la part des phagocytes. Sous ce rapport, les microbes présentent toute une gamme qui débute par le vibrion cholérique, le microbe le plus sensible à l'action des humeurs, et se termine par le Trypanosome du rat, infusoire flagellé qui ne peut même pas être atteint dans sa mobilité par l'action directe des parties liquides. Il est bien entendu que, dans tous les cas, l'immunité, conférée par les sérums, est due à la destruction définitive des microbes qui se réduit toujours au même acte fondamental : la digestion par les cytases. Seulement ce phénomène peut se produire très vite par l'action des cytases, renfermées dans les sérums préventifs ou échappées des phagocytes pendant la phagolyse. Mais aussi, et c'est le cas le plus fréquent, la digestion cytasique peut ne s'effectuer qu'après toute une série de phénomènes vitaux de la part des éléments défensifs de l'organisme. Comme ce facteur joue un rôle si important, on conçoit facilement qu'il n'est point possible d'accepter le nom d'immunité passive pour désigner celle qui est conférée par les sérums spécifiques. L'action des cytases, nécessaire pour aboutir au résultat définitif dans cette immunité, dépend trop de l'activité des cellules qui renferment le ferment bactéricide. Voilà pourquoi, lorsque les phagocytes sont empêchés ou retardés dans leur fonctionnement, l'organisme succombe dans la lutte, malgré la présence dans son sein d'une quantité plus que suffisante de cytases. Sous ce rapport, il faut considérer comme très juste l'idée exprimée par M. Wassermann (1) d'ajouter aux sérums spécifiques des sérums neufs, riches en cytases. En injectant des sérums préventifs, pauvres en cytases ou les ayant perdues à la suite du chauffage, de l'emploi des antiseptiques ou simplement sous l'influence du temps, on peut ne pas obtenir d'effet immunisant précisément à cause de l'inactivité des phagocytes, détenteurs de cytases. Si on injectait en même temps du sérum neuf, riche en cytases toutes préparées, on pourrait, dans des cas semblables, arriver à un meilleur résultat. Nous pouvons rappeler ici, comme exemple analogue, le charbon des rats. Possédant une grande quantité de cytase, très efficace contre la bactéridie, l'organisme des rats ne sait pas s'en servir, car les phagocytes qui la détiennent ne manifestent pas une activité suffisante. Mais il suffit d'injecter à un rat du sérum sanguin de même espèce renfermant une certaine quantité de cytase, échappée pendant la formation du caillot, pour préserver l'animal du charbon mortel.

Pour appuyer son idée, juste en principe, M. Wassermann a exécuté une expérience, dont l'interprétation présente certaines difficultés. Il injecte à des cobayes du sérum antityphique préventif, en dose insuffisante pour les protéger contre l'infection mortelle. En introduisant en même temps une certaine quantité de sérum de bœuf normal qui, par lui-même, est aussi incapable d'empêcher la mort, M. Wassermann obtient une immunité certaine de ses animaux. Celle-ci est due, d'après l'opinion de ce savant, à la cytase du sérum de bœuf qui s'ajoute au fixateur du sérum spécifique. Tous deux réunis, ces ferments déterminent la mort des microbes. M. Besredka (2) a remarqué avec raison que le sérum sanguin de bœuf normal, en dehors des cytases, renferme encore une substance qui agglutine très fortement le coccobacille typhique et une autre qui stimule l'action phagocytaire. Comme ces deux dernières substances résistent à la température de 55°-60°, M. Besredka pense qu'on peut obtenir avec du sérum de

(1) *Deutsche medicin. Wochenschr.*, 1900, n° 18, p. 285.
(2) *Annales de l'Institut Pasteur*, 1901. T. XV, p. 224.

bœuf normal, dépouillé de ses cytases par ces températures, le même effet préventif qu'avec le même sérum non chauffé.

Dans une autre série d'expériences, M. Wassermann (1) reconnaît lui-même l'action immunisante du sérum normal, chauffé à 60° et par conséquent totalement privé des cytases. Il injecte dans le péritoine de cobayes une dose plusieurs fois mortelle de coccobacilles typhiques, mélangés avec du sérum chauffé de lapin normal. Les cobayes résistent très bien à l'inoculation. En analysant le mécanisme de cette immunité, M. Besredka (*l. c.* p. 229) l'attribue à l'action combinée de l'agglutinine et de la substance qui stimule les phagocytes. Cet exemple nous montre encore une fois que les stimulines qui jouent un si grand rôle dans l'immunité, conférée par les sérums, se trouvent non seulement dans les sérums spécifiques, mais aussi dans les sérums normaux, chauffés à 55°-60° ou non chauffés.

Nous avons déjà parlé de la propriété préventive des sérums normaux de l'homme et des animaux vis-à-vis du vibrion cholérique. Il nous reste maintenant à pénétrer un peu dans la profondeur du mécanisme par lequel agissent ces sérums. Cette tâche est facile grâce à un important travail de M. Issaëff (2), exécuté dans le laboratoire de M. R. Pfeiffer. Après avoir confirmé l'observation, faite par plusieurs autres chercheurs, que le sérum sanguin de l'homme sain ou atteint d'une maladie quelconque est capable de protéger le cobaye contre le vibrion cholérique à condition que le sérum soit injecté 24 heures avant les microbes, M. Issaëff a étudié les phénomènes qui se passent dans la cavité péritonéale de ses animaux. A l'aide de petits tubes effilés, il prélevait de temps en temps un peu de liquide du péritoine et l'observait en goutte pendante ou sur des préparations colorées. Quelque temps après l'injection, ce liquide devenait de plus en plus riche en leucocytes qui saisissaient les vibrions et les détruisaient dans leur intérieur. Pour obtenir cet effet préventif, il faut injecter une quantité de 0,1 à 5 c. c. de sérum sanguin humain. Avec ces doses, on peut empêcher non seulement l'infection des cobayes par le vibrion cholérique, mais aussi la maladie mortelle, provoquée par d'autres vibrions. L'action préventive du sérum humain normal est donc générale et non pas spécifique, comme l'immunité, conférée par les sérums des animaux vaccinés ou de l'homme, ayant subi une attaque de choléra.

(1) *Deutsche med. Wochenschr.*, 1901, n° 1, p. 4.
(2) *Zeitschrift für Hygiene*, 1894. T. XVI, p. 287.

M. Funck (1) a pu bientôt confirmer le même résultat par rapport au coccobacille typhique. Il a observé que le sérum de cheval normal, injecté à titre préventif dans le péritoine de cobaye à la dose d'un demi c. c., préserve cet animal de l'infection mortelle. MM. Pfeiffer et Kolle, Chantemesse et Widal ont pu obtenir le même effet avec du sérum humain. MM. Pfeiffer et Funck insistent sur le caractère non spécifique de l'action préventive des sérums normaux. Quant au mécanisme de cette action, M. Funck le résume de la façon suivante : « le sérum spécifique amène une dissolution rapide des bacilles, le sérum normal n'exerce qu'une action beaucoup plus limitée; si la dose est très forte et si l'animal résiste à l'infection, les phénomènes de dégénérescence extracellulaires sont rarement appréciables et il semble qu'ici tout particulièrement le rôle important appartient à la destruction intracellulaire des bactéries, à la phagocytose » (p. 70).

M. Wassermann a constaté l'action préventive du sérum normal vis-à-vis de la maladie expérimentale, produite par le staphylocoque. Cette action, quoique non absolument générale, est cependant très répandue. M. Wassermann (2), à la suite de recherches comparatives à ce sujet, est arrivé à la conclusion que « le sérum d'espèce animale étrangère agit en augmentant de beaucoup la résistance, tandis que le sérum de l'espèce propre ne produit qu'un effet incomparablement moins accusé ». Comme dans ces sérums normaux, il s'agit surtout d'une influence stimulante sur les phagocytes, on conçoit facilement que le sérum du même organisme ou de même espèce ne soit point capable de produire un effet aussi énergique que le sérum d'espèce étrangère. Ces sérums normaux, possédant, en dehors de la propriété d'exciter la phagocytose, encore souvent celle d'immobiliser et d'agglutiner certains microbes, on pourrait se trouver embarrassé dans l'interprétation de leur rôle. Voilà pourquoi il est utile de passer en revue l'action préventive des liquides moins compliqués que les sérums sanguins.

M. Issaëff a démontré dans le même travail que nous avons déjà cité, que non seulement les sérums normaux, mais toute une série de liquides, tels que l'urine, le bouillon et d'autres, sont aussi capables de manifester un effet préventif vis-à-vis des infections microbiennes. Ces liquides doivent être injectés à peu près 24 heures avant l'introduction des bactéries. Le meilleur procédé consiste à les injecter

(1) *La Sérothérapie de la fièvre typhoïde*. Bruxelles, 1896, p. 69.
(2) *Zeitschrift für Hygiene*, 1901. T. XXXVII, p. 199.

directement dans la cavité péritonéale, après quoi les animaux acquièrent une immunité contre les doses sûrement mortelles de vibrions cholériques. M. Funck a vérifié le même fait pour l'infection par le coccobacille typhique et M. Bordet l'a confirmé par rapport au streptocoque. L'injection de bouillon peptonisé dans le péritoine de cobaye neuf, faite la veille de l'inoculation de la double dose mortelle du streptocoque, exerce une action préventive et empêche l'animal de mourir d'infection. Ce bouillon n'est ni bactéricide, ni atténuant, ni agglutinatif ; il est un bon milieu de culture pour le streptocoque et ne possède aucun pouvoir fixateur. Il n'agit donc pas directement sur la vitalité ou la virulence du microbe et pourtant il est nettement préventif.

D'après les recherches de M. Issaëff, les substances préventives par lui employées, doivent être rangées de la façon suivante dans leur action contre le vibrion cholérique. Nous les disposons dans l'ordre décroissant. La tuberculine est de toutes ces substances la plus efficace ; après viennent la solution de nucléine à 2 0/0, le sérum humain normal, le bouillon, l'urine ; la solution physiologique du chlorure de sodium est la moins active. Tous ces liquides empêchent l'infection vibrionienne et cette protection est efficace pendant quelques jours seulement ; cette action préventive s'exerce vis-à-vis de diverses bactéries et n'a rien de spécifique.

M. Pfeiffer insiste tellement sur la grande différence entre le pouvoir préventif des sérums normaux ainsi que des autres liquides mentionnés, et celui des sérums antiinfectieux spécifiques, qu'il propose même de désigner la première catégorie sous la rubrique de *pseudo-immunité* ou *résistance*. Cette opinion est certainement exagérée, car il est très difficile de tracer une limite distincte entre les deux groupes de phénomènes. Il y a des sérums normaux, dont 0,1 c. c. suffit déjà pour obtenir l'effet préventif, comme il y a des sérums spécifiques dont il faut employer une dose beaucoup plus grande pour aboutir au même résultat.

Les liquides préventifs, autres que les sérums, ne manifestent leur influence qu'en provoquant une grande suractivité phagocytaire. A la suite de leur injection dans le péritoine de cobayes neufs, il se produit d'abord une phagolyse passagère qui est remplacée bientôt par un afflux très considérable de leucocytes. Cet état se maintient pendant 24 heures ou davantage et cède la place à l'état normal. C'est justement pendant la période de la plus forte leucocytose du liquide péritonéal que se manifeste la plus grande résistance de l'animal vis-à-vis des microbes infectieux. Les vibrions sont rapidement englobés par les phagocytes, sans avoir subi préalablement aucune influence humorale. M. Bordet a fait la même constatation pour le streptocoque inoculé à des cobayes après une injection préventive de bouillon peptonisé.

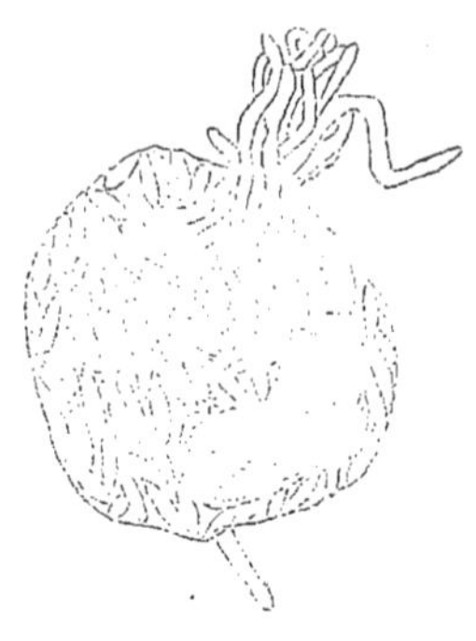

Fig. 42. — Culture du bacille pesteux développée dans l'intérieur d'un macrophage de cobaye.

Nous avons observé le même phénomène chez des cobayes et des rats blancs, inoculés avec le coccobacille de la peste humaine. Traités la veille avec du bouillon peptonisé fraîchement préparé, ces animaux opposent à ce microbe une résistance beaucoup plus prononcée que les témoins. L'injection de coccobacilles pesteux provoque une forte phagocytose de la part des macrophages. Ces cellules englobent des quantités de microbes qui, au bout de quelque temps, pas-

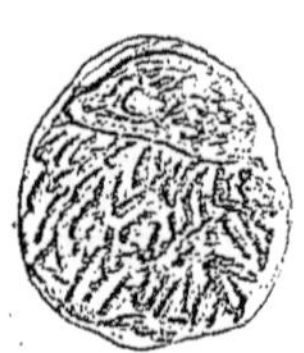

Fig. 43. — Macrophage de cobaye, rempli de bacilles de la peste humaine.

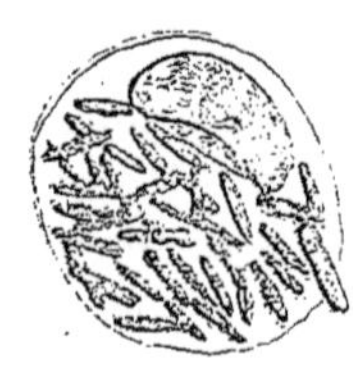

Fig. 44. — Macrophage de cobaye avec des bacilles pesteux qui commencent à sortir du protoplasma.

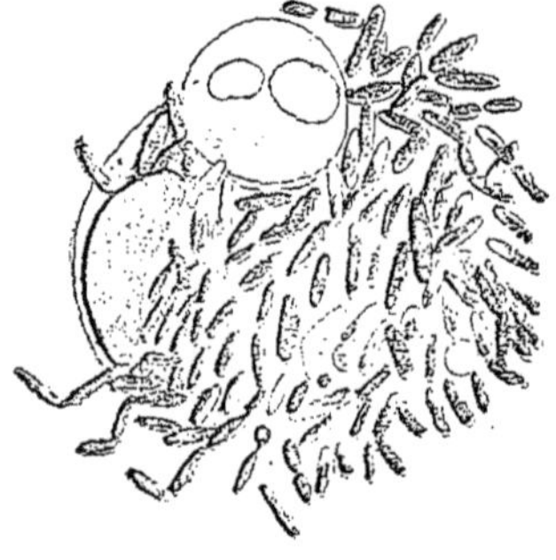

Fig. 45. — Macrophage de cobaye éclaté, à la suite du développement de bacilles pesteux dans son intérieur.

sent tous dans l'intérieur de ces phagocytes. Lorsqu'on retire une goutte de l'exsudat péritonéal à ce moment, on n'y trouve que des coccobacilles intracellulaires (fig 43). Il suffit de maintenir cette goutte pendant quelque temps en dehors de l'organisme et à la température convenable, pour voir périr les macrophages et les microbes se développer dans leur contenu. On obtient ainsi des cultures abondantes qui passent de l'intérieur des macrophages dans le liquide de l'exsudat (fig. 42, 44, 45). Lorsque les animaux ne sont pas suffisamment protégés, le même phénomène s'observe dans la cavité péritonéale de l'animal vivant. Les macrophages, bourrés de coccobacilles, éclatent, laissant échapper les microbes. Ceux-ci pullulent dans le liquide péritonéal et se généralisent dans l'organisme qui ne tarde pas à succomber.

M. Wassermann admet que « la résistance, augmentée par des moyens artificiels, n'est autre chose qu'un afflux actif et renforcé des compléments (cytases) vers un point de l'organisme, dans le but de digestion » (*Z. f. Hyg.*, T. XXXVII, p. 199). M. Wassermann ne s'explique pas sur la façon dont se produit cet afflux des cytases. Les recherches, tout à fait concordantes sur ce sujet de MM. Issaëff, Funck, Bordet et nous-même, ne laissent pas de doute que cet afflux se fait, non pas par l'intermédiaire des parties liquides, mais uniquement par les phagocytes, porteurs des cytases. Il est donc incontestable que dans l'immunité, conférée par l'eau physiologique, le bouillon et plusieurs autres liquides, il ne s'agit que d'une augmentation de la réaction phagocytaire. Dans l'immunité, conférée par des sérums normaux ou spécifiques, ce même facteur stimulant joue encore le rôle le plus important. Mais, à côté de lui, il y a intervention plus ou moins grande et plus ou moins fréquente, selon les cas, des cytases, apportées par les sérums préparés en dehors de l'organisme ou échappées pendant la phagolyse, ainsi que des substances vraiment humorales, comme les fixateurs et les agglutinines.

Parmi les substances non spécifiques, mais capables de conférer une immunité plus ou moins stable, il faut placer les produits d'autres microbes que ceux contre lesquels on veut protéger l'organisme. Déjà Pasteur (1) avait fait cette observation que lorsque le bacille charbonneux est inoculé à des animaux, en mélange avec d'autres microbes, par eux-mêmes inoffensifs, le charbon ne se développe pas et les animaux restent bien portants. Plus tard, M. Emmerich (2) a constaté que le streptocoque de l'érysipèle exerce une influence antagoniste vis-à-vis de la bactéridie. Il a réussi à immuniser et même à

(1) *C. r. de l'Acad. des Sciences*, 1877. T. LXXXV, p. 107.
(2) *Archiv für Hygiene*, 1887. T. VI, p. 442.

guérir des lapins, inoculés avec du charbon, en les soumettant à l'influence du streptocoque.

Ces expériences ont servi de point de départ à plusieurs travaux sur la vaccination des animaux contre le charbon avec des microbes divers, ainsi qu'avec leurs produits. MM. Pawlovsky (1), Watson-Cheyne (2) et Bouchard (3) ont établi que les bactéries peu pathogènes et même saprophytes, comme le *Coccobacillus prodigiosus*, le bacille de Friedländer et le bacille pyocyanique, étaient aussi capables d'empêcher l'infection par le bacille charbonneux de se produire. M. Freudenreich (4) a constaté que, non seulement le bacille du pus bleu vivant exerçait une action antagoniste, mais que le même effet pouvait être obtenu avec des cultures stérilisées de ce microbe. MM. Woodhead et C. Wood (5) ont étudié l'effet vaccinant de ces produits sur des lapins, inoculés avec la bactéridie charbonneuse virulente. Les animaux résistaient définitivement ou présentaient seulement une longue survie. Analysant les phénomènes qui se produisent dans ces conditions, les deux auteurs sont arrivés à la conclusion que l'action des cultures stérilisées du bacille pyocyanique est « indirecte et comme s'effectuant soit en s'opposant à l'action du poison sur les tissus, soit en stimulant certains tissus et en accroissant l'activité fonctionnelle ». Dans l'intention d'arriver à une interprétation précise de cette influence antagoniste, j'ai proposé à M. Blagowestchensky (6) de rechercher en détail les phénomènes qui se passent dans l'organisme des lapins, inoculés avec le bacille charbonneux et soumis à l'action de cultures stérilisées du bacille pyocyanique. Dès les premiers pas, cet observateur s'est trouvé en présence d'action directe de ces cultures sur la vitalité de la bactéridie. Ainsi le voisinage des premières avec le bacille charbonneux *in vitro* suffisait déjà pour gêner le développement de ce dernier. Dans ces conditions, il a fallu renoncer à rechercher le rôle des éléments cellulaires du lapin dans l'antagonisme des deux bactéries.

Le bacille de Friedländer s'est montré beaucoup plus commode pour ce genre de recherches, comme il résulte d'un travail de M. von Dungern (7), exécuté dans mon laboratoire. Cet observateur s'est

(1) *Virchow's Archiv.*, 1887. T. CVIII, p. 494.
(2) *London Medical Record*, 1887.
(3) *C. r. de l'Acad. des Sciences*, 1889. T. CVIII, p. 713.
(4) *Annales de Micrographie*, 1889, p. 465.
(5) *C. r. de l'Acad. des Sciences*, 1889. T. CIX, p. 985.
(6) *Annales de l'Institut Pasteur*, 1890. T. IV, p. 689.
(7) *Zeitschrift für Hygiene*, 1894. T. XVIII, p. 177.

assuré que « les bacilles charbonneux ne subissent aucun affaiblissement par les bactéries encapsulées de Friedländer, non plus que par les substances qu'elles renferment ». Ces microbes ne gênent en rien la bactéridie ni en dehors, ni en dedans de l'organisme et « lorsque l'infection charbonneuse ne se généralise pas, grâce à l'influence des bactéries encapsulées de Friedländer, ceci dépend de ce que les bacilles charbonneux sont englobés par les phagocytes au point d'inoculation et détruits dans l'intérieur de ces cellules » (p. 183).

Dans cette action des microbes étrangers sur ceux contre lesquels on veut préserver l'organisme, il s'agit donc de quelque chose d'analogue à ce que l'on obtient en immunisant avec des sérums normaux ou avec toutes sortes d'autres liquides. Dans les deux cas, l'immunité s'établit rapidement, mais elle est très passagère et se réduit à une stimulation de la résistance phagocytaire. L'action directe peut aussi intervenir, comme dans l'exemple du bacille pyocyanique ; mais elle n'est point indispensable. L'organisme, dont les phagocytes se trouvent dans un état de suractivité, peut se passer de cette action directe et se contenter, pour empêcher le charbon, de ses propres ressources.

Dans le même ordre de recherches que celles sur l'antagonisme entre le bacille charbonneux et plusieurs autres microbes, M. Klein (1) a démontré que, pour empêcher un cobaye de contracter la péritonite cholérique expérimentale, il suffit de lui injecter la veille une culture du vibrion de Finkler et Prior ou de certaines autres bactéries. Ces expériences de M. Klein ont servi de point de départ au travail de M. Issaëff qui a amené la découverte de l'influence stimulante de toutes sortes de liquides, injectés dans le péritoine de cobayes.

Dans cette immunité fugace que l'on obtient avec des produits étrangers au microbe contre lequel on vaccine, le rôle le plus constant et par conséquent le plus important revient encore aux phagocytes. Seulement, il s'y associe une influence plus ou moins grande de substances, présentes dans les sérums, telles que les microcytases et les fixateurs qui peuvent exercer une action directe sur les microbes pathogènes. Dans tous les cas connus et analysés jusqu'à présent, l'intervention des parties vivantes de l'organisme est indispensable, par conséquent cette catégorie de l'immunité acquise entre les microbes ne peut pas être considérée comme véritablement passive.

(1) *Centralbl. f. Bakteriol.*, 1893. T. XIII, p. 426.

CHAPITRE XI

IMMUNITÉ NATURELLE CONTRE LES TOXINES

Exemples de l'immunité naturelle contre les toxines. — Immunité des araignées et des scorpions contre la toxine tétanique. — Immunité du scorpion contre son propre venin. — Propriété antivenimeuse du sang de scorpion. — Immunité des larves de l'*Oryctes* et des grillons contre la toxine tétanique. — Immunité et sensibilité des grenouilles vis-à-vis de cette toxine. — Immunité naturelle des reptiles contre la toxine tétanique. — Propriété antitétanique du sang des caïmans. — Immunité des serpents contre le venin des serpents. — Immunité de la poule contre la toxine tétanique. — Immunité du hérisson contre les poisons et les venins. — Immunité du rat contre la toxine diphtérique.

Comme c'est l'immunité contre les maladies infectieuses qui constitue le sujet principal de ce livre, la question de la résistance de l'organisme aux poisons ne nous intéresse qu'autant qu'elle se rapporte à l'immunité vis-à-vis des microbes. Il ne faut donc pas chercher ici un traité sur les intoxications proprement dites, ni sur l'immunité contre toutes sortes de poisons. Pour atteindre ce but, il faudrait dépasser de beaucoup les limites du sujet que nous avons choisi et entrer dans l'examen de questions pour lesquelles nous n'avons aucune compétence. Notre but principal sera de présenter au lecteur le résumé des connaissances actuelles sur l'immunité contre les toxines microbiennes et d'établir les rapports entre ce genre d'immunité et l'immunité contre les microbes infectieux. Mais, pour atteindre ce résultat, il nous faudra plusieurs fois sortir du cadre de notre programme principal et aborder certains problèmes qui touchent à la résistance de l'organisme vis-à-vis de poisons d'origine non microbienne.

Comme contre les microbes eux-mêmes, l'immunité contre les toxines peut être naturelle ou acquise. Beaucoup de poisons, étant connus depuis des temps immémoriaux, on a pu recueillir beaucoup de données sur la résistanee de l'organisme contre eux à une époque où on n'avait aucune notion sur l'immunité contre les maladies infectieuses. Dans les intoxications, l'étiologie est souvent beaucoup plus évidente et plus simple que dans les infections, et c'est encore une des raisons, pour lesquelles les notions anciennes étaient plus avancées au sujet de l'immunité contre les poisons qu'à celui de l'immunité contre les maladies infectieuses.

Nous avons déjà cité dans les précédents chapitres quelques exemples d'immunité naturelle des animaux inférieurs. Ainsi nous avons vu que les infusoires résistent bien à des poisons très violents pour une quantité d'animaux supérieurs, tels que les toxines tétanique et diphtérique et surtout l'ichtyotoxine du sérum d'anguille. Nous avons mentionné aussi l'exemple des larves de l'*Oryctes nasicornis* qui sont insensibles à de fortes doses de toxines de certaines bactéries et qui en même temps sont très sujettes aux infections mortelles par de très petites doses des mêmes bactéries. Ces mêmes larves, ainsi que celles du hanneton, sont cependant assez sensibles au venin de scorpion. Plusieurs autres espèces d'animaux articulés, qui ont été étudiées au point de vue de l'immunité contre les toxines, ont manifesté des particularités analogues. Ainsi les araignées et les scorpions se sont montrés réfractaires à la toxine tétanique. Dans une expérience, j'ai injecté, dans la cavité abdominale d'une Mygale du Congo (qui pesait 7 gr. 5) 1 c. c. de toxine tétanique, à deux reprises. Cette dose est suffisante pour tuer, avec les symptômes du tétanos, 1000 souris, dont chacune pèse le double. L'araignée vécut tout le temps à l'étuve à 36° et se porta très bien pendant les deux mois que dura l'observation. Elle n'a manifesté aucun symptôme même passager de raideur de muscles, ni aucun changement dans ses habitudes et ses fonctions naturelles. La toxine tétanique avait disparu du sang de la Mygale, mais ce liquide ne s'est montré à aucun moment doué d'un pouvoir antitoxique quelconque vis-à-vis de ce poison bactérien. Cet exemple d'immunité naturelle ne peut donc être nullement attribué à une propriété antitoxique des humeurs et doit être considéré comme un cas d'immunité des tissus, ou immunité histogène, d'après la terminologie de M. v. Behring. Seulement il est impossible de préciser son mécanisme intime, dans l'état actuel si imparfait de nos connaissances. En disant que l'araignée est réfractaire à la toxine tétanique parce que ses éléments sensibles sont dépourvus de récepteurs, capables de saisir le groupement haptophore de ce poison, on émettrait simplement une hypothèse qu'on n'est point en état de vérifier par la méthode expérimentale.

Le scorpion, ce représentant si connu des Arachnides à abdomen segmenté, partage avec la Mygale l'immunité pour la toxine tétanique. Des scorpions d'Algérie et de Tunisie (*Scorpio afer et Androctonus occitanus*) supportent facilement des doses de ce poison, mortelles pour 1000 souris et davantage. Par rapport au poids, on peut leur injecter impunément 5.000 fois plus de toxine qu'à des souris, sans provoquer le moindre symptôme morbide. Les scorpions, comme les Mygales, vivent bien à l'étuve à 36° et c'est dans ces conditions qu'on les maintient lorsqu'ils sont soumis à l'influence de la toxine tétanique. Ici encore, nous avons affaire à un cas d'immunité histogène. Les humeurs de scorpion n'exercent aucun pouvoir antitoxique. Lorsqu'on mélange du sang de scorpion normal avec des doses diverses de toxine tétanique et que l'on injecte le tout à des souris, celles-ci prennent le tétanos et en meurent comme les témoins. Dans quelques expériences exceptionnelles, on pouvait constater un certain retard, mais il est certain que le sang de scorpion est en général incapable d'empêcher le tétanos chez les animaux sensibles à cette maladie.

Les scorpions, injectés avec de la toxine tétanique, ne la gardent pas longtemps dans leur sang. Peu de jours après l'injection, ce liquide, introduit sous la peau de souris, ne provoque plus aucune trace de tétanos. En préparant l'extrait de différents organes de scorpions traités avec de la toxine tétanique, on constate que c'est seulement le foie qui absorbe le poison. On l'y trouve peu de jours après l'injection de la toxine et on constate que celle-ci y reste inaltérée pendant longtemps L'exsudat du foie de scorpions, sacrifiés un mois et plus après l'introduction de la toxine dans la cavité générale, provoque chez des souris un tétanos typique et mortel.

La présence de la toxine tétanique dans l'organisme des scorpions ne donne lieu à aucune production d'antitoxine. Au moins toute une série d'expériences que nous avons exécutées dans cette direction n'ont jamais donné de résultat positif. Les scorpions résistaient bien à des doses répétées de la toxine tétanique et vivaient sans trouble à 36°, mais leur sang n'a manifesté à aucun moment la propriété d'empêcher les souris de prendre le tétanos mortel. Et cependant le scorpion est capable de posséder le pouvoir antitoxique.

Tout le monde connaît la légende du prétendu suicide des scorpions. On raconte que lorsque cet animal se trouve dans des conditions où sa mort est inévitable, il se pique le corps avec le bout de sa queue et se tue à l'aide de son propre poison. On a décrit même une façon simple pour reproduire cette expérience. On entoure le scorpion d'un cercle de feu. L'animal se jette de tous côtés pour trouver une issue et, se voyant perdu, il se donne le coup de grâce. M. Bourne (1), à Madras, a bien étudié cette question sur une grosse espèce de scorpion des Indes et a démontré toute l'inexactitude de cette histoire du suicide qui présenterait un exemple unique de mort volontaire chez des animaux. En reproduisant l'expérience classique, il a observé qu'entouré de feu, le scorpion est soumis à une température très élevée. Or, à partir de 40°, il commence à s'affaiblir et au voisinage de 50°, il entre dans un état comateux. D'un autre côté, M. Bourne a prouvé que le venin de scorpion, mortel pour les grandes araignées, les insectes et les vertébrés, était inoffensif pour les individus de l'espèce qui le fournit.

Nous pouvons confirmer toutes ces données du savant anglais. A l'époque où j'étudiais l'embryologie du scorpion, j'ai répété maintes fois l'expérience du prétendu suicide, sans jamais arriver à un résultat positif. D'un autre côté, j'ai pu souvent m'assurer de l'inocuité du venin de scorpion, injecté aux individus de même espèce. Bien plus, j'ai pu constater d'une façon très précise que le sang de scorpion est doué d'un pouvoir antitoxique incontestable. Il suffit d'en ajouter 0,1 c. c. à une dose de venin qui tue les souris en une demi-heure, pour que la souris, injectée avec ce mélange, résiste définitivement. Ce pouvoir antitoxique est le même chez le *Scorpio afer* et chez l'*Androctonus* d'Algérie. Par contre, l'émulsion du foie de scorpion est absolument incapable d'empêcher l'empoisonnement mortel des souris.

Cet exemple de propriété antitoxique est le seul que j'aie pu constater chez un invertébré. Faut-il le considérer comme un cas de pouvoir antivenimeux naturel inné, ou bien acquis au cours de la vie ? Il n'est pas facile de résoudre cette question par voie expérimentale. On peut bien avoir des scorpions nouveau-nés et les élever pendant quelque temps. Mais la quantité de sang qu'ils fournissent est insuffisante pour être injectée dans un but préventif. Les scorpions vivent mal entre eux et on les trouve souvent en lutte acharnée et mortelle, dans laquelle les plus forts tuent les faibles et sucent leur sang. Il est donc possible que, pendant la vie, les scorpions trouvent moyen de se vacciner contre leur poison soit par voie intestinale, soit à la suite

(1) *Proceedings of the Royal Society*, 1887. T. XLII, p. 17.

des piqûres provoquées par la pointe de leur queue. Il serait très intéressant d'étudier cette question dans de bonnes conditions, car elle est capable d'éclairer le problème de l'origine des antitoxines, au point de vue général. Dans tous les cas, l'acquisition d'une propriété antitoxique du sang chez les Invertébrés doit se faire lentement et péniblement, ce que prouve notre insuccès avec la toxine tétanique.

Les insectes supportent en général très bien l'injection de ce dernier poison. Mais comme la toxine tétanique (nous le développerons plus tard) n'agit bien et en faibles doses qu'à température élevée (au voisinage de 30°), et comme la grande majorité des insectes ne s'acclimate pas facilement à cette chaleur, il a fallu faire un choix parmi les espèces capables de vivre à ces hautes températures. C'est la larve de l'*Oryctes* qui convient le mieux à ce genre d'études. Elle vit très bien à 30°-36° degrés et se montre, dans ces conditions, beaucoup plus résistante à l'infection par les *Isaria* qu'à des températures plus basses. On peut la conserver pendant des mois à l'étuve dans des cristallisoirs, remplis de terre mélangée avec du tan. Des injections de quantités énormes de toxine tétanique très active, pratiquées directement dans le sang, la laissent absolument indifférente. Mais, tandis que chez les Arachnides, le liquide sanguin se débarrasse rapidement du poison, celui des larves d'*Oryctes* le conserve pendant très longtemps. Lorsqu'on retire un peu de sang à des larves, injectées depuis plusieurs mois et qu'on l'injecte à des souris, celles ci prennent le tétanos typique et en meurent au bout de peu de temps.

Cependant la toxine finit par disparaître du sang. On en trouve une certaine quantité dans les cellules péricardiales et surtout dans le corps adipeux.

Jamais, dans aucune circonstance, je n'ai pu saisir d'effet antitoxique par le sang des larves d'*Oryctes*. Au moment où ce liquide ne donne plus le tétanos à des souris, il se montre absolument incapable d'empêcher l'intoxication lorsqu'on le mélange, avant l'injection, à de la toxine tétanique.

Parmi les insectes à l'état adulte, ce sont les grillons qui se prêtent le mieux aux recherches sur le tétanos. Les grillons champêtres supportent bien les températures élevées de 30° et au-dessus. Ils résistent indéfiniment aux injections de toxine tétanique, mais, pas plus que les larves d'*Oryctes* ou les Arachnides, ils ne se sont jamais montrés capables de produire de l'antitoxine tétanique.

Les Invertébrés que j'ai pu étudier, ont manifesté en général une résistance remarquable vis-à-vis des toxines bactériennes connues, mais le mécanisme de cette immunité naturelle n'a pu être précisé à cause de la difficulté que l'on rencontre pour les rechercher dans les organes et y suivre leurs modifications. L'idée de se servir de ces animaux inférieurs pour faciliter la solution du problème de l'origine des antitoxines, n'a pas pu être réalisée, parce que les Invertébrés, soumis à l'étude, n'ont jamais, dans mes expériences, produit de ces substances à la suite d'injections uniques ou répétées de toxines.

L'immunité naturelle des Invertébrés vis-à-vis des toxines bactériennes ne peut donc pas être considérée comme un exemple d'immunité humorale. Elle doit être rangée dans la catégorie de l'immunité histogène, sans que l'on soit en état de bien définir le rôle des éléments cellulaires dans la défense de l'organisme contre ces poisons. Il faut donc remonter plus haut sur l'échelle animale pour tâcher de résoudre les questions principales qui se rattachent à l'immunité antitoxique.

Les Vertébrés les plus inférieurs, les Poissons, ne conviennent pas bien à ce genre de recherches. Les toxines bactériennes les mieux connues agissent surtout sur les animaux à sang chaud et exigent le concours des températures élevées. Or, les poissons ne vivent bien en captivité qu'à des températures relativement basses et meurent peu de temps après leur transport à l'étuve réglée pour des températures de 30° et au-dessus. Il est donc nécessaire de s'adresser à des Amphibiens qui peuvent être beaucoup plus facilement habitués à vivre à ces températures. Les Axolotls, d'origine mexicaine, sont déjà de leur nature capables de supporter une forte chaleur. A la température de 30°-37°, ils peuvent vivre très longtemps. Mais ils présentent l'inconvénient d'être très sensibles à la toxine tétanique, dont des doses très petites leur produisent le tétanos mortel. C'est la grenouille verte (*Rana esculenta*) qui est l'animal de choix pour ce genre d'études. Elle s'habitue assez facilement à des températures convenables (30°-36°) et manifeste au moins un certain degré d'immunité vis-à-vis de plusieurs toxines bactériennes. Nous avons déjà mentionné dans un des précédents chapitres que la grenouille verte est insensible à des quantités considérables de toxine diphtérique. Elle résiste aussi à la toxine tétanique, mais cette immunité naturelle est liée à des conditions particulières. MM. J. Courmont et Doyon (1) ont les premiers attiré l'at-

(1) *C. r. de la Soc. de Biologie*, 1893, 11 mars et 10 juin ; 1898, 26 mars. — *Le tétanos*, Paris, 1899, p. 25.

tention sur ce fait que, à partir de 20°-25°, les grenouilles vertes peuvent contracter le tétanos. Réfractaires en hiver, elles deviennent sensibles en été. Ces observateurs ont constaté depuis que, inoculées avec la même dose de toxine et réparties en deux lots, dont l'un était soumis à la température de 10° environ et l'autre à celle de 30° à 39°, les grenouilles restaient bien portantes à froid et devenaient toutes tétaniques à chaud après cinq jours d'incubation. Cette expérience a été confirmée par plusieurs observateurs et a donné lieu à la conclusion que le poison tétanique demande, pour manifester son action toxique, une température favorisante assez élevée. Ce résultat ne doit être accepté qu'avec une certaine réserve. Il est incontestable que les doses de toxine tétanique qui provoquent le tétanos mortel chez des grenouilles, maintenues à température élevée, restent inoffensives lorsque ces animaux vivent à des températures basses. Mais en élevant la dose, on peut produire le tétanos chez des grenouilles même à des températures peu élevées. Ainsi M. Marie (1) a pu pendant tout l'hiver tétaniser des grenouilles vertes et rousses qui vivaient dans l'eau, dont la température oscillait entre 13° et 18°. L'incubation dans ce cas est beaucoup plus longue (quelquefois elle dure jusqu'à 25 jours) que chez les grenouilles maintenues à des températures plus élevées.

La température est donc un facteur important qui influe sur l'empoisonnement par la toxine tétanique et sur la résistance de la grenouille, mais à la longue, ce poison peut exercer son action spécifique, même à des températures relativement basses.

M. Morgenroth (2) a essayé d'analyser le mécanisme de la résistance et de la sensibilité de la grenouille verte, soumise à des températures diverses. Il a démontré que la toxine tétanique se fixe sur le système nerveux central, même à des températures basses, voisines de 8°. Seulement, dans ces conditions, elle est incapable de provoquer le moindre symptôme tétanique. Mais, transportées à l'étuve, chauffée à 32°, les grenouilles contractent le tétanos, après une période d'incubation de quelques (2 à 3) jours. Pendant les premières 24 heures de cette période, les grenouilles ne manifestent encore aucun signe de tétanos et si on les transporte de nouveau dans un endroit froid, elles restent définitivement en bonne santé. Seulement si, après un séjour pas trop

(1) *Annales de l'Institut Pasteur*, 1897. T. XI, p. 597.

(2) *Archives internationales de Pharmacodynamie et de Thérapie*, 1900. T. VII, p. 265.

prolongé à froid, ces animaux sont une seconde fois soumis à la chaleur, ils deviennent tétaniques, après une période d'incubation raccourcie. Le froid a donc pu arrêter le tétanos même à un moment où la toxine avait réussi à produire certaines modifications latentes, mais stables du système nerveux.

Conservées à froid pendant plusieurs mois, les grenouilles, injectées avec de la toxine tétanique, se débarrassent de ce poison d'une façon définitive. Transportées après ce laps de temps à la chaleur, elles ne contractent plus le tétanos. Nous avons pu constater que la toxine tétanique, au moins en grande partie, reste pendant longtemps dans le sang des grenouilles injectées et maintenues à la température froide. Un peu de ce liquide, prélevé presque deux mois après la dernière injection, a produit le tétanos mortel chez une souris. On ne sait pas par quel moyen les grenouilles perdent la toxine, mais il a été possible de démontrer que, dans ce cas, il n'y a lieu à aucune production d'antitoxine. M. Morgenroth a pu confirmer le même résultat.

Les représentants de la classe des reptiles doivent être considérés comme les vertébrés qui présentent l'immunité naturelle la plus prononcée contre le tétanos. Ils résistent indéfiniment à des doses énormes du poison tétanique et ceci également à des températures basses, moyennes ou élevées (30°-37°). Les lézards verts supportent bien des doses considérables de toxine tétanique. Sans prendre le tétanos, ils ne se débarrassent qu'avec une très grande lenteur du poison. Ainsi un lézard maintenu à la température de 20°, et injecté avec une quantité de toxine, mortelle pour 500 souris, renfermait dans son sang, au bout de deux mois, encore assez de ce poison pour qu'un dixième de c.c. produisît chez une souris le tétanos mortel. Les tortues présentent un cas analogue. Les tortues des marais, *Emys orbicularis*, supportent des quantités très grandes de toxine tétanique, injectée dans le tissu sous-cutané, et ceci à des températures basses ou élevées, à 30° et davantage (36°-37°). La toxine passe au bout de peu de temps dans le sang et y reste localisée pendant très longtemps. Chez une tortue, maintenue dans un aquarium au laboratoire, le sang était tétanigène pour la souris encore quatre mois après l'injection péritonéale de la toxine. Chez une autre tortue qui vivait à l'étuve (36°-37°), le sang était encore toxique deux mois après une injection sous-cutanée de toxine tétanique en quantité mortelle pour 500 souris. J'ai observé chez des tortues, conservées à 36°, des transsudations abondantes dans le péritoine, dont le liquide, très pauvre en éléments figurés, s'est montré très tétanigène. Il faut admettre par conséquent que la toxine se conserve dans le plasma sanguin et passe avec lui dans le transsudat. Les cellules de toutes sortes doivent manifester une chimiotaxie négative très prononcée vis-à-vis du poison tétanique, pour qu'il se conserve si longtemps dans les humeurs. Dans ces conditions, il n'est pas étonnant que jamais je n'aie pu observer chez les tortues le moindre pouvoir antitoxique du sang. Leur immunité naturelle si forte doit tenir à une autre cause.

Les caïmans (*Alligator mississipiensis*) se sont aussi montrés tout à fait réfractaires au tétanos, à froid aussi bien qu'à des températures élevées. Au point de vue extérieur, ils se comportent exactement comme les tortues, c'est-à-dire qu'après l'injection de doses variées de toxine, quelquefois très grandes, ils ne manifestent aucun symptôme morbide en général, ni tétanique en particulier. Mais les phénomènes intimes qui se passent dans leur organisme sont essentiellement différents de ceux qui se produisent chez les tortues. La toxine s'élimine rapidement du sang, même lorsque les caïmans sont maintenus à des températures relativement basses (20°). Seulement, dans ces conditions de température, le sang, ayant perdu la propriété tétanigène, ne devient pas antitoxique. Au contraire, lorsque les caïmans vivent à température plus élevée (32°-37°), il se développe chez eux le pouvoir antitoxique du sang souvent avec une très grande rapidité. Les caïmans tout jeunes (pesant environ 500 grammes) sont déjà capables de produire de l'antitoxine, mais avec une assez grande lenteur. Un mois après la première injection de la toxine tétanique, leur sang, incapable de donner le tétanos à des souris, n'est pas encore antitoxique. Mais, recueilli un mois plus tard, il empêche sûrement l'éclosion de la maladie, lorsqu'on l'injecte à des souris, mélangé à des doses mortelles de la toxine.

Les caïmans plus âgés développent le pouvoir antitoxique beaucoup plus rapidement et plusieurs fois nous avons pu constater, à notre grand étonnement que, déjà, 24 heures après l'injection de la toxine, leur sang était manifestement antitétanique. Le sang des mêmes caïmans, éprouvé avant l'injection de la toxine, comme le sang des caïmans neufs en général, ne présentait aucune propriété antitoxique.

Dans plusieurs expériences, nous avons mesuré la température rectale de nos animaux et nous n'avons jamais pu constater la moindre élévation par rapport à la température de l'eau dans laquelle vivaient les caïmans.

Il est incontestable que, malgré la facilité avec laquelle ces reptiles produisent l'antitoxine tétanique, leur immunité ne dépend pas de leur propriété antitoxique. Ainsi les jeunes caïmans qui ont résisté si bien à une dose de toxine suffisante pour tuer 6.000 souris et injectée d'emblée, doivent leur immunité à une autre cause que le pouvoir antitoxique des humeurs, car leur sang n'a manifesté cette propriété qu'à partir de deux mois après l'injection.

Ces mêmes reptiles sont aussi très réfractaires vis-à-vis de la toxine cholérique, dont ils peuvent supporter de fortes doses, aux injections desquelles ils réagissent par le développement de l'antitoxine correspondante. Par contre, ils sont sensibles à la toxine diphtérique, dont de petites quantités suffisent déjà pour provoquer l'empoisonnement mortel.

Les serpents sont réfractaires à la toxine tétanique, comme les autres reptiles. Mais l'étude de leur immunité naturelle se heurte à cette difficulté que leur sang est, de par sa nature, toxique pour les animaux de laboratoire. Cette toxine, analogue à l'ichtyotoxine du sérum d'anguilles, a été rapprochée du venin des serpents, vis-à-vis duquel ces animaux jouissent d'une immunité très prononcée.

Ce ne sont pas seulement les serpents venimeux qui accusent l'immunité contre leur propre poison. Déjà Fontana (1) avait remarqué que les couleuvres résistent très bien aux morsures de la vipère et même à l'inoculation sous-cutanée de son venin. MM. Phisalix et Bertrand (2) ont confirmé ces données et ont établi qu'une couleuvre supporte sans danger une dose de venin, capable de tuer de 15 à 20 cobayes. En recherchant la cause de cette immunité naturelle, ces savants sont arrivés à la conclusion qu'elle résulte de la présence dans le sang de principes toxiques, analogues à ceux du venin de vipère. Ces mêmes principes se trouvent aussi dans les glandes labiales supérieures de la couleuvre et peuvent de là, d'après l'opinion de MM. Phisalix et Bertrand, passer dans le sang par la voie de la sécrétion interne. M. Calmette (3) a constaté que le sang des serpents, injecté à dose non toxique, vaccine certains mammifères contre le venin des serpents et MM. Phisalix et Bertrand ont obtenu même un effet antitoxique, en injectant le mélange du sang de serpents, chauffé à 58°, avec des doses mortelles de venin. Il y aurait donc dans cet exemple

(1) *Traité sur le venin de la vipère.* Florence, 1781.
(2) *Archives de Physiologie*, 1894, p. 423.
(3) *Le venin des serpents,* 1896, p. 40.

quelque chose d'analogue aux faits que nous avons rapportés au sujet des scorpions, avec cette différence cependant que le sang de ces Arachnides est déjà antitoxique tel quel, tandis que celui des serpents ne le devient qu'après son altération par le chauffage.

L'exemple classique d'immunité contre une toxine bactérienne dans la classe des oiseaux est celui de la poule, réfractaire vis-à-vis de la toxine tétanique. Depuis les premières recherches sur ce poison, on s'est mis à l'injecter à des vertébrés de nature très différente et l'on a été frappé de la facilité avec laquelle les poules résistent à des quantités très grandes de toxine tétanique. Seulement, comme presque toujours, cette immunité ne s'est pas montrée absolue. Avec des doses énormes, injectées sous la peau ou dans le tissu musculaire, on arrive à produire chez des poules un tétanos des plus typiques, aboutissant à la mort. Chez des poules, affaiblies par le froid, on peut obtenir l'intoxication tétanique même avec des doses moins grandes. En injectant la toxine directement dans le cerveau, d'après la méthode de Roux et Borrel, on arrive encore plus facilement à tétaniser la poule. Ainsi M. v. Behring (1) a observé qu'en injectant un milligramme seulement de la toxine dans le cerveau d'une poule, pesant un kilo, on lui donne sûrement le tétanos.

Après la découverte si brillante et si riche en applications de la propriété antitoxique du sang, faite par M. v. Behring en collaboration avec M. Kitasato, on avait le droit de supposer que l'immunité contre les toxines et, entre autres, l'immunité naturelle, dépend du pouvoir des humeurs de neutraliser les toxines. Cette hypothèse a été formulée à plusieurs reprises ; mais elle a été pour la première fois soumise au contrôle expérimental par M. Vaillard (2) précisément au sujet du tétanos des poules. Le sang de ces animaux, ainsi que le sérum sanguin, mélangés à doses diverses, petites, moyennes ou grandes, avec de la toxine tétanique, ne s'est jamais montré capable d'empêcher les animaux sensibles (souris, cobayes, lapins) de contracter le tétanos au même degré que les témoins, inoculés avec la toxine seule.

La grande résistance de la poule vis-à-vis du tétanos, un exemple des plus typiques d'immunité naturelle contre un poison microbien, ne peut donc être expliquée par la présence dans les humeurs d'une

(1) *Allgemeine Therapie der Infectionskrankheiten*, 1899, p. 992.

(2) *C. r. de la Soc. de Biologie*, 1891, p. 462 et *Annales de l'Institut Pasteur*, 1892. T. VI, p. 229.

antitoxine, capable de neutraliser et de rendre inoffensive la toxine tétanique. D'un autre côté, on n'a pas le droit de l'attribuer simplement à l'absence de récepteurs correspondants dans les cellules nerveuses sensibles. Puisque la poule prend facilement le tétanos quand on injecte la toxine directement dans le cerveau ou lorsqu'on affaiblit la poule par le froid, il est évident que les éléments sensibles ne manquent pas de possibilité d'absorber et de fixer le poison. Seulement dans les cas ordinaires, quand la poule manifeste sa remarquable résistance vis-à-vis de la toxine, injectée en très grande quantité sous la peau, dans le muscle ou dans le péritoine, ce poison ne parvient pas jusqu'aux cellules sensibles, parce qu'il doit être arrêté et rendu inoffensif en parcourant son chemin dans l'organisme.

M. v. Behring (1) suppose, que dans les exemples d'immunité naturelle, comme celui que nous examinons en ce moment, la cause principale de l'état réfractaire dépend de l'imperméabilité de la paroi capillaire des vaisseaux pour la toxine. Mais il est difficile de soutenir cette thèse, dans le cas du tétanos de la poule, en présence du fait du passage facile de la toxine tétanique à travers les filtres et les membranes et surtout en vue de la circonstance que l'affaiblissement de la poule par le froid la rend sensible à des doses de la toxine qui sont tolérées sans inconvénient par les poules normales.

On est donc obligé de ranger l'immunité naturelle de la poule contre la toxine tétanique dans la catégorie de l'immunité cellulaire. Cette toxine, avons-nous dit, doit être arrêtée en route avant d'arriver jusqu'aux cellules des centres nerveux. Mais où et comment se fait cet accaparement bienfaisant du poison tétanique? M. Vaillard a déjà démontré il y a plus de dix ans que le sang des poules qui ont reçu une injection de la toxine tétanique provoque chez des animaux sensibles le tétanos typique. Cette propriété tétanigène du sang persiste pendant un certain nombre de jours. Lorsqu'on la mesure à l'aide de la méthode quantitative, on constate que toute ou presque toute la toxine tétanique, injectée dans le péritoine des poules, passe dans le sang, et y reste intacte pendant un nombre variable de jours. Le sang, au point de vue morphologique, accuse aussitôt après l'injection de la toxine une hyperleucocytose plus ou moins durable.

Lorsqu'on sacrifie les poules à la période où leur sang devient tétanigène (à la suite de l'injection de la toxine dans le péritoine), on

(1) Article : *Infectionsschutz und Immunität*, dans *Eulenburg's Encyclop. Jahrbücher.*, 1900. T. IX, p. 203.

peut démontrer que leurs viscères ne sont capables de produire le tétanos chez des animaux sensibles qu'autant qu'ils renferment du sang. Ce ne sont que les organes rouges, riches en ce liquide, comme la rate, le foie, les reins, la glande thyroïde et la moelle osseuse, qui donnent le tétanos tant qu'ils n'ont pas été débarrassés de leur sang. De tous les organes, il n'y a que les glandes génitales, ovaires et testicules, qui absorbent une certaine quantité de la toxine injectée. Des testicules tout jeunes ou des œufs ovariens des plus petits et ne renfermant encore aucune trace de vitellus jaune, injectés à des souris, leur donnent le tétanos mortel.

Chez les poules, insensibles à la toxine tétanique, celle-ci se retrouve donc dans les glandes sexuelles et dans le sang. Lorsque, pour établir l'endroit précis où cette toxine se localise dans le sang, on mesure le pouvoir tétanigène du sang entier, comparativement avec celui des exsudats aseptiques, provoqués par l'injection de la gluten-caséine, et nécessairement beaucoup plus riches en leucocytes, on arrive à ce résultat que les exsudats renferment plus de toxine tétanique que le sang. On est donc amené à la conclusion que ce poison, au moins en partie, est absorbé par les leucocytes. C'est dans ces éléments et dans les cellules génitales qu'il faut chercher les facteurs qui arrêtent la toxine et l'empêchent de parvenir jusqu'aux centres nerveux.

On oppose souvent l'immunité cellulaire, ou histogène, à l'immunité chimique, sans se rendre compte des véritables analogies et différences entre les deux. Il est évident que, dans les deux catégories de cas, l'organisme modifie les toxines introduites et que cette modification est un processus chimique. Seulement dans l'immunité cellulaire, cet acte est précédé de certains phénomènes biologiques, comme la réaction des éléments figurés et l'absorption de la substance nocive. L'immunité, dans ces cas, se présente plus complexe que dans l'exemple où la toxine est neutralisée par une action directe des humeurs, mais en dernière instance, elle se réduit toujours à une influence chimique ou peut-être physico-chimique des substances de l'organisme sur les substances toxiques des poisons.

Chez les mammifères, les exemples d'immunité naturelle vis-à-vis de certains poisons ne sont pas rares. Il y aura déjà bientôt cent ans qu'Oken fit cette remarque qu'une personne qui voulait empoisonner un hérisson avec de l'opium, de l'acide cyanhydrique, de l'arsenic ou du sublimé, a vu ces tentatives échouer à cause de la grande résistance de cet animal. M. Harnack a établi que le hérisson supporte une dose six fois plus forte de cyanure de potassium que celle qui foudroie un chat en quelques minutes (0,01 gr.). Dans les expériences de M. Lewin (1), le hérisson a résisté à l'injection de cantharides pulvérisées en quantité sept fois plus forte que celle qui tue sûrement un chien et plus grande aussi que la dose mortelle pour l'homme. Le même observateur confirme aussi qu'il faut une quantité beaucoup plus grande d'alcool pour enivrer un hérisson que celle qui est nécessaire pour obtenir le même effet chez le lapin et même chez le chien. M. Horvath (2) a pendant assez longtemps nourri des hérissons avec des cantharides vivantes. Ces insectivores mangeaient volontiers leur proie venimeuse, sans présenter aucun signe de maladie, sauf un certain degré d'amaigrissement. Lorsque M. Lewin a voulu établir la cause de cette immunité naturelle du hérisson, il a recherché si le sang de cet animal était antitoxique vis-à-vis de la cantharidine. Ses expériences lui donnèrent toutes un résultat négatif ; mais il est difficile d'en tirer une conclusion précise, à cause de cette circonstance que le sang et le sérum sanguin des hérissons normaux sont toxiques pour les petits animaux de laboratoire. Cette même objection a déjà été formulée par MM. Phisalix et Bertrand au sujet des expériences analogues de M. Lewin sur l'immunité du hérisson vis-à-vis du venin de vipère.

Il est connu depuis longtemps que les hérissons mangent volontiers certains reptiles et font une chasse acharnée aux serpents en général et aux vipères en particulier. Dans ses manœuvres, le hérisson évite d'être mordu, mais lorsque, ce qui arrive souvent, il ne réussit pas à échapper, il supporte très bien l'inoculation du venin de vipère. Cette observation a pu être confirmée par voie expérimentale. MM. Phisalix et Bertrand (3) ont établi que la résistance du hérisson au venin de vipère est environ quarante fois plus grande que celle du cobaye, c'est-à-dire que le hérisson est loin de posséder une immunité absolue, mais que néanmoins il manifeste une résistance beaucoup plus prononcée que la très grande majorité des animaux. M. Lewin (4) s'est assuré aussi du même fait par rapport aux hérissons adultes, tandis que les individus jeunes, d'après lui, sont beau-

(1) *Deutsche medic. Wochenschr.*, 1898, p. 373.
(2) *Wratch* (en russe), 1897, p. 964.
(3) *C. r. de la Soc. de Biologie*, 1899, p. 77. *Bulletin du Muséum d'histoire naturelle*, 1895. T. I, p. 294.
(4) *Deutsche medicin. Wochenschr.*, 1898, p. 629.

coup plus sensibles. Ainsi, il a vu un jeune hérisson, mordu à la face par une vipère, mourir après neuf jours de maladie. Cette observation plaiderait en faveur de cette conclusion que l'immunité du hérisson serait plutôt naturellement acquise, que véritablement naturelle. Le hérisson, faisant la chasse à toutes sortes d'animaux de petite taille, trouverait souvent occasion d'être mordu par des vipères et acquerrait ainsi son immunité contre le venin. Dans ces conditions, on conçoit facilement que le sang de cet « insectivore » soit en état de développer une propriété antitoxique spécifique.

Lorsque M. Lewin a voulu s'assurer de l'existence de cette propriété par des expériences directes, il n'a pu que constater l'impuissance du sang de hérisson à empêcher l'effet mortel du venin de vipère sur des petits animaux. Mais, comme dans ses recherches sur la cantharidine, il ne tenait pas compte de la toxicité inhérente à ce sang. MM. Phisalix et Bertrand (1) ont de leur côté étudié cette question et sont arrivés à des résultats opposés à ceux de M. Lewin. Ils ont établi d'abord que le sang des hérissons normaux était capable d'empoisonner et même de tuer des animaux de laboratoire, tels que le cobaye. Il est donc tout naturel que le mélange de ce liquide avec le venin de vipères ne puisse être toléré. Mais il a suffi de chauffer le sang de hérisson à 58° pour qu'il devienne non seulement inoffensif par lui-même, mais qu'il manifeste même une propriété antitoxique vis-à-vis du venin des serpents. Ainsi des cobayes, qui reçurent dans le péritoine 8 c. c. de sérum de hérisson chauffé, furent en état de supporter immédiatement après une dose deux fois mortelle de venin de vipère. MM. Phisalix et Bertrand concluent de ce fait que « l'immunité naturelle du hérisson contre le venin de la vipère est due à la présence dans son sang d'une substance immunisante ». Mais ces mêmes observateurs (2) se sont assurés que le sérum de cheval et même celui de cobaye exercent une action antivenimeuse incontestable et cependant ces animaux ne sont rien moins qu'insensibles au venin des serpents. D'autre part, l'obligation de chauffer préalablement le sang à 58° enlève à cette conclusion le degré de certitude qu'on désirerait avoir en pareille matière. D'un autre côté, la sensibilité plus grande des jeunes hérissons empêche de ranger l'immunité des adultes dans la catégorie de l'immunité naturelle proprement dite.

(1) *C. r. de la Soc. de Biologie*, 1895, p. 639.
(2) *Bullet. du Mus. d'hist. nat.*, 1896. T. II, p. 100.

Des considérations analogues peuvent être appliquées au cas du Mangouste (*Herpestes ichneumon*), étudié surtout par M. Calmette (1). D'après ses recherches, le Mangouste des Antilles est peu sensible au venin ; il supporte facilement des doses très considérables relativement à sa taille, mais son immunité n'est pas absolue. Son triomphe dans ses luttes avec les serpents venimeux est dû surtout à son agilité extraordinaire. Le sang des Mangoustes, mélangé à du venin, présente un pouvoir antitoxique incontestable, mais trop faible pour empêcher les animaux sensibles de mourir. On n'a pas assez de données pour se rendre compte de l'origine de cette propriété antitoxique, mais il est probable qu'il s'agit encore d'un exemple d'immunité relative, acquise pendant la vie. M. Calmette fait remarquer que ses Mangoustes venaient de la Guadeloupe, où il n'existe pas de serpents venimeux. On peut donc supposer que le faible pouvoir antitoxique du sang de ces mammifères était dû aux autres serpents ou à des espèces animales, dont le sang possède une certaine propriété venimeuse (2).

On a beaucoup plus de connaissances précises sur l'immunité naturelle de quelques mammifères vis-à-vis de toxines d'origine microbienne. L'exemple le mieux étudié et devenu pour ainsi dire classique est celui de l'immunité des rats contre la toxine diphtérique. Depuis la découverte de cette toxine, le premier poison bactérien bien étudié, découverte faite par M. E. Roux en collaboration avec M. Yersin, on a démontré que les souris et les rats supportaient impunément des quantités considérables de cultures diphtériques entières ou de leurs produits passés à travers le filtre. Un rat résiste sans trouble à une dose du poison diphtérique, capable de tuer plusieurs lapins. Pour expliquer cette immunité naturelle si grande, on a eu l'idée d'appliquer la découverte de la propriété antitoxique des humeurs. On a supposé donc que le sang des rats était, par sa nature même, doué du pouvoir de neutraliser la toxine de la diphtérie. Mais, comme pour le tétanos des poules, les faits n'ont pas tardé à renverser cette

(1) *Le venin des serpents*, p. 43.

(2) L'immunité temporaire de la marmotte (parmi les Mammifères) vis-à-vis de la toxine tétanique doit être notée à part. D'après MM. Billinger et Dönitz, la marmotte est insensible à ce poison pendant le sommeil hibernal. Mais une fois réveillée, elle prend facilement le tétanos. MM. H. Meyer, Halsey et Ransom ont observé les mêmes faits avec des chauves-souris hibernantes et réveillées. Dans ces cas, l'immunité dépend de la température basse, ce qui rapproche ces exemples de celui de l'immunité naturelle des grenouilles contre la même toxine.

hypothèse. M. Kouprianow (1) a étudié cette question sous la direction de M. Lœffler et a exposé les résultats de ses expériences qui prouvent que le sang des rats d'égout, très réfractaires à la diphtérie, ne renferme aucune substance empêchant l'action morbide de la toxine diphtérique sur les animaux sensibles, notamment le cobaye.

On a dû chercher une autre explication et on s'est arrêté à l'idée que l'immunité des rats dépend de l'insensibilité de leurs cellules vivantes au poison diphtérique. Les expériences, faites par MM. Roux et Borrel (2), ont démontré la nullité de cette hypothèse. L'immunité des rats est très grande lorsqu'on leur injecte la toxine diphtérique sous la peau ou dans le péritoine. Mais une faible dose (0,1 c. c.) de ce poison, introduite directement dans la substance cérébrale de rats, leur produit une paralysie totale qui dure pendant quelques jours et aboutit à la mort de l'animal. MM. Roux et Borrel en concluent « que le cerveau du rat est sensible au poison diphtérique et que si cet animal ne meurt pas, à la suite de l'injection de grandes quantités de toxine dans le tissu sous-cutané, c'est que celle-ci n'arrive pas à l'encéphale ». Des faits analogues ont pu être constatés par ces savants pour d'autres exemples d'immunité naturelle. Le lapin qui supporte facilement une injection hypodermique de 30 centigrammes de chlorhydrate de morphine, est mortellement empoisonné par 1 milligramme seulement de ce sel, introduit directement dans le cerveau. Dans cet exemple aussi, ce ne sont ni l'insensibilité cellulaire, ni la propriété antitoxique du sang (dont l'existence n'a jamais pu être démontrée vis-à-vis des alcaloïdes) qui peuvent expliquer l'immunité. Celle-ci est due au contraire au facteur qui arrête le poison en route et l'empêche de s'acheminer vers les centres nerveux.

Malgré l'insuffisance de nos connaissances sur l'immunité naturelle contre les poisons solubles, on a bien le droit d'affirmer que cette catégorie de phénomènes rentre principalement dans le domaine cellulaire. Les humeurs des animaux qui présentent cette immunité ne se sont montrées antitoxiques que dans quelques exemples (scorpions, serpents, hérissons, mangoustes). Et encore pour la plupart d'entre eux, il est possible d'invoquer des causes particulières, comme la sécrétion interne des venins de serpents et de scorpions par les glandes qui les élaborent, ou bien l'acquisition du pouvoir antito-

(1) *Centralblatt für Bakteriologie*, 1894.
(2) *Annales de l'Institut Pasteur*, 1898. T. XII, p. 225.

xique pendant la vie à la suite de blessures ou d'absorption de la nourriture venimeuse. La théorie de l'insensibilité des cellules des organismes naturellement réfractaires aux toxines doit aussi être rejetée, car elle est incompatible avec les faits bien établis. Il reste donc à supposer que les principaux facteurs qui assurent cette immunité naturelle sont des éléments figurés qui s'interposent pour barrer la route aux poisons dans leur acheminement vers les cellules nerveuses, toujours très sensibles à leur action toxique.

CHAPITRE XII

IMMUNITÉ ARTIFICIELLE VIS-A-VIS DES TOXINES

Accoutumance aux poisons. — Immunité artificielle contre les toxines bactériennes et végétales et contre le venin des serpents. — Principaux procédés d'immunisation. — Immunisation par les toxines et les toxoïdes. — Vaccination contre la toxine diphtérique. — Phénomènes qui se produisent au cours de la vaccination contre les toxines. — Hyperthermie. — Leucocytose. — Développement du pouvoir antitoxique. — Propriétés des antitoxines. — Mode d'action des antitoxines. — Action des antitoxines *in vitro*. — Leur action dans l'organisme. — Influence des éléments vivants sur la combinaison de l'antitoxine avec la toxine. — Action antitoxique des sérums non spécifiques, des sérums neufs et du bouillon. — L'immunité contre les toxines n'est pas en proportion directe avec la richesse des humeurs en antitoxines. — Hypersensibilité de l'organisme traité avec des toxines. — Diminution de la sensibilité de l'organisme immunisé contre les toxines.

Hypothèses sur la nature et l'origine des antitoxines. — Hypothèse de la transformation des toxines en antitoxines. — Hypothèse des récepteurs détachés des cellules comme source des antitoxines. — Hypothèse de l'origine nerveuse de l'antitoxine tétanique. — Fixation de la toxine tétanique par la substance des centres nerveux. — Les rapports entre la Saponine et la Cholestérine. — Le sérum antiarsénieux. — Rôle des phagocytes dans la lutte de l'organisme contre les poisons. — Le rôle probable des phagocytes dans la production des antitoxines.

Tandis que les savants ne sont arrivés que depuis un peu plus de dix ans à vacciner contre les poisons par des procédés artificiels, les peuples sauvages et ceux de l'antiquité possédaient déjà depuis des temps très anciens des méthodes pour se préserver contre l'effet de certaines substances venimeuses. L'observation fréquente des cas où des doses de poisons, insuffisantes pour donner la mort, amenaient un état résistant plus ou moins durable, devait avoir comme conséquence l'élaboration de moyens artificiels pour empêcher les intoxications.

M. v. Behring (1) pense avec raison que des faits analogues ont dû être connus des médecins de l'antiquité et que c'est dans ces connaissances qu'il faut chercher la source du dogme, professé par Hippocrate, que le même facteur qui produit la maladie est capable aussi d'en préserver.

Pline raconte l'histoire, depuis devenue si généralement connue, de Mithridate du Pont-Euxin qui possédait le moyen de se préserver

(1) *Allgemeine Therapie der Infectionskrankheiten*, Berlin, Wien, 1899, p. 982.

contre beaucoup de poisons par une sorte d'accoutumance et, entre autres, par l'emploi du sang de canards pontins, auxquels il faisait avaler des poisons.

L'accoutumance à l'arsenic des chevaux et des montagnards de Styrie, ainsi qu'à la morphine de tant de morphinomanes de nos jours sont des faits connus de tout le monde. Un homme, accoutumé à la morphine, peut en consommer tous les jours une dose plusieurs fois mortelle. Il y a des cas où l'on arrive à absorber jusqu'à deux et même trois grammes de morphine par jour.

L'accoutumance de l'homme peut être acquise vis-à-vis des substances toxiques de composition chimique la plus diverse, comme l'arsenic, l'alcool, la morphine, la nicotine, etc. Même à une époque où l'on avait déjà beaucoup de connaissances sur l'immunité acquise contre les microbes, on ne savait encore rien sur le mécanisme de l'accoutumance, ni sur la possibilité d'obtenir une immunité spéciale contre les poisons bactériens. La découverte de MM. Charrin et Gamaleïa que les animaux vaccinés contre un microbe sont tout aussi sensibles à leurs produits toxiques que les animaux neufs, a fait dire à M. Bouchard (1), dans le laboratoire duquel elle a été faite, que l'idée de l'accoutumance des cellules aux poisons bactériens doit être complètement abandonnée. Il a développé cette thèse au Congrès international de Berlin en 1890, et l'a formulée de la façon suivante : « Quand on injecte à un animal sain et à un vacciné les produits solubles du microbe qui a vacciné l'un des deux, il faut exactement la même dose pour tuer les deux animaux. Ne parlons donc pas d'entraînement des leucocytes et d'accoutumance des cellules nerveuses aux poisons bactériens : c'est pure rhétorique ». A ce moment-là, on avait commencé seulement à acquérir des connaissances précises sur les toxines des microbes. Pendant toute une époque, on les cherchait parmi les ptomaïnes, substances très stables, voisines des alcaloïdes ; mais on avait fait fausse route en suivant cette direction. Ce n'est qu'à partir des recherches classiques de MM. Roux et Yersin (2) sur la toxine diphtérique, publiées en 1888 et 1889, que fut révélée la vraie nature des poisons bactériens. Au lieu d'être des ptomaïnes, ils appartiennent à la classe des ferments solubles, ces substances de composition chimique indéterminée, voisines des albuminoïdes et

(1) *Essai d'une théorie de l'infection*, Berlin, 1890 et *Les microbes pathogènes*, Paris, 1892, p. 33.

(2) *Annales de l'Institut Pasteur*, 1888. T. II, p. 629 et 1889, T. III, p. 273.

tout aussi instables. Les méthodes, employées par MM. Roux et Yersin dans leur étude sur la toxine diphtérique, ont permis bientôt après à d'autres savants de retrouver les toxines analogues de quelques autres bactéries. M. Knud-Faber (1) et MM. Brieger et C. Fränkel (2) ont réussi à préparer une toxine du bacille tétanique, capable de produire chez les animaux des contractures tétaniques aussi typiques que celles qu'on obtient avec des cultures du bacille du tétanos.

Ces travaux ont inauguré une nouvelle ère en Microbiologie et ont permis pour la première fois d'aborder d'une façon scientifique le problème de l'immunité acquise vis-à-vis des toxines bactériennes. Quelques mois à peine s'écoulèrent après la déclaration de M. Bouchard au Congrès de Berlin que parurent, à quelques jours de distance, les premières publications sur la possibilité de vacciner les animaux de laboratoire contre les toxines diphtériques et tétaniques par des procédés artificiels. Dès la découverte de ces poisons, on se mit aussitôt à immuniser contre eux plusieurs espèces animales, mais on se heurta à des difficultés très grandes, car les animaux maigrissaient et mouraient à la longue, après avoir reçu des doses croissantes de toxines. M. C. Fränkel (3) eut l'idée d'affaiblir l'action toxique du poison diphtérique, en le soumettant préalablement à la température de 60°. Indépendamment de lui, MM. v. Behring et Kitasato (4) employèrent dans cette intention, des substances chimiques, notamment le trichlorure d'iode, pour atténuer l'effet des toxines tétaniques et diphtériques. Les animaux qui résistaient bien à ces poisons, ainsi modifiés, se sont montrés capables de supporter des doses de plus en plus croissantes de toxines intactes, très actives. Par ces procédés, on a pu arriver à communiquer une immunité certaine et stable contre ces produits microbiens.

La découverte de la possibilité de vacciner contre les toxines bactériennes a été suivie aussitôt de celle du pouvoir antitoxique du sang des animaux, ayant acquis l'immunité artificielle contre ces poisons. Tout le monde connait et apprécie à sa valeur cette grande découverte, faite par M. v. Behring en collaboration avec M. Kitasato. Elle a ouvert une voie nouvelle et féconde aux points de vue des plus divers. M. Ehrlich (5) a su l'appliquer à la vaccination des

(1) *Berliner klin. Wochenschr.*, 1890.
(2) *Ibid.*, 1890, n° 11.
(3) *Idid.*, 1890, n° 48.
(4) *Deutsche medicin. Wochenschr.*, 1890, n° 49.
(5) *Deutsche medicin. Wochenschr.*, 1891, pp. 976 et 1218.

animaux contre les poisons végétaux, ricine, abrine et robine, ce qui lui a permis d'établir des procédés rigoureux d'immunisation et d'obtenir des résultats très importants sur l'immunité contre les toxines en général. Il a réussi en même temps à constater que les animaux, vaccinés contre ces poisons végétaux, qui, par leur nature, se rapprochent déjà des toxines microbiennes, développent dans leur sang une propriété antitoxique des plus manifestes.

Quelques années plus tard, la découverte des antitoxines a pu être étendue aux venins des serpents, ces poisons d'origine animale qui eux aussi présentent une composition chimique analogue à celle des toxines microbiennes et des poisons végétaux, étudiés par M. Ehrlich. Ce sont MM. Phisalix et Bertrand (1) et M. Calmette (2) qui, indépendamment les uns des autres, trouvèrent des méthodes de vaccination contre le venin des serpents et démontrèrent l'existence de la propriété antitoxique du sang chez des animaux immunisés.

Tous ces travaux que nous venons de mentionner brièvement, ont constitué la base fondamentale de nos connaissances actuelles sur l'immunité acquise vis-à-vis des toxines.

Il serait très intéressant d'établir si les animaux inférieurs peuvent être aussi vaccinés contre les substances toxiques, vis-à-vis desquelles ils sont sensibles. Malheureusement, ce problème rencontre dans son étude de très grandes difficultés. Nous avons essayé souvent de le résoudre, en nous servant de différents procédés. Les écrevisses, étant sensibles au venin des serpents et à l'ichtyotoxine du sérum d'anguille, nous avons tenté à plusieurs reprises de les vacciner contre ces poisons. Les résultats ont été si inconstants et même contradictoires que nous avons dû renoncer à en tirer quelque conclusion précise.

Même il est très difficile de vacciner les vertébrés inférieurs contre les poisons. On a essayé plusieurs fois dans mon laboratoire d'immuniser des grenouilles contre la toxine tétanique, mais sans succès. MM. Calmette et Déléarde (3) ont obtenu de meilleurs résultats avec l'abrine. Les grenouilles, peu sensibles à cette toxine végétale, mais loin de présenter une véritable immunité naturelle, ont pu être vaccinées contre des doses sûrement mortelles pour les témoins. Seulement, les observateurs que nous venons de citer ont dû procéder avec un grand ménagement et espacer les injections d'abrine à de longs

(1) *C. r. de la Soc. de Biologie*, 1894, p. 111.
(2) *Ibid.*, pp. 120, 204.
(3) *Annales de l'Institut Pasteur*, 1896, T. X, p. 683.

intervalles. Le sang de leurs grenouilles vaccinées, non seulement ne s'est pas montré antitoxique vis-à-vis de l'abrine, injectée à des souris, mais a conservé pendant longtemps assez de cette toxine pour être capable d'empoisonner des souris neuves. Cette expérience plaide certainement contre l'hypothèse, d'après laquelle l'immunité acquise des grenouilles dépendrait du développement dans leurs humeurs d'un pouvoir antitoxique spécifique; mais elle est incapable de trancher la question d'une façon définitive, car on pourrait toujours objecter que le sang, étant toxique pour la souris, pourrait être au contraire antitoxique pour la grenouille. L'antitoxine de ce sang serait seulement incapable de neutraliser toute la quantité présente d'abrine. Des nouvelles recherches sont donc nécessaires.

Même chez des vertébrés supérieurs, la difficulté est souvent très grande pour obtenir une vaccination véritable contre les diverses toxines. Ce sont surtout les petits mammifères, qui accusent une grande sensibilité pour ces poisons, dont l'immunité artificielle est difficile à obtenir. Comme l'ont démontré MM. Vaillard et v. Behring, on peut réussir à les vacciner avec des doses croissantes de toxines non modifiées, mais cette méthode demande beaucoup de temps et est souvent dangereuse, ce qui la rend peu pratique. Les poisons qui agissent à travers le tube digestif peuvent mieux servir pour la vaccination, comme l'a démontré M. Ehrlich. Ce savant a dû renoncer à vacciner les souris par des injections sous-cutanées de ricine, à cause des escarres qui se produisaient au point inoculé. C'est alors qu'il a eu recours à la vaccination par voie buccale qui lui a donné de très bons résultats, non seulement pour la ricine, mais aussi pour l'abrine. Seulement ce mode de vaccination n'est applicable que pour un petit nombre de poisons.

On peut encore vacciner des mammifères, même des rongeurs de laboratoire, comme lapins et cobayes, au moyen du venin des serpents non modifié, mais cette méthode est très délicate et doit être très surveillée. Il faut commencer par de très petites doses de venin, les continuer pendant longtemps et n'augmenter la quantité de venin injecté qu'avec une progression très lente. M. Calmette (1) a modifié cette méthode, en insérant à demeure, sous la peau, un petit bâton de craie imprégné de petites quantités de venin et entouré de collodion. Dans ces conditions, le venin diffuse très lentement et d'une façon continue à travers le collodion.

(1) *Le venin des serpents*, 1896, p. 54.

Les grands mammifères, moutons, bœufs, chevaux, peuvent être plus facilement vaccinés avec des toxines non modifiées, mais ils demandent aussi un ménagement tout particulier. MM. Salomonsen et Madsen (1) ont raconté l'histoire de leur cheval, immunisé avec la toxine diphtérique. A une jument de 665 kilos, ils n'ont pu injecter au début qu'un c. c. de cette toxine et ils ont dû augmenter les doses avec une grande prudence.

En présence de toutes ces difficultés de vaccination avec des toxines non modifiées, on procède généralement d'une façon toute différente à l'immunisation des animaux petits ou grands dans le but de recherches scientifiques ou pour la préparation industrielle des antitoxines en grand. On commence à vacciner avec des toxines modifiées par la chaleur ou par des substances chimiques. Les toxines diphtérique et tétanique, celles qui s'emploient le plus dans l'industrie sérothérapeutique, sont soumises au chauffage à différents degrés. C'est M. Fränkel (2) qui le premier a employé cette méthode pour la vaccination contre la diphtérie et M. Vaillard (3) l'a appliquée pour la vaccination contre le tétanos. Elle consiste à introduire des doses massives de cultures filtrées, chauffées à des températures progressivement décroissantes, 60°, 55°, 50°, puis des quantités graduellement augmentées de cultures filtrées dont la toxicité est entière. Ce procédé est très commode pour les petits animaux, mais pour les grands mammifères, on le simplifie de beaucoup, en n'injectant pendant un certain temps que des toxines chauffées à 60° et en les remplaçant plus tard par de la toxine non modifiée.

MM. Phisalix et Bertrand (4) ont appliqué une méthode analogue pour vacciner le cobaye contre le venin de vipère. Ce poison, qui résiste à des températures beaucoup plus élevées que les toxines tétanique et diphtérique, a dû être préalablement chauffé à 80° pour pouvoir être inoculé sans danger à des petits animaux. Dans ces conditions il confère une certaine immunité, mais même chauffé à 80°, il reste encore assez actif pour produire souvent des accidents mortels. Voilà pourquoi, dans la vaccination des animaux pour la préparation du sérum antivenimeux en grand, M. Calmette a eu recours à un au-

(1) *Annales de l'Institut Pasteur*, 1897. T. XI, p. 316.
(2) *Berliner klinische Wochenschr.*, 1890, n° 48.
(3) *Annales de l'Institut Pasteur*, 1892. T. VI, p. 225.
(4) *C. r. de l'Acad. des Sc.*, 1894, 5 février. *C. r. de la Soc. de Biologie*, 1894, 10 février.

tre procédé qui consiste à affaiblir le venin par des substances chimiques.

Ce sont MM. v. Behring et Kitasato (1) qui les premiers se sont servis du trichlorure d'iode pour vacciner les animaux contre les toxines du tétanos et de la diphtérie. Ils l'injectaient avant l'introduction des toxines. Plus tard, ils préparaient le mélange *in vitro* et l'injectaient à des animaux. M. Roux a élaboré une autre méthode qui a l'avantage d'être simple, sûre et facilement applicable. C'est pour cela qu'elle s'est bientôt introduite dans les pratiques industrielle et scientifique. Elle consiste dans l'injection de mélanges des toxines tétanique et diphtérique avec la solution iodo-iodurée de Lugol. L'iode, à faible dose, neutralise ou modifie instantanément ces poisons et est lui-même bien supporté même par les petits animaux. En employant en dose progressive des mélanges, dans lesquels la quantité d'eau iodée devient de moins en moins grande par rapport à celle de la toxine, on arrive sans difficulté à vacciner les animaux les plus sensibles et à leur faire supporter des doses considérables de toxine pure. C'est ainsi qu'on peut immuniser les cobayes contre la toxine du tétanos la plus active. Ce même procédé sert bien pour préparer les chevaux aux injections de toxines non modifiées. Pendant un temps plus ou moins long (selon la sensibilité du cheval), on n'injecte que des toxines, mélangées avec de l'eau iodée de Lugol. Après s'être assuré de l'état résistant du cheval, on peut lui introduire impunément des quantités de plus en plus croissantes de toxine pure, non modifiée.

Pour l'immunisation des mammifères de toute taille (cobayes, lapins, chiens, chevaux) contre le venin de serpents, M. Calmette, à Lille, se sert aussi de venin modifié par des substances chimiques, mais son procédé est différent de ceux que nous venons de décrire. Il injecte pendant plusieurs semaines des quantités croissantes de venin, mélangé à des quantités décroissantes d'une solution à 1 : 60 d'hypochlorite de chaux. Après ce traitement, les animaux deviennent en état de supporter des doses mortelles de venin non modifié et peuvent être injectés avec des doses de plus en plus grandes de celui-ci.

Dans ces dernières années, on s'est mis à vacciner des chevaux contre certaines toxines microbiennes et surtout contre la toxine diphtérique avec des mélanges de toxine et de sérum antitoxique ou bien avec ces deux produits, pris l'un après l'autre. M. Babès (2) le premier

(1) *Deutsche medicin. Wochenschr.*, 1890, pp. 1145, 1245.
(2) *Bullet. de l'Acad. de Méd.* Paris, 1895. T. XXXIV, p. 216.

a préconisé ce mélange comme le meilleur moyen pour obtenir une immunisation forte et durable. Après lui, plusieurs autres observateurs, parmi lesquels je citerai MM. Pawlovsky et Maksoutow (1), Palmirsky et surtout Nikanoroff (2) se sont occupés de cette question et ont communiqué des résultats très encourageants de vaccination par cette méthode. M. v. Behring (3) la trouve aussi très utile dans certains cas. Ainsi il recommande, pour vacciner des cobayes contre la toxine tétanique, de les injecter avec un mélange renfermant de l'antitoxine et un excès non neutralisé de toxine. Dans ces conditions, il arrive facilement à immuniser ces petits animaux dans des cas où toutes les autres méthodes se montrent impuissantes. Mais, comme procédé général de vaccination contre les toxines, cette méthode ne s'est pas maintenue et M. Roux qui l'a fait essayer plusieurs fois, n'en a pas été du tout satisfait.

Cette méthode d'immunisation avec les mélanges de toxine et d'antitoxine est souvent désignée comme procédé de vaccination par les *toxones*. Sous ce nom, M. Ehrlich (4) a désigné d'abord un produit, développé par le bacille diphtérique dans les milieux de culture, produit moins et autrement toxique que la vraie toxine diphtérique, mais capable de neutraliser l'antitoxine. La notion des toxones s'est présentée à M. Ehrlich à la suite de ce fait fondamental qu'il avait découvert, à savoir que, lorsqu'à un mélange non toxique de toxine et d'antitoxine diphtérique, on ajoute une et même plusieurs doses mortelles de la première, l'animal n'en souffre pas. Pour le faire périr par l'intoxication, il est nécessaire quelquefois d'ajouter plus de 20 doses mortelles de toxine. Pour expliquer ce résultat paradoxal, M. Ehrlich s'est arrêté à la supposition que, dans les produits solubles du bacille diphtérique, il existe deux poisons : la vraie toxine qui accuse une affinité très forte pour l'antitoxine, et la toxone qui possède une avidité moindre pour ce même anticorps. Lorsqu'à un mélange inactif de produits des bacilles diphtériques et d'antitoxine, on ajoute une nouvelle quantité de ces mêmes produits, la toxine surajoutée, grâce à sa plus forte affinité, remplace la toxone de la combinaison antérieure. Il arrive donc que, dans le mélange auquel on ajoute une

(1) *Zeitschrift f. Hygiene*. 1896. T. XXI, p. 485.
(2) *Sur la préparation d'un fort sérum antidiphtérique*, St-Pétersbourg, 1897 (en russe).
(3) *Algemeine Therapie der Infectionskrankheiten*, p. 1093.
(4) *Deutsche medicin. Wochenschr.*, 1898, p. 597.

ou plusieurs doses mortelles du poison diphtérique, c'est seulement la toxone qui se trouve libre, toute la toxine étant combinée avec l'antitoxine. Or, comme la toxone n'est que très faiblement toxique, l'animal résiste sans éprouver aucun trouble sérieux.

M. Madsen (1) a adopté la théorie de la toxone diphtérique et a admis que cette substance n'empoisonne que lentement, ne produit ni névrose, ni perte de poils, mais provoque un petit œdème au point d'inoculation et des paralysies tardives. Les animaux sensibles peuvent mourir de toxones, mais beaucoup plus tard qu'à la suite de l'empoisonnement par les toxines.

Les élèves de M. Ehrlich ont étendu la notion des toxones à d'autres poisons bactériens. Ainsi M. Madsen (2) a décrit une toxone de cette partie du poison tétanique — la tétanolysine de M. Ehrlich — qui dissout les globules rouges. MM. M. Neisser et Wechsberg (3) ont admis l'existence d'une toxone dans le poison, produit par le Staphylocoque.

M. Ehrlich admet encore l'existence de *toxoïdes* dans le poison diphtérique. Mais, tandis que la toxone est un produit engendré par le bacille diphtérique même, les toxoïdes (protoxoïdes et syntoxoïdes) représentent la toxine modifiée en dehors de l'action du microbe. Les toxoïdes, n'étant pas toxiques, ont conservé toute leur avidité pour l'antitoxine. D'après la conception de M. Ehrlich, la molécule de toxine, sous l'influence de divers facteurs, perd facilement son groupement toxique, capable d'empoisonner l'organisme, ou groupement *toxophore*, tout en conservant son groupement *haptophore*, c'est-à-dire celui qui se combine avec l'antitoxine. Les toxoïdes représenteraient donc ce groupement haptophore de la toxine diphtérique. Sans être nuisibles aux animaux, les toxoïdes seraient capables de neutraliser l'antitoxine et de provoquer dans l'organisme la formation de cet anticorps. Dans les essais par la méthode de M. Babès et des auteurs russes que nous avons mentionnés, il y aurait donc, d'après l'avis de M. Ehrlich et de son école, immunisation par les toxoïdes.

Mais les toxones sont aussi capables de vacciner contre la toxine et la toxone et de donner lieu à la production d'une antitoxine diphtérique, active contre ces deux poisons. C'est ce qu'affirment MM. Mad-

(1) *Zeitschrift für Hygiene*, 1897. T. XXIV, p. 425.
(2) *Annales de l'Institut Pasteur*, 1899. T. XIII, pp. 568, 801.
(3) *Zeitschrift f. Hygiene*, 1901. T. XXXVI, p. 325.

sen (1) et Dreyer (2), d'après une communication de ce dernier, faite au Congrès international de médecine de Paris.

A l'aide des différents procédés que nous avons décrits sommairement, on obtient une véritable immunité acquise contre les divers poisons bactériens et végétaux et les venins. Au contraire avec les méthodes de vaccination que nous avons mentionnées dans le huitième chapitre et qui confèrent une immunité solide contre les microbes, on n'arrive pas à constater, chez les animaux vaccinés, une résistance contre les toxines correspondantes, plus grande que chez les animaux non vaccinés, témoins. Les animaux, si bien vaccinés contre certains microbes qu'ils supportaient sans danger des doses énormes de culture, ne devenaient pas pour cela capables de résister à la dose minima mortelle du poison. On est donc arrivé à cette opinion que l'immunité contre les toxines ne pouvait être obtenue que vis-à-vis de quelques-unes de leurs espèces. C'est pourquoi il faut considérer comme un pas important en avant la tentative de M. v. Behring pour obtenir une immunisation véritable contre la toxine cholérique. Avant lui, on avait souvent et très solidement vacciné diverses espèces animales contre le vibrion cholérique, mais justement ces animaux, même les mieux vaccinés, ne résistaient point à la toxine cholérique. M. v. Behring a suggéré à son élève M. Ransom (3), l'idée d'immuniser des cobayes, non pas avec des cultures microbiennes vivantes ou tuées, comme cela se faisait le plus souvent avant lui, mais exclusivement avec des liquides de cultures, débarrassées des vibrions par filtration. Il a fallu, pour atteindre le but, préparer des liquides assez actifs pour empoisonner sûrement les cobayes témoins, non vaccinés. Les résultats de ces recherches confirmèrent la prévision, de sorte que M. Ransom s'est trouvé bientôt en possession de cobayes, bien vaccinés contre le poison cholérique. Seulement il se trompa en supposant que, dans tous les cas d'immunité acquise vis-à-vis du vibrion de Koch, il s'agissait toujours au fond d'une immunité purement antitoxique. Un travail exécuté à l'Institut Pasteur (4), tout en confirmant les faits découverts par M. Ransom, a conduit à des résultats différents

(1) *C. r. du Congrès international de Médecine de Paris*. Section de bactériologie et parasitologie, 1901, p. 40.

(2) *Ibid.*, p. 45 ; *Zeitschrift f. Hygiene*, 1901. T. XXXVII, p. 250.

(3) *Deutsche medicin. Wochenschr.*, 1895, n° 29.

(4) *Annales de l'Institut Pasteur*, 1896. T. X, p. 257. Metchnikoff, Roux et Salimbeni : *Toxine et antitoxine cholériques*.

au point de vue de leur interprétation. Il a été démontré dans ce travail que l'immunité vis-à-vis du vibrion n'est nullement basée sur une résistance contre sa toxine et qu'il s'agit de deux immunités acquises bien différentes. La vaccination que l'on obtient avec les corps microbiens ne procure l'état réfractaire que contre l'infection par le vibrion vivant, sans la moindre résistance vis-à-vis de la toxine. L'immunité au contraire qui est conférée par l'injection de produits solubles, débarrassés de microbes, est dirigée non-seulement contre la toxine cholérique, mais aussi contre l'infection vibrionienne. Lorsqu'on vaccine un animal avec des cultures entières ou même seulement avec des corps de vibrions, on introduit dans l'organisme traité de la toxine cholérique, mais celle-ci devient dans ces conditions incapable de provoquer l'immunité antitoxique. On dirait que la présence des vibrions constitue quelque obstacle pour la production de cette immunité.

Bientôt après, M. A. Wassermann (1) a pu démontrer que la même règle s'applique également au bacille pyocyanique. Avec des cultures entières de ce microbe, il a obtenu chez les cobayes une immunité exclusivement contre l'infection, tandis qu'avec des cultures en milieu liquide, débarrassées de bacilles, il a pu vacciner ses animaux et contre la toxine pyocyanique, et aussi contre la péritonite infectieuse produite par le microbe vivant. La même immunité double a pu être obtenue chez des animaux de laboratoire vis-à-vis du bacille typhique et de quelques autres bactéries.

Lorsqu'on soumet les animaux aux différents procédés de vaccination contre les toxines, on observe la manifestation de certains phénomènes plus ou moins constants, parmi lesquels il faut signaler avant tout l'ascension de la température, la réaction locale et les modifications des humeurs.

La fièvre est un symptôme très général dans le cours de la vaccination des mammifères. L'hyperthermie s'observe presque toujours à la suite de l'injection des toxines. Elle est très variable dans sa durée et dans son intensité, et ne peut servir d'indicateur du résultat de la vaccination. Sous ce rapport, on a signalé des différences si grandes qu'il a fallu renoncer à établir des lois générales.

La réaction locale est aussi un phénomène qui s'observe très fréquemment pendant la vaccination. M. v. Behring (2) a porté sur lui une grande attention. Il a constaté, avec ses collaborateurs, que

(1) *Zeitschrift f. Hygiene*, 1896. T. XXII, p. 312.
(2) *Allgemeine Therapie der Infectionskrankheiten*, p. 1052.

les chevaux neufs auxquels on injecte sous la peau des doses petites ou grandes de toxine tétanique, ne présentent aucune exsudation au point d'inoculation. Les chevaux qui meurent à la suite d'une intoxication tétanique ou ceux qui en guérissent, se comportent à ce point de vue de la même façon. Au contraire, chez des chevaux qui sont en cours de vaccination et qui sont périodiquement soumis aux doses croissantes de la toxine, la tuméfaction à l'endroit de l'injection ne fait jamais défaut. M. v. Behring attribue cette différence à l'insensibilité primordiale au poison tétanique des éléments vivants qui commandent l'exsudation dans le tissu sous-cutané. Ce n'est qu'au cours de la vaccination que ces cellules deviennent sensibles et capables de manifester une réaction visible. Nous pensons qu'il est plus vraisemblable d'expliquer cette différence par le changement de la chimiotaxie négative des divers éléments qui contribuent à la réaction inflammatoire exsudative, en chimiotaxie positive. Les cellules ne réagissent pas au début, non pas parce qu'elles n'étaient pas sensibles à la toxine, mais plutôt parce qu'elles l'étaient trop. Au cours de la vaccination, elles se sont assez accoutumées au poison pour pouvoir manifester leur réaction inflammatoire normale. Cette explication s'harmonise mieux avec le fait que, pendant la période des vaccinations en général et de la vaccination contre les toxines en particulier, le sang présente le plus souvent une hyperleucocytose plus ou moins nette. Or, nous savons bien que ce phénomène d'hyperleucocytose est une des manifestations les plus saisissables de la chimiotaxie positive des globules blancs. Il est vrai que, par rapport à cette réaction au cours de la vaccination, l'opinion des observateurs n'est pas unanime. M. Besredka (1), à la suite d'un travail sur ce sujet, s'est exprimé d'une façon très précise. « Au cours d'une immunisation contre la toxine diphtérique — dit-il — on observe toujours une réaction notable chez la chèvre, soit au début, soit à un stade avancé de la période des injections, et surtout dans les premières heures qui suivent celles-ci » (p. 322). MM. Nicolas et P. Courmont (2) ont publié un mémoire dans lequel ils soutiennent cette thèse que l'hyperleucocytose « n'est pas nécessaire pour l'immunisation ». Cependant, dans le récit de leurs expériences qui ont été exécutées sur des chevaux vaccinés contre la toxine diphtérique, on voit bien que le nombre des globules blancs s'est trouvé souvent sensiblement augmenté. De plus, ils ont plusieurs fois signalé la

(1) *Annales de l'Institut Pasteur*, 1898. T. XII, p. 318.
(2) *Archives de médecine expérimentale*, 1897. T. IX, p. 770.

formation au point d'inoculation de tumeurs qui ont abouti même à la suppuration. Dans ces conditions, il n'est pas possible de nier la réaction vaccinale de la part des leucocytes. Plus tard, MM. Nicolas, P. Courmont et Prat (1) ont publié un second travail sur le même sujet, dans lequel ils essaient de confirmer leur opinion sur l'inutilité de l'hyperleucocytose pour la vaccination contre le poison de la diphtérie. Ils donnent des détails de leurs expériences sur plusieurs espèces animales et insistent beaucoup sur les conditions dans lesquelles ils n'ont pas observé d'hyperleucocytose. « Les doses de début ont toujours été extrêmement faibles et additionnées de solution de Lugol pour les atténuer; ce n'est que très progressivement que nous avons atteint des doses plus fortes, car *c'est là une des conditions indispensables pour éviter les variations leucocytaires*, tout en obtenant une bonne et rapide immunisation » (*l. c.* p. 974). Ces précautions particulières qui doivent être prises pour éviter l'hyperleucocytose, démontrent bien que ce phénomène se produit le plus souvent au cours de la vaccination. Il est tout naturel qu'en progressant très lentement, avec des petites doses de toxine, on puisse arriver à diminuer ou même supprimer l'afflux des leucocytes; mais ce fait ne peut nullement infirmer l'importance de la réaction leucocytaire dans la vaccination. Seulement, dans ces cas particuliers, cette réaction peut se faire sans que le nombre de leucocytes soit sensiblement augmenté dans le sang. En lisant les détails des expériences des savants lyonnais, on s'assure que, malgré toutes leurs précautions, ils n'ont pas pu éviter l'hyperleucocytose de se produire. Ainsi, dans tous leurs exemples, où ils ont eu soin de compter les leucocytes plusieurs fois par jour, il s'est manifesté une augmentation incontestable de ces cellules. Il y a lieu de rappeler encore que MM. Salomonsen et Madsen, dans l'histoire de leur cheval immunisé contre la toxine diphtérique, signalent la fréquence des tuméfactions et même des abcès. Dans la plupart des cas, le pus était stérile, ce qui rend probable que les globules blancs s'étaient accumulés au point d'inoculation à la suite d'une influence exercée par la toxine diphtérique.

Le changement de beaucoup le plus important et le plus remarquable que l'on rencontre chez les animaux vaccinés contre les toxines et les venins, consiste dans le pouvoir antitoxique de leur sang et des humeurs en général. Ce fait a été pour la première fois, comme nous le

(1) *Journal de physiologie et de pathologie générales*, 1900. T. II, p. 973.

savons déjà, démontré par MM. Behring et Kitasato (1) pour le sang de lapins immunisés contre le tétanos. Le sang entier ou bien le sérum sanguin mélangé avec une quantité de toxine tétanique plus que suffisante pour provoquer l'empoisonnement mortel, empêche l'éclosion de la maladie chez les animaux auxquels on injecte le mélange. Dans leurs premières recherches, MM. Behring et Kitasato maintenaient les mélanges en contact *in vitro* pendant 24 heures, avant d'en injecter à des animaux d'épreuve. Plus tard, ils ont établi que ce contact prolongé en dehors de l'organisme était inutile et qu'on pouvait obtenir de bons résultats en injectant simultanément le sérum des animaux vaccinés et la toxine, et même en les injectant en différents points du corps. Cette découverte a été aussitôt après appliquée par leurs auteurs à la diphtérie et confirmée pour les deux intoxications par un grand nombre d'observateurs.

Pendant quelque temps, on s'est contenté de vacciner des petits animaux de laboratoire et d'établir le pouvoir antitoxique de leur sérum sanguin ; plus tard, on a commencé à vacciner des grandes espèces, notamment des chevaux, dans le but d'obtenir de grandes quantités de sérums antitétanique et antidiphtérique pour l'usage médical. Au cours de ces travaux, on a pu établir les caractères principaux des humeurs antitoxiques. On a voulu isoler du sérum sanguin la substance antitoxique pour la débarrasser de tout mélange inutile et inactif, dans le but de n'employer que l'antitoxine aussi pure que possible. Mais bientôt on a dû renoncer à ce projet, car on a reconnu l'impossibilité de réaliser cet isolement. L'antitoxine est une substance non cristallisable, de composition chimique inconnue, et qui adhère intimement aux substances albuminoïdes du sérum. On la considère le plus souvent comme appartenant aussi au même groupe de corps, mais sans pouvoir prouver cette opinion d'une façon suffisante. M. v. Behring (2) qui a étudié cette question en collaboration avec Knorr, nie formellement la nature albuminoïde de l'antitoxine tétanique. Après avoir constaté que cette substance, lorsqu'on soumet le sérum antitétanique à la dialyse, passe à travers la membrane dialysante, ces savants ont vainement cherché à produire les réactions caractéristiques des albuminoïdes dans le liquide dialysé. Il faut bien dire que ce résultat négatif n'est pas suffisant pour nier la nature

(1) *Deutsche medicinische Wochenschrift*, 1890, n° 49, p. 1113.
(2) *Die praktischen Ziele der Blutserumtherapie*, Leipzig, 1892, p. 52.

albuminoïde de l'antitoxine. Lorsque M. Nencki et Mme Sieber (1) ont essayé de produire les réactions des substances albuminoïdes avec le suc digestif de *Nepenthes* (la plante insectivore bien connue) leur résultat était aussi nul ; mais, après la concentration du suc dans le vide, il a aussitôt donné la réaction caractéristique avec l'acide nitrique, aussi bien qu'avec l'acide acétique, le ferrocyanure de potassium et le réactif de Millon.

Les substances antitoxiques des sérums peuvent être précipitées avec les globulines et se distinguent en général par une assez grande résistance vis-à-vis des influences physiques et chimiques. Sous ce rapport, elles se rattachent aux agglutinines, aux fixateurs et aux précipitines, dont nous avons parlé ailleurs, et se distinguent très nettement des cytases. Les antitoxines résistent bien aux températures qui détruisent les cytases et ne sont altérées qu'au delà de 60°-65°. Les antitoxines sont plus stables que les toxines délicates du tétanos et de la diphtérie, mais elles sont plus faciles à altérer que les toxines du choléra, du bacille pyocyanique et les venins. Gardées à l'état sec, dans le résidu des sérums évaporés et à l'abri de la lumière et de l'air, les antitoxines se conservent pendant très longtemps sans s'affaiblir d'une façon notable. Cette propriété est très importante dans la pratique.

Les antitoxines, ressemblant sous ce rapport aussi aux fixateurs et aux agglutinines, sont des substances humorales dans le sens le plus strict du mot. Elles se trouvent non seulement dans des sérums préparés, mais abondent aussi dans le plasma du sang circulant, ainsi que dans les plasmas de la lymphe et des exsudats. MM. Vaillard et Roux (2) ont constaté que la sérosité, limpide et privée d'éléments cellulaires, de l'œdème provoqué chez des lapins vaccinés contre la toxine tétanique par le ralentissement de la circulation, est aussi antitoxique que le sang. Même l'humeur aqueuse d'un animal très fortement immunisé est antitoxique, quoique à un plus faible degré. Par contre, la salive et l'urine manifestent un pouvoir antitoxique très petit, même quand elles proviennent d'animaux hyperimmunisés contre la toxine tétanique. Le lait, comme l'a démontré d'abord M. Ehrlich (3), est assez riche en antitoxine, quoique beaucoup moins que le sang. D'après l'évaluation de MM. Ehrlich et Wassermann (4), chez le même animal

(1) *Zeitschrift f. physiologische Chemie*, 1901. T. XXXII, p. 318.
(2) *Annales de l'Institut Pasteur*, 1893. T. VII, p. 81.
(3) *Zeitschrift f. Hygiene*, 1892. T. XII, p. 183.
(4) *Ibid.*, 1894. T. XVIII, p. 248.

immunisé, le lait renferme quinze à trente fois moins d'antitoxines diphtérique et tétanique que le sang. Le pus s'est montré toujours moins antitoxique que le sang et le sérum sanguin. D'après MM. Roux et Vaillard (*l. c.* p. 82), le pus de leurs lapins, vaccinés contre la toxine tétanique, a été six à huit fois moins antitoxique que le sérum du sang. Chez le cheval antidiphtérique de MM. Salomonsen et Madsen (1), le sédiment cellulaire du pus a été à peu près deux fois moins antitoxique que le sang.

Pour développer la propriété antitoxique dans les humeurs, les animaux n'ont pas besoin d'appartenir à des espèces sensibles à la toxine correspondante. Les animaux les plus réfractaires de leur nature aux poisons de la diphtérie et du tétanos sont aussi capables de produire des antitoxines. M. Vaillard (2) a établi ce fait pour la poule. Cet oiseau, naturellement réfractaire au tétanos, acquiert le plus souvent un pouvoir antitétanique du sang très manifeste après avoir subi une ou plusieurs injections de toxine tétanique. M. Vaillard a observé que, chez des poules ainsi traitées, à un moment où les humeurs sont antitoxiques, le blanc de l'œuf ne l'est pas. L'antitoxine ne passe donc pas dans cette sécrétion nutritive, comme elle passe dans le lait chez les mammifères. D'un autre côté, comme ceci a été établi par M. F. Klemperer (3), le vitellus de l'œuf des poules traitées avec de la toxine tétanique, acquiert au bout de quelque temps une propriété antitoxique des plus nettes.

Les antitoxines qui font surtout partie des humeurs et ne se rencontrent que peu dans les cellules, exercent une action sur les toxines. Mais quelle est la nature de cette action ? On a beaucoup étudié et discuté cette question qui présente une très grande importance pour le problème général de l'immunité acquise contre les toxines. Dans son premier mémoire rédigé avec M. Kitasato, M. v. Behring (*D. med. Woch.*, 1890, p. 1113) formule sa première thèse de la façon suivante : « le sang de lapin, immunisé contre le tétanos, possède la propriété de détruire la toxine tétanique ». Cette idée de destruction qui enlèverait tout pouvoir toxique au poison, se présentait tout naturellement à l'esprit et fut aussitôt acceptée par un grand nombre de savants. Mais des

(1) *Annales de l'Institut Pasteur*, 1897. T. XI, p. 324.

(2) *C. r. de la Soc. de Biologie*, 1891, p. 462 et *Annales de l'Institut Pasteur*, 1892. T. VI, p. 229.

(3) *Archiv f. experimentelle Pathologie*, 1893. T. XXI, p. 371.

(4) *Berliner klin. Wochenschr.*, 1893, p. 1266.

faits nombreux s'accumulèrent dans la science qui ne permirent plus d'admettre la destruction réelle des toxines par les antitoxines. Tizzoni a été un des premiers à signaler certaines contradictions entre la théorie de la destruction et les phénomènes qui se produisent chez des animaux injectés avec de la toxine et de l'antitoxine tétanique. Indépendamment de lui, M. Buchner (1) apporta des faits nouveaux qui l'amenèrent à conclure que l'antitoxine, au lieu d'agir directement sur la toxine, exerce son influence exclusivement sur les éléments vivants de l'organisme, les préservant contre l'intoxication. Parmi les arguments mis en avant par le savant munichois, le principal est tiré de l'action différente des mélanges de toxine tétanique et de sérum antitétanique sur les diverses espèces animales. On a bien établi que le cobaye est plus sensible au tétanos que la souris. Pour produire l'empoisonnement mortel avec la toxine tétanique, il faut une quantité absolue plus grande de toxine pour le cobaye que pour la souris. Mais si l'on tient compte du poids de ces animaux, les conditions changent totalement. Ainsi, pour donner le tétanos mortel à un cobaye qui pèse vingt fois plus qu'une souris, il suffit d'injecter au premier une dose tout au plus dix fois plus grande que celle qui est nécessaire pour produire l'intoxication mortelle chez la souris. M. Buchner prépare un mélange de toxine tétanique et de sérum antitétanique qui, chez la souris, ne produit aucun phénomène tétanique ou bien ne provoque que des symptômes faibles et passagers. D'après la théorie de l'action directe, on devrait admettre que dans ce mélange la toxine est totalement ou presque entièrement neutralisée par l'antitoxine du sérum. Mais lorsque M. Buchner injecte à des cobayes la même quantité de mélange, sans l'augmenter en proportion du poids plus grand de ces animaux, il leur donne un tétanos des plus marqués. Il est donc resté dans le mélange une quantité suffisante de toxine libre, dont l'action tétanigène est révélée par le cobaye, espèce animale plus sensible que la souris. Cette expérience de M. Buchner a été vérifiée par plusieurs observateurs. MM. Roux et Vaillard (2) en réalisèrent d'autres qui plaident dans le même sens. Le même mélange de toxine tétanique et de sérum spécifique qui est supporté sans le moindre trouble par des cobayes normaux, donne le tétanos typique à d'autres cobayes de même poids, ayant les meilleures apparences de santé, mais qui ont été immunisés quelque temps auparavant contre

(1) *Münchener medic. Wochenschr.*, 1893, p. 480.
(2) *Annales de l'Institut Pasteur*, 1894. T. VIII, p. 724.

le vibrion de Massaouah. Dans une autre série d'expériences, ils ont injecté à des cobayes une quantité très grande de sérum antitétanique « capable de les immuniser des milliers de fois » et, peu de temps après, une dose mortelle de toxine tétanique. Les cobayes normaux ont parfaitement résisté à cette épreuve, tandis que plusieurs cobayes auxquels on injectait encore des produits d'autres microbes, ont pris le tétanos. Des faits analogues ont pu être recueillis avec des mélanges de toxine diphtérique et de sérum antidiphtérique. M. Roux conclut de ces données « que les antitoxines agissent sur les cellules ». Contre la supposition de la destruction des toxines par les antitoxines, il invoque encore l'influence du chauffage sur les mélanges de ces deux substances. M. Calmette (1) a exécuté, sous l'inspiration et dans le laboratoire de M. Roux, des expériences sur le sérum antivenimeux. Son mélange avec le venin des serpents en proportion telle que ce poison devienne inactif récupère sa toxicité après un chauffage à 68° pendant cinq minutes. Injecté à un animal neuf, celui-ci succombe comme s'il avait reçu le venin pur. Par le chauffage à 68°, le sérum a perdu tout son pouvoir antitoxique sur le venin et ce dernier, qui n'est modifiable qu'à une température beaucoup plus élevée, est resté intact. Un résultat semblable a été obtenu plus tard par M. Wassermann (2) dans ses expériences avec la toxine pyocyanique. Ce poison résiste à des températures encore plus élevées que le venin des serpents, tandis que l'antitoxine du sérum est détruite dans les mêmes conditions que les autres antitoxines. Profitant de ces particularités, M. Wassermann a fait bouillir le mélange de toxine pyocyanique et de sérum antitoxique, en ayant soin de le diluer préalablement avec deux volumes d'eau distillée. Ce mélange qui, sans être chauffé, était tout à fait inoffensif pour les cobayes, est redevenu un poison mortel après la destruction de l'antitoxine.

Ces expériences ont bien prouvé que, dans l'action de l'antitoxine sur la toxine, il ne peut plus être question d'une véritable destruction de celle-ci, opinion qui du reste a été acceptée par MM. v. Behring et Ehrlich eux-mêmes. Mais, comme l'a dit déjà M. Roux au Congrès international de Budapest, en 1894, la manifestation de l'action toxique du venin après le chauffage de son mélange avec l'antitoxine, peut être conciliée avec l'idée que la combinaison entre les deux substances, si elle se produit, doit être bien instable. Cette

(1) *Le venin des serpents*, p. 58.
(2) *Zeitschrift f. Hygiene*, 1896. T. XXII, p. 263.

même réflexion peut être appliquée à l'expérience de M. Wassermann. Aussi actuellement la très grande majorité des savants, sinon tous, admettent que l'antitoxine se combine avec la toxine en une substance inoffensive et instable qui peut être décomposée par la chaleur et par d'autres facteurs. Les recherches sur l'action des antitoxines *in vitro* ont exercé une très grande influence sur cette opinion.

Déjà, les expériences de MM. Denys et van de Velde (1) plaidaient pour l'action directe de certaines antitoxines. Ces observateurs ont constaté que le sérum des animaux vaccinés contre le staphylocoque, est capable de neutraliser *in vitro* une toxine particulière que M. van de Velde a désignée sous le nom de *leucocidine*. Ajoutée à une goutte d'exsudat de lapin, cette leucocidine détruit au bout de peu de temps les globules blancs, en dissolvant le contenu cellulaire, mais en respectant le noyau. Eh bien, lorsque MM. Denys et van de Velde préparaient *in vitro* des mélanges de leucocytes, de leucocidine et de sérum antileucocidique, les globules blancs se conservaient à l'état normal pendant un temps très long. La leucocidine était donc empêchée dans son action par l'influence directe de l'antitoxine correspondante. Ces faits ont été confirmés par M. Bail (2) et par d'autres observateurs et étendus même à quelques autres toxines microbiennes. Ainsi le bacille pyocyanique produit aussi une leucocidine qui tue les globules blancs et dissout leur contenu (3). Dans le but de faciliter les expériences avec ces poisons leucocytaires et les sérums antitoxiques correspondants, MM. M. Neisser et Wechsberg (4), de l'Institut de thérapie expérimentale de Francfort, ont inventé un procédé qui permet d'observer les phénomènes de destruction des leucocytes et du pouvoir antitoxique dans des tubes à essai, sans avoir recours à l'examen microscopique. Ils ont appliqué dans ce but la donnée, fournie à la science par M. Ehrlich, que les éléments figurés vivants réduisent le bleu de méthylène et, en lui empruntant son oxygène, le décolorent. On introduit donc dans des tubes, des leucocytes des exsudats aseptiques et on verse dessus une solution faible (2 °/$_0$) de bleu de méthylène. Pour empêcher la réoxydation de cette matière colorante par l'oxygène de l'air, on couvre la

(1) *La Cellule*, 1896. T. XI, p. 359. *Annales de l'Institut Pasteur*, 1886. T. X, p. 580.
(2) *Archiv f. Hygiene*, 1897. T. XXX, p. 349.
(3) Gheorghiewsky, *Annales de l'Institut Pasteur*, 1899. T. XIII, p. 299.
(4) *Zeitschrift f. Hygiene*, 1901. T. XXXVI, p. 330.

surface du liquide avec une couche de paraffine liquide. Si les leucocytes sont vivants, la couche inférieure du bleu se décolore au bout de peu de temps (à peu près en deux heures) ; lorsque ces globules sont tués, la décoloration ne se fait plus. En ajoutant au mélange de leucocytes et de matière colorante de la leucocidine seule ou additionnée de sérum antileucocidique, on peut non seulement observer à l'œil nu les phénomènes qui se passent dans ces cas, mais encore se rendre compte des proportions quantitatives de poison et de contre-poison.

Toutes ces recherches ne laissent aucun doute que l'antitoxine agit directement sur la leucocidine. Des faits analogues ont été constatés vis-à-vis de quelques autres poisons organiques et leurs antitoxines. Peu de temps après la découverte de l'antileucocidine par MM. Denys et van de Velde, Kanthack a fait une communication à la Société physiologique de Londres et a montré des tubes dans lesquels l'action coagulante du venin de Cobra sur le sang avait été empêchée par le sérum antivenimeux. Mais de toutes les expériences, faites pour prouver l'action directe de l'antitoxine sur la toxine, c'est celle de M. Ehrlich (1) qui a joué le rôle le plus important dans l'étude de cette question. M. Ehrlich a fixé son attention sur la ricine qui, d'après les recherches de M. Kobert, a la propriété d'agglutiner les globules rouges du sang défibriné. On peut facilement observer ce phénomène *in vitro*. Dans des tubes, renfermant des hématies, l'addition de la ricine agglutine ces globules en amas et les fait tomber au fond, laissant surnager un liquide clair. Après avoir ajouté des quantités croissantes de sérum antiricique à des tubes qui contenaient du sang liquide et de la ricine, M. Ehrlich a pu constater que des petites quantités d'antiricine retardaient seulement la précipitation des globules rouges, tandis que des doses plus grandes l'empêchaient totalement de se produire. Après avoir étudié les proportions de la ricine et de son antidote, nécessaires pour retarder et empêcher l'empoisonnement mortel des animaux, M. Ehrlich a été frappé du parallélisme qui s'est manifesté entre l'action de l'antitoxine dans l'organisme vivant et dans des tubes à essai.

L'étude des anticytotoxines, dont nous avons parlé dans le cinquième chapitre, a fourni une occasion nouvelle pour l'observation de l'action des antitoxines *in vitro*. Ce furent d'abord MM. Camus

(1) *Fortschritte d. Medicin.*, 1897. T. XV, p. 41.

et Gley et M. H. Kossel qui la constatèrent *in vitro* pour le sérum antitoxique contre l'ichtyotoxine du sérum d'anguilles. Depuis, ce phénomène a été à maintes reprises étudié sur les antihémolysines et les antispermotoxines. Les sérums antidiastasiques agissent également *in vitro* et comme leur effet peut être démontré sur les ferments solubles mis en contact avec des corps inorganisés, tels que la gélatine et la caséine, le caractère purement chimique de la réaction n'en ressort que plus complètement. Ce sont MM. v. Dungern, Briot et Morgenroth qui ont fourni des données précises à ce sujet.

MM. C. J. Martin et Cherry (1) ont employé une méthode différente pour démontrer l'action directe des antitoxines sur des toxines qui manifestent leur pouvoir toxique sur l'organisme. Ils ont choisi le venin de serpent, dont ils ont préparé des mélanges avec du sérum antivenimeux. Ces mélanges ont été filtrés sous grande pression, à travers une couche de gélatine, dans la supposition que, si le venin et l'antitoxine n'étaient pas combinés chimiquement, le premier seulement, grâce à ses molécules beaucoup plus petites que celles de l'antivenin, pourrait passer dans le liquide filtré. Celui-ci devrait, dans ces conditions, posséder un pouvoir toxique pour les animaux, alors que le mélange, employé pour la filtration, en était dépourvu. MM. Martin et Cherry laissaient le venin et le sérum antitoxique en contact pendant des périodes de temps variables, avant de filtrer les mélanges. A la suite d'une série d'expériences exécutées dans cet ordre d'idées, ils ont constaté que le produit de la filtration, faite après quelques minutes de contact entre les deux substances, était manifestement toxique ; tandis que le filtrat, obtenu après un contact d'une demi-heure, était absolument inoffensif. De ces données, les auteurs anglais concluent que l'antitoxine entre en combinaison chimique avec le venin et que cette combinaison ne se fait pas instantanément, mais demande une certaine période de temps pour s'accomplir.

En dehors du temps, d'autres facteurs influent également sur la combinaison entre les toxines et les antitoxines, comme ceci résulte des travaux de M. Ehrlich (2) et de Knorr (3). Ces observateurs ont constaté que l'antitoxine neutralise la toxine plus lentement dans des solutions diluées que dans des milieux plus concentrés. C'est pour-

(1) *Proceedings of the Royal Society*, 1898. T. LXIII, p. 423.

(2) *Klinisches Jahrbuch*, 1897. T. VI, p. 13.

(3) *Fortschritte d. Medicin.*, 1897. T. XV, p. 657 et *Münchener medic. Wochenschr.*, 1898, p. 321.

quoi, lorsqu'on injecte à des animaux des solutions trop faibles, la toxine peut manifester son action avant d'être neutralisée par l'antitoxine, ce qui peut amener à des conclusions erronées. D'un autre côté, d'après les données fournies par les mêmes savants, la température exerce aussi une influence sur la combinaison. L'abaissement de la température ralentit, tandis que son élévation accélère la neutralisation des toxines par les antitoxines. Insistant sur le caractère purement chimique de la combinaison entre ces deux substances, M. Ehrlich et Knorr mettent en avant ce fait que cette combinaison, dans les cas où il s'agit d'une neutralisation complète de la toxine, suit rigoureusement la loi des doses multiples, c'est-à-dire que pour rendre inoffensive une dose cent fois plus grande de toxine, il suffit de prendre une quantité juste autant de fois plus forte d'antitoxine.

Toute la série de faits que nous venons de résumer démontre bien que les antitoxines peuvent agir directement sur les toxines. Mais comment peut-on concilier ce résultat avec les données, exposées plus haut, d'après lesquelles il faut admettre l'influence non moins réelle de l'organisme vivant sur l'intoxication par les mélanges des antitoxines avec les toxines ? Knorr (1) a essayé d'abord de diminuer l'importance des faits rapportés par MM. Buchner et Roux. Il pensait que l'injection de mélanges, faits avec des doses très grandes de toxine tétanique (20.000 fois la dose minima mortelle) et des quantités correspondantes de sérum antitétanique, amenait le même effet chez les cobayes et les souris, en contradiction avec l'affirmation de M. Buchner. En modifiant la quantité d'antitoxine, il rendait le mélange également inoffensif ou également toxique pour ces deux espèces. Mais les données, communiquées par Knorr, suffisent déjà pour empêcher d'accepter sa conclusion. Dans ses expériences, comme dans celles de M. Buchner, les cobayes manifestaient en effet une sensibilité plus grande et mouraient avec des mélanges qui ne provoquaient chez les souris qu'un tétanos de moyenne intensité.

On a essayé encore d'expliquer l'expérience de M. Buchner en admettant que les mélanges, mortels pour le cobaye et inoffensifs pour la souris, devaient leur action toxique à la présence de la *toxone tétanique* et non à celle du véritable poison du tétanos, de la *tétanospasmine*. Cette notion des toxones, comme nous l'avons dit plus haut, a été introduite dans la science par M. Ehrlich à la suite de ses

(1) *Experimentelle Untersuchungen über die Grenzen der Heilungsmöglichkeit des Tetanus*, Marburg, 1895, pp. 14, 21.

recherches ingénieuses sur la constitution du poison diphtérique. Seulement, comme les toxones doivent agir autrement que les toxines, on ne pourrait attribuer à leur action que les cas où les cobayes mouraient sans présenter de symptômes typiques du vrai tétanos, c'est-à-dire sans contractures. Or, dans les expériences de M. Buchner, ces animaux, injectés avec les mêmes mélanges que les souris, succombaient dans une proportion beaucoup plus grande que ces dernières et manifestaient la raideur tétanique caractéristique. Mais, même dans le cas où il aurait été possible d'attribuer la mort des cobayes à une intoxication par la toxone, cette donnée ne pourrait rien changer au résultat général. Les toxones sont, d'après M. Ehrlich, élaborées par les microbes dans les milieux de culture et font partie intégrante des poisons microbiens naturels. D'un autre côté, les toxones sont capables d'être neutralisées par les sérums antitoxiques. Si donc, malgré la même quantité de toxones et d'antitoxine dans les mélanges, ceux-ci deviennent plus toxiques pour le cobaye que pour la souris, cela prouve qu'il doit se passer quelque chose de particulier dans l'organisme pour renverser les conditions de toxicité.

M. Weigert (1) accepte la réalité de l'expérience de M. Buchner, qui ne peut plus être niée, mais l'explique par la supposition d'une substance dans l'organisme, ayant une très grande affinité pour la toxine. Cette substance serait capable de décomposer la combinaison inoffensive de l'antitoxine avec la toxine, tout à fait comme la chaleur dans les expériences, relatées plus haut, de MM. Calmette et Wassermann. Dans les deux cas, la toxine deviendrait libre pour exercer son action nocive. Cette hypothèse est très probable, car elle répond à l'observation directe, mais elle nécessite justement l'acceptation de quelque phénomène nouveau qui se produit non pas *in vitro*, mais dans l'organisme vivant et qui évolue d'une façon très différente chez le cobaye et chez la souris.

Il est très difficile de se rendre compte, dans l'état imparfait de nos connaissances, des conditions précises qui doivent intervenir dans l'organisme du cobaye pour faire agir la toxine tétanique dans un mélange avec l'antitoxine qui est beaucoup plus inoffensif pour la souris. Mais, pour satisfaire l'esprit qui cherche à concevoir ces phénomènes complexes, il est utile de citer un autre exemple d'action antitoxique où certains facteurs se distinguent par leur simplicité.

(1) *Ergebnisse d. allgem. Pathologie u. patholog. Anatomie*, 1898. T. IV, p. 121.

Depuis les travaux de MM. Lang, Heymans et Masoin (1), il est bien établi que l'hyposulfite de soude est capable d'empêcher l'empoisonnement par l'acide cyanhydrique. Ce terrible poison devient inoffensif lorsqu'on a soin d'introduire dans l'organisme par une voie quelconque (sous-cutanée, intraveineuse ou stomacale), une quantité suffisante d'hyposulfite de soude. Dans ces conditions, le sulfite se substitue à l'hydrogène de l'acide cyanhydrique, ce qui transforme le poison en acide sulfocyanique dont l'effet est nul sur l'organisme. L'hyposulfite de soude agit donc comme l'antitoxine de l'acide cyanhydrique, grâce à une réaction chimique de substitution entre des corps de composition simple. Eh bien, on n'a jamais réussi encore à reproduire cette réaction *in vitro*, tandis que dans l'organisme elle se fait avec une très grande facilité. On a par conséquent bien le droit d'invoquer des conditions particulières de la part de l'animal vivant, ce qui n'empêche pas que la transformation de la substance toxique en une substance inoffensive soit due à une réaction chimique. Il est probable que des phénomènes analogues ont lieu aussi dans l'action des vraies antitoxines sur les toxines microbiennes ou les substances voisines (venins, toxalbumines végétales).

L'exemple de la destruction des microbes, plus facile à étudier grâce à la possibilité d'observer par la vue le sort de ces êtres dans l'organisme, nous fournit encore des renseignements précieux. L'action directe des cytases sur certaines bactéries, comme le vibrion cholérique, peut être tout aussi facilement démontrée *in vitro* que l'action de l'antiricine sur la ricine. Si l'on voulait déduire de ce fait, parfaitement exact, que l'organisme vivant ne joue aucun rôle dans la destruction des microbes, que cette destruction se fait toujours de façon analogue au phénomène de Pfeiffer *in vitro*, on arriverait incontestablement à une conception erronée. Nous savons bien maintenant, comme cela a été développé dans les chapitres antérieurs, que la transformation granuleuse des vibrions n'est qu'une partie de tout un ensemble de phénomènes de destruction des microbes, dont la grande majorité exigent l'intervention plus ou moins active de l'organisme. En réalité, les choses se passent donc le plus souvent d'une façon très compliquée, où les actions directe et indirecte sont mélangées en proportions variées. Dans les exemples rapportés autre part, on voit, à côté de la transformation granuleuse, de l'agglutination en amas

(1) *Archives internationales de Pharmacodynamie et de Thérapie*, 1896. T. III, p. 77.

et de l'immobilisation, un englobement et la destruction intracellulaire des microbes. Toujours l'acte final consiste en une action chimique ou physicochimique, exercée vis-à-vis du microbe, mais combien sont différents les moyens qui amènent à ce résultat! Il est permis de supposer que des phénomènes analogues doivent se passer aussi dans l'action des antitoxines sur les toxines.

De même que dans l'analyse de l'influence des sérums sur les microbes, il a été utile d'étudier l'action de certains liquides moins compliqués que les sérums antiinfectieux spécifiques, de même on peut compter sur l'utilité des renseignements fournis par l'action antitoxique d'autres liquides que les vraies antitoxines. Les cas ne sont pas rares où les sérums normaux exercent une certaine influence sur les toxines. Ainsi M. Pfeiffer (1) a remarqué que le sérum sanguin de chèvre normale est capable d'empêcher l'empoisonnement mortel par la toxine cholérique. MM. Freund, Grosz et Jelinek (2) ont observé une action analogue des solutions de nucléohistone sur l'intoxication diphtérique et Kondratieff (3) a constaté le même effet de l'extrait de rate sur la toxine tétanique. M. Calmette (4), en collaboration avec M. Déléarde, a étudié l'influence de toute une série de liquides sur l'intoxication par l'abrine. Tandis que l'eau physiologique s'est montrée absolument incapable d'empêcher la mort des animaux, le bouillon frais a exercé un pouvoir antitoxique incontestable. Parmi les sérums normaux, celui du bœuf a manifesté aussi une certaine propriété antirabique. Mais plus que les sérums des animaux neufs, ceux des animaux immunisés contre plusieurs toxines autres que l'abrine (sérums antitétanique, antidiphtérique, antivenimeux, etc.), ont accusé le pouvoir d'empêcher l'intoxication par l'abrine. Ces faits se rattachent à d'autres analogues, établis auparavant par M. Calmette (5), parmi lesquels je citerai les suivants : le sérum des animaux vaccinés contre la toxine tétanique, est en même temps actif, quoique à un moindre degré, contre le venin des serpents ; le sérum des lapins vaccinés contre la rage, sérum impuissant à protéger contre cette maladie, est pourtant très manifestement efficace contre le même venin ; le sérum des animaux immunisés contre le venin des serpents, est en même

(1) *Zeitschrift f. Hygiene*, 1895. T. XX, p. 210.
(2) *Centralblatt f. innere Medicin.*, 1895, pp. 913, 937.
(3) *Archiv f. experimentelle Pathologie*, 1896. T. XXXVI, p. 191.
(4) *Annales de l'Institut Pasteur*, 1896. T. X, p. 702.
(5) *Ibid.*, 1895. T. IX, p. 225.

temps antitoxique contre le venin des scorpions (j'ai eu moi-même occasion de confirmer ce fait à plusieurs reprises). Dans tous ces exemples, les sérums se sont montrés moins efficaces vis-à-vis des poisons divers que contre la toxine, avec laquelle avaient été traités les animaux, fournisseurs de sang. M. Ehrlich (1), de son côté, a établi que les animaux, vaccinés contre la robine (toxalbumine de la *Robinia pseudoacacia*), produisent un sérum, antitoxique non seulement contre ce poison, mais aussi contre la ricine. Il va sans dire que dans tous ces exemples d'action non spécifique des sérums, provenant d'animaux vaccinés, il ne peut pas être question d'effet antitoxique de sérums normaux. Dans toutes les expériences que je viens de résumer, les sérums des animaux neufs, ayant servi de contrôle, se sont montrésinefficaces.

Si, dans les exemples d'action non spécifique des sérums, on pouvait encore émettre l'hypothèse d'une influence directe de ces humeurs sur les toxines, il deviendrait impossible de soutenir cette supposition dans le cas où c'est le bouillon qui remplit le rôle antitoxique. Ce liquide, de composition beaucoup plus simple que les sérums, est un excellent milieu de culture pour les microbes et en même temps un milieu dans lequel les toxines se développent bien et se conservent assez longtemps. Il n'y a donc aucunement lieu d'admettre son action antitoxique directe et, au contraire, il est tout indiqué de le considérer comme un agent indirect, servant à stimuler la réaction de l'organisme. L'exemple serait donc tout à fait analogue à l'action du bouillon comme moyen préventif contre certaines injections bactériennes, au sujet desquelles nous avons entretenu le lecteur dans le dixième chapitre. Dans cette même catégorie d'influences indirectes, doit être aussi rangé l'exemple de l'action antitoxique du sang d'écrevisses contre le venin des scorpions. Nous avons pu constater dans une série d'expériences que le sang frais d'écrevisse est capable d'empêcher l'intoxication mortelle des souris par le venin des scorpions. Injecté en quantité de 1 c. c. à 1,25 c. c., quelques minutes ou une heure avant l'injection de la dose rapidement mortelle du venin des scorpions, le sang d'écrevisse exerce son action d'une façon très nette. On pourrait croire d'après cela que l'écrevisse appartient à la catégorie des animaux insensibles au venin des scorpions. C'est le contraire qui a lieu en réalité. L'écrevisse est très sensible à ce poison

(1) *Die Werthbestimmung d. Diphterieheilserums*, 1897, p. 20.

et meurt avec une dose quatre fois plus petite que celle qui est nécessaire pour tuer une souris. Le sang de l'écrevisse est donc complètement inefficace pour protéger cet animal et ne manifeste son action que dans l'organisme de la souris. On pourrait en conclure que ce n'est qu'après son extraction de l'écrevisse que le sang acquiert son pouvoir antitoxique. L'expérience dément encore cette supposition. Le sang d'écrevisse, injecté à une autre écrevisse en quantité égale ou plus forte que celle qui est nécessaire pour protéger une souris, est incapable d'empêcher l'intoxication mortelle par le venin des scorpions. Et cependant, dans ces expériences, nous avons injecté à des écrevisses un quart seulement de la dose de venin qui a été employée pour les souris.

On est donc obligé d'admettre que le sang d'écrevisse est antitoxique pour la souris, non pas en vertu de son action neutralisante directe contre le venin, mais grâce à quelque influence indirecte sur l'organisme de la souris. Il est impossible de préciser le mécanisme de cette action. On peut supposer que le sang d'écrevisse renferme quelque substance qui, à elle seule, est insuffisante pour empêcher l'intoxication, mais qui devient active lorsqu'elle rencontre une autre substance, inefficace par elle-même, dans l'organisme de la souris. Il se produirait quelque chose d'analogue à ce qui se passe dans l'immunité contre les microbes, où ce sont les fixateurs et les cytases qui interviennent dans la destruction des microbes. En faisant des recherches *in vitro* sur l'action des humeurs sur les bactéries, on peut facilement observer certains phénomènes qui semblent indiquer leur influence directe. Voilà un liquide d'œdème d'un animal vacciné contre le vibrion cholérique qui immobilise et agglutine *in vitro* ce microbe; l'œdème d'un animal neuf ne produit aucun effet semblable. Si on concluait de ce fait que, dans l'œdème de l'animal vivant ou dans son tissu sous-cutané, tout se passe de la même façon que dans des tubes à essai et qu'il ne se produit aucun autre phénomène de réaction contre les vibrions, on commettrait une erreur grave. Il est extrêmement probable que, dans la résistance de l'organisme contre les toxines, les phénomènes sont aussi plus compliqués que ceux que l'on observe *in vitro*. L'exemple du sang d'écrevisse qui empêche l'empoisonnement de la souris, sans influencer celui de l'écrevisse même, peut nous servir d'indication. Il est possible que, dans ce cas, il s'agisse, comme dans la lutte contre les microbes, du concours de deux substances, dont chacune, prise à part, est impuissante. L'une d'elles se trouverait préexistante dans le sang d'écrevisse, tandis que l'autre ferait partie de l'organisme de la souris. Peut-être l'action de ce sang est-elle plus compliquée et ne se manifeste-t-elle que par l'intermédiaire de quelque élément cellulaire vivant.

L'étude de l'immunité contre les toxines a depuis longtemps révélé des cas où cette résistance ne peut être simplement attribuée à l'action antitoxique des humeurs. Des animaux, vaccinés contre les microbes vivants, peuvent succomber à l'infection, malgré la présence d'un fort pouvoir antiinfectieux des humeurs; de même des animaux, immunisés contre les toxines, peuvent mourir d'intoxication, malgré la teneur de leurs humeurs en antitoxines. Des faits de cette nature ne sont pas rares. MM. Roux et Vaillard (1) ont observé plusieurs fois des animaux qui mouraient du tétanos avec une forte provision d'antitoxine dans leur sang. M. Behring (2), et ses collaborateurs Knorr, Ransom, Kitashima, ont de leur côté réuni un grand nombre de faits analogues. Ils ont constaté que des chevaux, depuis longtemps traités par la toxine tétanique et dont le sérum sanguin est très antitoxique, éprouvent néanmoins des troubles considérables après des injections nouvelles de toxine et peuvent même succomber, malgré la présence d'une quantité d'antitoxine dans leur sang. Dans ces cas, les phénomènes morbides se distinguaient cependant du tableau typique du tétanos. Au lieu des contractures musculaires qui caractérisent cette maladie, les observateurs cités constatèrent des troubles dans la régularisation de la température du corps, inflammation exsudative autour du point d'inoculation, diminution de l'appétit et du poids du corps. Quelquefois, ils observèrent des tremblements musculaires et une grande faiblesse des mouvements. Ces symptômes, différant de ceux du tétanos typique, on peut se demander si cet empoisonnement n'est point dû à quelques substances particulières des liquides injectés, autres que la toxine tétanique. M. v. Behring ne le croit pas, car il a vu qu'en ajoutant du sérum antitétanique, on supprime la formation des exsudats au point d'inoculation. Ceux-ci doivent donc être attribués à la toxine tétanique.

Dans les cas où les animaux, immunisés contre la toxine diphtérique, tombent malades et même meurent à la suite de nouvelles injections de cette toxine, malgré la présence d'une grande quantité

(1) *Annales de l'Institut Pasteur*, 1893. T. VII, p. 99.

(2) *Deutsche medic. Wochenschr.*, 1893, p. 1253. *Allgemeine Therapie der Infectionskrankheiten*, p. 1051.

d'antitoxine dans leur sang, on pourrait aussi élever des doutes sur le caractère diphtérique de l'empoisonnement, car le tableau clinique de celui-ci n'est pas bien typique. A l'Institut Pasteur, où l'on prépare une grande provision de sérum antidiphtérique, on voit de temps en temps des chevaux, depuis longtemps immunisés et fournissant un très bon sérum, brusquement tomber malades et mourir d'intoxication, sans présenter aucun symptôme de maladie infectieuse. Une fois, il s'est produit même une petite épidémie d'empoisonnements mortels, à la suite de l'injection d'une quantité de toxine diphtérique, ne dépassant pas les doses qui avaient été bien supportées auparavant. Parmi les chevaux, inoculés avec la même toxine, cinq des meilleurs fournisseurs de sérum sont morts. Les autres, dont quelques-uns ne produisaient qu'un sérum faible, avaient bien résisté.

MM. v. Behring et Kitashima (1) ont raconté avec détails l'histoire d'un jeune cheval, devenu très sensible à la suite de la vaccination avec de la toxine diphtérique. Il a fini par succomber à l'intoxication malgré la présence dans le sang de l'antitoxine diphtérique.

Si, dans ces exemples, on a quelque droit de discuter la nature spécifique de l'intoxication, tous les doutes doivent tomber devant le fait, rapporté par M. Brieger (2). Une de ses chèvres, bien immunisée avec la toxine tétanique qui, depuis des mois, fournissait un bon sérum et même un lait antitétaniques, a été prise après une nouvelle injection, plus forte que les précédentes, de contractures tétaniques. Celles-ci, étant devenues générales, amenèrent la mort de l'animal avec des symptômes de tétanos classique. Le sang, retiré après la mort, a accusé un fort pouvoir antitoxique.

A la suite de tous ces faits, M. v. Behring a formulé la théorie de l'hypersensibilité acquise pendant l'immunisation. « Si paradoxal que cela puisse paraître — dit-il dans une de ses dernières publications (3) — il ne peut plus exister aucun doute que les chevaux, ayant acquis une forte immunité à la suite du traitement par la toxine tétanique, présentent une hypersensibilité histogène des organes qui réagissent contre la toxine tétanique ». Pour prouver cette thèse, M. v. Behring compare l'effet produit par cette toxine sur des chevaux, immunisés avec ce poison même, et des chevaux neufs, traités avec du sérum antitoxique d'autres chevaux. Les premiers, malgré

(1) *Berliner klinische Wochenschr.*, 1901, p. 137.
(2) *Zeitschrift f. Hygiene*, 1895. T. XIX, p. 109.
(3) *Allgemeine Therapie der Infectionskrankheiten*, p. 1052.

qu'ils contiennent dans leur sang 1.500 fois plus d'antitoxine que les seconds, sont cependant moins réfractaires à la toxine tétanique. Cette faible résistance se réduit justement, pour M. v. Behring, à la sensibilité beaucoup plus grande des éléments vivants chez les chevaux traités par des doses répétées de ce poison.

L'opinion de M. v. Behring sur cette sorte d'hyperesthésie spécifique acquise a pu être confirmée par plusieurs faits bien observés. Ils démontrent que, dans l'organisme soumis à un traitement par les toxines, évoluent simultanément des phénomènes d'ordres très divers : d'un côté, des réactions cellulaires qui aboutissent à la production de l'antitoxine et de l'autre, une augmentation de la sensibilité de quelques éléments vivants vis-à-vis du poison spécifique. Seulement on a le droit de se demander si la grande différence entre l'immunité des animaux, traités avec la toxine, et d'autres, traités avec du sérum antitoxique, peut être en totalité réduite à cette hypersensibilité.

Examinons d'un peu plus près quelques exemples de cette dernière. On sait que le cobaye se distingue par sa grande sensibilité naturelle vis-à-vis des toxines du tétanos et de la diphtérie. Des petites doses de ces poisons suffisent déjà pour lui produire l'intoxication mortelle. Mais il est possible de diminuer de beaucoup cette résistance si faible des cobayes, en leur injectant souvent de très petites quantités de toxines. Knorr (1) a augmenté la sensibilité de ces rongeurs pour la toxine tétanique par des injections quotidiennes d'un dixième de la dose minima mortelle. Les animaux mouraient avant d'avoir reçu les dix dixièmes de cette dose. L'hypersensibilité dans ces conditions peut être si grande qu'un cinquantième de la dose minima mortelle devient capable d'amener la mort. On comprend à la suite de ces faits la grande difficulté que l'on rencontre dans les essais de vaccination des cobayes par de la toxine non modifiée.

MM. v. Behring et Kitashima (2) ont fait des recherches analogues sur la sensibilité de cobayes pour la toxine diphtérique. Avec des injections fréquentes de très petites doses de ce poison, ils sont arrivés à tuer ces animaux avec 1/400 de la dose minima mortelle, répartie en plusieurs fois. Ils n'ont jamais réussi à vacciner les cobayes avec des doses croissantes de la toxine diphtérique pure. Leurs animaux mouraient même dans des expériences qui commençaient avec un millionième de la dose minima mortelle.

(1) *Experimentelle Untersuchungen über die Grenzen*, etc., pp. 18, 19.
(2) *Berliner klin. Wochenschr.*, 1901, p. 157.

Voilà donc des exemples d'une hypersensibilité des plus grandes que l'on puisse observer. Lorsqu'on la compare aux changements du pouvoir antitoxique du sang, on trouve que ceux-ci sont encore plus considérables. Ainsi, le cheval de MM. Salomonsen et Madsen dont il a déjà été question ici, a présenté des oscillations extraordinaires de ce pouvoir. Après avoir reçu, au cours de l'immunisation, une nouvelle dose de toxine diphtérique, le titre antitoxique de son sang a brusquement baissé de plus d'un tiers (de 35 0/0). Pour neutraliser complètement cette dose de toxine, en l'injectant à un animal neuf en mélange avec du sérum antitoxique de ce même cheval, il aurait suffi d'une toute petite quantité du sang de ce dernier. L'injection au cheval immunisé aurait donc dû passer inaperçue, car cet animal renfermait dans son corps plus de 50 litres de sang fortement antitoxique. Et cependant le pouvoir antitoxique de ce sang a baissé 12.000 fois plus qu'il n'aurait dû diminuer, selon le calcul fait d'après les données que nous venons d'indiquer. Cette baisse est incomparablement plus forte que l'augmentation de la sensibilité pour la toxine dans les exemples les plus significatifs que nous avons reproduits.

Comme le fait que nous venons de citer n'est pas du tout unique, il devient probable que les phénomènes qui se passent dans l'organisme, soumis à la vaccination par les toxines, doivent être beaucoup plus compliqués qu'on ne se les représente habituellement. Si les nouvelles injections de ces poisons amènent d'un côté une hyperesthésie spécifique et de l'autre un fort abaissement du pouvoir antitoxique, suivi de son augmentation encore plus notable, il est évident que l'introduction des toxines doit amener une forte perturbation dans les fonctions cellulaires. L'analogie générale entre l'immunité acquise contre les microbes et contre les toxines repose probablement sur des bases semblables. M. Kretz (1) a déjà exprimé l'hypothèse que, dans l'action antitoxique, concourent deux facteurs, comparables aux cytases et aux fixateurs dans l'action antimicrobienne. Lorsque l'un de ces éléments fait défaut, on comprend que celui qui reste soit incapable d'amener à lui seul la neutralisation de la toxine. Voilà pourquoi le sérum antitoxique peut agir d'une façon si différente dans l'organisme de l'animal qui le produit et dans celui d'un animal neuf qui le reçoit. Une explication qui peut suffire pour l'action antitoxique du sang d'écrevisse injecté à des souris, peut également servir pour le cas de l'influence

(1) *Zeitschrift f. Heilkunde*, 1901. T. XXII, p. 1.

antitoxique de sérums d'animaux qui eux-mêmes succombent à l'intoxication.

On pourrait voir dans les expériences de M. Wassermann (1) sur les sérums anticytasiques un argument contre l'hypothèse que nous défendons. Après avoir constaté que les animaux, injectés avec du sérum antityphique, meurent d'infection lorsqu'on leur introduit en même temps du sérum qui empêche l'action des cytases, M. Wassermann s'est demandé, si l'effet des antitoxines ne pourrait pas aussi être entravé par le même sérum anticytasique. Dans ce but, il a injecté à des cobayes un mélange de sérum antidiphtérique avec de la toxine diphtérique en excès et une dose assez forte (3 c.c.) de sérum anticytasique, au sujet duquel nous avons déjà entretenu le lecteur dans le septième chapitre. Les animaux, traités de cette façon, se comportaient exactement comme leurs témoins qui ne recevaient que les mêmes quantités d'antitoxine et de toxine, sans addition de sérum anticytasique. M. Wassermann conclut de ces expériences que l'exclusion de la cytase, contrairement à ce qui a lieu avec les sérums antimicrobiens, ne gêne nullement l'action des antitoxines. Cette conclusion qui paraît justifiée au premier coup d'œil ne peut cependant être acceptée, car les deux exemples, choisis par M. Wassermann, de l'infection typhique et de l'intoxication diphtérique, se distinguent très profondément. Dans le premier, il s'agit d'une péritonite typhique expérimentale qui tue les témoins en moins de 24 heures, tandis que le second exemple se rapporte à la diphtérie, à laquelle les témoins ne succombent que le sixième jour après l'injection. L'effet du sérum anticytasique n'étant que très passager, il est tout naturel qu'il soit manifeste dans une infection de courte durée et ne le soit pas dans une intoxication lente. Du reste M. Wassermann a constaté lui-même que dans plusieurs autres cas d'immunité contre les microbes (bacilles de l'influenza, de la lèpre), l'injection de ses sérums anticytasiques n'empêchait nullement les animaux de résister parfaitement. Mais même s'il était démontré que les cytases ne jouent réellement aucun rôle dans l'immunité contre les toxines, on pourrait toujours supposer l'intervention de quelque autre facteur semblable.

L'analogie entre l'immunité contre les microbes et celle contre les toxines peut faciliter l'étude des rapports entre cette dernière et le pouvoir antitoxique des humeurs. Nous avons rapporté, dans les précé-

(1) *Zeitschrift f. Hygiene*, 1901. T. XXXVII, p. 194.

dents chapitres, des exemples où des animaux possédant une propriété préventive du sang ne sont pas cependant réfractaires à l'infection correspondante ; comme d'un autre côté nous avons cité des cas où l'immunité antimicrobienne acquise existe sans que le sang présente un pouvoir préventif appréciable. A la suite de ces faits, l'idée de mesurer l'immunité acquise contre les microbes, par la mensuration du pouvoir préventif ou agglutinatif du sang doit être abandonnée. De même il est impossible de considérer l'immunité contre les toxines comme fonction de la propriété antitoxique des humeurs. Nous avons vu dans le précédent chapitre que les animaux tout à fait réfractaires au tétanos, comme les caïmans, dont l'immunité ne repose nullement sur le pouvoir antitétanique du sang, peuvent développer l'antitoxine après l'injection du poison. Le même fait, quoique moins prononcé, a été constaté par M. Vaillard pour la poule. Tandis que celle-ci, malgré son immunité naturelle très marquée contre le tétanos, produit de l'antitétanine à la suite de l'introduction dans son corps de toxine tétanique, le lapin, animal sensible, peut acquérir une immunité réelle, sans développer dans ses humeurs le pouvoir antitoxique. Ce fait a été également découvert par M. Vaillard (1). Il a démontré que l'inoculation répétée des spores tétaniques avec une petite quantité d'acide lactique, faite sous la peau de la queue de lapins leur procure une immunité contre la toxine du tétanos, sans que la propriété antitoxique apparaisse dans leur sang. Cent volumes de sérum sanguin se sont montrés, dans ses expériences, incapables de neutraliser une seule dose minima mortelle de la toxine. Le lapin est cependant bien capable de développer le pouvoir antitétanique des humeurs. Il suffit pour cela de lui injecter de la toxine tétanique, chauffée à 60° ou traitée par la solution iodo-iodurée de Lugol. M. Vaillard a formulé la conclusion de ses recherches, disant que la propriété antitoxique des humeurs « ne suffit pas... à l'interprétation générale de l'immunité acquise, puisqu'on ne la constate pas chez tous les animaux devenus réfractaires ».

Les faits que je viens de rappeler ont été constatés dès le début des études sur le pouvoir antitoxique de l'organisme. Depuis, on a réuni un grand nombre d'autres données analogues. Récemment encore MM. Behring et Kitashima (2) ont dû renoncer à l'immunisation de sin-

(1) *Comptes rendus de la Soc. de Biologie*, 1891, p. 464.

(2) *Berliner klinische Wochenschrift*, 1901, p. 157. L'idée d'immuniser les singes contre la diphtérie a été suggérée à M. v. Behring par le fait que l'immunité,

ges contre la toxine diphtérique à cause du mauvais rendement en antitoxine qu'ils obtenaient. Un de leurs singes, après avoir acquis une résistance contre des doses très grandes de toxine diphtérique, n'a montré qu'un pouvoir antitoxique du sang très médiocre. Dans les établissements où l'on prépare en grand des sérums antitoxiques, on a acquis la conviction que le bon rendement en antitoxines ne se trouve nullement en rapport direct constant avec l'immunité de l'animal. On a fait souvent cette constatation aux écuries de l'Institut Pasteur. Ainsi sur deux chevaux, traités en même temps, exactement de la même façon par la toxine diphtérique, l'un fournit un très bon sérum antitoxique qui se maintient à 200 unités d'Ehrlich et monte jusqu'à 400 unités, tandis que l'autre n'a jamais pu atteindre 150 unités (1). Et cependant tous les deux ont la même immunité vis-à-vis de la toxine diphtérique. Ils supportent très bien des doses considérables de la toxine et ne réagissent que par des ascensions faibles ou insignifiantes de température. Dans une autre série de chevaux, immunisés contre la diphtérie depuis bientôt sept ans, un individu s'est montré capable de produire une grande quantité d'antitoxine, puisque le titre de son sérum oscillait entre 200 et 300 unités. Après cinq ans de cet état de choses, le pouvoir antitoxique a commencé à baisser considérablement, sans que pour cela le cheval ait perdu son immunité. Tout au contraire. Une injection de 250 c c. de toxine (dont 0,002 c.c. suffisaient pour tuer un cobaye), faite au commencement de l'année courante, a été supportée sans la moindre réaction fébrile. On a essayé de remonter la propriété antitoxique du sang, en faisant des injections intraveineuses de toxine et de culture diphtériques, mais en vain. Le rendement de l'antitoxine a continué à baisser, de sorte qu'on a été obligé d'employer ce cheval à un autre but que la préparation du sérum antidiphtérique. Cet exemple n'est pas du tout isolé. Sur un

conférée par des sérums, dure d'autant plus longtemps que le sérum employé est plus rapproché du sang de l'espèce qui reçoit l'injection préventive. M. v. Behring a supposé que l'antitoxine diphtérique, introduite dans l'organisme humain, s'y maintiendrait plus longtemps si le sérum antitoxique injecté provenait de singes, espèces plus voisines de l'homme que le cheval, fournisseur habituel du sérum antidiphtérique. L'immunité, conférée par ce sérum de cheval, n'est généralement que de très courte durée.

(1) L'unité antitoxique de M. Ehrlich est adoptée par un très grand nombre de personnes non seulement en Allemagne, mais aussi dans beaucoup d'autres pays. Cette unité correspond à un c. c. de sérum, capable de neutraliser cent doses mortelles de la toxine qui a servi à établir le premier étalon d'antitoxine. Le sérum doit être injecté après avoir été mélangé *in vitro* avec la toxine. La neutralisation doit être complète et ne provoquer aucun symptôme d'intoxication.

grand nombre de chevaux traités, il arrive assez souvent que certains individus, sans être particulièrement sensibles à une toxine donnée, se montrent incapables de produire de l'antitoxine correspondante. Les observations que je viens de résumer, m'ont été communiquées par M. Prevôt, directeur de la station sérothérapique de l'Institut Pasteur à Garches.

En présence de ce fait que des animaux, très résistants aux toxines, peuvent ne posséder qu'un pouvoir antitoxique des humeurs insignifiant ou ne pas le posséder du tout, et que d'un autre côté les animaux, chez lesquels cette propriété est très développée, peuvent mourir d'intoxication, il est facile de comprendre que l'immunité contre les toxines et le pouvoir antitoxique des humeurs soient deux phénomènes distincts. M. v. Behring a bien démontré le fait de l'hypersensibilité cellulaire de l'organisme immunisé vis-à-vis de la toxine correspondante et il y a beaucoup insisté. Il est arrivé (1) à cette conclusion que « l'immunité des tissus et la production de l'antitoxine ont si peu la marche parallèle que, malgré une accumulation abondante de l'antitoxine, la sensibilité des éléments des tissus peut s'accroître d'une façon extraordinaire ». Si, dans le cours de l'immunisation, cette sensibilité peut tellement augmenter, il est probable *à priori* que dans certaines circonstances elle pourrait aussi notablement diminuer. Après avoir constaté « qu'avec le temps l'antitoxine disparaît du sang des animaux immunisés avec des toxines, sans que pour cela l'immunité disparaisse », M. v. Behring a formulé la conclusion que chez ces animaux « les parties vivantes de l'organisme, qui étaient auparavant sensibles aux poisons, ont acquis une insensibilité envers les mêmes substances ». Ce résultat s'accordait bien avec les faits du changement de la chimiotaxie négative des phagocytes en chimiotaxie positive vis-à-vis des microbes lors de l'acquisition de l'immunité antinfectieuse.

Plus tard, M. v. Behring (2) changea d'avis. Acceptant toujours le changement de la sensibilité cellulaire dans le sens de l'hyperesthésie chez des animaux immunisés contre les toxines, il refusa d'admettre le changement dans le sens contraire. Les cellules, d'après lui, ne perdent jamais rien de leur sensibilité, de sorte que l'immunité ac-

(1) *Deutsche medic. Wochenschr.*, 1893, pp. 1253, 1254.

(2) Article « Immunität » dans la *Real Encyclopaedie d'Eulenburg*, 3e édition, 1896; voir aussi v. Behring, *Allgemeine Therapie d. Infectionskrankheiten*, 1899, pp. 996, 997.

quise contre les toxines ne peut être obtenue autrement qu'à l'aide d'antitoxines capables de neutraliser le poison dans un organisme sensible ou hypersensible. Cette nouvelle théorie de M. v. Behring est défendue par lui dans plusieurs mémoires et se retrouve dans ses publications des plus récentes. Et cependant des faits bien établis nous obligent à accepter une immunité contre les toxines, survenue à la suite d'une diminution de la sensibilité de l'organisme vacciné. Parallèlement à ses recherches sur l'accroissement de la sensibilité des cobayes vis-à-vis de la toxine tétanique, recherches dont nous avons parlé plus haut, Knorr (*l. c.* p. 19) relate ses expériences analogues sur les lapins. Lorsqu'on injecte à ces animaux des fractions de la dose minima mortelle, souvent répétées, le lapin non seulement ne devient pas hypersensible au tétanos, mais manifeste au contraire une insensibilité de plus en plus grande. Tandis que les cobayes, traités d'après cette méthode, meurent tétaniques avant d'avoir atteint la dose minima mortelle les lapins, à la suite des injections fréquentes de petites quantités de toxine tétanique, deviennent capables de résister à la dose cinq fois mortelle (pour les lapins neufs), sans présenter le moindre trouble. Contre l'attribution de ce résultat à l'insensibilité acquise des éléments vivants, on pourrait faire l'objection que l'immunité, dans ce cas, dépend peut-être du pouvoir antitoxique des humeurs, développé avec une grande rapidité. Une objection semblable ne peut être formulée dans le cas des chevaux qui deviennent insensibles aux toxines, après une longue période de vaccination. Le cheval, dont nous avons plus haut raconté l'histoire à propos de la diminution du pouvoir antitoxique, peut servir d'exemple. Au commencement de sa période vaccinale, en 1894, il réagissait à l'injection de 10 c. c. de toxine diphtérique par une élévation de température de 1°. Quatre ans plus tard, lorsque son sang est devenu très antitoxique (350 unités par c. c.), il a fallu lui injecter 350 c. c. de toxine pour obtenir le même degré d'hyperthermie. Tout récemment, après avoir perdu la majeure partie de son pouvoir antitoxique humoral, ce cheval n'a présenté aucune élévation de température après une injection de 250 c. c. de forte toxine diphtérique. La diminution de la sensibilité spécifique s'est produite dans ce cas d'une façon incontestable et ce n'est point à la propriété antitoxique des humeurs qu'on pourrait réduire cet exemple d'immunité.

L'insensibilité acquise vis-à-vis des poisons de différentes natures s'observe aussi dans des cas où l'accoutumance n'est point accompagnée de propriétés antitoxiques humorales, comme dans l'exemple cité plus haut de l'immunité des grenouilles contre l'abrine. Cette sorte d'immunité peut être poursuivie dans la série des organismes, jusqu'aux êtres les moins développés, comme le plasmode des myxomycètes qui s'accoutume aux différents poisons (voir chap. II).

D'après tout ce qui vient d'être dit, on voit bien que l'immunité contre les substances toxiques est un phénomène très complexe qu'il est impossible de réduire simplement à une fonction antitoxique des humeurs. Voilà pourquoi nous ne pouvons accepter la théorie, d'après laquelle on essaie d'encadrer cette catégorie de l'immunité dans des limites étroites d'une simple réaction entre deux substances, réaction tout à fait comparable à celle que l'on observe dans un tube à essai. On a voulu déterminer avec une précision presque mathématique les conditions dans lesquelles on peut communiquer à l'organisme la résistance contre les toxines microbiennes, et on a créé des formules pour fixer ces conditions. Mais la réalité s'est montrée difficilement domptable. En Prusse, avec la sanction de l'autorité gouvernementale, on a édicté des règles qui doivent être suivies dans la vérification des sérums antitoxiques et on a dû ajouter un paragraphe, qui exige l'autopsie des cobayes employés pour les essais de l'antitoxine diphtérique. « Les animaux morts — dit cette instruction — doivent être autopsiés et il faut surtout faire attention aux maladies antérieurement acquises (tuberculose, pseudotuberculose, pneumonie), qui peuvent amener l'hypersensibilité des animaux, soumis à l'expérience ». Ne voit-on pas là une preuve de l'intervention importante de l'organisme vivant qui peut modifier les résultats des calculs faits d'après des formules trop rigoureuses? Et il ne faut pas oublier qu'en dehors des trois maladies, citées par les instructions, il existe une quantité d'autres facteurs qui peuvent influer sur la réceptivité et la résistance des animaux. Nous avons cité plus haut les expériences de MM. Roux et Vaillard qui ont démontré que même les animaux, soumis antérieurement à des inoculations vaccinales contre certains microbes, manifestent une hypersensibilité pour les mélanges des toxines avec les antitoxines.

En vue de cette complexité des phénomènes de l'immunité acquise contre les toxines, il serait très important d'être renseigné sur la nature et l'origine des antitoxines. Malheureusement, comme nous allons le voir, ces questions sont loin d'être résolues d'une façon satisfaisante.

Frappés de ce fait que les antitoxines ont une action spécifique sur la toxine qui a servi pour le traitement des animaux fournisseurs de sérums, quelques savants ont essayé de l'expliquer en admettant la transformation de la toxine en antitoxine. Nous avons vu plus haut que cette action n'est pas toujours absolument spécifique, car il existe des sérums, qui empêchent l'intoxication par plusieurs espèces de poisons, comme le sérum antitétanique, actif contre le tétanos et contre le venin des serpents. Mais même dans ces cas, il y a une grande différence quantitative entre l'influence de l'antitoxine sur la toxine avec laquelle ont été préparés les animaux, et sur un poison différent. Ainsi, dans l'exemple que nous venons de citer, pour neutraliser le venin de serpents, il faut employer beaucoup plus de sérum antitétanique que contre la toxine du tétanos. Le cas le plus classique de l'influence spécifique des antitoxines est l'inactivité absolue du sérum antidiphtérique contre le tétanos et le même effet nul du sérum antitétanique contre l'intoxication diphtérique. Il semblait que l'explication la plus simple de cette spécificité d'action était d'admettre que chaque antitoxine renferme une partie de la toxine correspondante, modifiée par l'organisme. C'est M. H. Buchner (1) qui est le promoteur de cette hypothèse. Moi-même (2) j'ai dit « qu'il est probable que les antitoxines, au moins en grande partie, représentent une modification des toxines, préparée par certains éléments cellulaires de l'organisme ; ce produit est ensuite déversé dans le liquide sanguin ». Cette supposition avait été émise sous forme de « probabilité » et par conséquent ne renfermait aucune affirmation tant soit peu définitive. Aussi je serais tout prêt à l'abandonner sous le poids de la critique anéantissante, formulée par plusieurs savants très distingués. On a objecté ceci : premièrement, que l'antitoxine est fournie par les animaux en très grande disproportion avec la quantité de toxine qu'ils ont reçue ; secondement, que les animaux qui reçoivent l'injection des antitoxines, l'éliminent de leur corps beaucoup plus rapidement que ceux qui la préparent dans leur organisme ; troisièmement, que les antitoxines se trouvent quelquefois dans le sang des animaux sains, n'ayant subi aucune atteinte de la maladie, ni aucune injection de toxine correspondante. Examinons de plus près ces objections, basées toutes sur des faits bien établis.

On a constaté que l'antitoxine, produite par l'organisme, suffit pour neutraliser une quantité de toxine beaucoup plus grande que celle qui a été injectée à des animaux, fournisseurs du sérum antitoxique.

(1) *Münchener medic. Wochenschr.*, 1893, p. 380.
(2) « Immunität », dans le *Handbuch der Hygiene de Weyl.*, 1897. T. IX, p. 48.

Knorr (1), s'appuyant sur ses expériences, a calculé qu'un cheval réagit à une unité de toxine par la production de 100.000 unités d'antitoxine. Cette donnée ne permet certainement pas d'admettre que toute l'antitoxine correspond à la toxine, mais elle n'empêche point la supposition que la toxine, soumise à l'influence des cellules de l'organisme, ne se retrouve pas, modifiée, dans le produit de ces éléments. Cette hypothèse suffirait déjà pour expliquer la spécificité si remarquable des antitoxines.

Si la toxine, pour être modifiée par les cellules vivantes, doit subir quelque influence particulière de la part de celles-ci, on comprend facilement que ce processus peut exiger un temps plus ou moins long ; ceci amènerait une élimination de l'antitoxine beaucoup plus lente que dans le cas où elle avait été injectée à un animal neuf toute préparée. Dès le début de ses recherches sur l'immunité contre les poisons, M. P. Ehrlich (2) a distingué deux catégories de cette immunité. Il appelle *immunité active* celle qui s'obtient à la suite de l'introduction des toxines dans l'organisme, et *immunité passive* cette autre forme d'état réfractaire provoqué par l'injection du sérum antitoxique, préparé par l'organisme activement immunisé. M. v. Behring (3) désigne l'immunité active par le terme d'*immunité isopathique* et l'immunité passive par celui d'*immunité antitoxique*. On admet généralement que le premier genre d'immunité est plus lent à acquérir, mais qu'il persiste beaucoup plus longtemps que le second (immunité passive, ou antitoxique) qui est acquis aussitôt après l'introduction de l'antitoxine, mais qui en revanche ne dure que peu de temps. Cette opinion est appuyée par des faits nombreux, dans lesquels on a constaté une disparition très rapide de l'état réfractaire, conféré par l'injection de sérums antitoxiques. Pour M. v. Behring, la grande différence entre la durée des immunités isopathique et antitoxique n'est qu'apparente. Elle provient de ce que les antitoxines sont le plus souvent introduites avec du sérum d'espèce étrangère qui amène une forte réaction et s'élimine rapidement de l'organisme. Ainsi c'est presque toujours le sérum antitoxique de cheval qui est injecté à des petits animaux, tels que cobayes, lapins et souris. Mais lorsque M. v. Behring injectait des chevaux avec des sérums

(1) *Münchener medic. Wochenschr.*, 1898, p. 321.

(2) *Deutsche medic. Wochenschr.*, 1891, pp.

(3) *Allgemeine Therapie d. Infectionskrankheiten*, dans *Eulenburg und Samuel Lehrbuch d. Allgemeinen Therapie*, 1899, p. 997.

antitoxiques d'autres individus de même espèce, l'immunité antitoxique durait presque aussi longtemps que chez les chevaux vaccinés avec des toxines. M. Ransom (1) a développé cette thèse dans un travail exécuté à l'Institut de M. v. Behring à Marbourg, et l'appuie par des recherches comparatives qui démontrent la disparition plus rapide de l'antitoxine lorsqu'elle est introduite avec le sérum d'espèce étrangère, qu'avec celui de même espèce.

Mais même si l'on doit accepter l'opinion courante sur la plus grande durée du pouvoir antitoxique du sang dans l'immunité isopathique, ce fait ne peut nullement infirmer l'hypothèse de la transformation de la toxine par des cellules de l'organisme. Si une partie de la toxine, introduite dans l'organisme, reste emmagasinée pendant longtemps dans quelque organe, on comprend qu'elle peut n'être que graduellement soumise à l'action transformatrice des cellules. Il est impossible, dans l'état actuel des connaissances, de prouver cette proposition, mais on peut invoquer en sa faveur le fait, rapporté dans le quatrième chapitre, de la persistance prolongée des globules rouges, introduits dans l'organisme d'une autre espèce animale. Ces globules finissent toujours par être définitivement digérés, mais ce processus dure pendant une période de temps très longue.

La même hypothèse peut aussi expliquer le fait, établi pour la première fois par MM. Roux et Vaillard (2). Ils ont constaté qu'après des saignées répétées de lapins, immunisés contre le tétanos, la propriété antitoxique du sang se renouvelait facilement presque au même titre qu'auparavant. MM. Salomonsen et Madsen (3) ont confirmé le fait de la régénération de l'antitoxine après les saignées de leurs animaux (chevaux et chèvres), immunisés contre la diphtérie. Les auteurs qui ne croient pas à la possibilité de la transformation des toxines dans la production des antitoxines, considèrent ces faits comme absolument incompatibles avec l'hypothèse qu'ils combattent. Ainsi M. Weigert (*l. c.* p. 122) pense que la régénération des antitoxines après les saignées, ne peut être comprise qu'en admettant que l'antitoxine, de même que le sang, peut être reproduite chez l'animal immunisé activement, sans aucune nouvelle introduction de toxine. Mais il est, pensons-nous, tout aussi simple d'expliquer le fait en question par la supposition d'une provision de toxine emmagasinée dans certains

(1) *Journal of Pathology and Bakteriology*, 1899, August, p. 180.
(2) *Annales de l'Institut Pasteur*, 1893. T. VII, p. 82.
(3) *Ibid.*, 1898. T. VIII, p. 763.

éléments cellulaires. Cette même explication suffit aussi pour une autre observation de MM. Salomonsen et Madsen (1) qui ont constaté que la pilocarpine est capable d'augmenter la production de l'antitoxine. Comme ce sont les éléments vivants qui transforment la toxine et excrètent l'antitoxine, il est tout naturel que tout facteur qui stimule la fonction cellulaire, soit capable de provoquer une augmentation du produit transformé par les cellules.

Le troisième argument que l'on invoque contre la possibilité de la transformation des toxines en antitoxines, est basé sur le fait que le sérum des chevaux neufs est quelquefois déjà antitoxique, jusqu'à un certain point, vis-à-vis de la toxine diphtérique. Les chevaux n'ont jamais la diphtérie spontanée, donc l'antidiphtérine de leur sang n'a rien à faire avec la toxine diphtérique. On ne sait pas pour quelle raison le sérum sanguin de certains chevaux neufs se montre dès le début actif contre la toxine diphtérique, tandis que celui d'autres n'exerce aucune action sur le même poison. On sait seulement que cette propriété est loin d'être constante pour l'espèce chevaline. Peut-être est-elle acquise à la suite de la pénétration dans l'organisme de quelque bacille pseudodiphtérique, dont la fréquence et le nombre sont très considérables. Pour que les produits microbiens donnent lieu à la formation d'anticorps, il n'est pas du tout nécessaire que les microbes produisent une affection manifeste. Ainsi, pour ne citer qu'un exemple, M. Fœrster (2) a observé un pouvoir agglutinatif considérable vis-à-vis du coccobacille typhique chez un enfant qui se trouvait au milieu d'une famille de typhiques, mais qui lui-même ne présentait aucun symptôme morbide.

La critique, dirigée contre l'hypothèse d'après laquelle la toxine modifiée entre dans la production de l'antitoxine, n'a pas pu montrer sa fausseté ; ce qui ne prouve nullement qu'elle soit exacte. Seulement, comme dans l'état actuel de nos connaissances, il est impossible de résoudre le problème d'une façon précise, et que l'hypothèse de la transformation rend le mieux compte de la spécificité de l'action des antitoxines, elle a le droit d'être prise en considération au moins autant que n'importe quelle autre.

M. Ehrlich (3) a formulé une autre hypothèse pour expliquer cette

(1) *C. r. de l'Acad. des Sciences*, 1898. T. CXXVI, p. 1229.

(2) *Zeitschrift f. Hygiene*, 1897. T. XXIV, p. 514.

(3) *Die Werthbemessung des Diphterieserums. Klinisches Jahrbuch*, 1897. T. VI, pp. 13-17.

spécificité et aussi l'origine des antitoxines en général. C'est l'hypothèse si ingénieuse des chaînes latérales, ou des récepteurs, dont il a déjà été question dans plusieurs autres chapitres de cet ouvrage. Pour la première fois, elle a été exposée à propos des antitoxines proprement dites, c'est-à-dire des substances capables d'empêcher l'empoisonnement par les toxines microbiennes. Pour rendre son hypothèse aussi claire que possible, M. Ehrlich l'a expliquée d'abord sur l'exemple concret de l'antitoxine tétanique. « Lorsqu'on introduit à un animal une petite quantité de toxine tétanique, il est facile à prouver d'une façon exacte qu'elle est bientôt fixée par le système nerveux central, probablement par les cellules motrices des ganglions ; que le système nerveux central attire plus que n'importe quel autre organe la toxine tétanique et en retient très solidement les molécules toxiques. » Ce sont les chaînes latérales du protoplasma qui accomplissent ce rôle et qui soumettent le protoplasma vivant à l'action prolongée du poison. Une fois combinée, la chaîne latérale devient incapable de remplir sa fonction normale, ce qui amène du côté des parties vivantes la production de nouvelles chaînes semblables. Suivant la loi que la réaction est plus forte que l'action, il y a lieu à une surproduction de ces chaînes latérales qui finiront par gêner la cellule qui les a développées et être excrétées par elle dans le plasma sanguin. Une fois expulsées dans celui-ci, elles continueront à manifester leur affinité pour la toxine tétanique, affinité qui doit même être plus grande dans le cas où les chaînes se trouvent dans le sang que lorsqu'elles étaient liées à la cellule. Grâce à cette affinité, ces chaînes, dans le sang, fixeront la toxine tétanique, introduite dans l'organisme et l'empêcheront d'atteindre les éléments nerveux sensibles. Les antitoxines, d'après cette hypothèse, ne sont donc autre chose que des chaînes latérales surproduites et déversées dans les humeurs. M. Ehrlich étend sa théorie à toute la série de corps, capables de provoquer la formation des antitoxines et des antidiastases. « Il est probable — dit-il — que tous les corps analogues ne peuvent devenir toxiques pour l'organisme qu'à condition que celui-ci soit capable de fixer leurs groupements toxophores dans certains de ses organes importants pour la vie » (p. 17).

D'après cette théorie, l'antitoxine tétanique doit préexister dans l'organisme normal et se trouver dans le système nerveux central. Dans l'organisme immunisé, les mêmes chaînes latérales doivent se reproduire en très grande quantité dans les cellules nerveuses et de là passer dans la circulation. Partisan de cette théorie, M. A. Wassermann est allé justement chercher l'antitoxine tétanique dans les centres nerveux des animaux neufs. En collaboration avec M. Takaki, il (1) a fait la découverte importante que le cerveau et la moelle épinière de mammifères (tels que cobayes, lapins), triturés avec de la toxine tétanique, empêchent son action toxique de se manifester chez les animaux des plus sensibles au tétanos. Le cerveau s'est montré toujours plus actif que la moelle épinière. La propriété de neutraliser la toxine tétanique appartient aux parties solides des centres nerveux, tandis que le liquide de l'émulsion cérébrale est incapable de l'exercer.

Cette découverte a été aussitôt confirmée de tous côtés. M. Ransom (2) l'a faite même presque en même temps et indépendamment de MM. Wassermann et Takaki ; le fait lui-même est donc incontestable. Il s'agit seulement d'établir si l' « antitoxine » des centres nerveux des animaux neufs est réellement la même que celle qui se trouve dans les humeurs des animaux immunisés contre la toxine tétanique, comme l'admettent M. Wassermann et les autres partisans de la théorie des chaînes latérales. La première se distingue par une action très localisée, n'étant pas capable de se dissoudre et de se répandre dans l'organisme. Ce fait résulte des expériences de M. Marie (3), exécutées dans mon laboratoire, et des miennes (4). Il suffit d'introduire sous la face dorsale de la cuisse d'un cobaye de la substance cérébrale, en quantité suffisante pour neutraliser une dose plusieurs fois mortelle de toxine tétanique, et sous la peau de la face ventrale de la même cuisse, la dose mortelle de cette toxine, pour que le cobaye prenne le tétanos mortel. L'action antitoxique de la substance nerveuse ne se répand donc même pas à faible distance; elle est strictement locale.

L'opinion que l'action de la substance des centres nerveux broyés est différente de la neutralisation de la toxine par l'antitoxine des humeurs a été encore corroborée par le fait que la fixation du poison tétanique à la substance cérébrale est très fugace. Nous avons constaté que le même mélange de toxine et de cerveau broyés qui ne provoque aucun phénomène tétanique, lorsqu'il est injecté dans le péritoine de cobayes, donne à ces animaux un tétanos grave, lorsqu'il est introduit sous la peau de la cuisse. Dans ce dernier cas, la toxine se sépare des

(1) *Berliner klinische Wochenschr.*, 1898, p. 1.
(2) *Deutsche medic. Wochenschr.*, 1898, p. 68.
(3) *Annales de l'Institut Pasteur*, 1898. T. XII, p. 91.
(4) *Ibid.*, pp. 81 et 263.

particules de la substance cérébrale qui l'avaient fixée. M. Danysz (1) s'est assuré aussi que, abandonné soit dans la solution physiologique du chlorure de sodium, soit dans l'eau distillée ou dans une solution de sel marin à 10 °/₀ le mélange du cerveau broyé avec la toxine tétanique, laisse passer cette dernière dans le liquide de macération. La fixation de la toxine à la substance cérébrale est donc plus comparable au mordançage des matières colorantes par les tissus qu'à une combinaison véritable.

Les observateurs qui avaient répété les expériences de MM. Wassermann et Takaki, étaient très frappés par la différence d'action de la substance cérébrale broyée et du cerveau vivant vis-à-vis de la toxine tétanique. Tandis que la première, prélevée au cobaye, l'animal le plus sensible au tétanos, empêchait l'intoxication lorsqu'on l'employait en dose minime, le cerveau vivant de la même espèce se montrait incapable de neutraliser les plus petites quantités de toxine. D'un autre côté, MM. Roux et Borrel (2) avaient établi que le cerveau de lapins neufs ou vaccinés contre le tétanos était très sensible à la toxine tétanique. Celle-ci, injectée directement dans le cerveau, provoquait chez les deux catégories de lapins le tétanos cérébral, particulier et caractéristique. Au contraire, lorsqu'on prélevait un peu de substance cérébrale à des lapins, qu'on la mélangeait *in vitro* avec de la toxine tétanique et qu'on l'injectait à d'autres animaux sensibles, ceux-ci restaient indemnes.

Cette grande différence dans l'action antitoxique du cerveau vivant et de la matière cérébrale broyée d'un côté, et la localisation rigoureuse de l'influence antitétanique de cette substance cérébrale de l'autre, ont suggéré à plusieurs observateurs l'idée que le cerveau ne peut être considéré comme l'organe de la formation de la vraie antitoxine, celle qui se trouve dans les humeurs des animaux immunisés. Cette opinion a été exprimée par MM. Roux et Borrel, Marie et nous-mêmes. Knorr (3) la partagea aussi, frappé par le fait que les lapins, atteints de tétanos, restent pendant des semaines avec des contractures, incapables de produire dans leurs cellules nerveuses assez d'antitoxine pour les désintoxiquer, tandis que leur sang charie déjà l'antitoxine dissoute.

A ce moment, on se figurait généralement que, d'après la théorie

(1) *Annales de l'Institut Pasteur*, 1899. T. XIII, p. 156.
(2) *Ibid.*, 1898. T. XII, p. 225.
(3) *Münchener medic. Wochenschr.*, 1898.

de M. Ehrlich, les chaînes latérales hypothétiques étaient capables dans certaines conditions, non seulement de fixer, mais aussi de neutraliser la toxine tétanique. Voilà pourquoi on se disait que ces chaînes, reproduites en très grande quantité dans les cellules cérébrales, devaient exercer leur action neutralisante dans le cerveau même. Aussi quand on voyait que, dans les expériences de MM. Roux et Borrel, cet organe, chez les lapins vaccinés, n'était point indemne, on en concluait que le cerveau ne pouvait être considéré comme producteur de l'antitoxine.

Plus tard, M. Ehrlich lui-même et ses partisans, parmi lesquels je nommerai surtout M. Weigert, ont développé la théorie des chaînes latérales d'une façon beaucoup plus détaillée, ce qui a permis d'interpréter plusieurs faits, antérieurement établis, d'une façon différente. M. Ehrlich distingue dans la molécule des toxines un *groupement haptophore* qui se combine avec la chaîne latérale, ou le récepteur correspondant des éléments vivants, et un *groupement toxophore* qui produit l'empoisonnement du protoplasma. Les chaînes latérales, inactives sur le groupement toxophore, neutralisent seulement le groupement haptophore. Voilà pourquoi, lorsque ces chaînes latérales sont nombreuses dans les éléments nerveux qui les produisent, elles peuvent être très dangereuses pour cet élément vivant, en attirant les molécules toxiques. Dans ce cas, ces chaînes, ou récepteurs, servent à attirer le poison, comme le paratonnerre mal placé attire la foudre. C'est pour cela que les lapins, vaccinés contre le tétanos, deviennent tétaniques, lorsqu'on leur injecte la toxine directement dans le cerveau. Ce n'est que loin des centres nerveux que les récepteurs, excrétés dans les humeurs, remplissent le rôle de véritables antitoxines. Là, ils se combinent aussi avec le groupement haptophore de la molécule toxique, laissant le groupement toxophore intact ; seulement, détourné des cellules nerveuses, ce groupement toxophore est incapable d'exercer une action néfaste.

Se plaçant à ce point de vue, on peut expliquer non seulement le tétanos cérébral des lapins vaccinés, mais aussi cette hypersensibilité des animaux immunisés, sur laquelle a tant insisté M. v. Behring. L'argument, tiré de ces faits contre l'origine nerveuse de l'antitoxine tétanique, perd donc beaucoup de son importance. Si l'on confronte cette hypothèse avec les autres données, recueillies sur la question, on se trouve en présence de grandes difficultés pour la solution du problème. Avant la découverte de MM. Wassermann et Takaki, j'ai tenté de le résoudre, en enlevant à des poules des parties du cerveau et de la moelle épinière, voulant profiter du fait que les oiseaux, animaux capables de produire des antitoxines, résistent assez bien à ces opérations. Mes espérances ont été déçues ; je n'ai jamais pu conserver mes poules assez longtemps en vie pour terminer l'expérience. Dans cet état de choses, il faut pour le moment se contenter d'arguments indirects. Si ce sont réellement les centres nerveux qui produisent l'antitoxine tétanique et l'excrètent dans le liquide sanguin, on devrait à un certain moment trouver dans ces organes une quantité plus grande de cette substance que dans le sang et les autres organes. Le lecteur se souviendra des recherches de MM. Pfeiffer et Marx et de M. Deutsch qui constatèrent une richesse plus grande de substance préventive dans les organes phagocytaires des animaux, traités avec des microbes, que dans le sérum sanguin. Le même résultat pourrait être obtenu, en cherchant comparativement l'antitoxine tétanique dans les centres nerveux et le sang des animaux, immunisés contre le tétanos. Mes expériences, dirigées vers ce point, n'ont pas été favorables à l'hypothèse de l'origine nerveuse de l'antitoxine tétanique.

Chez des poules, sacrifiées au début de l'apparition de l'antitoxine tétanique dans le sang, le cerveau et la moelle n'ont pas manifesté de pouvoir antitoxique tant soit peu développé (1). On serait tenté d'expliquer ce résultat par une accumulation de la toxine dans les centres nerveux qui empêcherait la manifestation de l'antitoxine. C'est pourquoi, dans mes recherches ultérieures (2), je me suis servi d'animaux, immunisés depuis longtemps, mais dont le sang était encore antitoxique. J'ai sacrifié une poule, qui n'avait pas reçu de toxine depuis environ huit mois, et un cobaye, auquel la dernière injection toxique avait été faite presque deux ans avant l'expérience. Après une ablation partielle du cerveau, le sang de ces deux animaux s'est montré plus antitoxique qu'auparavant, ce qui indiquait que la source de l'antitoxine n'était pas encore tarie. Pour établir si cette source se trouvait dans les centres nerveux, j'ai recherché comparativement la valeur antitoxique du cerveau, de la moelle épinière, ainsi que de plusieurs autres organes, du sang et des exsudats. Le résultat cette fois-ci a été encore négatif. Les centres nerveux se sont montrés moins antitoxiques que le sang et les autres liquides de l'organisme et ont été même moins actifs que quelques autres organes, notamment le foie et le rein.

(1) *Annales de l'Institut Pasteur*, 1897. T. XI, p 801.
(2) *Ibid.*, 1898. T. XII, p. 81.

Il ne reste donc, pour appuyer l'hypothèse de l'origine nerveuse de l'antitoxine tétanique, que le fait de l'action empêchante de la substance cérébrale vis-à-vis du tétanos. Faute d'autres arguments, celui-ci acquiert par conséquent une importance prépondérante. Nous avons vu déjà que cette action est basée sur la fixation de la toxine par certaines parties du cerveau et de la moelle, fixation fugace et peu profonde. A-t-on le droit de la considérer comme pareille à cette fixation plus stable que l'on observe chez les animaux vivants, sensibles à l'intoxication tétanique ? Bientôt après la découverte de MM. Wassermann et Takaki, nous avons fait cette constatation que le cerveau trituré de grenouilles, additionné de toxine tétanique, est incapable d'empêcher les animaux, auxquels on injecte ce mélange, de prendre le tétanos mortel. Cette donnée a été confirmée par MM. J. Courmont et Doyon (1) par plusieurs séries d'expériences, exécutées dans des conditions variées. Ils ont trouvé que « le cerveau de la grenouille, chauffée ou non, mélangé à la toxine tétanique même pendant plusieurs heures, à la température de laboratoire ou à 38°, ne jouit, même à doses considérables, d'aucune propriété neutralisante ». Le fait ne serait pas du tout étonnant s'il s'était agi d'un animal insensible au tétanos ; mais la grenouille est loin de l'être, comme il a été dit dans le précédent chapitre. A froid, elle ne devient que difficilement tétanique, mais au-dessus de 25°-30° elle est très sujette au tétanos. Les tortues, tout à fait réfractaires à cette intoxication, ont un cerveau qui, broyé et mélangé avec de la toxine tétanique, exerce un certain pouvoir empêchant sur les animaux sensibles. Et cependant le cerveau de la grenouille vivante absorbe cette toxine, comme l'a démontré M. Morgenroth. Il y a donc une différence entre l'absorption du poison tétanique par les éléments vivants et la substance cérébrale triturée. Ce résultat se trouve confirmé aussi pour plusieurs autres toxines. Le poison diphtérique est très toxique lorsqu'il est injecté directement dans le cerveau du cobaye et du lapin. Même le rat, comme l'ont démontré MM. Roux et Borrel (*l. c.*, p. **238**), peut être facilement intoxiqué par ce poison dans ces conditions. Des doses, supportées sans le moindre trouble, lorsqu'elles sont inoculées sous la peau, provoquent chez les rats une intoxication mortelle, lorsqu'elles sont introduites dans le cerveau. Et pourtant le cerveau, trituré et mélangé avec de la

(1) *Comptes rendus de la Soc. de Biologie*, 1898, p. 602.

toxine diphtérique, n'a jamais pu préserver les animaux sensibles d'intoxication. Des tentatives nombreuses pour reproduire l'expérience de MM. Wassermann et Takaki avec le poison diphtérique ont toujours été infructueuses. Des essais pour obtenir le même résultat avec le venin des serpents ont aussi été négatifs. M. Calmette (1) a fait plusieurs expériences avec des émulsions de cerveau de lapin et de venin de serpent, dans le but d'établir si les éléments du système nerveux possèdent à l'égard du venin les mêmes propriétés que vis-à-vis de la toxine tétanique. « Aucune de ces émulsions — conclut M. Calmette — n'a manifesté le moindre pouvoir antitoxique *in vitro* ou préventif. Il n'y a donc pas d'analogie d'action entre ce qui se passe dans les éléments nerveux vis-à-vis de la toxine tétanique et vis-à-vis du venin ». Et cependant le venin, comme la toxine diphtérique et la toxine tétanique chez la grenouille, exerce une action incontestable sur les centres nerveux.

D'un autre côté, la fixation protectrice de poisons à la substance cérébrale n'est pas le privilège exclusif de la toxine tétanique. MM. Kempner et Schepilewsky (2) ont obtenu le même résultat avec la toxine du botulisme (produit du microbe anaérobie de M. van Ermenghem qui provoque l'intoxication d'origine intestinale dans certains cas d'empoisonnement par les aliments). Le cerveau et la moelle épinière de cobaye, triturés avec de la solution physiologique de sel marin, et mélangés avec de la toxine botulinique, empêchent l'intoxication chez des animaux sensibles, absolument comme dans les expériences de MM. Wassermann et Takaki avec le tétanos.

Lorsque MM. Kempner et Schepilewsky ont voulu se rendre compte de la substance ou des substances des centres nerveux qui fixent la toxine du botulisme et empêchent l'empoisonnement, ils ont constaté que la lécithine et la cholestérine, mélangées à cette toxine ou injectées séparément et en même temps, protègent les souris tout autant que la substance cérébrale. Par contre, ils ont trouvé une différence en ce qui regarde les injections des deux corps, faites avant celle de la toxine. Dans ces conditions, ils étaient impuissants pour empêcher l'empoisonnement, tandis que la substance cérébrale exerçait une influence préventive incontestable. MM. Kempner et Schepilewsky ont constaté aussi que le chauffage altérait moins l'action empêchante de la lécithine et de la cholestérine que celle de l'émulsion cérébrale.

(1) *Annales de l'Institut Pasteur*, 1898. T. XII, p. 343.
(2) *Zeitschrift f. Hygiene*, 1898. T. XXVII, p. 213.

Ces mêmes observateurs ont étendu leurs recherches à l'action protectrice des graisses et ont établi que l'huile d'olive, émulsionnée et neutralisée par la soude et additionnée de doses deux et même quatre fois mortelles de toxine botulinique, empêchait les souris et les cobayes de contracter l'empoisonnement mortel. La tyrosine s'est montrée aussi capable de protéger les souris contre cette intoxication, non seulement lorsqu'on l'injectait en même temps que le poison, mais même introduite dans l'organisme 24 heures avant celui-ci. En résumant leur travail, MM. Kempner et Schepilewsky arrivent à la conclusion « qu'à côté de la substance des centres nerveux, ils ont pu obtenir un certain effet protecteur, contre la toxine du botulisme, avec toutes sortes d'autres substances » (p. 221). Leurs expériences avec la cholestérine et la tyrosine leur ont été suggérées par les recherches antérieures de M. Phisalix (1) qui a démontré que les sels biliaires, ainsi que les deux substances que je viens de nommer, peuvent vacciner les animaux contre le venin de vipère.

En envisageant toutes les données établies, il devient probable que, dans l'action sur certaines toxines de la substance des centres nerveux, ce sont principalement les matières grasses qui fixent pour quelque temps les poisons, permettant à l'organisme de détourner ceux-ci de leur influence morbide. A ce point de vue, il est intéressant de constater que le poison tétanique peut être aussi empêché dans son action toxique par des substances autres que l'émulsion des centres nerveux. Ainsi M. Stoudensky (2) a établi, dans un travail exécuté au laboratoire de M. Roux, que le carmin fixe la toxine tétanique et empêche son action toxique sur le cobaye. De même qu'avec la substance cérébrale, cette fixation par le carmin est très instable. Macéré dans de l'eau distillée, le carmin, ayant fixé la tétanotoxine, la cède au liquide qui devient capable de produire le tétanos. Cette fixation n'aboutit pas plus qu'avec la substance cérébrale, à la destruction ou la disparition de la toxine. Le carmin dissous ou macéré auparavant dans l'eau (surtout à chaud) perd son pouvoir fixateur et par là ne peut plus empêcher l'empoisonnement tétanique. La stérilisation à 120°, 100° et même à 60°, du carmin, suspendu dans la solution physiologique, lui faisait perdre son action protectrice, tandis que le chauffage à sec et en tubes clos ne la détruisait pas.

(1) *Comptes rendus de l'Acad. des Sciences*, 1897, p. 1053 ; 1898, p. 431 ; *C. r. de la Soc. de Biologie*, 1897, p. 1057 et 1898, p. 153.
(2) *Annales de l'Institut Pasteur*, 1899. T. XIII, p. 126.

Sous beaucoup de rapports, le carmin, qui dérive surtout du corps adipeux de la cochenille, exerce une influence antitoxique analogue à celle de la macération des centres nerveux. Si ce sont surtout les graisses qui jouent le rôle dans cette action, on comprend facilement que le cerveau, pauvre en matières grasses, comme celui de la grenouille, soit impuissant pour fixer la toxine tétanique et empêcher son action morbide. Dans tous les cas, le fait que plusieurs substances de natures diverses exercent sur les toxines une influence semblable à celle de la masse broyée des centres nerveux, empêche de considérer l'expérience de MM. Wassermann et Takaki comme preuve de l'origine nerveuse de l'antitoxine tétanique. L'analogie avec les données, recueillies sur les anticytotoxines, données exposées dans le cinquième chapitre, plaide aussi contre cette hypothèse. Nous voulons ici rappeler au lecteur que les deux parties constituantes de l'antispermotoxine, l'anticytase et l'antispermofixateur, se développent bien chez des animaux châtrés et sont par conséquent produites en dehors des spermatozoïdes, éléments sensibles à la spermotoxine. Les faits, réunis sur les antihémotoxines, tendent aussi à reconnaître une origine à ces substances autre que les hématies.

Cette dernière thèse semble être en contradiction avec les recherches très intéressantes de M. Ransom (1), exécutées dans le laboratoire de M. Meyer à Marbourg, sur l'effet hématolytique de la saponine. Ce glucoside dissout les globules rouges d'un grand nombre de Vertébrés, grâce à sa propriété de se fixer sur le stroma des hématies. C'est la cholestérine de ce stroma qui se combine avec la saponine, à la suite de quoi les globules rouges s'altèrent et laissent diffuser l'hémoglobine. Mais cette même substance, la cholestérine, qui fait pénétrer le poison dans les hématies, empêche la dissolution de ces éléments, lorsqu'ils sont baignés dans le sérum sanguin. Ce liquide agit en effet comme antitoxine de la saponine et ceci précisément grâce à sa teneur en cholestérine. La cholestérine du sérum, fixant la saponine, l'empêche de toucher aux globules rouges, remplissant ainsi le rôle d'un paratonnerre bien placé. Au contraire, lorsque c'est la cholestérine du stroma de ces globules qui se fixe à la saponine, elle leur rend le mauvais service d'un paratonnerre défectueux. La concordance de ces faits avec les postulats de la théorie de M. Ehrlich a fait supposer à M. Ransom que peut-être

(1) *Deutsche medic. Wochenschr.*, 1901, p. 194.

dans les hémolysines et les antihémolysines la cholestérine jouait aussi un rôle analogue. Ses expériences lui ont prouvé le contraire. Comme il est généralement admis, d'après les expériences de M. Calmette (1) et d'après l'avis de M. Ehrlich lui-même, que les alcaloïdes et les glycosides en général sont incapables de provoquer la formation d'antitoxines, on pourrait considérer comme inutiles les tentatives de chercher une antisaponine, afin d'établir si elle est identique à la cholestérine. Mais dans ces questions délicates, il faut se garder de s'appuyer trop sur les raisonnements *a priori*. On pensait jusqu'à ces derniers temps que les substances à molécule très complexe, comme les albuminoïdes, les toxines et les ferments solubles, devaient toujours donner lieu à la production des anticorps dans l'organisme; tandis que les corps plus simples et de nature chimique mieux définie ne pouvaient jamais aboutir à ce résultat. Les données, acquises dans ces derniers temps, ont dû modifier cette opinion. Nous avons déjà parlé dans le cinquième chapitre des tentatives infructueuses de MM. Ehrlich et Morgenroth pour obtenir certains antifixateurs. Et cependant les fixateurs appartiennent à la catégorie des substances qui sont bien capables de provoquer la formation des anticorps, comme le prouvent les résultats des recherches de M. Bordet et des nôtres. D'un autre côté, certains poisons minéraux, tout à fait contrairement à la prévision, donnent lieu au développement du contre-poison dans l'organisme animal. Ce fait, absolument imprévu, s'est imposé à M. Besredka (2) dans ses recherches sur l'accoutumance à l'arsenic faites dans mon laboratoire Ses expériences ont été entreprises dans le but d'étudier le mécanisme de l'état réfractaire vis-à-vis d'un poison, en dehors d'une action antitoxique quelconque qui semblait exclue d'après les travaux antérieurs. Eh bien, cette action s'est manifestée d'une telle façon qu'il est devenu impossible de l'ignorer. Le sérum des animaux, immunisés contre l'acide arsénieux, s'est montré possédant des propriétés à la fois préventives et antitoxiques contre une dose de ce poison, tuant le lapin en 48 heures. Il est vrai que M. Morishima (3), dans un travail exécuté dans le laboratoire de M. Heymans, à Gand, a mis ces résultats en doute. Seulement ses objections ne peuvent réfuter les données de M. Bes-

(1) *Annales de l'Institut Pasteur*. 1895. T. IX, p. 244.
(2) *Annales de l'Institut Pasteur*, 1899. T. XIII, p. 465.
(3) *Archives internationales de Pharmacodynamie et de Thérapie*, 1900. T. VII, p. 65.

redka qui reposent sur des expériences très précises et nombreuses, dont nous avons été témoin. M. Morishima ne tenait pas compte de plusieurs circonstances importantes et exécutait ses expériences sans faire de contrôle continuel avec des animaux pris comme témoins. Il faut dire aussi que la résistance des lapins à l'arsenic dépend de beaucoup de causes diverses et que, à certaines saisons, il est beaucoup plus difficile de les accoutumer que dans certaines autres. Ce n'est qu'à la suite de recherches nombreuses et exécutées pendant une période de temps très longue qu'on peut arriver à des resultats précis et concluants.

A la suite de toutes ces données, il a été tout indiqué de faire une tentative pour établir si, en soumettant des animaux à des injections répétées de saponine, on ne pourrait pas augmenter le pouvoir antisaponique de leur sérum sanguin et si, dans le cas positif, l'action antitoxique ne serait pas due à l'augmentation de la quantité de la cholestérine dans ce liquide. J'ai donc prié M. Besredka d'exécuter des expériences dans cette intention. Plusieurs cobayes, qui furent injectés avec des doses progressives de saponine pendant plus de deux mois, n'accusèrent après ce laps de temps aucune augmentation du pouvoir antisaponique de leur sérum. Ils se sont donc comportés conformément à la règle établie par M. Ehrlich, c'est-à-dire qu'ils n'ont pas développé d'antitoxine contre un glucoside. En même temps ils n'ont fourni aucun nouveau renseignement sur l'origine de ces anticorps.

Dans son premier mémoire où il est question de la théorie des chaînes latérales, M Ehrlich insiste sur l'origine nerveuse de l'antitétanine, comme exemple de production des antitoxines par des organes sensibles aux poisons. Mais depuis qu'il est arrivé à la distinction des groupements haptophore et toxophore de la molécule toxique, c'est à la chaîne latérale qui fixe le premier que M. Ehrlich attribue la plus grande importance. « La formation d'antitoxines — dit-il (1) dans le discours d'ouverture de son Institut de Francfort — serait donc absolument indépendante de l'action des éléments toxophores. » En d'autres termes, pour qu'une cellule soit capable de produire de l'antitoxine, il n'est pas du tout nécessaire qu'elle soit sensible à l'influence toxique du poison ; il faut seulement qu'elle possède des récepteurs, ou chaînes latérales, capables de se combiner avec le groupement haptophore de la toxine. Aussi a-t-on pu produire des antitoxines,

(1) *Semaine médicale*, 1899, 6 décembre, p. 411.

comme nous l'avons exposé plus haut, avec des toxines modifiées, dont l'effet toxique est nul ou à peu près, mais qui ont conservé leur pouvoir de se combiner avec les substances antitoxiques. D'après M. Ehrlich, ces toxines modifiées sont des *toxoïdes*, dont le groupement toxophore est complètement détruit « tandis que le groupe haptophore, producteur de substances immunisantes, s'y trouve conservé dans son intégrité ». On conçoit que, dans de pareilles conditions, l'antitoxine tétanique pourrait bien se développer ailleurs que dans les centres nerveux. Il suffirait pour cela qu'il se trouve, en dehors des cellules nerveuses, d'autres éléments vivants, capables de fixer la toxine tétanique, ou, en nous servant du langage de M. Ehrlich, des éléments, possesseurs de chaînes latérales, ayant une affinité pour le groupement haptophore du poison tétanique.

Déjà M. Dönitz (1) a énoncé la supposition que chez le lapin la toxine tétanique peut être fixée non seulement par les éléments nerveux, mais aussi par toutes sortes d'autres cellules.

L'existence de pareilles cellules, en dehors du système nerveux, est plus qu'hypothétique. Elle ressort très nettement des expériences de MM. Roux et Borrel sur le tétanos cérébral. Pour produire cette maladie chez le lapin, il suffit de lui introduire une toute petite dose de toxine directement dans le cerveau. Inoculé dans le tissu sous-cutané avec des quantités beaucoup plus grandes du même poison tétanique, le lapin reste bien portant ou n'accuse qu'un tétanos léger et passager. « La résistance du lapin à la toxine tétanique, injectée dans les conditions habituelles — concluent MM. Roux et Borrel (*l. c.*, p. 229) — ne tient donc pas à une insensibilité relative des centres nerveux, mais, sans doute, à ce que beaucoup du poison introduit n'arrive pas aux cellules nerveuses et est détruit quelque part dans l'organisme ». Chez le cobaye, comme l'ont constaté les mêmes expérimentateurs, la différence de la dose du poison tétanique, nécessaire pour produire le tétanos mortel par injection intracérébrale ou par injection sous-cutanée, est minime ou nulle, ce qui indique que chez cet animal, si sensible, il n'y a pas de destruction de la toxine en dehors des centres nerveux et que toute la quantité du poison introduit pénètre sans entrave jusqu'à ces organes. M. Ehrlich, dans son rapport, présenté au Congrès international de Médecine de Paris (août 1900), a accepté ces résultats, comme il résulte de ses dixième et onzième thèses : « Les ré-

(1) *Deutsche medic. Wochenschr.*, 1897, p. 428.

cepteurs existent tantôt uniquement dans certains tissus, tantôt dans la plupart des organes (cas du poison tétanique dans l'organisme du cobaye et du lapin) » « ... la présence de nombreux récepteurs dans des organes d'une moindre importance vitale peut réaliser, grâce à une sorte de déviation des molécules de toxine, une diminution dans la sensibilité de l'organisme vis-à-vis de cette toxine » (1). Il y a lieu de se rappeler ici des différences entre la sensibilité du cobaye et celle du lapin pour des petites doses de toxine tétanique souvent répétées, que nous avons mentionnées plus haut d'après les expériences de Knorr. Le cobaye, soumis à ces injections, meurt tétanique bien avant d'avoir atteint la dose minima mortelle pour cette espèce, dose injectée en une seule fois. Le lapin, tout au contraire, supporte très bien des doses répétées et acquiert même au bout de peu de temps une immunité vis-à-vis de cinq doses minima mortelles pour le lapin, injectées d'emblée. Knorr expliquait cette différence par l'hypersensibilité des centres nerveux chez le cobaye et par l'insensibilité acquise de ces organes chez le lapin. Les expériences de MM. Roux et Borrel sur le tétanos cérébral des lapins, vaccinés contre le tétanos, ont démontré que cette insensibilité ne se produisait pas chez ces animaux. Il faut donc chercher une autre explication. Chez les lapins, soumis à des petites doses répétées, le poison est de plus en plus empêché par certains éléments vivants d'arriver jusqu'aux centres nerveux. De plus, il peut être neutralisé par l'antitoxine qui commence à se produire bientôt. Il résulte des recherches de Knorr (2) que chez les lapins, l'antitoxine apparaît dans le sang dans des cas où, atteints de tétanos passager, leurs extrémités restent encore contractées pendant des semaines. Chez les cobayes, atteints de la même forme de tétanos, on ne trouve pas d'antitoxine en quantité appréciable, même après leur guérison définitive. Toutes ces données s'accordent bien avec la supposition qu'il existe en dehors du système nerveux des cellules vivantes qui absorbent de la toxine tétanique et produisent de l'antitoxine. Les lapins et les poules possèdent cette propriété à un degré de beaucoup supérieur à celui des cobayes. La poule, d'après Knorr, développe « une quantité abondante d'antitoxine, pendant que les symptômes tétaniques vont encore en augmentant ». Or, chez cet animal, comme nous avons pu le démontrer (3), une partie de la

(1) *Comptes rendus du Congrès international de Médecine de Paris*. Section de bactériologie et de parasitologie, Paris, 1891, p. 30.
(2) *Münchener medic. Wochenschr.*, 1898, p. 321.
(3) *Annales de l'Institut Pasteur*, 1897. T. XI, p. 808.

toxine tétanique est absorbée par les leucocytes. En provoquant des exsudats aseptiques chez des poules auxquelles on injectait préalablement cette toxine, j'ai pu me convaincre que ces exsudats, beaucoup plus riches en leucocytes que le sang, étaient aussi plus tétanigènes que celui-ci. J'ai observé aussi une leucocytose plus ou moins marquée à la suite de l'injection de doses non mortelles de toxine tétanique à des poules. Il se pourrait donc bien que ce fussent précisément les leucocytes qui rempliraient le rôle de protéger l'organisme contre la pénétration de ce poison dans les centres nerveux sensibles.

La grande sensibilité des leucocytes vis-à-vis des toxines microbiennes permettait de supposer que ces cellules ont une importance dans la lutte de l'organisme contre ces poisons. Leur injection provoque généralement une hyperleucocytose du sang prononcée. M. Chatenay (1) a exécuté à ce sujet dans mon laboratoire une série d'expériences sur des animaux, empoisonnés par des toxines bactériennes (celles du tétanos et de la diphtérie), phanérogamiques (ricine et abrine) et animales (venin des serpents). Il a pu constater une grande analogie avec les phénomènes qui se passent dans les infections bactériennes. Lorsque la mort survient au bout de très peu de temps, le nombre des leucocytes diminue notablement ; s'il y a une survie au delà de 24 heures ou une résistance définitive, il se produit une hyperleucocytose, souvent très prononcée. Chez le cobaye, si sensible au tétanos, la leucocytose accusée se produit même à la suite de l'injection de doses plusieurs fois mortelles de la toxine tétanique et ce n'est qu'après l'introduction d'une quantité cent fois mortelle que le nombre des leucocytes reste stationnaire ou présente une diminution. Il y a ici quelque chose de très analogue avec ce qui se passe chez le même animal vis-à-vis du bacille charbonneux. La pénétration de ce microbe si meurtrier provoque une forte leucocytose, mais les leucocytes accumulés restent incapables de saisir les bacilles et d'empêcher leur action néfaste. Chez d'autres espèces animales, telles que le lapin et la poule, l'intervention des leucocytes contre la bactéridie charbonneuse, ainsi que contre la toxine tétanique, est plus efficace.

Lorsque cette toxine, au lieu d'être injectée à l'état dissous, est introduite avec les corps de microbes qui la renferment, la lutte de l'organisme devient plus facile. Dans ces conditions, même les animaux très sensibles peuvent accuser une grande résistance. MM. Vail-

(1) *Les réactions leucocytaires, vis-à-vis de certaines toxines*, Paris, 1894.

lard et Vincent (1) ont démontré que si l'on injecte à des cobayes des bacilles tétaniques vivants ou des spores de ces bacilles, privés de toxine libre, il s'établit une forte accumulation de leucocytes qui empêchent l'infection et l'intoxication de se produire, en dévorant les bacilles et leurs spores. La toxine, contenue dans les microbes englobés, reste inoffensive, ce qui prouve le rôle protecteur des leucocytes aussi vis-à-vis de la toxine. Cette même interprétation peut être appliquée pour l'explication de la survie des animaux très sensibles au tétanos, lorsqu'on leur injecte la toxine tétanique, mélangée avec de la substance cérébrale broyée ou avec de la poudre de carmin. Dans ces mélanges, la toxine, comme il a été rapporté plus haut, se fixe sur certaines substances du cerveau trituré et sur des grains de carmin. Cette fixation est très instable, la toxine s'en dégage facilement; mais, introduit dans l'organisme, le mélange provoque une très forte accumulation de leucocytes qui saisissent les particules cérébrales et les grains de carmin et, avec eux, s'emparent aussi de la toxine. Les expériences de MM. Wassermann et Takaki et celles de M. Stoudensky s'expliquent très bien en admettant deux actes protecteurs : le premier qui consiste à fixer la toxine et à l'empêcher de diffuser et d'atteindre rapidement les cellules nerveuses vivantes, et le second qui se réduit à l'absorption de la toxine fixée par les leucocytes, cellules douées de récepteurs pour le groupement haptophore de la toxine, mais insensibles à son groupement toxophore. Lorsqu'un des deux facteurs fait défaut, le tétanos ne peut être empêché. C'est pour cela que dans les expériences de MM. J. Courmont et Doyon avec l'émulsion de cerveau de grenouilles, mélangée avec de la toxine tétanique, les animaux inoculés mouraient de tétanos, malgré une accumulation des leucocytes. Ce fait prouve une fois de plus que, dans ces conditions, la toxine ne se fixe pas sur des particules de la substance cérébrale broyée, cette fixation étant une condition nécessaire pour que la réaction des leucocytes soit efficace.

L'absorption de la toxine tétanique devient évidente lorsqu'on étudie en détail les phénomènes qui se produisent dans les expériences, exécutées d'après les procédés de M. Vaillard avec les spores tétaniques et de MM. Wassermann et Takaki avec du poison, additionné d'émulsion cérébrale ou bien d'après la méthode de M. Stoudensky avec les grains de carmin. Seulement, lorsqu'on veut apporter des

(1) *Annales de l'Institut Pasteur*, 1891. T. V, p. 1.

preuves rigoureuses de la présence de la toxine tétanique dans l'intérieur des leucocytes chargés de spores, de granules de la substance cérébrale ou de grains de carmin, on rencontre de très grandes difficultés. Comment en effet mettre en évidence ce poison fixé sur ces divers corps et qui ne peut être révélé qu'après son injection dans l'organisme ? C'est pourquoi il est très important, dans l'étude de la réaction de l'organisme contre les poisons, de s'adresser à des corps, dont la présence peut être démontrée avec plus de facilité que les toxines microbiennes. Adressons-nous d'abord aux alcaloïdes qui sous ce rapport présentent de nombreux avantages et notamment à l'atropine. On sait que les lapins résistent à des doses considérables de sulfate d'atropine, même si ce poison leur est injecté directement dans le sang. Au contraire, lorsqu'on l'introduit dans le cerveau, d'après le procédé de Roux et Borrel, des petites quantités suffisent déjà, comme l'a démontré M. Calmette (1), pour produire l'empoisonnement mortel. L'injection intracérébrale de la centième partie d'une dose qui, introduite dans la circulation, ne produit chez le lapin aucun trouble, provoque chez le même animal déjà au bout de quelques minutes une énorme dilatation pupillaire avec des symptômes d'excitation très vive, d'augmentation des réflexes, puis d'anesthésie générale. Ces phénomènes sont suivis de paralysie et de mort qui survient trois ou quatre heures après l'injection. L'immunité naturelle du lapin vis-à-vis de l'atropine se range donc dans la même catégorie que celle contre la morphine. Elle n'est point due à l'insensibilité innée des cellules nerveuses, mais bien à quelque cause qui empêche l'alcaloïde d'arriver jusqu'à ces éléments vivants. Dans le but d'établir le mécanisme de cette immunité, M. Calmette a injecté dans les veines des lapins une assez forte quantité de sulfate d'atropine (0,2), puis il a saigné ces animaux et recueilli de leur sang le plasma et les globules blancs, séparés par la centrifugation. Injectées dans le cerveau d'autres lapins, ces parties du sang ont manifesté une action différente. Tandis que de fortes doses de plasma ne provoquaient qu'une courte période d'excitation et une dilatation pupillaire très passagère, des quantités correspondantes de leucocytes amenaient des troubles graves, suivis parfois de mort en sept à douze heures. M. Calmette conclut de ses recherches que l'atropine ne reste pas dans la partie liquide du sang, car on n'en retrouve que des traces dans le sérum, mais qu'elle est arrêtée

(1) *Cinquantenaire de la Société de Biologie*. Volume jubilaire 1899, p. 202.

et absorbée presque immédiatement par les leucocytes (1). Ce résultat a été confirmé par M. Lombard (2) par une autre série d'expériences. Après avoir injecté à des lapins et à des cobayes des quantités assez notables de sulfate d'atropine, il saigna ces animaux et sépara les éléments de leur sang. Seulement, au lieu de les introduire dans le cerveau de lapins, il les injecta à des chats, animaux très sensibles à l'atropine. Les chats qui reçurent les globules rouges et le plasma ne manifestèrent que des symptômes d'empoisonnement tout à fait insignifiants. Ceux au contraire qui furent injectés avec la quantité correspondante de leucocytes, présentèrent des phénomènes d'intoxication beaucoup plus graves, comme la photophobie avec dilatation pupillaire maxima, la dysphagie et la diarrhée persistante.

C'est donc à l'absorption de l'atropine par les leucocytes que les animaux naturellement réfractaires doivent leur immunité qui est très prononcée, malgré la sensibilité de leurs éléments nerveux. Ce résultat a pu être obtenu grâce aux réactions physiologiques délicates qu'il est possible d'obtenir avec certains alcaloïdes. Vis-à-vis de l'arsenic, la démonstration a pu être poussée encore plus loin, car il a été possible d'établir l'absorption de ce poison minéral par les leucocytes au moyen de l'analyse chimique.

A l'occasion de mes recherches sur les phénomènes leucocytaires dans les intoxications j'ai pu (3) constater que les lapins, soumis à des doses rapidement mortelles d'acide arsénieux, présentent une diminution prononcée du nombre des globules blancs dans le sang. Au contraire, chez les lapins accoutumés à l'arsenic, les mêmes doses qui amenaient l'hyporleucocytose et la mort des lapins témoins, produisaient une augmentation considérable du nombre des leucocytes. Plus tard, M. Besredka (4) a entrepris à ce sujet des recherches suivies et minutieuses qui lui ont donné des résultats très intéressants. Il a eu d'abord l'idée, pour simplifier les conditions de l'expérimentation, d'étudier la réaction de l'organisme à la suite de l'introduction du trisulfure

(1) La disparition rapide du sang des poisons découle aussi des expériences de MM. Behring, Dönitz, Decroly et Rousse (*Archives intern. de Pharmacod. et de Thérap.*, 1899. T. VI, p. 211) sur le venin des serpents et les toxines diphtériques et tétaniques, ainsi que de celles de MM. Heymans et Masoin (*Ibid.*, 1901. T. VIII, p. 1) sur les nitriles maloniques et pyrotartriques. Ces poisons sont au bout de peu de minutes après leur injection dans les veines absorbés par les éléments cellulaires.

(2) *Contribution à l'étude physiologique du leucocyte*, Paris, 1901, p. 39.

(3) *Annales de l'Institut Pasteur*, 1894. T. VIII, p. 719.

(4) *Ibid.*, 1899. T. XIII, pp. 49 et 209.

d'arsenic, sel peu soluble, facilement reconnaissable par sa couleur orange, et éminemment toxique. Lorsqu'on injecte dans le péritoine du cobaye des doses non mortelles de ce sel, il se produit d'abord une diminution passagère des globules blancs dans le liquide péritonéal, puis une hyperleucocytose des plus accusées. Parmi les leucocytes, accumulés dans l'exsudat, ce sont presque exclusivement les macrophages qui saisissent les grains jaunes-rouges de trisulfure d'arsenic. Au bout de peu de temps, toute la quantité injectée de ce sel se retrouve dans l'intérieur des leucocytes péritonéaux et les animaux qui accusent cette forte phagocytose restent en bonne santé. Les grains englobés peuvent être observés encore pendant plusieurs jours dans les macrophages ; mais avec le temps, ces particules arsénicales se désagrègent en des granules très petits et finissent par disparaître. Il se produit une dissolution intraphagocytaire du trisulfure d'arsenic et très probablement la transformation de ce sel en une autre combinaison arsénicale, inoffensive pour l'organisme. Cette substance soluble s'échappe des macrophages et finit par être excrétée par les voies urinaires.

Comme ce sont les phagocytes qui englobent et rendent inoffensif le sulfure d'arsenic, il était à prévoir que l'élimination de ces cellules protectrices amènerait l'empoisonnement mortel par des doses qui, dans les conditions normales, sont bien supportées par les cobayes. En effet, lorsque M. Besredka remplissait des sacs de roseaux avec des quantités non mortelles de sulfure d'arsenic et introduisait ces sacs dans le péritoine de cobayes, ceux-ci ne tardaient pas à manifester des symptômes d'empoisonnement et mouraient au bout d'un temps plus ou moins long, selon la quantité de poison introduit. Même lorsque la réaction phagocytaire avait été diminuée à la suite d'injection préalable de poudre de carmin, les cobayes mouraient avec des doses de sulfure d'arsenic qui ne les tuaient pas dans les conditions habituelles. Les phagocytes dans cette expérience dévoraient une quantité de grains de carmin et se montraient incapables d'englober assez de sulfure d'arsenic pour préserver l'animal. Au contraire, lorsque M. Besredka provoquait dans le péritoine de ses cobayes une accumulation préalable de macrophages, il réussissait à rendre ces animaux résistants à des doses de trisulfure d'arsenic, mortelles dans les conditions normales. Toute cette série de données converge donc vers ce résultat que les phagocytes, grâce à leur pouvoir de saisir le trisulfure d'arsenic et de le modifier dans leur contenu, exercent une action bienfaisante et immunisante dans l'organisme animal. L'analogie des principaux faits de cette influence protectrice avec celle qui s'observe dans l'immunité vis-à-vis des microbes infectieux est vraiment très considérable.

Après avoir établi le rôle des macrophages dans la résistance de l'organisme contre un sel d'arsenic peu soluble, M. Besredka a passé à l'étude des phénomènes leucocytaires dans l'empoisonnement par des composés arsénicaux solubles. Il se servit pour ses expériences de l'arsénite de potassium et il constata qu'en injectant des doses mortelles en moins de 24 heures, les cobayes accusent une diminution des leucocytes dans le sang, tandis qu'avec des doses non mortelles, il se produit une forte hyperleucocytose. Lorsque M. Besredka injecta des doses mortelles à des lapins accoutumés à l'arsenic, ces animaux manifestèrent une augmentation de globules blancs, comme chez les animaux injectés avec des doses non mortelles. Toutes ces oscillations dans le nombre des leucocytes, conformes à celles qui avaient été observées après l'empoisonnement par le trisulfurure d'arsenic, indiquaient bien que l'organisme et ses cellules défensives se comportent de même façon vis-à-vis des sels peu solubles et d'autres sels d'arsénic, très solubles. Dans le premier cas, il a été facile de démontrer que l'accumulation des leucocytes dans le sang et dans l'exsudat péritonéal aboutissait à un englobement des granules de trisulfure. Avec l'arsénite de potassium, la preuve était moins aisée à apporter, mais l'analyse chimique des éléments du sang a fourni néanmoins une réponse précise. Après avoir injecté la dose mortelle de ce sel soluble à des lapins accoutumés à l'arsenic, M. Besredka les saigna pour séparer le plasma, les leucocytes et les globules rouges. Plusieurs expériences faites sur ces lapins donnèrent un résultat concordant que cet observateur résume de la façon suivante : « bien que la masse du plasma et des globules rouges fût beaucoup supérieure à celle des leucocytes, c'est dans cette dernière uniquement que nous avons trouvé de l'arsenic » par l'analyse chimique. Ce n'est que dans des cas de survie des animaux, accompagnée d'hyperleucocytose, que M. Besredka a réussi à démontrer la présence de l'arsenic dans les globules blancs.

Ces expériences, ne laissant aucun doute sur le rôle protecteur des leucocytes contre l'intoxication arsénicale, devaient suggérer l'idée de rechercher si les éléments nerveux, soumis à l'influence directe de l'arsénite de potassium, accusent une sensibilité réelle pour ce poison. L'injection de solutions de ce sel dans le cerveau démontra qu'il suffit d'une dose cent fois moins forte pour provoquer l'empoisonnement mortel dans ce cas qu'après l'injection sous-cutanée du même poison. Ce fait se range donc à côté d'autres faits déjà nombreux sur la sensibilité des centres nerveux pour les toxines microbiennes, les alcaloïdes et autres poisons. Seulement dans l'exemple de l'arsénite de potassium, il peut être démontré encore mieux que pour les autres cas que l'immunité naturelle ou acquise tient à l'absorption du poison par les leucocytes. Ces cellules, par elles-mêmes beaucoup moins sensibles à l'action toxique que les éléments nerveux, protègent ces derniers contre le contact avec le poison.

Il est évident que l'arsenic ne doit pas être la seule substance minérale, capable d'être absorbée par les phagocytes. Il existe déjà dans la science des faits bien établis pour corroborer cette thèse. Bien avant les recherches sur l'intoxication arsénicale que je viens de résumer, M. Kobert, à cette époque à Dorpat, a fait faire par ses élèves MM. Stender, Samoïloff, Lipsky et quelques autres (1) des recherches systématiques sur le sort du fer dans l'organisme. Ils se servirent pour cela d'une préparation de fer très soluble ou disons mieux, aussi soluble que possible, du saccharate de fer oxydé du docteur Hornemann, ne précipitant pas dans les milieux alcalins. Ces observateurs ont établi qu'une faible quantité de fer, introduite dans l'organisme, est éliminée par les reins et la paroi intestinale, mais que la plus grande partie du métal est arrêtée dans les organes, surtout dans le foie, la rate et la moelle des os. Le fer y est absorbé par les leucocytes qui le fixent pour longtemps et le déversent dans l'intestin.

J'ai eu l'occasion d'observer cette circulation du sel soluble du docteur Hornemann dans l'organisme de plusieurs espèces de vertébrés. Quelque temps après son introduction dans l'organisme par voie sanguine, péritonéale ou sous-cutanée, on trouve le fer (à l'aide de la réaction microchimique avec le ferrocyanure de potassium) accumulé dans les diverses catégories de phagocytes, notamment dans les leucocytes, les cellules étoilées du foie et les macrophages de la pulpe splénique. Les cellules qui ne remplissent pas de fonctions phagocytaires, comme par exemple les leucocytes basophiles d'Ehrlich, si abondants dans la lymphe des rats, ne se chargent que fort peu de fer tandis que les macrophages et les microphages en sont remplis (2).

(1) *Arbeiten d. pharmakologischen Institutes zu Dorpat*, 1893, 1894. T. VII-X.

(2) *Annales de l'Institut Pasteur*, 1894. T. VIII, p. 719.

M. Weigert (1) a opposé à ces faits l'objection que les leucocytes n'absorbent que le fer précipité à l'état de granules, mais mes recherches personnelles ne laissent subsister aucun doute qu'à côté des granules il y a véritable absorption de fer dissous. Du reste, en présence des résultats sur l'arsénite de potassium, cette discussion perd beaucoup de son importance.

D'après M. Samoïloff (2), les sels solubles d'argent subiraient dans l'organisme un sort analogue à celui du saccharate de fer oxydé, et seraient aussi absorbés par les éléments phagocytaires. Ajoutons encore que, d'après les expériences de MM. Arnozan et Montel (3), les leucocytes absorbent des médicaments, tels que le calomel et le salicylate de soude.

Toutes ces données démontrent bien que les phagocytes ne doivent plus être considérés comme des cellules, capables seulement de saisir des cadavres de microbes et de cellules animales, des éléments, ayant toujours peur des poisons et ne pouvant entrer en ligne que sous la protection de quelque autre fonction antitoxique. Les phagocytes manifestent souvent une sensibilité négative pour beaucoup de poisons, introduits en trop grande quantité dans l'organisme. Mais ce sont justement ces cellules qui sont les plus résistantes vis-à-vis des substances toxiques et qui protègent les éléments nobles contre l'empoisonnement. Dans ces conditions, il est tout naturel d'attribuer aux phagocytes le rôle d'agents de lutte de l'organisme contre les poisons, et on peut se demander même si ces éléments ne produisent pas les antitoxines. Nous avons vu qu'il est très difficile d'attribuer cette fonction aux cellules sensibles à l'action toxique, comme les spermatozoïdes dans la production de l'antispermotoxine, les hématies dans le développement de l'antihémotoxine, ou les cellules nerveuses dans la production de l'antitoxine tétanique. Puisque, aussi d'après la théorie de M. Ehrlich, ce n'est que le groupement haptophore qui provoque la formation des antitoxines de la part des éléments qui possèdent les récepteurs correspondants, il est bien possible que les phagocytes, grâce à la facilité avec laquelle ils absorbent les poisons, occupent une place considérable comme producteurs des antitoxines. Cette supposition a déjà été formulée à plusieurs reprises

(1) *Lubarsch. u. Ostertag. Ergebnisse der allgem. Pathologie*, 1899, 4e année, p. 107.

(2) *Arbeiten des pharmakologischen Institutes zu Dorpat*, 1893. T. IX, p. 27.

(3) Communication au XIIIe Congrès international de médecine à Paris, 1900.

par nous-même et plusieurs savants, parmi lesquels nous pouvons citer M. A. Gautier (1) et M. J. Courmont (2), l'ont accueillie favorablement. Dans l'état imparfait de nos connaissances, elle ne peut être démontrée d'une façon suffisante. On serait peut-être tenté d'objecter contre cette hypothèse que souvent, après des injections de microbes vivants ou morts, l'organisme ne produit pas d'antitoxines, malgré une forte réaction leucocytaire. Dans ces cas, il y a bien développement d'anticorps, tels que les fixateurs, dont l'origine phagocytaire peut être soutenue à bon droit, mais pas de vraies antitoxines. Mais il ne faut pas oublier que les diverses catégories de phagocytes présentent entre elles de grandes différences et que peut-être certains de ces éléments sont seuls capables de produire des antitoxines. Lorsqu'on introduit dans l'organisme des microbes vivants ou morts, le plus souvent les antitoxines n'apparaissent pas dans les humeurs ; dans ces cas la réaction se produit principalement par les microphages. Ce sont probablement les macrophages qui représentent la principale source des antitoxines. Dans des exemples, où ce sont précisément ces phagocytes qui englobent les microbes, le sang accuse un pouvoir antitoxique incontestable. Tel est le cas de la peste humaine, dont le microbe est facilement englobé par les macrophages. Dans cet exemple, on obtient des sérums antitoxiques même après l'introduction dans l'organisme de microbes vivants ou morts. Ce fait a été observé par M. Roux et ses collaborateurs. Un autre fait qui plaide en faveur de l'hypothèse que je défends, nous est fourni par le caïman. Comme nous l'avons dit plus haut, ce reptile est de tous les êtres connus celui qui fournit le plus vite et le plus facilement les antitoxines. Or, chez le caïman, le système leucocytaire est constitué par des microphages éosinophiles, remplis de granules, et par des macrophages. Comme les éosinophiles n'accusent qu'un pouvoir phagocytaire très faible, ce sont presque exclusivement les macrophages qui interviennent dans la réaction contre les microbes. Il est donc probable que l'exclusion des microphages de la lutte chez le caïman et chez les animaux inoculés avec le bacille pesteux, constitue un facteur favorable à la production des antitoxines et en même temps favorable à la manifestation de l'activité des macrophages.

Si ce sont ces derniers phagocytes qui jouent le premier rôle dans l'excrétion des antitoxines dans les humeurs, on doit s'attendre à

(1) *Les toxines microbiennes et animales*, Paris, 1896.

(2) Dans Bouchard, *Traité de Pathologie générale*, 1900. T. III, article « Inflammation ».

voir exercer cette fonction non seulement par les macrophages mobiles du sang et de la lymphe, mais aussi par les macrophages fixes, si répandus dans presque tous les organes.

Je donne cette hypothèse pour ce qu'elle vaut, simplement comme une idée directrice pour de nouvelles recherches dans ce domaine, où il y a encore tant d'inconnu (1). L'exposé de l'état actuel de la question de l'immunité artificielle contre les toxines, nous a montré que ce problème est plus difficile à résoudre que celui de l'immunité acquise contre les microbes. Rien que le fait que ces derniers peuvent être retrouvés quelques heures ou même quelques jours après leur pénétration dans l'organisme réfractaire, donne une forte avance sur les études avec les toxines qui se perdent souvent presque immédiatement après leur injection. C'est pourquoi nos connaissances sur l'immunité antimicrobienne sont plus avancées que celles sur l'immunité contre les produits solubles des microbes.

Les faits, exposés dans ce chapitre, corroborent la thèse que nous avons défendue au sujet de l'immunité contre les microbes, à savoir que cette immunité antimicrobienne ne dépend nullement d'une résistance antérieure contre les toxines. La règle générale est que l'immunité vis-à-vis des microbes se développe plus facilement que l'immunité contre leurs produits toxiques et avant elle.

Bien qu'il reste encore beaucoup à faire pour élucider le mécanisme de l'immunité antitoxique, il est incontestable que les données principales, acquises au sujet de cette immunité, ont amené à des applications de la plus haute importance, comme nous le développerons dans un des prochains chapitres.

(1) Les dernières recherches de M. Römer (*Archiv für Ophtalmologie*, 1901. T. LII, p. 72) sur l'antiabrine s'accordent très bien avec notre hypothèse. Il a pu constater en effet que la rate, la moelle des os et la conjonctive de l'œil, soumises à l'influence de l'abrine, contiennent une quantité notable d'antiabrine. Or, ces trois organes sont très riches en phagocytes.

CHAPITRE XIII

IMMUNITÉ DE LA PEAU ET DES MUQUEUSES

Fonction protectrice de la peau. — Exfoliation de l'épiderme comme moyen pour débarrasser l'organisme des microbes. — Localisation et arrêt des microbes dans le derme. — Intervention des phagocytes dans la défense de la peau.
Elimination des microbes de la conjonctive.— Rôle microbicide des larmes. — Absorption des toxines par la conjonctive. — Protection de la cornée. — Elimination des microbes par la muqueuse nasale. — Protection des voies respiratoires. — Cellules à poussière. — Absorption des poisons par les voies respiratoires.
Prétendue propriété microbicide de la salive. — Rôle des produits microbiens dans la protection de la cavité buccale. — Rôle antitoxique de la salive.
Action antiseptique du suc gastrique. — Rôle antitoxique de la pepsine.
Rôle protecteur des intestins. — Absence du pouvoir microbicide des ferments intestinaux. — Fonction protectrice de la bile. — Rôle antitoxique des ferments digestifs. — Rôles favorisant et empêchant des microbes intestinaux. — Destruction des toxines par ces microbes.
Rôle défensif du foie. — Fonction protectrice des organes lymphoïques des intestins.
Rôle protecteur de la muqueuse des organes génitaux. — Autopurification du vagin.

Dans les précédents chapitres, nous avons étudié les phénomènes de l'immunité qui se passent dans l'intimité de l'organisme, dont les portes étaient ouvertes à la pénétration des microbes et de leurs poisons. Il s'est donc agi presque toujours de l'immunité expérimentale, dont l'étude constitue la base fondamentale des connaissances actuelles sur le problème général de l'immunité. Mais, dans la marche naturelle des phénomènes, les choses ne se passent point de cette façon. Souvent les microbes et leurs toxines ne sont pas introduits dans les tissus et le sang directement, à l'aide d'une seringue ou d'un autre instrument quelconque. Les microbes doivent se frayer le chemin eux-mêmes à travers la peau et les muqueuses, tissus qui opposent une résistance plus ou moins sérieuse et efficace ; ou bien ils doivent s'installer à demeure dans les cavités de l'organisme, afin de l'inonder de leurs poisons. Ce sont ces barrières naturelles à l'invasion microbienne que nous devons brièvement passer en revue dans ce chapitre.

La peau constitue un fourreau protecteur d'une grande importance pour préserver les parties délicates de l'organisme contre l'invasion microbienne. Chez beaucoup d'animaux inférieurs et supérieurs et chez l'homme lui-même, la peau devient le siège d'une flore microbienne, souvent très riche, dans laquelle on rencontre, outre des microbes inoffensifs, de petits parasites plus ou moins redoutables. Les cocci pyogènes, staphylocoques et streptocoques, se trouvent constamment sur la peau humaine, le plus souvent cachés dans la profondeur des canaux des follicules pileux. Ces microbes saisissent chaque occasion favorable pour attaquer l'organisme, provoquant des lésions locales de la peau, telles que boutons d'acné, furoncles, érysipèle, ou bien se généralisant dans le sang et les tissus, comme dans des septicémies et pyémies. A la peau, est donc réservé un rôle très important pour empêcher l'invasion des microbes qui habitent la surface du corps d'une façon constante ou qui y parviennent accidentellement avec toutes sortes de souillures.

La peau peut remplir cette fonction protectrice, étant couverte, chez la majorité des animaux, d'une couche peu perméable et plus ou moins épaisse. Chez la plupart des Invertébrés de toutes les classes, la surface du corps est revêtue d'une couche chitineuse, tantôt très mince et capable de se plier et de suivre tous les mouvements du corps, tantôt imprégnée de sels calcaires et très dure, comme la carapace des insectes et des crustacés et la coquille des mollusques. Dans tous les cas, ce fourreau cutané constitue un obstacle formidable à la pénétration des microbes. Même chez des animaux de très petites dimensions, la cuticule mince peut efficacement empêcher l'invasion par ces parasites. Ainsi, les Saprolégniés, ces champignons si meurtriers pour tant d'animaux aquatiques, sont très souvent impuissantes pour pénétrer à travers la couche cuticulaire. Pour franchir cet obstacle, leurs germes doivent profiter de quelque fissure ou blessure, produite indépendamment d'eux. Souvent, on observe des Daphnies qui se débarrassent victorieusement des *Monospora*, à spores en forme d'aiguilles, par un mécanisme que nous avons décrit dans le sixième chapitre. Les spores de ce parasite sont entourées de globules blancs du sang des Daphnies et sont transformées en un détritus inoffensif. Mais quelquefois une partie de ces spores fines perforent le revêtement cutané du petit crustacé ; il se produit alors dans la paroi chitineuse une toute petite ouverture qui par elle-même ne présente aucun danger. Mais, dès qu'une spore de Saprolégniée s'en approche, elle commence aussitôt à pousser son germe à travers le petit trou et dès ce moment le sort de la Daphnie est fixé. Incapable d'opposer aux filaments du champignon la moindre résistance phagocytaire, elle meurt envahie totalement par le mycélium.

L'intégrité de la peau étant donc si importante pour la conservation de la vie, il s'est élaboré un mécanisme assez parfait pour la maintenir. Tous les animaux, à n'importe quel degré de l'échelle animale, subissent des lésions et des plaies de la surface de leur corps. Nous (1) avons observé souvent, chez des Daphnies, des blessures produites par les morsures d'autres animaux aquatiques. La surface de ces plaies se couvre bientôt d'une riche végétation microbienne. Les leucocytes affluent vers le point lésé et y forment un amas protecteur ; mais en même temps, commence à se produire une prolifération accélérée des cellules voisines de l'épiderme qui ferment la plaie et séparent la peau, reconstituée, des microbes. Tout rentre en ordre et les leucocytes ne tardent pas à se disperser et à regagner le courant sanguin.

Ces phénomènes que l'on peut examiner directement au microscope chez des êtres aussi petits et transparents que les Daphnies. peuvent servir de prototype à une quantité de processus analogues dans toute la série animale. Plus le revêtement cuticulaire est épais et solide, plus il garantit l'organisme contre la pénétration des microbes. M. Cuénot (2) a fait l'observation que les Crustacés, munis d'une enveloppe aussi dure que la carapace des Décapodes, sont complètement désarmés, à partir du moment où les parasites sont introduits dans leurs corps. Ces intrus s'installent tranquillement dans leurs tissus, sans provoquer la moindre réaction phagocytaire, ce qui amène la mort inévitable de l'hôte. La protection de l'organisme dans cet exemple est pour ainsi dire en rapport avec l'obstacle opposé par la carapace.

Chez beaucoup de Vertébrés, la peau est aussi recouverte d'un fourreau épais et dur, comme les écailles des poissons et des reptiles. L'homme est sous ce rapport moins bien doué, avec sa peau souple et peu épaisse ; cela ne l'empêche cependant pas de se défendre contre la pénétration des microbes par la voie cutanée. M. Sabouraud (3), dermatologiste bien connu, a donné un aperçu très concis et en même temps complet du rôle de la peau dans la protection de l'organisme

(1) *Archiv f. pathologische Anatomie*, 1884. T. XCVI, p. 192.
(2) *Archives de Biologie*, 1893. T. XIII, p. 245.
(3) *Annales de Dermatologie et de Syphiligraphie*, 1900. T. X, p. 729.

contre les microbes. Nous lui empruntons les données qui vont suivre.

La couche épidermique se défend par la production et l'expulsion des cellules cornées. Dans la vie normale de l'épiderme, les cellules des couches profondes se dirigent à la surface, où elles s'exfolient et retombent. « Il se produit donc une perpétuelle exfoliation des couches mortifiées, et si elles sont microbiennes, une perpétuelle éviction des microbes qui vivent sur elles. L'épiderme est dense et ses cellules ont une coque dure ; le microbe n'est pas doué de mouvement, au moins de mouvement utile à sa pénétration. Il ne pénètre l'épiderme que par la pullulation sur place, un microbe naît à côté d'un autre, un autre devant lui, et devant lui d'autres encore. C'est ainsi qu'ils s'enfoncent entre les cellules accolées comme une racine pénètre dans la terre ; et telle est la résistance des cellules cornées qu'on ne trouve pour ainsi dire jamais de microbes au dedans d'elles, mais entre elles seulement » (p. 734). Les cellules épidermiques, peuplées de microbes, s'exfolient et en débarrassent la peau. Souvent ce processus, évoluant constamment et lentement, est invisible ; mais souvent aussi il s'exagère et se manifeste sous forme de desquamation des pellicules qui amène l'élimination d'une grande quantité de microbes. Le patient peut garder « dix ans et plus des pellicules sans présenter jamais rien de plus qu'elles. Et combien d'autres infections squameuses chroniques dont l'évolution ne se complique pas même d'une érosion, de la moindre plaie ».

Le tissu conjonctif de la peau humaine se défend bien aussi ; il est extrêmement robuste et représente un véritable tissu d'obstacle et de résistance. La pénétration des parasites y provoque l'épaississement de la trame fibreuse qui amène la localisation du foyer microbien. Pour juger de l'efficacité de cette défense dermique, il n'y a qu'à comparer la marche lente du lupus, cette forme de tuberculose cutanée, avec celle de la tuberculose des poumons ou d'autres viscères, ou bien l'évolution lente du farcin, ou morve cutanée, avec celle de la morve viscérale.

En envisageant de plus près le processus par lequel le derme entoure les intrus d'une capsule fibreuse, on y reconnaît facilement une réaction des macrophages de la peau. Ce sont ces phagocytes qui saisissent les bacilles tuberculeux dans le lupus, se réunissant en cellules géantes et donnant lieu au développement exagéré de fibres conjonctives. Mais, lorsque la peau est menacée d'invasion microbienne, ce ne sont pas seulement les macrophages locaux, mais aussi les leucocytes qui se mobilisent. Les globules blancs migrateurs parcourent l'épiderme et la couche du tissu conjonctif. Malgré l'absence d'une circulation lymphatique dans l'épiderme, les leucocytes pénètrent dans cette couche « et sur une coupe d'épiderme normal, il est bien rare de ne pas trouver deci delà quelque leucocyte déformé et aplati, surpris au moment où il se glissait entre les cellules du corps muqueux ou du *stratum granulosum* ». Dès que l'épiderme ou le derme se trouvent menacés d'invasion microbienne, il se produit aussitôt une accumulation de leucocytes de toutes sortes qui reste microscopique ou prend des proportions visibles à l'œil nu. Souvent l'épithélium sous-jacent exfolie des squames épidermiques, remplies de leucocytes ; souvent aussi les foyers leucocytaires du derme se vident, expulsant les microbes avec leurs ennemis, les phagocytes.

Les tissus de la peau proprement dite se défendent contre les microbes autant qu'ils peuvent ; mais dès que le danger devient plus sérieux, l'organisme expédie à leur secours toute une armée de phagocytes mobiles. Cet exemple de la défense du revêtement cutané peut servir de prototype pour celle de toutes sortes d'autres régions du corps. A côté d'une action locale, il y a toujours une intervention des phagocytes mobiles ; mais lorsque cette action devient insuffisante, il se produit aussitôt une accumulation des leucocytes beaucoup plus abondante que dans les cas ordinaires.

Comme la peau, les muqueuses sont revêtues d'une couche épithéliale, qui sert de barrière à la pénétration des microbes. Mais tandis que la surface de la peau normale est sèche ou à peine humectée par les produits de sécrétion des glandes cutanées, les muqueuses sont toujours humides, ce qui constitue un facteur favorisant la pullulation des microbes. Aussi les muqueuses les plus exposées au contact de l'air et des objets du monde extérieur, renferment toujours une quantité plus ou moins grande de microbes, parmi lesquels les espèces pathogènes, notamment les staphylocoques, pneumocoques et streptocoques sont les plus fréquents. Le rôle de l'organisme, pour s'en débarrasser, devient plus compliqué que dans la défense de la peau.

La première des muqueuses exposées à la contamination par les microbes, est la conjonctive de l'œil. Au moment de la naissance, elle se trouve en contact avec la muqueuse vaginale et lui emprunte quelques-uns de ses microbes, inoffensifs ou pathogènes. Ce sont les larmes qui remplissent la fonction d'écarter le danger qui résulte de ce voisinage et de la présence des microbes dans le sac conjonctival en général. Les ophtalmologistes ont établi qu'elles transportent les microbes dans la cavité nasale par l'intermédiaire du canal lacrymal. Dans l'intention de s'assurer de ce fait, M. Bach (1) introduisait à plusieurs personnes dans le sac conjonctival des bacilles de Kiel et des staphylocoques pyogènes. Des ensemencements des larmes accusaient une disparition très rapide des deux microbes qui passaient dans le nez, où leur présence pouvait être démontrée par l'ensemencement du mucus nasal sur plaques. Des quantités énormes de bacilles de Kiel, introduites dans le sac conjonctival, étaient transportées en totalité dans la cavité nasale déjà au bout d'une demi-heure en moyenne. Le staphylocoque pyogène persistait plus longtemps à la surface de la conjonctive, mais lui aussi passait en grande quantité par le canal lacrymal dans le nez.

Quelques observateurs, notamment M. Bernheim (2), ont supposé que les larmes, en dehors de leur action défensive purement mécanique, étaient capables de détruire les microbes grâce à leur pouvoir microbicide. M. Bach (*l. c.*) a soumis cette question à un examen minutieux et est arrivé à ce résultat que plusieurs espèces de bactéries, introduites *in vitro* dans les larmes de personnes bien portantes ou atteintes de conjonctivites ou de quelques autres maladies oculaires, disparaissent assez rapidement. Les expériences comparatives avec des larmes, préalablement chauffées à 58° et même à 70°, aboutirent le plus souvent au même résultat, c'est-à-dire à la disparition rapide des microbes introduits. A la suite de ces faits, leur auteur a supposé que ce sont probablement les sels, contenus dans les larmes, qui déterminent leur action bactéricide. Des expériences de contrôle, faites avec la solution physiologique de sel marin et avec différents mélanges de sels minéraux que l'on rencontre dans les larmes, ont en effet démontré à M. Bach qu'il se produit dans ces solutions une disparition pareille des mêmes espèces de microbes. Du reste l'eau de puits et même l'eau distillée lui donnèrent le même résultat. Dans tous les cas, il est évident que, dans les larmes, il n'y a pas de cytase bactéricide, comparable à celle que l'on trouve dans les sérums et autres humeurs qui peuvent renfermer cette diastase phagocytaire. Les expériences avec les larmes chauffées le démontrent clairement. D'un autre côté, ces expériences mêmes donnent lieu à la supposition que

(1) *Graefe's Archiv f. Ophtalmologie*, 1894. T. XL, p. 130.
(2) *Beiträge zur Augenheilkunde*, 1893. T. VIII.

la diminution et même la disparition des microbes dans les larmes, tiennent en grande partie et peut-être complètement à une influence agglutinative des sels, fait qui a été démontré par plusieurs observateurs.

Dans tous les cas il est incontestable que c'est le rôle mécanique des larmes qui est le plus important dans la défense de la conjonctive de l'œil contre l'invasion microbienne. Que cette défense ne soit pas toujours suffisante, cela est prouvé par la fréquence des conjonctivites, ainsi que par la facilité avec laquelle certains microbes, inoculés dans le sac conjonctival, provoquent une infection générale. C'est notamment le cas du coccobacille de la peste humaine. Introduit dans le sac conjonctival des animaux sensibles (rat, cobaye, etc.), il passe de là dans la cavité nasale et ne tarde pas à provoquer une infection généralisée et mortelle. La muqueuse de la conjonctive, même parfaitement intacte, absorbe facilement certains poisons. Tout le monde connaît la rapidité avec laquelle l'atropine, introduite dans le sac conjonctival, provoque l'élargissement de la pupille. Mais cette muqueuse peut aussi servir de porte d'entrée aux toxines d'origine microbienne. Plusieurs observateurs et surtout MM. Morax et Elmassian (1) ont démontré que le poison diphtérique instillé sur la muqueuse oculaire en l'absence de toute lésion et de tout traumatisme de la couche épithéliale, provoque des lésions locales qui mettent assez longtemps à évoluer, mais qui aboutissent à la formation de véritables fausses membranes. Néanmoins, on doit admettre que la couche épithéliale intacte de la conjonctive exerce une certaine action défensive contre la pénétration des toxines, mais il suffit d'une faible lésion de cette couche pour faciliter l'absorption du poison diphtérique et la formation des fausses membranes.

La cornée manifeste aussi, tant qu'elle est intacte, une résistance marquée contre la pénétration des microbes et des toxines. Quand elle subit une lésion, son épithélium se répare avec une grande rapidité, comme l'a bien démontré M. Ranvier (2). Il a établi que les parois de la plaie se ferment par un processus de soudure épithéliale, d'une façon mécanique, sans qu'il intervienne une prolifération précoce des éléments de l'épithélium. Grâce à cette oblitération si rapide, les microbes sont empêchés de pénétrer dans la profondeur de la cornée, ainsi que dans la chambre antérieure de l'œil.

(1) *Annales de l'Institut Pasteur*, 1898. T. XII, p. 210.
(2) *Archives d'anatomie microscopique*, 1898. T. II, pp. 44, 177.

Nous avons déjà mentionné que la conjonctive de l'œil se débarrasse des microbes introduits surtout en les éloignant mécaniquement et en les faisant passer par le canal lacrymal dans la cavité nasale. Celle-ci s'en défend à son tour, en utilisant un procédé analogue. Dans ses expériences sur le bacille rouge de Kiel, instillé dans le sac conjonctival de l'homme, M. Bach a établi que ces microbes sont au bout de très peu de temps transportés dans la cavité nasale. En même temps, il a constaté qu'ils ne restent pas longtemps dans cette dernière et que leur nombre disparaît d'heure en heure. Dans les vingt-quatre heures qui suivent l'introduction de ces bacilles dans la conjonctive, le plus souvent on n'en trouve plus du tout dans le mucus nasal. Cette expulsion des microbes se fait aussi par la voie mécanique, aidée par les mouvements des cils vibratiles. C'est évidemment grâce à ce moyen que la muqueuse du nez doit sa pureté relative en microbes. Souvent, en examinant le mucus nasal ou en l'ensemençant sur des milieux de culture, on est étonné du faible nombre de microbes qui se trouvent dans le nez de personnes bien portantes. MM. Thomson et Hewlett (1) sont certainement allés trop loin, en affirmant que les parties profondes de la cavité nasale sont dans presque 80 °/₀ de cas dépourvues de microbes. Mais le fait est certain que dans ces régions on ne trouve qu'un petit nombre des bactéries qui se rencontrent en plus grande abondance dans le conduit extérieur du nez.

Pour expliquer la petite quantité de microbes de la cavité nasale, MM. Wurtz et Lermoyez (2) ont admis l'existence d'une propriété bactéricide du mucus nasal. Ils affirment que le bacille charbonneux, après quelques heures de contact avec ce mucus, perd sa virulence pour les animaux les plus sensibles, et que plusieurs autres microbes, comme les staphylocoques, les streptocoques et les colibacilles, s'atténuent aussi dans les mêmes conditions. Les autres savants qui se sont occupés de cette question sont arrivés à des résultats tout opposés. Ainsi MM. Thomson et Hewlett ont trouvé que le mucus nasal n'était pas bactéricide, mais qu'il empêchait la multiplication des microbes. M. F. Klemperer (3), dans une communication faite au Congrès des laryngologistes de l'Allemagne du Sud, a nié la propriété bactéricide du mucus nasal. Il n'a jamais pu s'assurer de la destruction des microbes par ce mucus, mais il a observé aussi que

(1) *The Lancet.*, 1897, nº 3776, p. 86. *British medic. Journal*, 1897, 18 janvier.
(2) *Comptes rendus de la Soc. de Biologie*, 1893, p. 756.
(3) *Münchener medic. Wochenschr.*, 1896, p. 730.

les bactéries se reproduisent difficilement dans ce milieu. Ces résultats confirment donc la thèse que la défense de la muqueuse nasale contre l'invasion microbienne se fait surtout par l'élimination mécanique des germes très nombreux qui y pénètrent constamment. Parmi ceux-ci, il y en a quelques-uns qui se distinguent par la facilité avec laquelle ils se propagent dans l'organisme, prenant la cavité du nez pour point de départ. Ce sont les microbes de l'influenza, le bacille de la peste humaine qui, d'après l'avis de plusieurs observateurs, est très virulent lorsqu'il est introduit dans les narines (1), et le bacille lépreux. Ce dernier, d'après l'opinion de MM. Goldschmidt (2), Sticker (3) et Jeanselme (4), entre souvent dans l'organisme humain par la voie nasale.

Il est certain que l'appareil olfactif débarrasse régulièrement l'air inspiré d'une quantité de microbes qu'il renferme. Ces êtres se déposent sur la muqueuse et sont expulsés avec le mucus nasal. Une partie des corpuscules étrangers, renfermés dans l'air, peuvent cependant franchir cette première barrière et pénétrer plus profondément dans la trachée et les bronches, d'où ils sont le plus souvent expulsés au dehors avec le mucus, profitant du concours des mouvements des cils vibratiles.

Malgré cette double défense, des corpuscules fins et entre autres les microbes peuvent passer à travers tous les obstacles et se déposer dans les alvéoles pulmonaires. Ce fait est généralement connu, car depuis longtemps déjà on a décrit sous le nom de « cellules à poussière » (« Staubzellen » des auteurs allemands) des gros éléments mononucléés, fixés dans les alvéoles et renfermant dans leur contenu des granulations d'origine étrangère, le plus souvent des dépôts de suie, de couleur noir foncé. Cette perméabilité du tissu normal du poumon pour les poussières et les corpuscules pigmentés a été bien étudiée et parfaitement démontrée par M. J. Arnold (5) et ses élèves. Plusieurs observateurs se sont mis aussi à rechercher si les microbes, introduits dans les voies respiratoires, se comportent comme les autres corpuscules étrangers. On a commencé à faire inhaler par les animaux ou à leur introduire dans la trachée des cultures bactériennes,

(1) Batzaroff, sur la peste pulmonaire, *Annales de l'Institut Pasteur*, 1899, p. 385.

(2) *La lèpre*, Paris, 1894.

(3) *Münchener medic. Wochenschr.*, 1897, p. 1063.

(4) *Presse médicale*, 1899, 8 avril.

(5) *Untersuchungen über Staubinhalation*, Leipzig, 1885.

provenant de formes pathogènes pour ces espèces. Les résultats, obtenus dans cette voie, ont été fort variés. MM. Morse (1), Wyssokowitch (2) et Hildebrand (3) n'ont jamais pu produire la maladie charbonneuse après l'introduction des bacilles du charbon dans le poumon des animaux normaux. Ils considèrent donc le tissu pulmonaire intact comme absolument imperméable aux microbes virulents. M. H. Buchner (4) avec ses collaborateurs et élèves a soutenu l'opinion contraire. Des lapins, auxquels il a fait inhaler les bactéridies et leurs spores, ont régulièrement pris le charbon mortel. Pour expliquer ces résultats contradictoires, qu'on attribuait aux différences dans la technique employée, on a essayé de perfectionner les méthodes de recherches, en visant principalement le but d'empêcher la pénétration des bactéridies par la plaie de la trachée ou par n'importe quelle voie autre que celle du tissu pulmonaire. M. Gramatchikoff (5) a entrepris, sous la direction de M. Baumgarten, une série d'expériences sur la possibilité pour le bacille charbonneux de traverser le tissu pulmonaire, dans le but de trancher cette question d'une façon définitive. Pour cela, il introduisait par la trachée des lapins et des cobayes une certaine quantité de culture charbonneuse, après quoi il faisait un lavage des voies respiratoires avec une grande quantité de bouillon ou d'eau physiologique. Plusieurs parmi les animaux ainsi traités résistèrent à l'inoculation, d'où M. Gramatchikoff conclut à l'impossibilité pour le bacille du charbon de franchir la paroi normale du tissu pulmonaire. Il s'est assuré qu'une partie des microbes injectés étaient détruits dans le poumon, sans pouvoir préciser le mode de cette action bactéricide. Comme, dans ces expériences, on introduisait après les bacilles une grande quantité de liquide qui pouvait les éliminer et les transporter dans des endroits, d'où ils ne pouvaient exercer aucune action morbide, et comme aussi les bactéridies employées étaient d'une virulence douteuse (les injections pour contrôler la virulence dans le tissu sous-cutané étaient faites presque toujours avec des quantités de culture plus grandes que celles qui avaient été introduites par la trachée), la tentative de

(1) *Eingangspforten der Infectionsorganismen*, Berlin, 1881.
(2) *Mittheilungen aus der Brehmer'schen Heilanstalt*, 1899, p. 297.
(3) *Experimentelle Untersuchungen üb. d. Eindringen pathogener Microorganismen*, Königsberg, 1888.
(4) *Archiv f. Hygiene*, 1887. T. VIII, p. 145.
(5) *Arbeiten auf d. Gebiete d. pathologischen Anatomie*, etc., Braunschweig, 1892. T. I, p. 450.

M. Gramatchikoff ne peut être acceptée comme probante. Au contraire, les expériences avec l'inhalation des spores, faites par M. H. Buchner, et l'étude des organes des animaux ainsi traités, ne laissent pas de doute sur la possibilité pour le microbe charbonneux d'atteindre l'organisme par les voies respiratoires. Du reste, la « maladie des chiffonniers » et la « maladie des trieurs de laine », c'est-à-dire le charbon pulmonaire, développé chez l'homme à la suite de l'inhalation des poussières chargées de spores charbonneuses, démontrent bien la possibilité pour la bactéridie de s'introduire par les voies respiratoires. Les mycoses pulmonaires, produites par la pénétration de l'*Aspergillus fumigatus* chez l'homme, confirment aussi cette conclusion.

Malgré le fait que le tissu pulmonaire n'est point imperméable aux microbes pathogènes, il ne reste pas moins vrai qu'il accuse une opposition très considérable à l'infection par cette voie. Seulement ce n'est ni l'épaisseur de la paroi, comme pour la peau et les muqueuses, ni l'élimination mécanique à l'aide de cils vibratiles ou de sécrétions qui constituent le moyen de défense des alvéoles respiratoires. Dans ce cas, ce sont les éléments cellulaires qui sont chargés de débarrasser autant que possible le poumon des microbes qui y parviennent. M. Ribbert (1) et ses élèves de Bonn, MM. Fleck (2) et Laehr (3), ont observé ce fait depuis assez longtemps. Ils ont constaté que les spores d'*Aspergillus flavescens* et les Staphylocoques, injectés dans les veines ou dans la trachée, pénètrent dans les alvéoles pulmonaires, où ils sont peu de temps après saisis par les « cellules épithéliales » et les leucocytes. M. Laehr a vu que ce phénomène se produit déjà au bout de quelques heures et que les cocci englobés subissent dans l'intérieur des phagocytes une dégénérescence progressive et finissent par disparaître complètement. M. N. Tchistowitch (4) a fait dans mon laboratoire une étude à ce sujet. Il a observé aussi l'englobement des microbes pathogènes pour le lapin, tels que la bactéridie charbonneuse, le coccobacille du choléra des poules et le bacille du rouget des porcs par les « cellules à poussière » des alvéoles. Seulement, à ces faits, il a ajouté une autre donnée importante (que nous avons déjà mentionnée dans le quatrième chapitre) à

(1) *Der Untergang pathogener Schimmelpilze im Körper*, Bonn, 1887.
(2) *Die acute Entzündung der Lunge*, Bonn, 1886.
(3) *Ueb. d. Untergang des Staphylococcus*, etc., Bonn, 1887.
(4) *Annales de l'Institut Pasteur*, 1889. T. III, p. 337.

savoir que ces éléments phagocytaires ne sont pas du tout des cellules épithéliales, mais bien des macrophages d'origine lymphatique. Ces phagocytes ne se trouvent pas encore dans les alvéoles des animaux nouveaux-nés, mais ils ne tardent pas à y arriver et à s'installer d'une façon telle qu'on a pu les considérer pendant longtemps comme des cellules épithéliales propres du tissu pulmonaire. Celui-ci, revêtu d'une couche extrêmement mince, est incapable de se défendre contre la pénétration des microbes et l'organisme lui vient en aide en expédiant à demeure une armée de macrophages qui débarrassent, autant que cela leur est possible, les alvéoles et des microbes et d'autres corpuscules étrangers. Dans ces conditions, on comprend facilement que des cellules toutes pareilles et qui remplissent la même fonction protectrice, se trouvent aussi dans les ganglions bronchiques voisins. Il a été établi déjà depuis longtemps que les macrophages de ces organes sont souvent bourrés de toutes sortes de granulations d'origine étrangère qui pénètrent dans les poumons avec l'air inspiré.

Les substances toxiques peuvent être absorbées par la muqueuse des voies respiratoires. MM. Roger et Bayeux (1) l'ont démontré pour le poison dipthérique qui n'a pas besoin de plaie pour pénétrer dans la muqueuse de la trachée et pour produire des fausses membranes typiques. Le poumon est accessible, comme on le sait bien, à la pénétration des substances toxiques gazeuses et, de plus, sa surface est capable d'absorber des poisons liquides avec une grande facilité.

La défense de l'appareil digestif est plus compliquée que celle des voies respiratoires, ce qui n'est pas étonnant, étant données la plus grande complexité des organes de la digestion et les conditions variées qu'ils présentent par rapport à l'invasion microbienne.

La cavité buccale, si exposée à la pénétration des microbes du dehors avec la nourriture et l'air extérieur, renferme une flore microbienne très riche, dans laquelle M. Miller (2), l'auteur du travail le plus complet sur cette question, a reconnu plus de trente espèces chez l'homme. Plusieurs représentants de cette flore, comme les *Leptothrix* et les *Spirochaete*, sont constants et très caractéristiques pour la cavité buccale de l'homme. Mais à côté on trouve très fréquemment des pneumocoques, des staphylocoques et des streptocoques, dont le

(1) *Comptes rendus de la Soc. de Biologie*, 1897, p. 265.
(2) *Die Mikroorganismen der Mundhöhle*, 2e édition, 1892.

pouvoir pathogène ne peut être mis en doute. Les bacilles diphtériques virulents se rencontrent aussi chez un certain nombre de personnes bien portantes. Eh bien, il est étonnant que, malgré cet état de choses, les plaies de la bouche guérissent très rapidement et que les opérations pratiquées dans la cavité buccale dans des conditions d'antisepsie insuffisante ou plutôt tout à fait nulle, ne provoquent pas, dans la très grande majorité des cas, de complications infectieuses tant soit peu importantes. Après certaines opérations buccales, on se trouve souvent en présence d'une véritable fracture compliquée et ouverte, et cependant la plaie ainsi exposée n'est pas d'ordinaire le siège d'infections ni locales, ni généralisées.

On se demande comment, dans ces conditions, la bouche peut se défendre contre toute cette multitude de microbes si redoutables. A l'époque où le pouvoir bactéricide des humeurs était le plus en vogue et semblait résoudre plusieurs côtés importants du problème général de l'immunité, on s'est mis à étudier la salive sous ce rapport. M. Sanarelli (1) est arrivé, à la suite de recherches patientes et laborieuses, à cette conclusion que la salive humaine agit comme un antiseptique et détruit une quantité de microbes. Il est vrai qu'il ne reconnaît son efficacité que lorsqu'on lui soumet peu de bactéries; mais même quand la salive est incapable de tuer toute la masse des microbes, elle ne permet pas leur développement, présentant un mauvais milieu de culture et, en plus, elle est capable d'atténuer la virulence de certaines bactéries pathogènes, comme le pneumocoque, si fréquent dans la bouche.

Les conclusions du savant italien ne peuvent pas cependant être acceptées. Déjà M. Miller (*l. c.*) s'est élevé contre son affirmation du pouvoir bactéricide de la salive et lui a objecté que l'absence du pouvoir nutritif de la salive humaine pour les bactéries s'explique par le fait que M. Sanarelli employait dans ses expériences la salive filtrée et par conséquent dépourvue d'une quantité de matières nutritives, comme débris épithéliaux, mucus etc. M. Hugenschmidt (2) qui a fait dans mon laboratoire un travail spécial sur l'influence de la salive humaine sur les microbes, est arrivé à des résultats tout opposés à ceux de M. Sanarelli. Il n'a jamais pu, malgré le nombre varié de microbes employés, s'assurer de la propriété bactéricide de la salive.

(1) *La Saliva umana*, Siena, 1891 et *Centralblatt f. Bakteriologie*, 1891. T. X, p. 818.

(2) *Annales de l'Institut Pasteur*, 1896. T. X, p. 545.

Quelquefois il a bien vu, au début, une certaine lenteur dans la croissance ou même la destruction de certains microbes ensemencés, mais cette action était très faible et plutôt exceptionnelle. Dans la grande majorité des cas au contraire, les microbes, introduits dans la salive, poussent rapidement, de sorte que leur nombre, au bout de peu de temps, devient notablement plus considérable. Dans des cas où la salive se montrait capable de diminuer le nombre des microbes, ce semblant d'action bactéricide pouvait être constaté non seulement avec la salive normale, mais aussi avec la salive, chauffée à 60°, comme dans le cas des larmes que nous avons rapporté plus haut. Vis-à-vis de quelques microbes, comme les torulas et les staphylocoques, la salive chauffée agissait plus fortement que la salive intacte. Il est donc impossible de mettre en parallèle l'action de la salive avec celle des cytases.

Comme la salive renferme très souvent (d'après quelques auteurs même constamment) des petites quantités de sulfocyanure de potassium, il a été utile de rechercher si ce sel est capable de détruire les microbes. Les expériences que M. Hugenschmidt a entreprises dans le but de résoudre cette question, lui ont démontré qu'appliqué à des doses, comparables à celles qui se rencontrent dans la salive, le sulfocyanure de potassium ne joue aucun rôle bactéricide.

Impuissante comme antiseptique, la salive remplit une fonction importante pour débarrasser la bouche des microbes, par voie mécanique. La sécrétion parotidienne et celle des autres glandes salivaires dilue les bactéries et les entraîne de la cavité pharyngienne dans l'estomac. Aussi, dans les maladies où la sécrétion salivaire diminue considérablement, la bouche devient la porte d'entrée la plus importante pour les microbes, capables de provoquer des infections secondaires. La salive est encore utile en diluant les détritus alimentaires et en empêchant leur stagnation et, par suite, leur décomposition dans la cavité buccale.

Mais en dehors de son rôle mécanique direct, la salive exerce encore une fonction indirecte, très importante. Ce liquide renferme des produits microbiens et des diastases, et est capable de provoquer chez les leucocytes une sensibilité chimiotactique positive. M. Hugenschmidt a démontré ce fait en introduisant à des animaux des petits tubes capillaires en verre, contenant de la salive. Au bout de quelque temps de séjour, ces tubes se remplissaient d'amas considérables de leucocytes immigrés. Le même résultat a pu être obtenu avec la salive de cobaye, incluse dans des capillaires et introduite dans la cavité péritonéale d'animaux de même espèce. Ici encore, les leucocytes accouraient dans les tubes et englobaient les microbes qui se trouvaient dans la salive. L'influence de la salive sur l'afflux des leucocytes doit être considérée comme un acte important pour la défense de la cavité buccale et c'est grâce à cela que très probablement les plaies de cette région guérissent avec une grande rapidité. Les leucocytes sont très nombreux dans les organes de la bouche et les amygdales en fournissent toujours de grandes quantités.

Il ne faut pas perdre de vue que le revêtement épithélial de la cavité bucco-pharyngienne constitue aussi un moyen de protection important. De même qu'à la surface de la peau, les cellules cornées sont en desquamation permanente, les cellules épithéliales dans la bouche se renouvellent constamment. Cette desquamation augmente surtout pendant la mastication, lorsque des quantités énormes de cellules sont rejetées ; après chaque repas, il se produit un renouvellement partiel de la surface de revêtement de la cavité buccale. Etant tapissées à leur surface et chargées dans leurs interstices d'innombrables microbes, les cellules épithéliales entraînent avec elles loin de la bouche toute cette population.

Les microbes nombreux qui persistent dans la bouche, malgré tous les moyens pour s'en débarrasser, doivent exercer aussi une certaine influence dans la défense contre les infections. Il est très probable que beaucoup de ces saprophytes gênent la pullulation de certaines bactéries pathogènes ; seulement il est impossible pour le moment de préciser ces phénomènes de concurrence microbienne. Il n'y a que l'analogie avec des exemples dans d'autres régions du corps qui permette de soutenir cette supposition.

La salive, incapable de détruire les microbes mêmes, peut agir sur leurs produits solubles, ainsi que sur certains autres poisons. Sous ce rapport c'est l'action de la salive sur le venin des serpents qu'on connaît le mieux. Wehrmann (1) qui a fait à ce sujet des recherches au laboratoire de M. Calmette à Lille, a établi que l'amylase (ptyaline) de la salive humaine, mélangée à des doses très rapidement mortelles de venin, empêche définitivement son action toxique. M. v. Behring (2) a rappelé à ce propos que les anciens Psylles (peuplade de l'Afrique

(1) *Annales de l'Institut Pasteur*, 1898. T. XII, p. 510.
(2) *Allgemeine Therapie der Infectionskrankheiten*, p. 980,

septentrionale), déjà au début de notre ère, employaient leur salive contre la morsure des serpents.

Impuissante pour tuer les microbes, la salive les rejette par voie mécanique au dehors ou le plus souvent dans l'estomac. Le milieu acide de ce grand réservoir exerce une influence des plus marquées sur ces êtres microscopiques. Depuis longtemps, on s'était aperçu que le suc gastrique empêchait la putréfaction et pouvait l'arrêter même lorsqu'elle était déjà très avancée. On en a conclu à une action antiseptique de ce suc. Des recherches bactériologiques, entreprises pour préciser cette action, ont démontré que plusieurs espèces microbiennes périssent au bout de peu de temps, après avoir été mises en contact avec le suc gastrique *in vitro*. Straus et M. Wurtz (1) ont vu que mêmes les spores charbonneuses et le bacille tuberculeux peuvent être détruits par le suc gastrique, à condition d'un séjour prolongé dans une quantité suffisante de ce liquide. Des recherches comparatives, faites avec des solutions aqueuses d'acide chlorhydrique, ont démontré que l'action bactéricide du suc gastrique dépend uniquement de sa teneur en cet acide, c'est-à-dire que la pepsine n'y joue aucun rôle. Ce suc n'exerce aucune influence digestive proprement dite sur les microbes, mais il en détruit une certaine quantité par son acide chlorhydrique. Ce rôle antiseptique découle encore d'une série de constatations sur la pullulation microbienne exagérée dans des cas où le suc gastrique s'appauvrit en acide chlorhydrique. Plusieurs observateurs ont confirmé l'action bactéricide du suc gastrique qui s'exerce surtout contre certaines espèces, capables de provoquer les maladies infectieuses les plus graves. Mais, en revanche, il existe des bactéries et des champignons inférieurs qui résistent très bien à l'action antiseptique de ce liquide et qui s'adaptent fort bien à vivre dans l'estomac. C'est pourquoi il s'établit dans cet organe, même chez les animaux, dont le suc gastrique contient le plus d'acide chlorhydrique, comme le chien, toute une flore particulière, dont le trait le plus caractéristique est l'insensibilité relative pour l'acidité du milieu. Les blastomycètes, avec les levures et les torulas, constituent les représentants des plus fréquents de cette flore, à côté desquels se rangent des sarcines et quelques bacilles acidophiles. M. Miller (2) a isolé quelques-uns de ces microbes de l'estomac et a observé que, mélangés à la nourriture, ils résistaient fort bien à l'action du suc

(1) *Archives de médecine expérimentale*, 1889. T. I, p. 370.
(2) *Deutsche medicin. Wochenschrift*, 1885, n° 49.

gastrique, même à celui du chien, dont la teneur en acide chlorhydrique est plus grande que chez l'homme et beaucoup de mammifères (1). Seulement ces microbes, insensibles à l'acide, sont dépourvus de pouvoir pathogène et par conséquent ne sont pas beaucoup à craindre. Mais même pour ce qui concerne les bactéries infectieuses qui sont facilement tuées par le suc gastrique *in vitro*, leur destruction dans l'estomac est le plus souvent très problématique. Même le coccobacille typhique qui s'est montré si sensible à l'action destructive du suc gastrique de l'homme, du chien et du mouton, dans les expériences de MM. Straus et Wurtz, est bien capable de traverser l'estomac sans être touché. M. Stern (2) est arrivé à la suite de ses propres recherches, ainsi que de celles de ses élèves, à la conclusion que ce microbe n'est pas du tout altéré par le suc gastrique de l'homme sain, contenant la quantité normale d'acide chlorhydrique. Ce ne serait que dans des cas d'hypersécrétion et d'hyperacidité que le microbe de la fièvre typhoïde pourrait être détruit avant d'avoir atteint l'intestin grêle.

Le vibrion cholérique, lui aussi, est bien capable de passer à travers l'estomac et son suc acide. Après la constatation de M. Koch de la grande sensibilité de ce microbe à l'égard des acides *in vitro*, on pensait généralement qu'il devait périr dans le contenu stomacal normal. Mais depuis on a vu bien des cas où le vibrion du choléra se trouvait, lors des épidémies cholériques, dans les matières fécales des personnes bien portantes. Pour pénétrer dans le gros intestin, il avait dû traverser l'estomac normal. Dans le choléra expérimental des jeunes lapins à la mamelle, on trouve aussi une quantité de vibrions dans le contenu stomacal franchement acide, et on les voit passer dans l'intestin grêle, sans qu'il se produise la neutralisation de l'acidité de l'estomac. Cet exemple nous prouve encore une fois que les phénomènes qui se passent au sein de l'organisme vivant, ne peuvent point être identifiés avec ceux qui ont lieu dans des tubes à essai, *in vitro*.

(1) Parmi cette flore acidophile, une espèce mérite une attention particulière. Il s'agit d'un spirille, découvert par M. Bizzozero dans la muqueuse de l'estomac du chien. M. Salomon (*Centralblatt f. Bakteriologie*, 1896. T. XIX, p. 433) a étudié ce microbe qu'il a retrouvé, en dehors du chien, chez le chat et le surmulot. Pullulant sur la muqueuse, le spirille très mobile pénètre dans les cellules épithéliales où on le rencontre dans l'intérieur des vacuoles. Celles-ci, se trouvant en communication avec le milieu extérieur, les spirilles peuvent facilement pénétrer par leurs ouvertures. Ce fait n'a donc rien de commun avec la phagocytose, où c'est la cellule qui englobe les microbes grâce à ses mouvements amiboïdes.

(2) *Sammlung klinischer Vorträge*, 1898, n° 38, p. 290.

Si l'acidité du suc gastrique exerce une certaine influence sur les microbes, la pepsine qu'il renferme agit défavorablement sur les toxines. Il y a bien des poisons qui sont facilement absorbés, sans être modifiés, par la muqueuse stomacale. Même le venin des serpents peut dans certaines conditions produire son effet toxique, lorsqu'il est absorbé par voie gastrique. Aussi d'après les expériences de Wehrmann (*l. c.*), la pepsine n'exerce-t-elle qu'une action très faible sur ce poison. Par contre cette diastase agit d'une façon manifeste sur certaines toxines bactériennes. M. Gamaleïa (1) a signalé que la pepsine détruit la toxine diphtérique. MM. Charrin et Lefèvre (2) ont constaté aussi qu'elle affaiblit les toxines microbiennes. D'après M. Nencki et Mmes Sieber et Schoumow-Simanovsky (3), le suc gastrique du chien détruit, quoique en faible proportion, le poison de la diphtérie. Un gramme de suc est capable de rendre inoffensives 50 doses mortelles de cette toxine et encore, pour que cette action se produise, il faut un contact prolongé des deux substances. Comme le suc gastrique neutralisé produit le même effet, on doit l'attribuer non pas à son acidité, mais bien à sa teneur en pepsine. Cette diastase agit beaucoup plus fortement sur la toxine tétanique, de sorte qu'avec 1 gramme de suc gastrique, il devient possible de neutraliser 10.000 doses mortelles pour le cobaye. Par contre l'abrine n'est pas modifiée par le suc gastrique d'après les recherches de M. Répin (4), faites dans le laboratoire de M. Roux. Malgré cela, son action par voie stomacale est faible, ce qui a permis à M. Ehrlich (5) de réaliser la vaccination des petits animaux contre ce poison végétal. M. Répin explique ce fait par l'absorption très faible de l'abrine par la muqueuse gastro-intestinale. Ce même facteur, pense-t-il, peut contribuer aussi à l'inefficacité de plusieurs toxines ingérées. Cette règle cependant n'est pas absolue. Ainsi la toxine du bacille botulinique de M. van Ermenghem (6) n'est pas détruite par les diastases digestives et est bien absorbée par la muqueuse du tube digestif. C'est pourquoi, introduite par voie stomacale, elle manifeste un pouvoir toxique très violent.

L'estomac, capable d'empêcher, par son acide, la pullulation de cer-

(1) *C. r. de la Soc. de Biologie*, 1892, p. 153.
(2) *Ibid.*, 1897, p. 830 et Charrin, *Les défenses naturelles de l'organisme*, Paris, 1898, p. 128.
(3) *Centralblatt f. Bakteriologie*, 1898. T. XXIII, p. 440, 480.
(4) *Annales de l'Institut Pasteur*, 1895. T. IX, p. 517.
(5) *Deutsche medic. Wochenschrift*, 1891, pp. 976, 1218.
(6) *Centralblatt f. Bakteriologie*, 1896. T. XIX, p. 442.

tains microbes, ne protège le reste de l'appareil digestif que d'une façon très imparfaite. Aussitôt que, dans le duodénum, l'acidité s'affaiblit ou disparaît, les microbes commencent à se multiplier et développer une flore très nombreuse.

L'intestin proprement dit présente dans la série animale une très grande variabilité et même, chez des animaux assez voisins, il accuse des différences considérables. Au point de vue particulier qui nous intéresse, ces différences sont aussi très marquées. A côté des insectes dont le tube intestinal renferme une végétation bactérienne très riche comme les vers à soie, les larves de hannetons et autres, il y en a qui ne contiennent que quelques rares microbes ou bien n'en renferment pas du tout. Ce dernier cas est représenté par les chenilles de petits papillons et notamment par celles des mittes de plusieurs espèces. Ces différences correspondent à la diversité des sucs et des ferments digestifs chez ces Invertébrés. Comme la physiologie de la digestion de ces animaux est encore fort peu connue, il est pour le moment impossible de préciser nettement les conditions qui règlent ces phénomènes. Dans tous les cas, il est très probable que ce sont les ferments digestifs solubles qui détruisent les microbes et les empêchent de pousser dans le contenu intestinal. Autrement il est difficile d'expliquer que les larves des mittes qui vivent dans de vieilles étoffes poussiéreuses, où les germes de bactéries ne manquent pas, présentent un tube digestif totalement privé de microbes. Les sucs digestifs, adaptés pour digérer la laine et même la cire, sont évidemment capables aussi de digérer les corps microbiens. Chez d'autres insectes, qui se nourrissent de végétaux et de substances moins difficiles à digérer, les microbes se développent dans le contenu intestinal, comme chez beaucoup d'animaux supérieurs. Les insectes renferment souvent leur intestin tapissé par une membrane chitineuse très mince qui ne gêne pas l'absorption des produits de la digestion, mais qui empêche les microbes d'atteindre la couche épithéliale. Il s'agit ici d'un appareil de défense contre l'invasion microbienne qui doit être d'autant plus utile que cette membrane est rejetée et renouvelée pendant la mue, ce qui permet à l'insecte de se débarrasser d'un seul coup d'une grande quantité de ses habitants microscopiques.

Le canal du pancréas et l'intestin grêle chez les Vertébrés sont toujours peuplés d'une quantité plus ou moins considérable de microbes, parmi lesquels prédominent les bacilles. On sait la grande difficulté que l'on éprouve chaque fois que l'on veut faire des expériences de digestion pancréatique en dehors de l'organisme. Le liquide digestif alcalin et renfermant beaucoup de bactéries se transforme bientôt en une purée microbienne. On est donc obligé de recourir à des antiseptiques pour arrêter ce développement et mettre en évidence le rôle digestif des ferments solubles du pancréas. Ce fait si connu plaide certainement contre l'existence d'un pouvoir bactéricide quelconque dans l'intestin grêle des vertébrés supérieurs. Mais, même chez les animaux qui se distinguent par une pauvreté remarquable de leur flore intestinale, on ne réussit pas à révéler la présence de substances bactéricides. Les crustacés, comme l'écrevisse, certains vers, comme les *Ascaris*, ne renferment que peu de microbes dans leur intestin. Les premiers se nourrissent de matières putréfiées, les seconds vivent dans l'intestin grêle de l'homme et des animaux, peuplé de myriades de bactéries. On pourrait donc croire que, dans ces conditions, le contenu intestinal doit renfermer une masse de microbes ou, dans le cas contraire, qu'il doit contenir quelque substance fortement bactéricide. En réalité, ni l'une ni l'autre de ces suppositions ne se trouve confirmée. L'intestin de ces deux Invertébrés que je viens de nommer est très pauvre en microbes et son contenu ne laisse apercevoir aucun pouvoir bactéricide tant soit peu marqué. Lorsqu'on introduit un peu de ce contenu dans des tubes et qu'on le maintient à température convenable, il ne tarde pas à se peupler d'une quantité de bactéries diverses.

Pour expliquer la pauvreté de la flore microbienne des intestins dans ces exemples, il faut donc admettre une sorte de purification mécanique, facilitée par les mouvements péristaltiques du tube digestif.

Même chez des animaux qui accusent une abondance de microbes dans l'intestin grêle, il doit se produire quelque phénomène amenant la disparition d'un certain nombre d'entre eux. Chez les mammifères, l'intestin grêle renferme toujours beaucoup moins de microbes que le gros intestin ; chez les oiseaux, les cœcums sont beaucoup plus riches en bactéries que le reste du tube digestif. M. Schütz (1) a essayé de prouver le pouvoir désinfectant de l'intestin grêle chez le chien, en lui donnant à ingérer des aliments auxquels il avait ajouté une grande quantité de vibrions de Gamaleïa (*Vibrio Metchnikovi*). Après s'être assuré que ces microbes périssent dans le tube digestif et ne se retrouvent jamais dans les excréments, M. Schütz a introduit à ses chiens

(1) *Berliner klinische Wochenschr.*, 1900, p. 553.

une canule, dont une branche passait dans le pylore et l'autre dans le duodénum. A l'aide d'un petit appareil, on pouvait facilement interrompre la communication entre l'estomac et l'intestin. Les vibrions introduits, avec du biscuit macéré dans l'eau, directement dans le duodénum (pendant que l'estomac se trouvait complètement isolé), ne pénétraient dans le gros intestin qu'en petit nombre. La partie inférieure du colon, le rectum et les excréments, ne donnaient point de cultures vibrioniennes et ne laissaient pousser que le colibacille. La désinfection de l'intestin se faisait dans ce cas sans aucun concours du suc gastrique. Bien plus, lorsque M. Schütz sacrifiait des chiens, après leur avoir fait manger une nourriture, mélangée avec des vibrions, ceux-ci se retrouvaient dans l'intestin. L'acidité gastrique n'est donc pas capable de tuer ces microbes et de les empêcher de passer dans l'intestin grêle, dans lequel seulement ils trouvent la mort. Ce n'est qu'à l'aide de purgatifs, tels que l'huile de ricin et le calomel que M. Schütz a réussi à conserver les vibrions dans les intestins et à les retrouver dans les déjections. Cet observateur n'a pas poussé ses investigations plus loin et n'a pas révélé le mécanisme, par lequel l'intestin grêle détruit une si grande quantité de vibrions. Il suppose qu'à côté d'un facteur mécanique, comme les mouvements péristaltiques très vifs, il en existe d'autres, capables de tuer les microbes par des procédés chimiques.

Cette question de la défense dans l'intestin grêle est donc loin d'être élucidée. Les données, réunies à ce sujet, indiquent seulement que le problème est très compliqué. D'un autre côté, on constate que des bactéries très virulentes peuvent passer à travers le tube digestif non seulement sans nuire à l'organisme, mais même en trouvant leur propre mort dans cet organe. La bactéridie charbonneuse, si meurtrière pour les souris et les cobayes, peut être avalée par ces animaux sans le moindre danger. Elle a pu être retrouvée dans l'intestin grêle, mais non pas dans le gros intestin, ce qui prouve que l'acidité gastrique est incapable de la détruire complètement. Pour produire le charbon généralisé par voie intestinale, il faut que les animaux avalent les spores bactéridiennes avec des herbes piquantes, comme dans les expériences de Pasteur et de ses collaborateurs (1), ou bien avec du sable ou du verre pulvérisé. Dans ces cas, ce sont les lésions intestinales qui servent de porte d'entrée à la bactéridie, tandis que l'intégrité

(1) *Comptes rendus de l'Acad. des Sciences*, 1880. T. XCI, p. 86.

de la muqueuse des intestins empêche leur pénétration. M. Mitchell, dans un travail inédit, entrepris dans mon laboratoire, a réussi à donner le charbon mortel à des cobayes, même en leur faisant ingérer des spores avec de la mie de pain trempée dans du lait. Pendant toute la durée de l'expérience, les animaux ne prenaient aucune nourriture capable de produire des lésions de la paroi intestinale. Seulement des exemples d'infection dans ces conditions sont tout à fait exceptionnels. Dans la très grande majorité des cas, les animaux restent indemnes. Cette même règle s'applique aussi à beaucoup d'autres microbes qui peuvent être impunément ingérés, alors que leur inoculation dans le sang et les tissus provoque des infections sûrement mortelles. Beaucoup d'animaux peuvent même avaler sans le moindre danger de grandes quantités de bactéries qui produisent chez l'homme des maladies intestinales graves. Ainsi on n'a jamais pu reproduire la fièvre typhoïde d'une façon constante et certaine chez aucune des espèces animales auxquelles on donnait à ingérer des masses de coccobacilles typhiques. On se rappelle les difficultés que tant de savants ont rencontrées pour donner le choléra intestinal à des animaux de laboratoire, ceux-ci étant si réfractaires vis-à-vis du vibrion de Koch. Ce ne sont que les tout jeunes animaux, notamment les lapins à la mamelle qui sont capables de prendre le choléra intestinal mortel, et ceci non seulement avec le vrai vibrion cholérique, mais tout aussi bien avec le vibrion de Gamaleïa. Dès que les lapins commencent à se nourrir de végétaux, ils acquièrent une immunité qui devient insurmontable.

Ce ne sont sûrement pas les ferments digestifs de l'intestin qui protègent l'organisme contre les infections par voie intestinale. Le contenu de toutes les parties de l'intestin grêle des Vertébrés permet un développement abondant de toutes sortes de bactéries et, dans les solutions de trypsine, poussent très bien non seulement les microbes pathogènes et résistants, mais aussi les saprophytes et les bactéries les plus inoffensives. M. Weigert (1), s'appuyant sur ce fait, a même cru y voir une objection contre la théorie, d'après laquelle la destruction des microbes dans l'organisme, notamment celle qui se fait par les phagocytes, est considérée comme un acte de digestion. Il est vraiment remarquable que, tandis que la trypsine est si impuissante contre les microbes, les ferments intracellulaires et surtout la microcytase, dont la parenté avec le groupe des trypsines est incontestable, puissent si bien les digérer.

(1) *Fortschritte der Medicin.*, 1887. T. VI, p. 810.

On pensait que, parmi les sucs digestifs, c'est surtout la bile qui est capable de manifester un fort pouvoir antiseptique. Il est incontestable que ce liquide n'est pas indifférent pour certaines bactéries. M. Talma affirme qu'il est bactéricide vis-à-vis de plusieurs microbes, surtout du bacille de la diphtérie. Seulement, dans beaucoup de ses propres expériences, la bile s'est montrée incapable de tuer les microbes introduits directement dans la vésicule biliaire. D'après les recherches de MM. Gilbert et Dominici (1), la bile permet le développement abondant des microbes capables de provoquer des maladies des voies biliaires, comme le colibacille. Nous avons nous-même essayé d'empêcher la pullulation du vibrion cholérique par la bile, mais nos résultats ont été sous ce rapport tout à fait négatifs. Si la bile, à l'état non dilué, est si peu active sur tant de bactéries, il est évident qu'on ne peut pas compter sur son action antiseptique, lorsqu'elle passe dans l'intestin grêle, où elle se mélange avec toutes sortes d'autres substances.

Les liquides digestifs de l'intestin grêle, non bactéricides, comme le suc pancréatique, ou peu actifs, comme la bile, sont cependant capables de produire une influence marquée sur certains poisons et, entre autres, sur quelques toxines microbiennes. D'après les expériences de M. Nencki et de Mmes Sieber et Schoumow-Simanovsky (*l. c.*), la trypsine est beaucoup plus antitoxique contre le poison diphtérique que la pepsine. Ainsi le suc pancréatique de lapin et de cobaye détruit cette toxine beaucoup plus fortement que ne le fait le suc gastrique. Le suc pancréatique de chien exerce une action très grande sur la même toxine. Un gramme de ce liquide neutralise 10.000 doses mortelles de celle-ci. Wehrmann a vu également que la trypsine empêche le venin des serpents de produire l'empoisonnement.

La bile exerce aussi une action contre certains poisons. Mélangée aux toxines diphtérique et tétanique, elle empêche leur effet pathogène. Elle neutralise aussi le venin des serpents, comme l'ont observé MM. Fraser (2), Phisalix (3) et Calmette (4). Tous les venins, mis en contact pendant 24 heures avec de la bile fraîche, ne produisent aucun effet nuisible lorsqu'on injecte le mélange à des

(1) *Comptes rendus de la Soc. de Biologie*, 1894, p. 38.
(2) *British medical Journal*, 1897, nº 1914, p. 595.
(3) *Comptes rendus de la Soc. de Biologie*, 1898, p. 1057.
(4) *Annales de l'Institut Pasteur*, 1898. T. XII, p. 345.

animaux neufs. La bile, chauffée à 100° et même à 120°, est encore active, quoique plus faiblement. Mais pour obtenir ces résultats, il est indispensable de préparer d'abord le mélange des deux liquides. Injectée séparément, en même temps, avant ou après le venin, la bile n'empêche nullement l'empoisonnement de se produire. Le venin, injecté directement dans la vésicule biliaire de lapins, provoque l'intoxication mortelle au même degré que la même dose de venin, introduite sous la peau. M. Calmette, qui a fait cette expérience, explique ce résultat négatif par l'absorption trop rapide du venin qui n'a pas eu le temps de subir l'effet destructif de la bile.

On a constaté une influence empêchante de la bile sur deux virus, dont on ne connaît pas le microbe. M. Koch (1) a réussi à vacciner des bovidés avec de la bile des animaux morts de peste bovine et M. Franzius (2) a empêché les animaux de prendre la rage, lorsqu'il leur inoculait le virus rabique, mélangé avec de la bile de lapins morts de rage. Seulement, comme l'a démontré M. Vallée (3), la bile de lapin normal produit exactement le même effet. Il s'agit ici donc d'une action empêchante de la bile comme telle contre le virus rabique. Dans l'état actuel de nos connaissances, il est impossible de dire si cette influence de la bile est dirigée contre la toxine ou contre le microbe inconnu. L'analogie plaiderait pour la première de ces deux suppositions.

La bile, active contre certains poisons, n'empêche cependant pas l'empoisonnement par la toxine cholérique, ni par celle du botulisme, deux intoxications intestinales des plus typiques.

Comme les diastases et les sucs digestifs se montrent incapables d'atteindre les microbes, et comme certains d'entre ceux-ci périssent dans les intestins, il faut chercher la cause de leur destruction dans quelques autres agents. Il est probable que la concurrence vitale entre les microbes, dont le rôle a pu être prévu dans la cavité buccale, présente une plus grande importance encore dans les phénomènes d'action pathogène ou d'inefficacité des bactéries infectieuses dans le tube intestinal (4). Ce chapitre compliqué et difficile n'a pu être étu-

(1) *Deutsche medicin. Wochenschrift*, 1897, pp. 225, 241.
(2) *Centralblatt f. Bakteriologie*, 1898. T. XXIII, p. 782.
(3) *Annales de l'Institut Pasteur*, 1899. T. XIII, p. 506.
(4) Peut-être les microbes intestinaux jouent-ils aussi un rôle dans l'immunité de l'organisme vis-à-vis des entozoaires. Beaucoup d'exemples de cette immunité sont frappants. Tels vers intestinaux ne sont capables de vivre que dans le tube digestif d'une seule ou d'un nombre très petit d'espèces animales. Lorsqu'on donne à des

dié jusqu'à présent que d'une façon très imparfaite. Dans nos études sur le choléra, nous avons remarqué que, dans certaines conditions, les vibrions cholériques ne se développent sur plaques de gélatine qu'au voisinage de quelques microbes favorisants, comme les torulas et les sarcines. Guidé par ce fait, nous avons réussi à produire le choléra intestinal chez des lapins à la mamelle, avec des races vibrioniennes qui, ingérées seules par ces animaux, restaient inoffensives ou ne déterminaient la maladie que dans des cas rares. Nous avons pu nous assurer de l'effet favorisant de certains représentants de la flore gastro-intestinale sur le vrai choléra (1). Il a été tout naturel de supposer, à la suite de ces données, que cette flore peut renfermer aussi des microbes capables de gêner le développement et l'action toxique du vibrion cholérique. Nous avons même émis l'hypothèse que ces microbes empêchants de la flore du tube digestif peuvent expliquer l'immunité des animaux, d'un grand nombre d'hommes et même des populations des villes indemnes, vis-à-vis du choléra intestinal. Il y aurait donc dans le contenu intestinal, habité par une quantité de microbes et dépourvu de sucs bactéricides, un facteur important qui assurerait l'état réfractaire dans beaucoup d'exemples. Il faut dire cependant que nos études prolongées, dans le but de démontrer sur les lapins à la mamelle le rôle précis de ces microbes empêchant le choléra, n'ont pas donné de résultat satisfaisant, ce que nous attribuons à nos connaissances très imparfaites de la population microbienne des organes digestifs.

Si la destruction des microbes qui pénètrent dans les intestins par des représentants de la flore intestinale normale n'a pas été démontré jusqu'à présent d'une façon satisfaisante, la propriété de ces derniers de détruire les toxines microbiennes ne peut être mise en doute. Nous (2) avons constaté qu'un grand nombre de microbes se développent bien dans les bouillons de culture du bacille tétanique qui renferment une quantité de toxine spécifique. Cette toxine se détruit sous l'influence de cette végétation microbienne, mais ne donne ja-

lapins à dévorer une quantité de cysticerques du porc, ceux-ci passent vivants dans l'intestin grêle et se transforment en véritables scolex. Mais, au lieu de se reproduire, ils se laissent expulser au dehors et ne donnent jamais lieu au développement de ténias. L'immunité contre les parasites intestinaux n'a jamais fait l'objet d'études spéciales et ce n'est qu'à titre purement hypothétique que j'émets la supposition du rôle des microbes de la flore intestinale.

(1) *Annales de l'Institut Pasteur*, 1894. T. VIII, p. 547.

(2) *Ibid.*, 1897. T. XI, p. 802.

mais lieu à la production d'antitoxines. MM. Charrin et Mangin (1) ont observé des faits analogues.

Comme la destruction des toxines bactériennes par les microbes s'opère avec une grande constance et rapidité, il est tout naturel de supposer que le même phénomène se passe aussi dans le tube intestinal des animaux vivants, dans lequel des microbes pathogènes ont réussi à sécréter leurs produits toxiques.

Le foie, étant depuis longtemps reconnu comme organe purificateur des produits résultant de la digestion, on s'est demandé s'il ne pouvait pas jouer aussi un rôle dans la destruction des poisons microbiens. Certains faits indiquaient son influence empêchante sur l'action de la nicotine, de l'atropine et de quelques autres alcaloïdes, et d'autres faits démontraient la propriété du foie de transformer les substances ammoniacales, provenant du travail des glandes digestives, en urée. Lorsque MM. Nencki, Pawloff et leurs collaborateurs (2) réussirent à aboucher la veine porte avec la veine cave, supprimant ainsi la fonction purificatrice du foie, ils virent leurs chiens s'empoisonner par suite de l'accumulation de l'ammoniaque dans l'organisme.

Guidé par ces données sur le rôle défensif du foie, on a essayé de les appliquer à l'influence du même organe sur les toxines bactériennes, telles que le poison de la diphtérie. Seulement les tentatives nombreuses, entreprises dans cette voie, ont donné des résultats négatifs : le foie ne s'est pas montré capable de détruire cette toxine. MM. Bouchard, Charrin et Ruffer ont étudié l'action du foie sur le poison pyocyanique. Ils ont cru apercevoir une certaine action antitoxique de cet organe, mais plus tard M. Charrin (3) s'est assuré lui-même que les sécrétions bactériennes ne sont que « médiocrement modifiées » dans ces conditions et que ce sont surtout les parties solubles dans l'alcool qui subissent l'influence du foie. Or, les vraies toxines bactériennes, on le sait bien, se distinguent précisément par leur insolubilité dans l'alcool. Dans les expériences si nombreuses de MM. Roux et Vaillard et de tant d'autres observateurs sur les toxines tétanique et diphtérique, on n'a jamais pu mettre en évidence une influence antitoxique quelconque du foie.

Les organes digestifs sont munis du haut en bas d'un appareil de

(1) *Comptes rendus de la Soc. de Biologie*, 1897, p. 545.
(2) *Archives des sciences biologiques*, St-Pétersbourg, 1892. T. I.
(3) *Les défenses naturelles de l'organisme*, Paris, 1898.

défense contre les microbes qui consiste en une accumulation de tissu lymphoïque sous forme de paquets ou de ganglions. Ce sont les amygdales, les plaques de Peyer, les follicules solitaires de l'intestin. Ces organes produisent une quantité de phagocytes qui peuvent se mettre en contact avec les microbes. M. Ribbert (1) et Bizzozero (2) ont, indépendamment et presque en même temps, décrit des amas ganglionnaires du cœcum des lapins, dans lesquels ils avaient reconnu la présence de beaucoup de microbes venant du contenu intestinal. Ils ont observé que la plupart de ces bactéries étaient renfermées dans l'intérieur des cellules et envisagé le cas comme un exemple de réaction phagocytaire. M. Manfredi (3) a pu confirmer cette interprétation par la démonstration que les microbes englobés étaient morts. Plus tard, M. Ruffer (4) a étudié cette question dans mon laboratoire. Il a trouvé la phagocytose intestinale dans les plaques de Peyer chez plusieurs espèces animales et a établi que le tissu lymphoïque renferme de gros macrophages remplis de bactéries et de microphages en voie de digestion intracellulaire. Parmi ces derniers, il a reconnu des leucocytes renfermant à leur tour des microbes. L'accumulation des phagocytes dans les organes lymphoïques du tube digestif constitue pour ainsi dire le dernier acte d'une lutte qui s'étend à une surface très grande.

M. Stœhr (5) a établi depuis déjà un certain nombre d'années que la paroi intestinale et surtout les amygdales et les autres organes lymphoïques sont parcourus par une quantité énorme de leucocytes qui exécutent une sorte de pérégrination vers les cavités peuplées de microbes. Cette migration continuelle et normale est souvent désignée sous le nom de phénomène de Stœhr. Il est évident qu'il s'agit ici d'un processus de défense phagocytaire, dans lequel les leucocytes, disséminés dans le tube digestif, font la chasse aux microbes les plus rapprochés des parties vivantes dans cet organe. Lorsqu'on prélève un peu de mucus de la surface des amygdales des persomnes bien portantes, on y trouve constamment des leucocytes, surtout des microphages remplis de microbes de toutes sortes.

La défense de la muqueuse digestive est plus compliquée que celle

(1) *Deutsche medicin. Wochenschrift*, 1885, p. 197.
(2) *Centralblatt f. medicin. Wissenschaften*, 1885, p. 801.
(3) *Giornale internazionale d. Scienze mediche*, 1886, p. 318.
(4) *Quarterly Journ. of Microsc. Science*, 1890. T. CXX, p. 481.
(5) *Virchow's Archiv*, 1884. T. XCVII, p. 211.

des autres muqueuses et bien des points sont encore obscurs et doivent être élucidés par des recherches nouvelles. On pourrait croire que les phénomènes, étant beaucoup plus simples et cependant de nature semblable, dans la défense de la muqueuse des organes génitaux, devraient être beaucoup mieux précisés et éclaircir plusieurs côtés du problème de la défense de l'organisme en général. Les accoucheurs et les gynécologistes se sont en effet beaucoup occupés de cette question en ce qui regarde les organes génitaux de la femme, mais on est encore loin de posséder des renseignements suffisants. Il existe déjà toute une littérature à ce sujet, dans laquelle domine l'ouvrage en deux volumes de MM. Menge et Krönig (1). Et cependant la question est encore bien loin d'être résolue d'une façon satisfaisante.

La vulve et le vagin naissent sans microbes, mais ils ne tardent pas à se peupler. Il se développe dans ces organes une flore assez abondante, dans laquelle on reconnait certaines espèces prédominantes comme le bacille de Dœderlein. Les microbes peuvent donc bien vivre dans la vulve et le vagin, et pourtant lorsqu'on introduit dans ces organes des cultures de diverses bactéries, saprophytes ou pathogènes, elles ne tardent pas à disparaître complètement. Il se produit le phénomène que M. Menge a désigné sous le nom d' « autopurification » des organes génitaux de la femme. Lui-même, ainsi que ses prédécesseurs, MM. Dœderlein et Stroganoff, ont essayé de préciser le mécanisme de cette purification. Chez des filles nouveau-nées, ce phénomène est moins compliqué que chez les adultes. D'après M. Menge, c'est l'acidité de la sécrétion vaginale de ces filles qui empêche d'abord le développement d'un grand nombre de bactéries. Bientôt s'associe à ce facteur une émigration massive des leucocytes qui détruisent les bactéries par un acte de phagocytose ou bien par leurs produits échappés dans le mucus vaginal. Comme troisième élément auquel on attribue une très grande importance, il faut compter l'intervention des bactéries acidophiles qui poussent bien dans les sécrétions acides, mais qui gênent le développement d'autres microbes. Pour M. Dœderlein c'est surtout au bacille qui porte son nom, que le vagin doit sa défense contre les germes infectieux. M. Menge attribue cette action à toute une série de bactéries.

Après avoir introduit des staphylocoques pyogènes dans le vagin des filles nouveau-nées, M. Menge les a vus pousser pendant une cer-

(1) *Bakteriologie des weiblichen Genitalkanals*, Leipzig, 1897.

taine période de temps. La présence de ces microbes provoquait une forte accumulation de leucocytes dans le mucus vaginal, suivie d'un englobement des microbes très prononcé. Mais ce n'est qu'à partir du moment où le vagin se peuplait des bactéries qui constituent sa flore normale, que les staphylocoques commençaient à disparaître. Ce processus d'autopurification ne se termine que trois jours après l'introduction de ces bactéries. M. Menge s'est demandé si un élément purement mécanique ne contribuait pas aussi à débarrasser le vagin des microbes qui y pénètrent. Dans ce but, il a introduit dans cette cavité des grains de vermillon et comme ceux-ci y séjournaient plus longtemps que les microbes, M. Menge en a conclu que le vagin était incapable de se purifier par voie mécanique. Il faut cependant tenir compte dans ces expériences du fait que les microbes que M. Menge introduisait dans le vagin, provoquaient une forte réaction, accompagnée de leucocytose considérable. Dans ces conditions, il devait se produire aussi plus de sécrétions muqueuses qui pouvaient beaucoup plus facilement entraîner avec elles les microbes pénétrés dans le vagin, que dans le cas du vermillon. Il est donc très probable que, de même que pour les autres muqueuses, celle des organes génitaux de la femme est capable d'expulser mécaniquement les particules fines et surtout les microbes.

Dans l'intention d'élucider le problème de l'autopurification du vagin, M. Cahanescu (1) a entrepris dans mon laboratoire des expériences sur des femelles de plusieurs espèces de mammifères. Comme la jument fournit la quantité la plus considérable de mucus vaginal, c'est sur elle que cet observateur s'est arrêté pour résoudre la question du pouvoir bactéricide de cette sécrétion. Le résultat a été absolument négatif, même vis-à-vis des saprophytes inoffensifs, comme le *Coccobacillus prodigiosus*. L'autopurification du vagin chez la chienne, la lapine et le cobaye femelle, s'est montrée peu active et peu prononcée. Les microbes introduits dans le vagin y restaient le plus souvent pendant longtemps. De tous les facteurs de destruction microbienne que M. Cahanescu ait pu saisir, c'est l'accumulation des leucocytes qui était le plus prononcé. Quelquefois, il a pu observer une phagocytose intense, tandis que dans d'autres expériences elle n'était que rare ou même faisait complètement défaut. Comme beaucoup de leucocytes trouvent leur mort dans le mucus vaginal, il est possible qu'il se pro-

(1) *Annales de l'Institut Pasteur*, 1901. T. XV.

duise dans quelques cas une certaine action bactéricide des cytases échappées de ces leucocytes morts. Il est vrai que la sécrétion vaginale de la jument n'a pas manifesté *in vitro* cette propriété antimicrobienne, mais chez les autres animaux, il a été impossible de faire des expériences analogues, à cause de la trop petite quantité de mucus. Chez la femme, l'acidité si fréquente de la surface des muqueuses de la vulve et du vagin peut jouer un certain rôle dans la protection contre les bactéries qui ne supportent pas le milieu acide. Mais les animaux étudiés par M. Cahanescu, même les chiennes, ne jouissent pas de cet avantage, car leurs muqueuses ont une réaction le plus souvent alcaline.

La réaction acide joue aussi un rôle comme moyen de défense des voies urinaires contre la pénétration des bactéries. Elle peut être efficace chez l'homme ou les animaux qui ont une urine acide. Mais chez beaucoup d'autres animaux dont l'urine est alcaline, les microbes ne passent pas normalement dans la profondeur des organes urinaires. C'est à l'écoulement de l'urine que la vessie doit son immunité contre les microbes pathogènes et saprophytes. Lorsqu'on réunit deux ballons renfermant du bouillon stérilisé, de telle façon que le liquide s'écoule lentement de l'un d'eux dans l'autre, le premier ne se contaminera pas par les microbes que l'on ensemencera dans le second. Dans celui-ci, le bouillon se transformera bientôt en une purée de bactéries, tandis que le premier conservera son bouillon intact et aseptique. Ce facteur purement mécanique a été bien mis en lumière par M. Preobrajensky (1), dans un travail fait au laboratoire de M. Duclaux. La stérilité de la vessie urinaire normale doit être attribuée à une cause de même nature. Lorsque l'urine commence à stagner dans la vessie, elle se contamine avec une grande facilité.

Depuis que l'on a supposé que les capsules surrénales servaient à neutraliser l'effet de quelques substances toxiques élaborées dans l'organisme, on était enclin à admettre que les mêmes organes pouvaient bien remplir un rôle antitoxique vis-à-vis des poisons microbiens. On a émis l'hypothèse que cette fonction était partagée par les capsules surrénales avec la glande thyroïde et quelques autres organes problématiques. Nous avons déjà mentionné dans le cinquième chapitre que les capsules surrénales, dans quelques expériences avec l'injection de la spermotoxine à des lapins, manifestaient un certain pouvoir antisper-

(1) *Annales de l'Institut Pasteur*, 1897. T. XI, p. 699.

motoxique. Mais jusqu'à présent, aucun fait précis n'a pu être recueilli en faveur du rôle antitoxique des organes cités vis-à-vis des toxines bactériennes. MM. Roux et Vaillard (1), dans leur grand travail sur le tétanos, ont fait des expériences dans cette voie, mais leurs résultats ne les ont pas autorisés à se prononcer dans un sens positif.

La nature, pour protéger la peau et les muqueuses, ne se sert pas d'antiseptiques. Les liquides qui arrosent la surface de la bouche et d'autres muqueuses ne sont pas microbicides ou ne le sont qu'à un degré tout à fait imparfait et à titre plutôt exceptionnel. La nature débarrasse les muqueuses et la peau d'une quantité de microbes, les éliminant par la desquamation épithéliale et les expulsant avec les sécrétions et excrétions liquides. La nature a choisi ce procédé mécanique comme les médecins actuels qui remplacent l'antisepsie de la bouche, de l'intestin et d'autres organes par le lavage avec de l'eau physiologique pure. Elle se sert de la concurrence des microbes inoffensifs pour empêcher les microbes pathogènes de s'installer et constamment elle envoie dans toutes les muqueuses et la peau une armée de phagocytes mobiles qui explorent le terrain et le débarrassent des microbes. Dès que ceux-ci commencent à devenir plus nombreux, la réaction phagocytaire augmente en intensité. Il se produit une lutte entre les deux éléments vivants : phagocyte et microbe. Dans les cas où l'organisme reste indemne, c'est le premier qui prend le dessus.

(1) *Annales de l'Institut Pasteur*, 1893. T. VII, p. 65.

CHAPITRE XIV

IMMUNITÉ ACQUISE PAR VOIE NATURELLE

Immunité acquise après la guérison des maladies infectieuses. — Immunité acquise dans le paludisme. — Propriétés humorales des convalescents de la fièvre typhoïde. — Propriété préventive du sang de personnes guéries du choléra asiatique. — Pouvoir antitoxique du sang de personnes guéries de la diphtérie.
Immunité acquise par voie héréditaire. — Absence d'immunité héréditaire proprement dite. — Immunité conférée par le sang maternel et par le vitellus.
Immunité conférée par l'allaitement.

C'est une vérité reconnue depuis très longtemps qu'un grand nombre de maladies infectieuses, après une première atteinte, déterminent un état réfractaire de l'organisme qui persiste pendant de longues années et peut même durer pendant tout le reste de la vie. Bien avant l'ère microbiologique de la science médicale, il était déjà parfaitement établi qu'une personne, guérie de la variole, pouvait approcher et soigner des varioleux, sans risquer d'attraper la maladie une seconde fois. Le même résultat a été obtenu par voie purement empirique pour plusieurs autres maladies infectieuses, telles que la coqueluche, la fièvre typhoïde, la scarlatine, les oreillons, etc. D'un autre côté, on a pu établir que certaines maladies infectieuses, comme la pneumonie fibrineuse, l'érysipèle, la fièvre récurrente, l'influenza, ne laissent point après elles d'immunité tant soit peu manifeste. On observait même souvent qu'après une première atteinte, ces maladies avaient une tendance marquée à récidiver. Entre ces deux extrêmes, se placent les infections qui ne sont suivies que d'un état réfractaire de durée plus courte que pour les maladies de la première catégorie. Ce sont d'abord la rougeole, qui donne lieu à une immunité relativement longue, la peste humaine, le charbon, le choléra, etc.

Il faut bien dire que la première atteinte de toutes les maladies infectieuses provoque des modifications dans l'organisme plus ou moins durables et est toujours suivie d'immunité. Même dans l'érysipèle, cette infection où les récidives sont tellement fréquentes que certains individus sont pour ainsi dire prédestinés à l'acquérir à de courts intervalles, il se produit néanmoins une immunité, quoique bien fugace. Depuis la découverte du streptocoque de l'érysipèle par M. Fehleisen (1), cet observateur lui-même, ainsi que plusieurs autres savants, ont inoculé ce microbe à des personnes atteintes de tumeurs malignes. Au cours de ces tentatives de traitement, on a remarqué plusieurs fois qu'après une première inoculation, suivie d'érysipèle typique, se développait une période d'immunité, pendant laquelle l'introduction du streptocoque restait sans résultat. Dans la fièvre récurrente qu'on a pu inoculer à des singes, on a observé également qu'il se produit un état réfractaire bien fugace, mais réel. De même dans la pneumonie fibrineuse, les récidives sont généralement séparées de périodes d'immunité plus ou moins longues.

On pensait généralement que la fièvre malarique, non seulement ne donnait lieu à aucune immunité consécutive, mais qu'une première atteinte prédisposait l'organisme à contracter de nouveau la même maladie. Des faits de ce genre ont été souvent constatés et ne peuvent par conséquent être mis en doute. Et cependant il se développe une immunité acquise contre le paludisme dans certaines conditions. Lors de son voyage à la Nouvelle-Guinée, M. R. Koch (2) a constaté que, tandis que dans certains pays les enfants au-dessous de dix ans sont pour la plupart atteints de paludisme et laissent reconnaître dans leur sang le parasite de Laveran, les enfants plus âgés, ainsi que les personnes adultes, sont complètement indemnes de cette infection. M. Koch est persuadé qu'il s'agit ici d'un exemple d'immunité acquise par voie naturelle à la suite de l'atteinte de paludisme dans le bas âge. Ce grand savant s'appuie dans sa conclusion sur le fait que les adultes indemnes, provenant des pays où les enfants renferment le parasite, ne contractent pas la malaria lorsqu'ils arrivent dans d'autres régions paludéennes. Et cependant lorsque dans ces mêmes régions arrivent des indigènes, provenant des pays où le paludisme n'existe pas, ils deviennent bientôt malariques. M. Glogner (3) a essayé d'expliquer les données établies par M. Koch, par le fait que les adultes indemnes jouissent simplement de leur immunité naturelle et qu'il s'agit ici d'une sorte de sélection : tandis que les adultes, sensibles au paludisme, meurent à la suite de cette maladie, d'autres, naturellement

(1) *Etiologie des Erysipels*, 1883.
(2) *Deutsche medic. Wochenschr.*, 1900, nos 49 et 50, pp. 781, 801.
(3) *Virchow's Archiv*, 1900. T. CLXII, p. 222.

réfractaires, résistent et se montrent incapables de contracter la malaria même dans les autres pays paludéens. M. Glogner cite à l'appui de son opinion le cas des enfants de l'orphelinat à Semarang (Java) qui pendant des années sont sujets à des récidives et à des réinfections malariques, incapables d'acquérir la moindre immunité. D'après M Koch, l'exemple de M. Glogner n'est pas comparable à celui des enfants de la Nouvelle-Guinée. Dans le premier cas, la marche naturelle de la maladie est interrompue par le traitement avec de la quinine, ce qui doit empêcher l'immunité de s'établir ; tandis que, dans le second, les enfants sont abandonnés à leur sort et, en dehors de tout traitement, acquièrent lentement l'immunité véritable. Il est évident que cette immunité acquise dans le paludisme est un phénomène complexe qui demande de nouvelles recherches ; mais on ne peut pas contester que, dans certaines conditions, elle rentre dans la règle générale et peut être naturellement acquise.

Cette règle est que, dans les maladies infectieuses, l'immunité se développe généralement après une première atteinte. Cet état réfractaire acquis est très long dans certains cas et au contraire très passager dans d'autres. A la découverte de la vaccination par les microbes atténués, faite par Pasteur et ses collaborateurs, on faisait souvent cette objection que beaucoup de maladies, telles que le charbon, peuvent récidiver. Ce fait est incontestable ; le charbon bactéridien peut atteindre le même individu à plusieurs reprises, et malgré cela l'immunité acquise contre cette maladie est absolument réelle. Seulement cet état réfractaire ne dure qu'une seule ou peu d'années seulement, au lieu de persister pendant un temps beaucoup plus long, comme dans la fièvre typhoïde, les oreillons et la variole. Voilà pourquoi le fait de la possibilité d'une maladie de récidiver ne doit jamais arrêter les tentatives de vaccinations artificielles.

Parmi les exemples d'immunité, acquise par voie naturelle, il faut citer celui de la syphilis, qui présente un cas très particulier. Il est bien établi depuis longtemps et par des expériences nombreuses sur l'homme, que les personnes, ayant présenté les accidents primaires de la syphilis, contractent une immunité très grande vis-à-vis d'une nouvelle infection. Le chancre syphilitique ne récidive pas et cependant cette immunité si manifeste et si persistante n'empêche pas l'individu, indemne contre la réinfection, de continuer à être malade et de servir de terrain pour les phénomènes consécutifs syphilitiques. Cet état réfractaire particulier a pu rendre de grands services dans l'établissement de l'étiologie de certaines maladies, dans lesquelles on avait le droit de soupçonner l'origine syphilitique. Beaucoup de cliniciens avaient admis cette origine pour la paralysie générale progressive. D'autres niaient le lien causal entre les deux affections. M. Krafft-Ebing (1) a résolu cette question par l'application de la loi de l'immunité syphilitique acquise. L'inoculation du virus syphilitique à dix personnes, atteintes de paralysie générale, n'a jamais été suivie de chancre au point d'inoculation, ni d'aucun autre accident primaire ou secondaire de la syphilis. Les paralytiques généraux présentent donc une immunité réelle contre ces accidents ; par conséquent la paralysie générale elle-même est une manifestation tardive de la syphilis.

L'immunité acquise contre la réinoculation par le virus syphilitique s'établit aussitôt après la fin de la période d'incubation de la première infection et dure pendant tout le reste de la vie (2). En dehors de cette immunité si particulière et pour ainsi dire partielle, il existe dans la syphilis un second genre d'immunité acquise plus générale. D'après la loi, connue sous le nom de loi de Baumès-Colles, la mère qui allaite son enfant, infecté héréditairement de syphilis par l'intermédiaire du père seul, jouit d'une immunité antisyphilitique véritable.

Dans la tuberculose, les quelques faits d'immunité acquise que l'on observe, présentent une certaine analogie avec l'immunité dans la syphilis. Un grand nombre de données bien observées prouvent qu'une personne qui a eu des scrofules ou des manifestations de la tuberculose proprement dite, ne peut pas compter sur une immunité contre la phtisie pulmonaire. On pourrait donc croire qu'il n'existe aucun état réfractaire, acquis dans cette maladie. Et cependant M. R. Koch (3) a bien démontré que les cobayes tuberculeux, auxquels on introduit sous la peau des bacilles de la tuberculose, réagissent vis-à-vis de ceux-ci d'une façon très particulière. La présence de ces microbes provoque aussitôt une forte inflammation au point d'inoculation qui détermine l'expulsion de ces bacilles avec l'exsudat. Il se développe une escarre volumineuse qui entraîne avec elle, en tombant, une quantité de bacilles. Ce processus n'est suivi ni de la formation d'un ulcère permanent, ni de l'hypertrophie des ganglions voisins. Comme dans la syphilis, l'organisme a acquis l'immunité contre la réinfection par

(1) Discours prononcé au XIIe Congrès international de médecine à Moscou, 1897.

(2) V. M. Hudalo, *Annales de Dermatologie et de Syphiligraphie*, 1891. T. II, pp. 353, 470.

(3) *Deutsche medicin. Wochenschr.*, 1891, p. 101.

le virus tuberculeux, ce qui n'empêche nullement la première inoculation de se généraliser et de provoquer la tuberculose mortelle de presque tous les organes. Les observations de M. Koch, qui lui ont servi de bases dans ses recherches sur la tuberculine, ont été confirmées par plusieurs autres chercheurs. La réaction de l'organisme tuberculeux contre la réinfection a été désignée sous le nom de « phénomène de Koch ».

La médecine clinique a réuni beaucoup de données de la plus haute importance au sujet de l'établissement d'une immunité acquise dans un grand nombre de maladies infectieuses ; mais l'étude scientifique du mécanisme de cette immunité n'a pu être faite que grâce aux résultats des recherches microbiologiques, obtenus pendant la dernière période du mouvement scientifique. Le résultat général qui se dégage de ces recherches, est que l'immunité, acquise par voie naturelle, est très analogue à celle que l'on obtient artificiellement par des vaccinations par les divers procédés que nous avons déjà mentionnés. Les phénomènes qui se passent chez des animaux, inoculés avec des vaccins de toutes sortes présentent une grande ressemblance avec ceux que l'on observe pendant la guérison d'une maladie, contractée dans les conditions naturelles. Pour appuyer cette thèse, il nous aurait fallu parcourir le mécanisme de la guérison, ce qui nous entraînerait trop loin, le sujet étant trop vaste pour être résumé ici. Nous devons donc nous contenter de quelques remarques, capables d'édifier le lecteur à ce sujet.

Ce sont surtout les maladies, contre lesquelles il n'existe pas de remède, qui sont capables de nous fournir des renseignements importants sur l'immunité acquise par voie naturelle. Nous avons vu déjà, dans l'exemple du paludisme, à quel point la thérapeutique peut modifier la marche naturelle des phénomènes. C'est pourquoi il sera utile de nous arrêter d'abord sur l'immunité acquise à la suite d'une première atteinte de la fièvre typhoïde. L'immunité qui se développe dans cet exemple est très forte et persistante ; l'intervention thérapeutique qui pourrait troubler les phénomènes naturels, est nulle.

On ne connaît pas encore le mécanisme de la guérison dans la fièvre typhoïde. Cette maladie, affectant exclusivement l'espèce humaine (la péritonite expérimentale des animaux, provoquée par le coccobacille typhique, s'en distingue par des différences très grandes), il est très difficile de trouver moyen de l'étudier d'une façon suffisante à l'époque de la guérison. Mais, à défaut de ces connaissances, il est possible de se rendre compte des changements que subit le liquide sanguin dans le cours de la fièvre typhoïde, ainsi que pendant et après la convalescence.

Il y a déjà assez longtemps, MM. Chantemesse et Widal (1) ont remarqué que le sérum sanguin des personnes, atteintes de fièvre typhoïde, acquiert la propriété d'empêcher la péritonite expérimentale des animaux de laboratoire, provoquée par le coccobacille typhique. Le sang des malades devient préventif. Contre cette conclusion, on a formulé l'objection qu'avec les fortes doses de sérum, employées par les savants cités, on peut obtenir un effet préventif même en se servant du sang d'hommes normaux, non atteints de fièvre typhoïde, ni guéris de cette maladie. Les recherches ultérieures ont cependant confirmé la découverte de MM. Chantemesse et Widal. Il est bien vrai que souvent il suffit d'injecter un demi-centimètre cube de sérum humain normal dans le péritoine d'un cobaye neuf, pour le rendre réfractaire à une dose sûrement mortelle, pour le témoin, de coccobacilles typhiques. Il s'agit ici d'une action préventive banale, que nous avons relatée dans le chapitre X. Mais le sang des typhiques est capable de protéger les animaux neufs, même à des doses qui ne manifestent jamais d'effet préventif avec un sang normal.

Le pouvoir préventif du sérum sanguin des convalescents a été étudié avec un soin tout particulier par MM. R. Pfeiffer et Kolle (2). Chez quelques personnes, des quantités minimes (0,001 c. c.) de ce liquide suffisaient déjà pour assurer à des cobayes l'immunité contre la péritonite typhique mortelle. Seulement ce pouvoir si fort ne se manifestait que pendant les premières semaines de la convalescence. Dans un cas, où ces observateurs ont pu étudier les propriétés du sang à deux reprises, ils ont constaté que deux mois après le premier examen, le pouvoir préventif présentait une diminution notable. Dans un autre exemple, où le sang a été recueilli un an après la guérison d'une fièvre typhoïde grave, ils n'ont trouvé que des indices faibles de la propriété préventive spécifique. « Tout se présente — concluent MM. Pfeiffer et Kolle — comme si les substances typhiques préventives étaient rapidement éliminées du courant sanguin. Si les recherches ultérieures venaient à confirmer ces résultats encore peu nombreux, on pourrait en déduire que l'immunité qui persiste après une atteinte de fièvre typhoïde pendant des années, souvent même

(1) *Annales de l'Institut Pasteur*, 1892. T. VI, p. 773.
(2) *Zeitschrift f. Hygiene*, 1896. T. XXI, p. 213.

pendant tout le reste de la vie, serait indépendante de la teneur du sang en substances préventives toutes prêtes » (*l. c.* p. 218). Les faits qui ont servi à cette conclusion, confirment encore une fois cette thèse générale que même l'immunité acquise n'est pas du tout fonction d'une propriété humorale quelconque.

On sait que, dans les sérums préventifs, se trouve constamment le fixateur spécifique (la substance sensibilisatrice de Bordet, ou le corps intermédiaire, ou ambocepteur d'Ehrlich). Il a donc été tout naturel de rechercher cette substance dans le sang des personnes atteintes ou guéries de la fièvre typhoïde. MM. Bordet et Gengou (1) ont pu facilement démontrer par la méthode qui a été exposée plus haut (dans le neuvième chapitre), l'existence de typhofixateur dans le sérum sanguin de deux convalescents de cette maladie.

MM. Widal et Le Sourd (2) ont étendu cette découverte au sang des malades en cours de fièvre typhoïde. Les dix cas étudiés par eux ont tous donné un résultat positif, tandis que tous les échantillons de sang de personnes atteintes de toutes sortes d'autres maladies, se sont montrés dépourvus de typhofixateur. On ne sait pas encore si cette substance persiste pendant longtemps après la guérison. Sous ce rapport, on a beaucoup plus de renseignements sur une autre propriété humorale des typhiques, l'agglutination spécifique. Guidé par le fait que, déjà au cours de la maladie, le sang des personnes, atteintes de fièvre typhoïde, devient préventif, M. Widal a recherché si le pouvoir agglutinatif des humeurs apparaît aussi de si bonne heure. On sait que le résultat de ses études a été positif et que le sang des typhiques peut devenir agglutinant dès les premiers jours de la maladie. Ce fait a servi à M. Widal pour établir le séro-diagnostic de la fièvre typhoïde, procédé généralement appliqué dans la clinique médicale. La question qui nous intéresse surtout en ce moment, est de savoir si cette propriété agglutinative acquise persiste longtemps après la guérison et peut être employée comme mesure de l'immunité.

Dans quelques exemples, le sérum s'est montré assez fortement agglutinatif encore très longtemps après la guérison. Mais ces cas sont rares et le plus souvent le pouvoir agglutinatif, comme la propriété préventive du sang, baisse bientôt après la guérison. M. Bensaude (3)

(1) *Annales de l'Institut Pasteur*, 1901. T. XV, p. 289.

(2) *Bulletin et mémoires de la Société médicale des hôpitaux*, 1901, 20 juin, p. 624.

(3) *Le phénomène de l'agglutination des microbes*, Paris, 1897, p. 76.

a assisté à la disparition du premier entre le dixième et le quatre-vingt-quinzième jour de l'apyrexie. MM. Widal et Sicard (1) ont observé chez quelques-uns de leurs malades la disparition complète du pouvoir agglutinatif du sang qui s'est effectuée dans un cas au dix-huitième, dans un autre au vingt-quatrième jour de la défervescence. Chez beaucoup de convalescents, quinze à trente jours après le début de l'apyrexie, le pouvoir agglutinatif commence à s'atténuer.

Avant ces recherches sur les propriétés préventive et agglutinative, M. Stern (2) s'était déjà demandé si l'on ne pouvait pas tirer quelque indication générale du pouvoir bactéricide du sérum sanguin des convalescents de la fièvre typhoïde. Il avait remarqué que les coccobacilles typhiques se conservent beaucoup moins bien dans le sérum du sang des personnes bien portantes que dans celui des convalescents, dans lequel ils donnent des cultures abondantes. MM. Widal et Sicard (*l. c.*) ont soumis cette question à un nouvel examen et ont constaté que, sous ce rapport, il n'existe aucune différence constante, ni marquée. Ainsi, sur 10 échantillons de sérums d'individus n'ayant jamais été sous l'influence de l'infection typhique, quatre se sont montrés bactéricides pour le coccobacille typhique. Sur 12 autres échantillons, provenant de convalescents de la fièvre typhoïde, cinq ont manifesté un pouvoir bactéricide vis-à-vis du même microbe.

Toutes les recherches, faites sur l'immunité acquise après guérison de la fièvre typhoïde, démontrent bien que, dans ce cas, il est impossible de l'attribuer aux modifications humorales qui, en général, sont plus passagères que l'immunité.

L'immunité qui succède à une atteinte de choléra, est loin d'être aussi forte et prolongée que celle qui s'établit après la fièvre typhoïde. Il y a des personnes qui prennent le choléra deux fois pendant une même épidémie. Mais ces exemples sont exceptionnels, tandis que l'immunité acquise, pour un certain temps au moins, constitue la règle générale. Bien des points dans la pathogénie du choléra intestinal sont encore obscurs ; néanmoins on a le droit d'affirmer que cette maladie est une véritable intoxication par le poison cholérique, élaboré par les vibrions de Koch dans l'intestin grêle de l'homme. L'action de la toxine vibrionienne suffit pour déterminer le choléra grave et si souvent mortel ; mais dans la plupart des cas, il s'associe à cet empoisonnement une infection secondaire par le vibrion qui pénètre dans

(1) *Presse médicale*, 1896, n° 83.
(2) *Deutsche medicin. Wochenschr.*, 1892, p. 827.

la paroi intestinale, dénudée de son revêtement épithélial. Quelquefois ce microbe se généralise même dans l'organisme et se retrouve dans le sang et dans beaucoup d'organes.

Les faits que je viens de résumer brièvement peuvent être utilisés pour expliquer certaines particularités que l'on trouve dans les humeurs des personnes guéries du choléra. Bientôt après la découverte des antitoxines tétaniques et diphtériques et presque aussitôt après celle du pouvoir préventif du sang, on s'est mis à appliquer les nouvelles données au choléra asiatique, profitant de l'épidémie qui s'est développée en Europe à partir de 1892. Nous avons déjà mentionné dans un des précédents chapitres le fait que le sérum sanguin ou le sang d'hommes bien portants et n'ayant jamais eu le choléra asiatique est capable d'empêcher la péritonite cholérique chez le cobaye, inoculé avec le vibrion de Koch. Mais pour obtenir ce pouvoir préventif il est nécessaire d'injecter une assez forte dose, un demi c.c. environ. Cette propriété n'est pas du tout spécifique, car le même sang, injecté à mêmes doses à des cobayes, peut les garantir non seulement contre ce vibrion, mais aussi et indifféremment contre beaucoup d'autres bactéries, comme les coccobacilles typhiques, le colibacille, etc.

Le sang ou le sérum sanguin, provenant de personnes guéries du choléra asiatique, peut, au contraire, acquérir un pouvoir préventif spécifique. Il peut bien empêcher l'infection par d'autres microbes ; seulement, pour obtenir cet effet, il faut en injecter les mêmes quantités que de sang provenant d'individus normaux. Au contraire, lorsqu'il s'agit d'empêcher la péritonite cholérique chez le cobaye, il suffit d'introduire des doses très petites de sérum de personnes guéries du choléra. C'est M. Lazarus (1) qui a fait pour la première fois cette intéressante constatation. Dans trois cas de choléra qu'il a étudiés, le sérum retiré quelque temps après la guérison présentait un pouvoir préventif extraordinaire : un décimilligramme de sérum sanguin suffisait déjà pour empêcher la mort de cobayes, inoculés avec le vibrion cholérique dans le péritoine. Bientôt après, M. G. Klemperer (2) fit la constatation analogue dans deux autres cas de guérison, seulement le sang, chez ses convalescents, s'est montré beaucoup moins actif que dans les exemples de M. Lazarus.

M. Issaëff (3) a examiné à l'Institut de M. Koch à Berlin le sang de

(1) *Berliner klinische Wochenschr.*, 1892, p. 1072 ; 1893, p. 1241.
(2) *Ibid.*, 1892, p. 1267.
(3) *Zeitschrift f. Hygiene*, 1894. T. XVI, p. 308.

plusieurs personnes, guéries du choléra, et est arrivé au résultat que le sérum acquiert toujours une propriété préventive spécifique ; seulement elle ne se développe jamais avant la troisième semaine après le début de la maladie et disparaît déjà complètement trois mois après cette époque. Quelques exemples étudiés par M. A. Wassermann (1) et M. Sobernheim (2), corroborent bien cette conclusion. Nos propres recherches (3) sur 24 cas indiquent une très grande variabilité du pouvoir préventif du sang des personnes guéries du choléra. Nous avons pu le trouver dans un peu plus de la moitié (58 0/0) des cas. Quelquefois ce pouvoir était très prononcé, presque aussi fort que dans l'exemple de M. Lazarus, tandis que dans d'autres il n'était que faible, souvent même nul. On ne pouvait non plus constater aucun rapport entre la gravité de la maladie et la force de la propriété préventive du sang. Ainsi, dans un cas de choléra moyen, il suffisait d'une quantité très petite de sérum (0,001 c.c.) pour préserver le cobaye de la péritonite cholérique mortelle, tandis que dans un autre, d'une gravité extraordinaire, même 2 c.c. étaient incapables de produire le même effet. Dans ces deux exemples, le sang avait été retiré à la période correspondante après le début de la maladie (73e et 75e jours). M. Sobernheim (*l.c.*) a trouvé le plus fort pouvoir préventif du sérum chez une personne qui renfermait des vibrions cholériques dans ses déjections normales, mais qui se portait toujours bien et n'avait été soumise à l'examen que parce qu'elle habitait avec des cholériques.

Toutes ces données démontrent que ni la guérison ni l'immunité contre le choléra ne peuvent être considérées comme conséquence du pouvoir préventif du sang. Ce dernier ne se manifeste qu'assez longtemps après la guérison définitive et disparaît à une époque trop rapprochée de celle-ci, c'est-à-dire à un moment où l'immunité acquise doit encore se maintenir. D'un autre côté, l'irrégularité du pouvoir préventif du sang indique que cette propriété humorale se présente comme quelque chose de secondaire. Comme le choléra asiatique est une intoxication par la toxine cholérique, on conçoit facilement que le pouvoir préventif, résultant de l'invasion des parties vivantes de l'organisme par les vibrions, ne doit y jouer qu'un rôle de peu d'importance. Nous savons déjà que ce pouvoir est dû à des substances élaborées par des éléments phagocytaires, mis en contact avec

(1) *Zeitschrift f. Hygiene*, 1893. T. XIV, p. 42.
(2) *Hygienische Rundschau*, 1895, p. 167.
(3) *Annales de l'Institut Pasteur*, 1893. T. VII, p. 417.

des vibrions. Dans l'infection expérimentale des lapins par le vibrion cholérique, ce sont les cellules de la rate, des ganglions lymphatiques et de la moelle des os qui produisent les substances préventives, comme l'ont démontré MM. Pfeiffer et Marx. On n'a aucune notion de l'endroit d'où viennent ces substances dans le choléra asiatique de l'homme.

Le choléra asiatique, présentant un exemple d'intoxication d'origine intestinale, on pourrait croire que c'est surtout le pouvoir antitoxique des humeurs qui devrait se manifester après la guérison. Sous ce rapport, nos connaissances sont encore très imparfaites, car ce n'est qu'après la fin de la dernière épidémie cholérique qu'on a appris à préparer la toxine. Dans un cas de choléra, contracté dans notre laboratoire par M. S., le sérum sanguin a été examiné au point de vue de son pouvoir préventif et de son pouvoir antitoxique. Ce liquide, retiré plus de trois semaines après le début de la maladie, ne s'est montré préventif qu'à une dose élevée (0,5 c.c.), à laquelle même le sérum de personnes normales est bien capable de produire le même effet. Quant à la propriété antitoxique du sérum sanguin de M. S., elle s'est montrée nulle dans une expérience avec des lapins à la mamelle. Ceux-ci n'ont pu être empêchés de mourir du choléra intestinal après l'absorption des vibrions, malgré une dose de 3 cc. de sérum injectée quelque temps auparavant.

Cette expérience, unique jusqu'à ce moment, est, bien entendu, insuffisante pour affirmer que la guérison du choléra asiatique peut se produire sans le développement de la propriété antitoxique des humeurs. Ce fait est cependant probable. Dans d'autres intoxications d'origine microbienne, on a recueilli plusieurs données plaidant dans le même sens. Ainsi Knorr (1) a observé que les cobayes qui guérissent du tétanos ne manifestent aucun pouvoir antitétanique du sang. M. Vincenzi (2) a fait une constatation analogue dans un cas de guérison du tétanos chez l'homme.

On est beaucoup mieux renseigné au sujet de la propriété antitoxique des personnes guéries de la diphtérie. MM. Klemensiewicz (3) et Escherich ont étudié deux cas de diphtérie, dans lesquels le sang défibriné retiré quelque temps après la guérison s'est montré préventif pour le cobaye contre la dose mortelle de bacilles diphtériques. Ce fait a été confirmé par plusieurs autres observateurs, notamment par

(1) *Münchener medicin. Wochenschr.*, 1898, p. 363.
(2) *Deutsche medic. Wochenschr.*, 1898, p. 247.
(3) *Centralblatt f. Bakteriologie*, 1893. T. XIII, p. 153.

M. Abel (1) et M. Orlowsky (2) qui a fait ses recherches sous la direction de M. Escherich. Dans ces expériences, le pouvoir antitoxique du sang a pu être démontré vis-à-vis de la toxine diphtérique, employée sans bacilles. D'après les données, recueillies par les auteurs cités, la propriété antitoxique des humeurs ne se manifeste pas pendant les premiers jours de convalescence, mais apparaît nettement dans la seconde semaine après la guérison. Elle se maintient peu de temps et disparaît dans les premiers mois. Parmi les faits réunis à ce sujet, le plus intéressant a été observé par M. Escherich. Il concerne un enfant, dont on a pour la première fois examiné le sang lorsqu'il était encore bien portant. Le sang s'est montré alors incapable de protéger le cobaye. Quelque temps après ce résultat négatif, l'enfant fut pris d'une diphtérie légère, ce qui a donné lieu au développement de l'antitoxine. Son sang, examiné de nouveau, a manifesté un pouvoir antitoxique très fort. Cet exemple prouve de la façon la plus évidente qu'une atteinte de diphtérie, même légère, est réellement capable de provoquer la propriété antitoxique des humeurs. Il peut être utilisé pour expliquer la fréquence de cette propriété dans le sang des personnes bien portantes qui, d'après leur affirmation, n'ont jamais eu la diphtérie. Ce fait a été bien établi par les recherches de MM. A. Wassermann (3), Abel (*l.c.*) et Orlowsky. D'après ce dernier observateur, la moitié des enfants de l'hôpital de Gratz, non atteints de la diphtérie ont un sang antitoxique contre la toxine diphtérique et quelquefois même à un degré plus élevé que les enfants guéris de cette maladie. M. Wassermann a démontré que, chez les hommes adultes, ce pouvoir antidiphtérique du sang est encore plus fréquent que chez les enfants et qu'il s'accroît avec l'âge. Et cependant ces personnes affirmaient n'avoir jamais eu d'attaque de cette maladie. Pour expliquer ce fait si paradoxal, M. Wassermann s'est demandé si les hommes, dont le sang est antidiphtérique, ne devaient pas cette propriété aux bacilles pseudo-diphtériques. Incapables de provoquer la maladie, ces bacilles pourraient peut-être exercer une certaine influence immunisante et donner lieu à la production de l'antitoxine, active contre la vraie toxine diphtérique. Les recherches, dirigées vers ce point, n'ont pas amené M. Wassermann à confirmer sa supposition. Il faut bien remarquer que ces bacilles pseudo-diphtériques sont variés et

(1) *Deutsche medic. Wochenschr.*, 1894, nos 48 et 50, pp. 899, 936.
(2) *Ibid.*, 1895, p. 400.
(3) *Zeitschrift f. Hygiene*, 1895. T. XIX, p. 408.

30

que peut-être quelques-uns d'entre eux sont néanmoins capables de remplir la fonction soupçonnée par M. Wassermann. D'un autre côté, il est établi que le bacille diphtérique authentique et virulent peut se trouver dans la gorge des personnes bien portantes, sans provoquer la diphtérie ou en ne donnant lieu qu'à une maladie très légère et de très courte durée. On se souvient que chez des personnes, n'ayant pas eu la fièvre typhoïde, mais qui se trouvaient au milieu de malades atteints de cette maladie, le sang peut être très agglutinatif, (Fœrster) ; que chez d'autres, indemnes du choléra, mais renfermant des vibrions de Koch dans l'intestin, le sang peut acquérir une forte propriété préventive spécifique (Sobernheim). Il est probable que la même règle s'applique aussi à la diphtérie et que par conséquent les personnes bien portantes, mais renfermant le bacille diphtérique dans leur organisme, peuvent acquérir le pouvoir antitoxique du sang.

Ce pouvoir humoral, une fois développé, peut même se transmettre de la mère au fœtus et devenir héréditaire. M. Abel (*l. c.*) a examiné le sérum sanguin de quatre femmes adultes, en le prélevant au placenta après les couches. Toutes les fois, il s'est montré nettement antitoxique vis-à-vis de la toxine diphtérique. Plus tard, MM. R. Fischl et Wunschheim (1) ont étudié au même point de vue le sang des enfants nouveaux-nés dans le laboratoire de M. Chiari à Prague. Ils ont constaté que, dans la plupart des cas, cette humeur empêche la maladie mortelle du cobaye de se produire, malgré l'injection de doses plusieurs fois mortelles de culture diphtérique très virulente. Le sang des nouveaux-nés est également capable de neutraliser la toxine diphtérique, c'est-à-dire de préserver les animaux contre l'empoisonnement par cette toxine. Les observateurs mentionnés ne doutent pas que ce pouvoir antitoxique provienne directement du sang maternel, par l'intermédiaire de la circulation placentaire. Ce fait est capable de jeter une lumière sur les phénomènes de l'immunité acquise par voie héréditaire.

Jusqu'à ces derniers temps, on n'avait que des notions très vagues sur la possibilité de transmettre aux descendants l'immunité, contractée à la suite de la guérison d'une maladie infectieuse ou bien après les vaccinations. On savait depuis longtemps que l'immunité naturelle est capable de transmission héréditaire. Telles familles ou telles races, se distinguant par une résistance particulière vis-à-vis de certaines ma-

(1) *Prager medic. Wochenschr.*, 1896.

ladies infectieuses, il fallait bien admettre que cette immunité innée se transmettait à travers des générations. Il en est autrement pour l'immunité acquise. On sait qu'en général les caractères acquis pendant la vie ne se transmettent pas aux descendants ; ce n'est que dans des cas particuliers, chez des organismes les plus inférieurs, comme les bactéries et leurs congénères, que l'on observe la conservation de certains caractères acquis à travers une infinité de générations. C'est ainsi que l'atténuation des bactéries ou l'absence de formation des spores, une fois acquises dans des circonstances spéciales, peuvent se transmettre aux descendants qui se développent et vivent dans des conditions normales.

Lorsqu'après la découverte des vaccins charbonneux par Pasteur, Chamberland et Roux, on s'est mis à vacciner de grands troupeaux de moutons, il est devenu facile de rechercher si l'immunité, acquise par les parents, était transmissible à leurs descendants. Plusieurs observateurs, parmi lesquels je citerai MM. Chauveau (1), Rossignol et Cienkowski, ont réuni un certain nombre de données se rapportant à cette question. Il en ressortait que, dans quelques cas, les agneaux, nés de brebis vaccinées, présentaient dès la naissance une résistance incontestable vis-à-vis de la bactéridie charbonneuse. Mais ce fait n'était ni constant, ni suffisamment prononcé, pour que l'on puisse compter sur l'état réfractaire des jeunes animaux, et éviter de les soumettre à une vaccination par les deux vaccins pastoriens. Cette nécessité a relégué au second plan les recherches de la transmission héréditaire de l'immunité acquise. Ce n'est que plus tard que cette question a été reprise dans un but purement théorique. M. Ehrlich (2), auquel la science est redevable de tant de travaux de la plus haute importance sur l'immunité, a pris encore cette fois l'initiative de recherches exactes et minutieuses sur l'hérédité de l'immunité, acquise à la suite des vaccinations contre les poisons. Il a étudié sous ce rapport l'immunité de descendants d'animaux immunisés contre les toxines phanérogamiques, tels que la ricine, l'abrine et la robine et plus tard, en collaboration avec M. Hübener (3), celle des rejetons d'animaux, vaccinés contre la toxine tétanique. M. Ehrlich a établi avec une grande précision que l'immunité antitoxique acquise du père ne se

(1) *Annales de l'Institut Pasteur*, 1888. T. II, p. 69.

(2) *Zeitschrift f. Hygiene*, 1892. T. XII, p. 183 ; Brieger et Ehrlich, *Deutsche medic. Wochenschr.*, 1892, p. 393.

(3) *Zeitschrift f. Hygiene*, 1894. T. XVIII, p. 57.

transmet jamais à sa progéniture. Ce fait suffit déjà pour démontrer que ce n'est pas la vraie immunité que l'on observe chez de jeunes animaux, issus de mères qui ont acquis un état réfractaire, car la vraie immunité se transmet par les éléments sexuels, le spermatozoïde et l'ovule. Quelques observateurs, comme M. Tizzoni (1) et ses collaborateurs, Mlle Cattani et M. Centanni, ont cru pouvoir infirmer la règle, établie par M. Ehrlich. Ils ont pensé que le lapin mâle, vacciné contre la rage, est capable de transmettre son immunité à sa progéniture. MM. Charrin et Gley (2) ont émis la même opinion au sujet des animaux du sexe masculin, vaccinés contre la maladie pyocyanique expérimentale. Mais les expériences très exactes de MM. Wernicke (3), Vaillard (4) et Remlinger (5), sur toute une série de maladies infectieuses et d'intoxications, telles que diphtérie, péritonite cholérique, charbon, septicémie typhique expérimentale, etc., ont démontré d'une façon définitive l'exactitude du résultat de M. Ehrlich. Les mâles bien vaccinés, même hypervaccinés, ne sont jamais capables de transmettre leur immunité à leurs descendants. Cette propriété acquise, comme tant d'autres, n'est pas héréditaire dans le sens strict du mot. Les femelles, au contraire, transmettent, à de rares exceptions près, leur immunité acquise à leurs petits, mais cette transmission ne peut nullement être attribuée à l'ovule ; il ne s'agit donc non plus ici d'une immunité héréditaire proprement dite. D'après M. Ehrlich, la femelle fournit avec son liquide sanguin l'antitoxine qui passe dans la circulation du fœtus. Sous tous les rapports, ce cas se rattache à l'immunité dite passive (ou immunité antitoxique de M. v. Behring). Elle est due uniquement à l'introduction directe de l'antitoxine, élaborée par les cellules de l'organisme maternel, dans le corps de la progéniture. Les éléments vivants du fœtus n'y jouent aucun rôle et c'est pour cette raison que les antitoxines et l'immunité chez les nouveaux-nés disparaissent avec une grande rapidité, déjà quelques semaines après la naissance. M. Wernicke se rallie sous tous les rapports aux opinions de M. Ehrlich. Il a vu l'immunité de ses cobayes

(1) *Centralblatt f. Bakteriol.*, 1893. T. XIII, p. 81 ; *Deutsche medic. Wochenschrift*, 1892, p. 394.

(2) *Comptes rendus de l'Acad. des Sciences*, 1893. T. CXVII, p. 365; *Revue générale des Sciences*, 1896, p. 1.

(3) *Festschrift zur 100-jahrigen Stiftungsfeier des medic. chirur. Friedr. Wilhelms-Instituts*, Berlin, 1895.

(4) *Annales de l'Institut Pasteur*, 1896, p. 65.

(5) *Ibid.*, 1899. T. XIII, p. 129.

femelles passer aux nouveaux-nés ; mais cette transmission héréditaire s'épuisait déjà avec la première génération et ne se retrouvait plus chez les petits-enfants. M. Wernicke a pu constater la persistance de l'état réfractaire chez les cobayes, nés de mères vaccinées contre la diphtérie, pendant trois mois. M. Vaillard l'a vu se conserver dans quelques cas encore plus longtemps, jusqu'au cinquième mois. Une fois, il a observé même la transmission de l'immunité à une deuxième génération. Un cobaye femelle, né d'une mère immunisée contre le tétanos, a mis bas un petit qui, éprouvé un mois après la naissance avec une dose six fois mortelle de la toxine, n'a pris qu'un tétanos léger.

De ce fait, ainsi que de cet autre que l'immunité des petits, issus de mères vaccinées, persiste plus longtemps que celle qui est conférée par l'injection des sérums antitoxiques, M. Vaillard conclut à l'existence d'une sorte d'immunité héréditaire, fixée par les cellules. Il pense que, non seulement les antitoxines et les autres anticorps, mais aussi certains éléments vivants, notamment les leucocytes, peuvent passer du sang maternel dans celui du fœtus et lui transmettre les propriétés acquises par la mère. Il y a lieu de se rappeler ici les faits, constatés par MM. v. Behring et Ransom, de la persistance beaucoup plus longue de l'antitoxine dans le sang d'un animal, lorsqu'elle est introduite avec le sérum de même espèce. (Nous avons rapporté ces données dans le chapitre XII.) Or, comme dans la transmission héréditaire, l'antitoxine passe avec le liquide sanguin de même espèce, tandis que dans les expériences d'immunité antitoxique, on l'injecte le plus souvent avec du sérum d'espèce étrangère, il est facile de concevoir que la première doit se conserver plus longtemps que la seconde. Il est donc très probable que cette immunité des petits, issus de mères vaccinées, n'est pas du tout un cas d'immunité vraiment héréditaire, mais se réduit simplement, comme l'avait admis M. Ehrlich, au passage d'anticorps tout préparés de la mère au fœtus. Dans les cas d'immunité contre la diphtérie et le tétanos, il s'agit du passage direct des antitoxines ; dans les exemples d'immunité transmise contre l'infection par les vibrions de Koch et de Gamaleïa, exemples bien étudiés par M. Vaillard, il s'agit très probablement du passage de la mère au fœtus de fixateurs correspondants.

M. Dzierzgowsky (1), dans une étude récente sur l'immunité héré-

(1) *Archives des Sciences biologiques*, St-Pétersbourg, 1901. T. VIII, p. 211.

ditaire, nie le passage des anticorps et des toxines à travers le placenta. Il pense que le fœtus acquiert son immunité non pas par l'intermédiaire du sang de la mère, mais à une période beaucoup plus ancienne. L'œuf, renfermé dans le follicule de Graaf, trouverait, d'après cet observateur, un liquide très riche en antitoxine, où il pourrait puiser la quantité nécessaire de cet anticorps pour assurer l'immunité du nouveau-né. M. Dzierzgowsky appuie son opinion sur des expériences dans lesquelles le sérum antidiphtérique, injecté à des chèvres et des chiennes pleines, ne provoquait aucun pouvoir antitoxique du sang des fœtus. Mais dans ces expériences, il s'agit évidemment d'injections à ces animaux de sérum de cheval, espèce étrangère. Or, cette circonstance doit modifier profondément les conditions du passage de l'antitoxine à travers le placenta.

M. Dzierzgowsky a fait une expérience unique sur une jument, immunisée avec la toxine diphtérique, et son poulain. Tandis que le sérum de la première était notablement antitoxique, celui du poulain ne l'était pas du tout. D'où la conclusion que l'antitoxine de la mère n'a pas passé dans le sang du fœtus. Mais le sang du poulain n'a été extrait que dix mois environ après sa naissance. Or, comme l'immunité dite héréditaire ne dure qu'un temps très court, l'expérience de M. Dzierzgowsky ne peut rien prouver contre le passage de l'antitoxine à travers le placenta.

Pour prouver que l'immunité contre les toxines peut réellement être acquise par l'œuf, M. Dzierzgowsky (1) a exécuté une série d'expériences avec les œufs de poules immunisées contre la toxine diphtérique. Le jaune d'œuf contenait l'antitoxine, conformément à la découverte de M. F. Klemperer; cette antitoxine passait même dans le sang des poussins éclos. Ces faits, par eux-mêmes très intéressants, ne peuvent nullement servir pour réfuter l'opinion du passage des antitoxines à travers le placenta des mammifères. Il est vrai que cette opinion n'est peut-être pas encore entièrement prouvée, mais elle s'accorde très bien avec tout l'ensemble des faits connus. Ainsi, la présence si fréquente de l'antitoxine diphtérique dans le sang des enfants nouveaux-nés s'explique beaucoup mieux par son passage à travers le placenta que par l'immunisation de l'ovule entouré, dans le follicule de Graaf, par un liquide antitoxique. On conçoit difficilement que cette immunité puisse se conserver si bien pendant les neuf mois de la grossesse.

(1) *Archives des Sciences biologiques* (édition russe), 1901. T. VIII, p. 421.

En faveur de son interprétation du phénomène de l'immunité transmise par la mère à ses petits, M. Ehrlich a invoqué sa belle découverte de l'immunité conférée par l'allaitement. Une femelle vaccinée est capable de communiquer à sa progéniture une partie des anticorps élaborés dans son organisme, non seulement par voie sanguine, mais aussi, dans certains cas, par le lait avec lequel elle nourrit ses petits.

Le passage des antitoxines dans le lait a été constaté par M. Ehrlich et confirmé depuis par un grand nombre d'observateurs, comme nous l'avons déjà rapporté dans le douzième chapitre. Lorsque M. Ehrlich remarqua que l'immunité des petits se conservait plus longtemps que celle que l'on confère avec des injections de sérum antitoxique, il lui vint l'idée de rechercher si la cause de cette prolongation ne résidait pas dans la transmission de l'antitoxine maternelle par l'intermédiaire du lait. Dans le but de vérifier cette supposition, il prit des souris vaccinées contre plusieurs toxines (ricine, abrine, tétanotoxine) et d'autres souris neuves, au moment où elles avaient mis bas des petits. Il changea la progéniture de telle façon que les mères vaccinées nourrissaient des petits issus des souris neuves, tandis que les mères neuves allaitaient des petits provenant des souris vaccinées. Le résultat de ces expériences ingénieuses et délicates confirma pleinement la prévision. Les souris vaccinées transmirent leur immunité non seulement aux petits qu'elles avaient mis bas, mais aussi à ceux qu'elles avaient seulement nourris avec leur lait. Ce fait, établi d'une façon non douteuse, a prouvé que les antitoxines peuvent être résorbées par le tube digestif, ce qui constitue une donnée très importante à plusieurs points de vue. Seulement les recherches ultérieures ont démontré qu'il n'y a que les souris toutes jeunes qui sont capables d'assimiler les antitoxines par la paroi intestinale. Les souris adultes, nourries par M. Ehrlich avec des quantités de lait antitoxique, n'acquéraient ni immunité, ni propriété antitoxique du sang. Plus tard M. Vaillard (*l. c.*) a pu constater que même les petits d'autres espèces animales, telles que le cobaye et le lapin, sont incapables de s'approprier les antitoxines du lait par leur tube digestif. Il répéta l'expérience de M. Ehrlich avec des cobayes et des lapins nouveaux-nés qu'il fit allaiter par des mères vaccinées contre le tétanos. Les petits rongeurs se sont montrés dépourvus de toute immunité; ils n'ont donc pas été en état d'absorber l'antitoxine qui se trouvait dans le lait de leurs nourrices. M. Remlinger (*l. c.*) a fait des expériences analogues sur des petits cobayes et lapins, allaités par des femelles nourrices, vaccinées contre le coccobacille de la fièvre typhoïde. Le résultat a été négatif comme dans l'exemple de M. Vaillard ; l'allaitement n'a pu communiquer aucun état réfractaire aux nourrissons. La même conclusion a pu être tirée par M. Remlinger de ses recherches sur le passage de la propriété agglutinante des humeurs. Lorsque les lapines et les cobayes femelles sont vaccinées pendant la gestation, les petits acquièrent, avec l'immunité contre le coccobacille typhique, aussi un certain pouvoir agglutinatif du sérum sanguin. Mais lorsque ces femelles vaccinées allaitent des petits, issus de mères non vaccinées, le pouvoir agglutinatif du lait des nourrices ne passe jamais dans le sang des nourrissons. MM. Widal et Sicard (1) avaient déjà, quelques années avant M. Remlinger, démontré le même fait pour des petits lapins et des chats nouveaux-nés qui n'acquièrent pas le pouvoir d'agglutiner le coccobacille typhique, lorsqu'ils ont été nourris avec du lait agglutinant. Par contre ces observateurs ont constaté, conformément au résultat de M. Ehrlich, que les petites souris, nourries avec du lait agglutinant, acquièrent le pouvoir d'agglutiner le même microbe avec leur sérum sanguin.

Comme il était important d'établir si l'homme était capable d'acquérir une certaine immunité, en absorbant des anticorps avec le lait, on s'est mis à étudier cette question, surtout au point de vue du pouvoir agglutinatif. Bien que les rapports de ce dernier avec l'immunité ne soient que fort problématiques, il a pu être intéressant de voir si l'ingestion du lait agglutinatif amènerait l'apparition de la propriété agglutinante dans le sérum sanguin, à cause de l'analogie de celle-ci avec les propriétés antitoxiques et préventives. C'est la fièvre typhoïde qui a donné lieu à des recherches nombreuses dans cette voie. MM. Widal et Sicard (*l. c.*) ont fait boire à une personne pendant trois semaines un demi-litre par jour de lait, provenant d'une chèvre immunisée et qui agglutinait fortement le coccobacille typhique. Le sang, examiné à plusieurs reprises, n'a jamais manifesté aucun pouvoir agglutinant. Cette expérience prouve que, chez l'homme adulte, l'agglutinine ne passe pas du tube digestif dans la circulation. Peut-être en serait-il autrement chez des enfants qui ne se nourrissent que de lait? Une observation de MM. Landouzy et Griffon (2) semblait confirmer cette supposition. Ils ont constaté chez une femme,

(1) *Comptes rendus de la Soc. de Biologie*, 1897, p. 804.
(2) *Ibid.*, p. 950.

qui a contracté la fièvre typhoïde trois mois après son accouchement, le pouvoir agglutinatif du sérum sanguin. La maladie étant peu grave, la femme a pu pendant tout le temps continuer à allaiter son enfant. L'examen du sang de l'enfant a donné également un résultat positif : son sérum agglutinait le microbe de la fièvre typhoïde. Seulement les observateurs cités n'ont pas mesuré le pouvoir agglutinatif du sang ni chez l'enfant, ni chez la mère. Or, cet oubli supprime complètement la valeur de l'observation. On sait bien que le sang humain présente assez souvent un pouvoir normal d'agglutiner le coccobacille typhique. Dans le but du diagnostic, il faut donc toujours mesurer ce pouvoir, pour voir s'il est supérieur à celui du sang normal.

Il est d'autant plus difficile de tirer une conclusion positive de l'observation de MM. Landouzy et Griffon que, dans plusieurs autres cas analogues, le résultat a été tout à fait différent. Ainsi MM. Achard et Bensaude (1) ont constaté que le sang d'un enfant, allaité par une nourrice atteinte de fièvre typhoïde, et dont le sérum était nettement agglutinatif, était incapable d'agglomérer en amas les coccobacilles typhiques. M. Schumacher (2) a étudié dans le laboratoire de M. C. Fränkel à Halle un cas avec beaucoup de précision. Une femme, à la fin de sa grossesse, accouche d'un enfant, dont le sérum sanguin manifeste dès la naissance un certain pouvoir agglutinatif. La mère a donné le sein à l'enfant depuis sa naissance. Le lait accusait une propriété agglutinative très considérable et malgré cela l'enfant ne présenta non seulement aucun accroissement du pouvoir agglutinant de son sang, mais accusa même une forte diminution. L'agglutinine du sang maternel n'a donc pas passé dans les humeurs de l'enfant.

L'espèce humaine se range donc à côté du cobaye, du lapin et du chat, au point de vue de l'impossibilité d'acquérir l'immunité par l'allaitement. La souris reste jusqu'à présent l'unique exemple du fait contraire. Il serait très important d'étudier les conditions précises qui dirigent ce phénomène, dans le but de trouver moyen de communiquer l'immunité par la voie intestinale.

Dans l'immunité héréditaire ou plutôt qui paraît telle, il faut tenir compte encore des cas où le nouveau-né accuse une résistance, grâce à la vaccination qu'il a pu subir dans le sein de la mère. Nous avons déjà cité l'exemple de lapins et de cobayes qui naissent réfractaires vis-à-vis du coccobacille typhique, injecté aux mères par M. Remlin-

(1) *Semaine médicale*, 1896, p. 303.
(2) *Zeitschrift f. Hygiene*, 1901. T. XXXVII, p. 323.

ger. Dans les cas où la vaccination des mères a été faite pendant la période de gestation, l'immunité des petits a été plus durable que lorsqu'elle fut terminée avant cette époque. Dans cette même catégorie, rentrent des cas où des femmes, vaccinées avec succès au cours de la grossesse, donnent souvent naissance à des enfants réfractaires à la vaccine. Des faits analogues ont été rapportés par des vétérinaires à propos de la clavelée ; MM. Arloing, Cornevin et Thomas (1) ont fait des constatations semblables au sujet du charbon symptomatique.

Ces résultats peuvent être jusqu'à un certain point rapprochés d'autres où l'enfant, atteint d'une maladie infectieuse, immunise la mère. Des faits pareils sont rares. On sait qu'une mère saine peut donner naissance à un enfant syphilitique. Dans ces cas, le père malade introduit le virus avec le sperme ; le fœtus contaminé prend la maladie qui continue chez le nouveau-né. D'après MM. Ehrlich et Hübener (*l. c.* p. 54), le fœtus, au lieu d'infecter la mère, lui procure l'état réfractaire. A vrai dire, le mécanisme de cette immunité est encore inconnu ; mais en tout cas il s'agit ici d'un exemple d'immunité naturellement acquise dans des conditions tout à fait particulières.

Dans le domaine de la syphilis, on a reconnu une autre catégorie d'exemples où l'enfant, né d'une mère syphilitique, reste sain et ne prend la syphilis ni par l'allaitement, ni par les baisers de la mère. Il accuse incontestablement une immunité contre la syphilis acquise dans le sein de la mère. Celle-ci peut en effet facilement communiquer sa maladie à d'autres personnes par les moyens qui restent sans effet pour son propre enfant. Cet exemple est rangé dans la loi de Profetta. Ici encore le mécanisme de l'immunité acquise est complètement inconnu.

Il faut bien avouer qu'en général on est encore fort mal renseigné sur l'immunité, acquise par des voies naturelles. Dans la catégorie des cas où cette immunité se développe à la suite d'atteinte d'une maladie infectieuse, les phénomènes que l'on observe se rapprochent beaucoup de ceux que l'on constate après des vaccinations par des virus vivants, atténués ou non, ou bien par des microbes tués ou par leurs produits. Ces vaccinations qui procurent l'immunité isopathique (d'après M. v. Behring) ou active (selon la nomenclature de M. Ehrlich), donnent lieu à des maladies passagères et bénignes et se rattachent souvent d'une façon complète aux maladies contractées par voie natu-

(1) *Le charbon bactérien*, Paris, 1883, p. 184.

relle qui se terminent par la guérison et donnent lieu à un état réfractaire. L'immunisation du fœtus rentre également dans la même catégorie de faits.

Par contre l'immunité qu'on croyait héréditaire et qui ne résulte que du passage direct des anticorps du sang ou du lait de la mère au fœtus et à l'enfant, rentre dans la catégorie des cas que M. Ehrlich réunit sous le nom d'immunité passive. Nous avons déjà développé dans le dixième chapitre cette thèse que ce terme « passif » n'est applicable que dans des cas exceptionnels. Le plus souvent, il est nécessaire que les parties vivantes de l'organisme qui reçoit les anticorps — antitoxines, fixateurs ou autres encore — contribuent de leur côté à assurer l'état réfractaire. Cette règle est sans doute applicable aussi aux exemples d'immunité acquise par les nouveaux-nés, issus de mères indemnes.

CHAPITRE XV

VACCINATIONS PRÉVENTIVES

I. Vaccinations contre la variole. — II. Vaccinations contre la clavelée. — III. Vaccinations antirabiques. — IV. Vaccinations contre la peste bovine. — V. Vaccinations anticharbonneuses. — VI. Vaccinations contre le charbon symptomatique. — VII. Vaccinations contre le rouget des porcs. — VIII. Vaccinations contre la péripneumonie des bovidés. — IX. Vaccinations contre la fièvre typhoïde. — X. Vaccinations contre la peste humaine. — XI. Vaccinations contre le tétanos. — XII. Vaccinations contre la diphtérie.

Dans les chapitres précédents, nous avons essayé de présenter au lecteur un tableau général des phénomènes de l'immunité vis-à-vis des microbes infectieux et de leurs produits toxiques. Nous allons chercher maintenant à lui donner un aperçu des acquisitions de la science dans la prévention des maladies infectieuses de l'homme et des principaux animaux domestiques, à l'aide de vaccinations. Celles-ci, comme nous le savons déjà, peuvent être faites soit avec des virus, dont on ne connait pas encore les éléments, soit avec des microbes cultivés sur des milieux nutritifs, microbes virulents ou atténués, soit encore par des produits microbiens, débarrassés des microbes. En outre de ces moyens, on peut encore vacciner avec des sérums et d'autres humeurs préventives ou antitoxiques, avec des sérums normaux et avec toute une série de liquides, sans excepter l'eau.

I. *Vaccination contre la variole.* — Il est tout naturel de commencer la série des vaccinations par celle contre la variole. Elle est une des plus anciennes et une des mieux connues parce qu'elle est pratiquée depuis plus de cent ans dans tous les pays d'Europe.

La variole, cette maladie si contagieuse et si meurtrière, s'est répandue au dix-huitième siècle avec une très grande intensité. Les grandes villes, comme Londres et Paris, furent fortement éprouvées. Un dixième de la mortalité totale était due à cette maladie. D'après des renseignements statistiques très exacts pour l'époque, il mourut à Londres dans le courant de la seconde moitié du siècle (1751-1800) plus de cent mille (102.112) hommes de variole. Pendant la première moitié du même siècle, cette maladie fit de grands ravages en France, notamment à Paris, où, d'après certains renseignements (Haeser), il mourut environ 14.000 personnes en 1716.

La variolisation, ou « inoculation », venue des pays exotiques en Europe, s'y était répandue lorsqu'à la fin du dix-huitième siècle on eut connaissance que le cowpox, maladie varioliforme des bovidés, procurait une immunité contre la variole aux personnes qui trayaient des vaches atteintes de cette éruption. Cette notion, d'origine populaire, était connue des éleveurs en Angleterre, en France, en Allemagne et en Hollande, ce qui prouve qu'elle devait dater déjà d'une certaine époque. Mais c'est Jenner qui lui donna la base expérimentale et scientifique et c'est seulement depuis son intervention que la vaccination par le contenu des pustules de cowpox a commencé à se répandre d'une façon générale. Pendant tout le dix-neuvième siècle, on a réuni des matériaux immenses sur cette question, de sorte qu'on a pu arriver à des résultats absolument précis, et cela malgré l'état très imparfait des connaissances sur l'étiologie de la variole et du cowpox. Il y a déjà longtemps que M. Chauveau (1) a démontré que le virus de ces maladies doit être organisé, car celui de la vaccine ne passe pas à travers les filtres. Mais cet organisme a été vainement recherché, malgré tout le perfectionnement des méthodes microbiologiques. On pensait que les cocci qui se trouvent si souvent dans le contenu des pustules vaccinales, représentaient les vrais microbes du cowpox. C'était l'opinion de l'illustre botaniste Cohn (2). Mais on ne tarda pas à établir son inexactitude. Les cocci, principalement les staphylocoques, sont des microbes secondaires qui peuvent être absents dans la vaccine qui malgré cela ne perd rien de son action. On s'est mis ensuite à chercher le microbe du vaccin parmi les animalcules protozoaires. M. L. Pfeiffer (3) annonça la découverte d'une espèce d'amibe vaccinale. M. Guarnieri (4) a décrit même des stades de reproduction de ce prétendu parasite ; mais M. Salmon (5) démontra,

(1) *Comptes rendus de l'Acad. des Sciences*, 1868. T. LXVI, pp. 289, 317, 359.
(2) *Virchow's Archiv*, 1872. T. LV, p. 229.
(3) *Monatshefte f. praktische Dermatologie*, 1887 ; *Die Protozoen als Krankheitserreger*. Iéna, 1891, p. 184.
(4) *Archivio per le scienze mediche*, 1892. T. XVI, p. 403.
(5) *Annales de l'Institut Pasteur*, 1897. T. XI, p. 289.

dans un travail fait à l'Institut Pasteur, qu'il ne s'agissait que de leucocytes entrés dans l'intérieur de cellules épithéliales et y ayant subi une dégénérescence considérable. M. Funck (1) a cru pouvoir confirmer la découverte du sporozoaire de la vaccine, mais son erreur a pu être facilement démontrée (MM. Podwyssotzky et Mancowsky) (2). Jusqu'à présent, on ne connaît donc ni le microbe de la variole ni celui de la vaccine, et on opère, comme autrefois, avec du virus puisé dans la pustule vaccinale. On n'a même pas encore résolu d'une façon définitive la question des rapports qui existent entre les deux virus et les deux maladies qu'ils provoquent. Plusieurs auteurs admettent que la maladie des vaches n'est qu'une forme modifiée et atténuée de la variole humaine. Pour d'autres, il s'agit de deux exanthèmes bien différentes, dont l'une — le cowpox — est capable de procurer l'immunité contre elle-même et contre la variole.

Pendant longtemps, pour vacciner contre la variole, on se servait du contenu des pustules vaccinales, développées sur l'homme après une inoculation originelle du virus de cowpox. Mais quelques cas de contamination par le virus syphilitique et quelques autres accidents ont fait abandonner cette méthode. Depuis un certain nombre d'années déjà, il s'est répandu partout en Europe et dans plusieurs pays des autres continents, un autre procédé qui consiste dans la vaccination par la « lymphe animale », c'est-à-dire par le contenu des pustules développées sur la peau des génisses. Cette méthode a d'abord été développée à Bruxelles en 1868, sous la direction de Warlomont, à l'Institut fondé par l'Etat belge pour la préparation du vaccin. Le virus originel provenait d'un cas authentique de cowpox et a été depuis entretenu par des passages ininterrompus de génisse à génisse. Le virus est introduit dans la peau rasée de la région entre l'aine et la mamelle jusqu'au nombril. On l'inocule superficiellement dans l'épiderme par des coupures d'un centimètre de longueur. Aux points d'inoculation se développent des pustules caractéristiques, desquelles on prélève au cinquième (en été) ou au sixième jour (en hiver) le contenu vaccinal. Celui-ci est extrait par pression et raclage des pustules ; puis il est mélangé avec de l'eau et de la glycérine. Le vaccin, ainsi préparé, est introduit dans des petits tubes en verre, fermés aux deux bouts. Cette méthode, avec de légères modifications, s'est répandue dans beaucoup

(1) *Deutsche medic. Wochenschr.* 1901, p. 130 ; *British, med. Journ.* 1901, 23 février.

(2) *Deutsche medicin. Wochenschr.* 1901, p. 261.

d'autres pays, où elle est appliquée soit dans des Instituts privés, soit dans ceux de l'Etat (comme en Allemagne). Dans le but de purifier le vaccin, on le dilue et on le laisse déposer ou bien on le soumet à la centrifugation. Ces mesures ont été prises pour débarrasser la « lymphe » des microbes qui l'accompagnent ; elles n'atteignent ce but que d'une façon imparfaite et en même temps elles atténuent l'effet vaccinal. D'un autre côté, on prend des précautions de propreté pendant l'inoculation et l'entretien des génisses Ainsi on essaie de désinfecter le champ d'inoculation avec de l'alcool ou quelques autres antiseptiques, et de panser les pustules en voie de développement. De même, on lave bien le bras des personnes que l'on vaccine ; on suit en cela plutôt les règles de l'asepsie que de l'antisepsie, car on craint la destruction du virus vaccinal par les substances antiseptiques. On se sert pour la vaccination de divers instruments que l'on a soin de stériliser avant l'usage. Tantôt on emploie la lancette, tantôt des « plumes à vaccin » ou vaccinostyles, ou bien un bistouri en platine iridié (Lindenborn) etc.

Lorsque le vaccin est de bonne qualité et la vaccination bien faite, les résultats préventifs contre la variole ne laissent aucun doute. Les données, réunies dans beaucoup de pays depuis un grand nombre d'années, le démontrent d'une façon incontestable. Il y a bien des statistiques qui ne permettent pas de tirer une conclusion précise, parce qu'elles ne reposent que sur des chiffres insuffisants ou se rapportent à des cas trop compliqués. C'est le cas des vaccinations en Suisse, où certains cantons (comme Zug et Uri) les ont rendues obligatoires, tandis que d'autres (Bern, Zurich, Lucerne, etc.) ont depuis un certain nombre d'années aboli la loi qui oblige à vacciner tous les enfants en bas âge. Il est arrivé que, dans les cantons du premier groupe, la variole, pendant quelques années, faisait plus de victimes que dans ceux du second. Les adversaires de la vaccination antivariolique en ont voulu tirer un argument contre l'utilité de cette pratique. Mais, l'étude plus détaillée des faits montre bien qu'il est impossible d'en tirer une conclusion quelconque. Même dans les cantons où la vaccination est obligatoire, cette loi n'est pas exécutée avec rigueur et le nombre des vaccinés ne dépasse souvent pas celui des cantons où elle est libre.

Pour se rendre bien compte de l'utilité des vaccinations,il faut avoir des chiffres beaucoup plus gros que ceux que l'on obtient dans les cantons suisses. C'est surtout l'Allemagne qui les fournit. La vaccination obligatoire y a été introduite il y a plus d'un quart de siècle (1874) et les renseignements statistiques y ont été réunis avec beaucoup de précision. Sauf une légère augmentation dans la période de 1879 à 1885, la variole a progressivement diminué depuis la proclamation de la nouvelle loi et est devenue tellement rare qu'en 1897 il ne s'est produit dans tout l'empire que cinq cas mortels. Dans l'espace de treize ans (1886-1898), dans une population qui embrasse les 2/5 de tous les habitants de l'empire allemand, il s'est produit en tout cinq cas mortels par variole survenus sur des personnes revaccinées avec succès. La plupart des cas de variole ont été observés dans des villes maritimes ou au voisinage de la frontière de l'empire russe.

Des résultats particulièrement favorables ont été obtenus dans l'armée allemande où, bien avant la loi de 1874, la vaccination était obligatoire. Dans l'espace de 25 ans, il ne s'est produit dans l'armée prussienne que deux cas de mort par variole. En résumant les données statistiques sur la vaccination, M. Kübler (1), auquel nous les avons empruntées, s'exprime de la façon suivante : « l'histoire de la variole doit dans tous les cas enregistrer le fait que la maladie si redoutée est non seulement devenue rare dans l'empire allemand à la suite de la vaccination générale, mais qu'elle a presque complètement disparu » (p. 365).

L'exemple de l'Allemagne a encouragé plusieurs autres pays à introduire la vaccination obligatoire et nous voyons la Roumanie, la Hongrie et l'Italie successivement proclamer des lois semblables. Aussi elles n'ont pas tardé à donner des résultats utiles. C'est surtout en Italie que la mortalité par la variole a beaucoup diminué dans ces dernières années.

En Angleterre, où la vaccination obligatoire avait été introduite depuis longtemps déjà, elle a été abolie depuis trois ans. Comme l'opposition de la population devenait de plus en plus manifeste, bien qu'elle continuât à exister au point de vue formel, la loi n'était exécutée que d'une façon très imparfaite. Le nombre d'enfants non vaccinés a augmenté progressivement de telle façon qu'à Londres même il a atteint en 1897-1898 la proportion de 24,9 %, tandis que dans certaines provinces il a oscillé entre 78,4 et 86,4 %. Dans ces conditions, l'abolition de la loi des vaccinations obligatoires n'a été que la consécration légale d'un fait accompli. D'après les renseignements qui nous ont été donnés à l'Institut Jenner à Londres (qui essaie et distribue le vac-

(1) *Die Geschichte der Pocken und der Impfung. Coler's Bibliothek, 1901.*

cin), depuis que les vaccinations ne sont plus obligatoires, elles sont devenues plus fréquentes en Angleterre et la quantité de vaccin distribué a augmenté d'une façon considérable. Cette quantité ne doit cependant pas être suffisante, car la variole vient de faire son apparition à Londres sous forme d'une épidémie assez sérieuse (1).

En France, il se prépare une loi qui rendra la vaccination des enfants de bas âge obligatoire. Jusqu'à présent, elle ne l'est pas et la variole fait de temps en temps des ravages considérables, comme on peut le voir en ce moment à Paris. Pendant les dernières années, la mortalité par variole en France a été de 90 à 100 fois plus grande qu'en Allemagne. Elle est plus forte dans la population féminine que parmi les hommes, ce qui constitue un nouvel argument en faveur de la vaccination. Sans être obligatoire pour toute la population française, la vaccination l'est pour les militaires et les enfants qui font leurs études dans les écoles, et c'est à cause de cela que la variole est plus rare parmi les hommes. La meilleure démonstration en est fournie par la fréquence de la variole dans l'armée française. Malgré un contingent de troupes moins élevé (451.941-457.677), la mortalité par variole a été plus forte pendant la période où les vaccinations ne se pratiquaient pas encore d'une façon générale (1885-1887), que pendant celle (1889-1896) où elles se faisaient d'une façon rigoureuse sur la grande majorité des militaires (524.733-564.643). De 13,6 cas mortels par an dans la première période, le chiffre annuel est descendu à 6.

Il résulte de tout l'ensemble de données très nombreuses, que l'utilité des vaccinations suivies de revaccinations après quelques (5-7) années, ne peut être mise sérieusement en doute. Quant aux inconvénients, ils ne s'observent que dans des cas très rares et ceci encore le plus souvent lorsqu'on se sert de vaccins impurs ou lorsqu'on contamine la peau vaccinée. D'après la statistique allemande, on a enregistré dans l'espace de treize ans (1885-1897), sur 32 millions de vaccinations, 113 cas mortels à la suite d'infection des plaies. Dans 46 de ceux-ci, on a pu établir la contamination des petites blessures par des impuretés introduites par des personnes de l'entourage. Les 67 cas mortels restants peuvent être attribués aux vaccins mêmes. Il faut les considérer encore comme trop nombreux et facilement évitables par des moyens d'asepsie rigoureuse.

En résumé, les vaccinations antivarioliques par le virus du cowpox

(1) *The Lancet*, 1901, 21 septembre. T. CLXI, n° 4073, p. 796.

31

constituent un procédé d'une très grande valeur dans la prévention d'une des maladies infectieuses des plus redoutables. Mais il est évident qu'il reste encore des progrès à réaliser dans cette branche de la pratique. Si la science parvient un jour, comme il est permis de l'espérer, à trouver le microbe de la vaccine et de la variole, et si elle réussit à le cultiver dans des milieux purs, l'application pratique pourra en tirer un grand bénéfice. Plus les procédés seront simples, moins il y aura de chances de tomber sur un cas d'insuccès qui même actuellement ne constituent que de rares exceptions.

II. *Vaccinations contre la clavelée.* — La clavelée des moutons, étant une maladie très analogue à la variole humaine, et très grave au point de vue économique, on s'est inspiré pour la combattre des méthodes élaborées contre la variole. Depuis le dix-huitième siècle, on pratique en grand l'immunisation artificielle des moutons par l'inoculation du virus de la clavelée (clavelisation) comme on pratiquait la variolisation de l'homme avant la découverte du cowpox. Dans ce but, il faut pouvoir disposer d'une quantité notable de virus ; on l'obtient en inoculant la clavelée à des moutons dans le derme. Cette inoculation se fait soit à la lancette, soit, d'après le procédé de M. Soulié (1), à l'aide d'une seringue de Pravaz. Les pustules, développées dans ces conditions, sont le plus souvent volumineuses et capables de fournir une grande quantité de lymphe virulente (*claveau*) qui sert à l'immunisation. Ce liquide, recueilli purement, conserve longtemps sa virulence en vase clos, à l'abri de la lumière et de la chaleur : contrairement à ce que l'on observe pour le vaccin, l'addition de glycérine détruit assez vite la virulence du claveau. Pour l'usage, on dilue le claveau dans 10 fois son volume d'eau boratée à 2 %; on inocule le liquide ainsi obtenu à l'extrémité de la queue ou de l'oreille ; le plus souvent il se forme au point d'inoculation une pustule qui reste unique ; il est rare que la clavelisation provoque une éruption généralisée, qui est toujours grave et parfois mortelle.

En France, la loi ordonne la clavelisation des troupeaux où la clavelée apparaît ; au contraire, elle interdit de la pratiquer dans les troupeaux indemnes ; — il est facile de comprendre pourquoi : dans les troupeaux infectés, tous les moutons ou presque tous deviendront malades peu à peu et la maladie durera longtemps ; la clavelisation

(1) *Médecine moderne*, 1896, p. 441.

diminue à la fois la durée et la gravité de la maladie ; la mortalité qu'elle provoque, bien que parfois assez élevée, le mouton français étant très sensible à la clavelée, est toujours beaucoup moindre que celle due à la contagion naturelle ; — au contraire la clavelisation d'un troupeau sain, outre qu'elle peut causer des pertes notables, offre surtout ce danger de créer des foyers d'où la contagion peut envahir tous les troupeaux de la région.

Mais il est des pays où la clavelisation préventive et générale n'offre pas ces inconvénients : ce sont ceux où la maladie est endémique et où les moutons sont très résistants à l'action de son virus. C'est le cas pour l'Algérie : la clavelée y règne en permanence sans y faire beaucoup de ravages ; mais les moutons algériens qui supportent sans malaise apparent la clavelée, communiquent aux moutons français, au milieu desquels on les introduit, une clavelée très maligne qui tue parfois jusqu'à 50 °/₀ du troupeau. C'est ce qui explique et qui justifie la mesure prise récemment par le ministre de l'agriculture, édictant que les moutons algériens ne pourront plus être importés en France, à moins d'avoir été clavelisés au moins un mois auparavant.

Dans beaucoup d'autres pays, la clavelisation est également réglementée, autorisée dans des cas où elle doit être utile, interdite dans les cas contraires. Dans certains pays, comme l'Allemagne, la Hollande, le Danemark, la clavelisation peut être ordonnée par le gouvernement qui a seul le droit de l'autoriser dans certaines circonstances (1).

III. *Vaccinations antirabiques.* — La vaccination contre la rage a ce point commun avec celles contre la variole et la clavelée qu'elle s'effectue aussi avec un virus dont on ne connaît pas encore les microbes. Par contre, elle s'en distingue par son efficacité pendant la période d'incubation. Lorsqu'on vaccine des personnes pendant la période d'incubation de la variole, ou des moutons dans la même période de la clavelée, les vaccinations par le vaccin et le claveau sont incapables d'enrayer le mal et les infections continuent à suivre leur cours normal. Lorsqu'au contraire on vaccine des hommes ou des animaux, mordus par des animaux enragés ou inoculés avec du virus rabique par un autre moyen quelconque, la vaccination antirabique, à de rares exceptions près, empêche l'éclosion de la rage. Cette vaccination, profitant de la longueur de la période d'incubation de la rage, consti-

(1) Nocard et Leclainche, *Les maladies microbiennes des animaux*, 2e édition, Paris, 1898 pp. 464, 469.

tue donc un type particulier, intermédiaire entre les vaccinations préventives proprement dites et le traitement thérapeutique.

C'est à Pasteur que la science et l'humanité doivent l'invention de cette méthode. Aidé de ses collaborateurs, surtout de M. Roux, il a établi d'abord toute une série de faits importants au sujet du virus rabique et de la rage expérimentale, et s'est mis ensuite à élaborer un procédé pratique, capable d'empêcher la manifestation de la maladie chez des chiens inoculés avec du virus rabique et chez des hommes mordus par des animaux enragés. Il a pleinement réussi à résoudre ce problème à partir de 1885.

Les vaccins antirabiques de Pasteur se préparent avec des moelles épinières de lapins, morts de rage expérimentale, à la suite de l'inoculation du virus portant le nom de « virus fixe ». Elaboré dans le laboratoire, ce virus présente ce trait caractéristique qu'inoculé sous la dure-mère de lapins, il provoque chez eux les premières manifestations rabiques après une durée de six ou sept jours d'incubation. La maladie prend bientôt la forme paralytique typique qui dure plusieurs jours. Tandis que la période d'incubation ne présente que des oscillations de temps très limitées, le moment de la mort varie d'une façon beaucoup plus grande, surtout suivant la saison. Quelquefois les lapins meurent déjà le huitième jour après l'inoculation du virus ; souvent la mort est retardée de un, deux jours, mais rarement davantage.

Pour l'extraction de la moelle épinière, il faut attendre la mort naturelle des lapins enragés et ne pas les sacrifier avant ce terme, car ce n'est que pendant les derniers moments de la vie que le virus rabique est abondant et se répartit d'une façon régulière dans toute la masse de l'organe. Une fois enlevée de la colonne vertébrale, la moelle est suspendue dans des flacons de verre, ayant de la potasse solide au fond. Par ce procédé, on prépare toute une série de moelles que l'on conserve dans une chambre obscure, chauffée à 23° ou à peu près. La dessiccation progressive que subissent les moelles dans ces conditions, diminue leur virulence. Au bout de quelques jours de ce traitement, au lieu de produire la rage en 6-7 jours chez des lapins, inoculés sous la dure-mère par trépanation, les moelles desséchées la provoquent après une période d'incubation de plus en plus longue. Elles finissent même par ne pas produire du tout de maladie.

La base fondamentale de la méthode pastorienne consiste dans le fait que les moelles desséchées, inoculées en émulsion sous la peau des animaux, leur procurent une immunité certaine et stable contre l'inoculation du virus rabique le plus fort sous la dure-mère. Cette expérience, exécutée un très grand nombre de fois avec des lapins et des chiens, a permis de tenter en 1885 les premières vaccinations des personnes, mordues par des animaux, surtout par des chiens, enragés. Les résultats de ces essais étant très encourageants, amenèrent à leur suite la création de l'Institut Pasteur à Paris, consacré, en partie, aux vaccinations antirabiques. Quelque temps après, des instituts antirabiques furent créés dans beaucoup d'autres villes européennes, plus tard dans les deux Amériques, en Indo-Chine, aux Indes et en Afrique. Il existe actuellement en France 6 instituts pareils (Paris, Lille, Marseille, Montpellier, Lyon, Bordeaux), 9 en Russie, 6 en Italie, etc. Le dernier de ces instituts, créés en Europe, est celui de Berlin, où il fait partie de l'Institut pour les maladies infectieuses, dirigé par M. Robert Koch. La fondation d'un institut antirabique à Berlin présente une très haute importance à plusieurs points de vue. D'abord elle constitue la consécration définitive de la méthode pastorienne qui a été pendant si longtemps et très vivement discutée. Ensuite elle prouve que, même dans un Etat où la police sanitaire est très bien organisée, les vaccinations antirabiques peuvent être d'une grande utilité.

Comme c'est à l'Institut Pasteur de Paris que fut élaborée la première méthode de vaccinations antirabiques et comme elle a subi la plus longue épreuve, c'est elle qui sert de modèle pour la pratique de presque tous les autres instituts. Dans quelques-uns, on a introduit des méthodes plus ou moins différentes, mais qui relèvent toujours du même principe fondamental.

D'après la méthode pastorienne proprement dite, on commence les inoculations vaccinales avec des moelles desséchées pendant 14 jours et ayant perdu leur virulence. On en prélève un morceau long de cinq millimètres que l'on broie avec du bouillon de veau très faible. L'émulsion ainsi préparée est injectée en quantité de 3 c.c. sous la peau du flanc. Le même jour, on fait à l'endroit correspondant du côté opposé une seconde injection avec la même quantité d'une émulsion de moelle, desséchée pendant 13 jours. On progresse tous les jours en injectant des émulsions de moelles de plus en plus fraîches et on finit par introduire des moelles virulentes, conservées à 23° seulement pendant trois jours. Le traitement ordinaire moyen dure quinze jours. Les cinq premiers jours, on fait chaque jour deux injections vaccinales ; les dix derniers jours, lorsqu'on se sert de moelles moins desséchées et de plus en plus virulentes, on ne fait qu'une seule injection par jour. Les injections se pratiquent avec des seringues du type de Pravaz et se font dans des conditions de propreté rigoureuse.

Si les morsures sont nombreuses ou si elles siègent sur des parties nues, le traitement se prolonge pendant 18 jours et se distingue encore par ceci que les moelles de quatre et de trois jours sont injectées un plus grand nombre de fois.

Dans des cas particulièrement graves, lorsque les morsures ont été faites à la tête, on applique un traitement qui dure trois semaines. On progresse plus rapidement en faisant les deux premiers jours quatre injections au lieu de deux et on arrive à injecter plus de moelles virulentes que dans les deux premiers types de traitement.

L'effet des vaccinations antirabiques est en général très bon. Pendant les premières années de leur application, on discutait les résultats à tous les points de vue et on s'ingéniait à trouver des objections de toutes sortes. Afin d'obtenir des statistiques rigoureuses, on a séparé à l'Institut Pasteur les cas de personnes traitées après morsures faites par des chiens, dont la rage a été constatée par voie expérimentale (injection de l'émulsion du bulbe sous la dure-mère ou dans la chambre antérieure de l'œil des lapins et des cobayes). D'un autre côté, on a établi une statistique particulière pour des morsures produites par des animaux dont la rage a été reconnue par l'examen des vétérinaires. On a mis à part les individus mordus par des animaux simplement suspects de la rage.

Grâce à cette séparation systématique, on a pu établir à l'Institut Pasteur de Paris que les vaccinations antirabiques, pratiquées sur des personnes mordues par des animaux incontestablement enragés, ont comme conséquence une mortalité par rage extrêmement faible. Dans l'impossibilité d'attaquer ce résultat, démontré avec la rigueur d'une expérience de laboratoire, les adversaires de la méthode pastorienne ont prétendu que, même en dehors de toute vaccination, les cas de rage chez des personnes mordues par des animaux enragés ne sont pas plus fréquents. Un échec dans l'application du nouveau procédé vaccinal n'a pas tardé à démontrer toute la fausseté de cette objection. A l'Institut bactériologique d'Odessa, créé en 1886, c'est-à-dire presque aussitôt après celui de Paris, les premiers essais de vaccination furent suivis d'une mortalité par la rage dans la proportion de 5,88 °/₀, chiffre incomparablement plus élevé que celui de l'Institut parisien. En analysant les causes probables de cet insuccès, on arriva à ce résultat que les lapins russes, étant beaucoup plus petits que les français, ne fournissaient qu'une quantité de matière vaccinale beaucoup trop faible. Après cette constatation, il a suffi d'introduire un traitement plus intensif pour que la mortalité descende brusquement à 0,8 %. Ce fait, réuni à tant d'autres preuves, a fini par convaincre les plus sceptiques et par faire accepter la méthode pastorienne d'une façon générale.

Avec le temps, le nombre des cas observés est devenu très considérable et l'expérience dans le maniement de la méthode très grande. Les perfectionnements dans les détails de la pratique vaccinale ont amené une diminution progressive de la mortalité des personnes traitées. De 0,94 % en 1886, la mortalité (comptée à partir du seizième jour après la fin des vaccinations) est descendue en 1897 à 0,39 %, en 1900 à 0,28 %. Dans l'espace de 15 ans (1886-1900) il a été traité à Paris 24.665 personnes dont 107 sont morts de rage, ce qui fait en moyenne 0,43 % (1). Mais, comme la plus forte mortalité a été enregistrée pendant les premières années de l'application de la méthode, le taux des dernières années (1896-1900) a oscillé entre 0,39 % et 0,20 %.

Les résultats obtenus dans la grande majorité des autres instituts antirabiques, ne font que corroborer ceux de l'Institut Pasteur de Paris. Ainsi, d'après la dernière statistique de l'Institut de St-Pétersbourg (2), la mortalité parmi les personnes ayant fini les vaccinations, en 1899, a été à peu près de 0,5 %. A Berlin (3), il a été traité pendant la même période 384 personnes, dont deux moururent de rage pendant le traitement, tandis qu'une troisième succomba le quatorzième jour après la fin des vaccinations. C'est cette dernière seulement qui doit, d'après le principe généralement accepté, être comptée comme un cas d'insuccès, ce qui correspondrait à 0,26 % de mortalité.

Dans ces derniers temps, on a renforcé le traitement antirabique de façon à le terminer par l'injection de moelles de deux et même d'un jour. Les résultats de ce traitement intensif n'ont pas pu encore être appréciés.

D'après les renseignements de l'Institut de Berlin, la rage est loin

(1) Rapport de M. Viala dans les *Annales de l'Institut Pasteur*, 1901. T. XV, p. 445. On trouvera dans le livre de M. Marie, *La rage* (Collection des aides-mémoires, Paris, 1900), beaucoup de données détaillées sur les vaccinations antirabiques.

(2) D'après M. Krajouchkine, dans les *Archives des sciences biologiques*, 1901. T. VIII, p. 349.

(3) D'après M. Marx, dans *Klinisches Jahrbuch*, 1900. T. VII, p. 1.

d'être aussi rare en Allemagne qu'on le supposait généralement. Pendant l'année 1899, on l'a constatée par la méthode expérimentale, sur 206 chiens provenant de diverses régions. C'est surtout en Silésie, dans la Prusse occidentale et en Posnanie que la rage des chiens a été observée le plus fréquemment.

En dehors de l'homme, les vaccinations antirabiques sont pratiquées sur les herbivores (moutons, chèvres, bovidés et chevaux) que l'on immunise à l'aide de virus rabique injecté dans les veines, d'après la méthode proposée par MM. Nocard et Roux (1), à la suite des expériences de M. Galtier (2).

IV. *Vaccinations contre la peste bovine.* — Depuis longtemps déjà, on s'est efforcé de trouver un moyen d'immuniser les bovidés et les autres ruminants sensibles à la peste bovine, contre cette maladie terrible. Elle fait de grands ravages dans des régions où elle est endémique et de plus grands encore dans celles où elle ne fait qu'apparaître sous forme d'épidémie. Les bons résultats de la clavelisation ont suggéré l'idée d'immuniser contre la peste bovine, par inoculation du virus pesteux, mais toutes les tentatives entreprises dans cette direction n'ont donné que de mauvais résultats, l'inoculation provoquant une peste bovine aussi grave, aussi souvent mortelle que la maladie naturelle. Ce n'est que dans ces dernières années que l'on a réussi à élaborer des méthodes de vaccination réellement capables de lutter efficacement contre la peste bovine.

M. R. Koch (3) est allé dans la colonie du Cap où la peste bovine, récemment apparue, a occasionné des pertes énormes, dans l'intention de trouver un moyen pratique pour enrayer le fléau. Malgré sa technique et son habileté incomparables, il n'a pas plus réussi à démontrer le parasite de la peste bovine que tous les autres chercheurs. Le microbe de cette maladie reste jusqu'à présent inconnu. Il fallait néanmoins chercher un remède ; M. Koch, étudiant les propriétés de la bile des animaux morts de peste bovine, reconnut que l'injection de cette bile à des animaux neufs leur procure une immunité assez certaine ; ce fait pouvait servir de base à l'élaboration d'une méthode pratique pour combattre la peste bovine sur une grande échelle. Ce procédé fut d'abord accueilli avec beaucoup d'enthousiasme, mais

(1) *Annales de l'Institut Pasteur*, 1888, p. 341.
(2) *Comptes rendus de l'Acad. des sciences*, 1881. T. XCIII, p. 284.
(3) *Deutsche medic. Wochenschr.* 1897 pp. 225, 241.

l'expérience prolongée n'a pas tardé à démontrer les inconvénients qu'il présente dans beaucoup de circonstances. MM. Kolle et Turner (1) qui ont continué les recherches sur la peste bovine dans la colonie du Cap, préconisent la méthode de M. Koch au début de l'épidémie, dans le but de créer autour du foyer primitif une zone indemne qui empêcherait la propagation du mal. Mais ils ont reconnu en même temps que cette méthode ne peut pas être employée d'une façon générale, car elle ne procure l'immunité qu'au bout de huit jours, pendant lesquels les animaux peuvent contracter la maladie. De plus, elle demande le sacrifice d'un grand nombre d'animaux pour fournir la bile vaccinale nécessaire aux vaccinations ; enfin elle ne confère qu'une immunité de peu de durée (4 à 6 mois).

Il a donc fallu autre chose de plus généralement applicable. M. Koch lui-même a commencé à étudier dans ce but le sérum sanguin des animaux guéris spontanément de peste bovine. Il a pu s'assurer, ainsi que plusieurs autres observateurs, que ce sérum est capable de rendre réfractaires des animaux neufs auxquels on l'injecte. MM. Bordet et Danysz, notamment, qui étudièrent la peste bovine au Transvaal en 1897, firent beaucoup d'expériences dans cet ordre d'idées et élaborèrent une méthode qui donna de bons résultats dans la pratique. Mais ce sont surtout MM. Kolle et Turner qui ont étudié un procédé simple et facilement applicable, qui est devenu bientôt d'un usage général. Cette méthode est connue sous le nom de « vaccinations simultanées ». Elle consiste dans l'injection du sérum préventif en même temps que du sang virulent. Pour préparer le premier, les auteurs que je viens de nommer se servent d'animaux guéris spontanément de peste bovine ou bien de bovidés, immunisés par la bile ou par n'importe quel autre moyen. On a reconnu que le pouvoir préventif du sérum des animaux guéris est très faible et ne peut communiquer l'immunité à des animaux neufs que lorsqu'on l'injecte en fortes doses. MM. Kolle et Turner ont montré que si l'on injecte à des bovidés, guéris spontanément, des quantités très grandes de sang virulent, provenant des animaux mortellement atteints, on renforce notablement le pouvoir préventif du sérum des premiers et l'on obtient un sérum actif à petites doses, donnant de bons résultats dans la pratique. Ce sérum peut être longtemps conservé à condition d'être additionné d'une petite quantité d'acide phénique. L'immunité conférée

(1) *Zeitschrift für Hygiene*, 1898. T. XXIX, p. 309.

aux animaux neufs par ce sérum est immédiate ; mais elle est d'une faible durée ; on la complète en faisant une injection simultanée de sang virulent ; on obtient ainsi une immunité à la fois immédiate et durable ; seulement pour arriver à ce résultat, il ne faut pas mélanger le sérum avec le sang virulent, car, dans ces conditions, l'immunité conférée est nulle ou insignifiante. Elle est au contraire complète et persiste pendant plusieurs mois lorsqu'on injecte séparément le sérum préventif d'un côté du corps et le sang virulent de l'autre.

MM. Kolle et Turner ont dû défendre leur méthode contre des objections et des attaques mal fondées et ils ont réussi à la faire accepter, non seulement dans la colonie du Cap, mais aussi dans beaucoup d'autres pays en Afrique, en Europe et en Asie. Déjà, en 1898, il a été résolu par une conférence, réunie à Capetown, de n'appliquer dorénavant que la méthode des vaccinations simultanées. On l'a depuis appliquée sur une très grande échelle et le résultat favorable ne se fit pas attendre longtemps. Le même procédé a été reconnu comme très utile par MM. Nicolle et Adil-Bey (1), de Constantinople, qui préparent de grandes quantités de sérum contre la peste bovine et combattent cette maladie avec beaucoup de succès dans l'empire ottoman. M. Yersin (2) a adopté la même méthode pour lutter contre la peste bovine en Indo-Chine, où elle fait de grands ravages surtout parmi les buffles. Son institut de Nha-Trang est un centre de préparation du sérum spécifique qu'il distribue sur un vaste territoire. Aux Indes anglaises, la méthode simultanée contre la peste bovine a été appliquée par M. Rogers (3). En Russie, où la peste bovine est endémique dans beaucoup de régions, c'est l'Institut de médecine expérimentale de Saint-Pétersbourg qui fournit le sérum destiné à empêcher la propagation de l'épizootie (4).

En peu d'années, la méthode des vaccinations simultanées s'est propagée dans tous les pays ravagés par la peste bovine ; elle a déjà rendu des services immenses à l'agriculture.

V. *Vaccinations anticharbonneuses.*—Dans les quatre premiers paragraphes de ce chapitre, nous avons réuni les méthodes qui ont pour

(1) *Annales de l'Institut Pasteur*, 1899. T. XIII, p. 317. 1901 T. XV, p. 715.

(2) *Recueil de médecine vétérinaire*, 1901, pp. 48, 115.

(3) *Report on an experimental Investigation of the Meth. of inoculation against Rinderpest*, Calcutta, 1900 ; *Zeitschrift f. Hygiene*, 1900. T. XXXV, p. 59.

(4) Nencki, Sieber et Wyznikiewicz, *Archives internat. de Pharmacodynamie*, etc., 1899. T. V, p. 475.

base la vaccination par des virus, dont on ne connaît pas encore la nature. Comme on ne peut pas les obtenir en cultures artificielles, on les introduit avec des humeurs animales, soit avec le contenu de pustules vaccinales ou claveleuses, soit avec la matière des centres nerveux rabiques, soit encore avec le sang des animaux atteints de peste bovine. Dans ce dernier cas, pour empêcher l'effet trop dangereux du virus, on le combine avec l'injection simultanée du sérum préventif.

Avec les vaccinations contre le charbon, nous passons dans la catégorie des virus dont on connaît bien la nature organisée et que l'on peut injecter en culture pure, développée sur des milieux préparés artificiellement. Cette méthode constitue une des plus brillantes découvertes de Pasteur, faite en collaboration avec MM. Chamberland et Roux. Seulement, avant d'avoir trouvé une méthode suffisante de vaccinations contre le charbon, ces savants ont dû résoudre le problème sur un exemple moins compliqué et moins difficile. Depuis le commencement de ses études sur les microbes pathogènes, Pasteur était préoccupé de trouver un moyen pour communiquer l'immunité contre ces parasites. Avec l'aide de MM. Chamberland et Roux, il ne tarda pas à découvrir une méthode capable d'atténuer la virulence du microbe du choléra des poules et de vacciner les poules contre cette terrible maladie, en leur inoculant ce microbe atténué. Guidés par ces résultats, Pasteur, Chamberland et Roux se mirent à chercher le vaccin contre le charbon ; mais bientôt ils rencontrèrent un grave obstacle dans la formation des spores qui empêchaient l'atténuation des bacilles. Ils n'ont pas tardé à le vaincre, en soumettant les cultures de la bactéridie à des températures de 42°5. Dans ces conditions, les spores ne se développent pas et les bacilles s'atténuent au bout d'un temps plus ou moins long. En possession de ces virus atténués, il a fallu encore des recherches très laborieuses pour arriver à les adapter à la vaccination des diverses espèces sensibles au charbon, notamment des moutons. Ce but a pu être également atteint et, en 1881, il y a juste vingt ans de cela, Pasteur et ses collaborateurs ont prouvé l'efficacité de leur méthode sur un grand nombre d'animaux. Cette démonstration a été faite à Pouilly-le-Fort devant une commission nombreuse. On peut dire que cette expérience célèbre a ouvert une nouvelle voie à la science et à la pratique des vaccinations. Elle a été exécutée sur cinquante moutons, dont la moitié furent vaccinés, en deux séances, à 12 jours d'intervalle. Les 25 autres moutons servaient de témoins ; quatorze jours après la vaccination par le deuxième vaccin, tous les cinquante moutons étaient soumis à l'inoculation d'épreuve par un virus charbonneux très fort. Deux jours après, les animaux vaccinés restaient indemnes, tandis que tous les témoins étaient morts de charbon.

Des expériences analogues, entreprises en France, en Hongrie, en Allemagne, en Russie et ailleurs, confirmèrent l'efficacité des vaccinations charbonneuses et contribuèrent à leur extension dans tous les pays où sévit le charbon bactéridien. Dès l'année 1881, la méthode est entrée dans la pratique et avant la fin de l'année, rien qu'en France, il a été vacciné 62.000 moutons et 6.000 bovidés. Comme ces premiers essais, faits en grand, donnèrent de très bons résultats, la pratique anticharbonneuse ne tarda pas à se répandre en France, puis en Hongrie et dans plusieurs autres pays européens. Plus tard, elle s'est répandue sur d'autres continents, notamment dans l'Amérique du Sud (Argentine) (1) et en Australie. En dehors des moutons et des bovidés, les vaccinations contre le charbon ont été appliquées aux chevaux avec les mêmes bons résultats (2).

Pour la France, les vaccins anticharbonneux sont préparés et expédiés par l'Institut Pasteur de Paris. Ces vaccins sont représentés par des cultures en bouillon de bactéridies atténuées, dont les plus faibles, celles du premier vaccin, tuent la souris et les petits cobayes. Les bacilles du deuxième vaccin sont moins atténués et capables, non seulement de tuer les cobayes adultes, mais même un certain nombre de lapins, inoculés sous la peau. Les deux vaccins sont des races de la bactéridie, capables de produire des spores qui présentent le même degré de virulence que les bactéridies filamenteuses qui leur ont donné naissance.

Les vaccins anticharbonneux sont expédiés en tubes contenant la quantité nécessaire pour un grand nombre d'animaux. C'est surtout au printemps que se font les vaccinations, pour préserver les animaux pendant la saison chaude qui est en général très favorable à l'éclosion des épidémies charbonneuses.

Chez le mouton, on injecte les vaccins sous la peau, à la face interne de la cuisse. On injecte d'abord un huitième de centimètre cube du premier vaccin avec une seringue de Pravaz un peu modifiée.

(1) J. Mendez, *Anales del Circulo Medico Argentino*, 1901. T. XXIV, nos 5, 6.
(2) Sur la pratique des vaccinations contre le charbon, v. Chamberland, *Le charbon et la vaccination charbonneuse*. Paris, 1883.

Douze ou quinze jours plus tard, on fait une injection semblable du côté opposé avec le deuxième vaccin. Chez les bovidés, on injecte les vaccins en arrière des épaules, à l'endroit où la peau est la plus mince. Chez le cheval, les injections doivent être faites sur les côtés de l'encolure. Aux gros mammifères, on injecte non pas un huitième, mais un quart de c. c. de chaque vaccin.

Les tubes de vaccins, une fois ouverts, ne doivent plus servir une seconde fois. Il faut tâcher d'utiliser tout leur contenu en une seule séance.

Les injections vaccinales provoquent de la tuméfaction au point d'inoculation, ainsi qu'une légère élévation de température. Mais ces symptômes sont peu importants et disparaissent peu de temps après. Des complications graves et des troubles mortels à la suite des vaccins sont très rares. On évalue les pertes consécutives à ces accidents à un demi pour cent pour les moutons et à un quart pour cent pour les bovidés.

L'état réfractaire demande pour se développer à la suite des vaccinations une période de quinze jours environ. Après ce laps de temps, l'immunité est très solide et dure pendant assez longtemps. D'après M. Chamberland, 60 pour cent des moutons conservent leur immunité encore un an après avoir été vaccinés. Mais comme un grand nombre d'animaux deviennent déjà sensibles à ce moment, on a pris l'habitude de revacciner les mêmes animaux tous les ans.

D'après les renseignements fournis par le service des vaccins de l'Institut Pasteur, il a été vacciné en France jusqu'au 1er janvier 1900 en tout 4.971.494 moutons et 708.980 bœufs. A l'étranger, les chiffres correspondants sont 3.831.948 et 1.869.445. Au total, le nombre d'animaux vaccinés s'est élevé à 11.381.867, dont 3.626.206 ont été traités par des vaccins fournis par le laboratoire de Budapest.

Les résultats des vaccinations anticharbonneuses se sont montrés si favorables qu'il a été inutile d'introduire aucun perfectionnement dans leur technique. On a bien essayé de préparer des sérums anticharbonneux, et on a même réussi à les obtenir, mais jusqu'à présent ils n'ont pas été utilisés pour l'usage pratique.

VI. *Vaccinations contre le charbon symptomatique*. — Cette maladie, que l'on confondait souvent avec le charbon proprement dit, est provoquée, comme l'ont démontré MM. Arloing, Cornevin et Thomas, par un microbe anaërobie particulier qu'ils ont désigné sous le nom de *Bacterium Chauvaei*. Aussitôt après la découverte de l'atténuation des virus et des vaccins contre le choléra des poules, les trois observateurs nommés se sont mis à l'appliquer au charbon symptomatique. Après quelques efforts, ils ont élaboré une méthode qui s'est rapidement étendue dans la pratique et qui, depuis bientôt vingt ans, sert à vacciner les bovidés dans les pays où le charbon symptomatique est le plus répandu. Ce sont surtout les pays de montagnes, tels que la Suisse, les Alpes bavaroises, le Dauphiné, l'Auvergne, etc.

MM. Arloing, Cornevin et Thomas (1) préparent deux vaccins contre le charbon symptomatique d'une façon très différente de celle qui sert pour la préparation des vaccins pastoriens contre le vrai charbon. Ils prélèvent le virus dans les muscles envahis par le microbe ; ils triturent un morceau de tumeur dans un mortier en y ajoutant quelques gouttes d'eau. Le mélange est filtré à travers une mousseline et le liquide est desséché à 37° ; on obtient une poudre brune virulente. Pour la préparation des vaccins, une partie de cette poudre est mélangée avec de l'eau et soumise à une température de 100°-104° pendant sept heures. Une autre partie n'est chauffée pendant le même nombre d'heures qu'à 90°-94°. Celle-ci fournit le deuxième vaccin, tandis que la première partie constitue le premier vaccin.

Dans la pratique vaccinale, les poudres des deux vaccins sont délayées dans de l'eau bouillie et introduites dans le tissu sous-cutané des animaux que l'on veut immuniser. Le deuxième vaccin doit être injecté 8 à 12 jours après le premier. Les vaccins sont généralement très bien supportés par les bovidés et leur confèrent une immunité certaine et durable. Malgré quelques inconvénients, cette méthode, connue sous le nom de « méthode lyonnaise », rend de grands services et s'est maintenue dans la pratique comme la meilleure de toutes celles qui ont été proposées jusqu'à ces derniers temps. Son efficacité est prouvée par le fait que, dans la période de 1884 à 1895, sur 400.000 animaux vaccinés, la mortalité ne s'est montrée que de 1 pour 1.000.

MM. Arloing, Cornevin et Thomas pensaient que le chauffage à des températures élevées amenait une véritable atténuation du virus. MM. Leclainche et Vallée (2), qui ont, dans ces derniers temps, repris l'étude de cette question, ont démontré que cette opinion ne peut être maintenue. En réalité, les spores, après le chauffage à 90°-104°, don-

(1) *Le charbon bactérien*, Paris, 1883 ; 2e édition, 1887.
(2) *Annales de l'Institut Pasteur*, 1900. T. XIV, pp. 202 et 513.

nent naissance à des bacilles doués de leur virulence normale, entière. Seulement le chauffage, dans la préparation des vaccins lyonnais, détruit la toxine élaborée par le *Bacterium Chauvaei*; il en résulte que les spores deviennent la proie des phagocytes; c'est uniquement pour cela que l'inoculation de ces vaccins est bien supportée par les animaux. Mais toutes les spores de la poudre vaccinale ne sont pas phagocytées; celles qui sont au centre des particules solides de la poudre résistent longtemps à l'action des cellules, quelques-unes peuvent germer, produire des bacilles et donner lieu à une maladie bénigne, capable de conférer l'immunité. La germination de ces spores est encore facilitée par la présence de microbes étrangers dans les poudres vaccinales; ces microbes contribuent à ralentir la phagocytose des spores charbonneuses.

Dans la suite de leurs recherches, MM. Leclainche et Vallée ont démontré qu'il est facile de vacciner les animaux sensibles au charbon et de leur donner une immunité solide avec une seule injection préventive de culture pure du *Bacterium Chauvaei.* Ils emploient pour cela des cultures en bouillon de panse de porc (bouillon de Martin) qu'ils chauffent pendant deux heures à 70°. Les cultures, ainsi traitées et injectées en quantité de **1** à **2** c. c. à des bovidés, leur procurent une immunité d'emblée. Les auteurs cités sont persuadés que la vaccination par cette méthode pourrait être utilisée dans la grande pratique avec plus d'avantages que celle actuellement usitée. Une seule injection, au lieu de deux, réalise une grande économie et l'injection vaccinale de cultures pures préserve les animaux des accidents causés par les microbes étrangers qui se trouvent mélangés au vaccin lyonnais.

Par contre, MM. Leclainche et Vallée pensent que la vaccination par les sérums n'a pas d'avenir dans la lutte contre le charbon symptomatique et ne pourra être utilisée que dans des cas exceptionnels.

Il est évident que la méthode lyonnaise se prête aux perfectionnements et pourra même être un jour remplacée par une autre. Mais il n'est pas moins vrai qu'elle a déjà sauvé une très grande quantité d'animaux de la mort certaine par le charbon symptomatique.

VII. *Vaccinations contre le rouget des porcs.* — Le rouget des porcs est une maladie très répandue presque dans tous les pays où l'élevage de ces animaux se fait sur une grande échelle. Elle est en même temps très meurtrière et on évalue que, rien qu'en France, elle tue chaque année au moins 100.000 porcs valant plus de cinq millions de francs. Malheureusement, le rouget des porcs est souvent confondu par les éleveurs avec d'autres épizooties et surtout avec la pneumoentérite des porcs. Cette confusion a été souvent la cause de grandes pertes pour l'agriculture.

Bientôt après que les vaccinations contre le charbon entrèrent dans la pratique vétérinaire, Pasteur (1), aidé par Thuillier, se mit à étudier le rouget des porcs qui faisait de grands ravages dans la Vaucluse. Ces savants ne tardèrent pas à découvrir, dans un tout petit bacille, capable de pousser en culture pure dans du bouillon nutritif, la vraie cause de la maladie. Guidé par le résultat de ses travaux antérieurs, Pasteur entreprit avec son collaborateur des recherches minutieuses sur le renforcement et l'atténuation de la virulence du bacille du rouget des porcs, ce qui les amena à l'élaboration d'une méthode de vaccination capable de protéger sûrement les porcs contre la maladie. Suivant l'exemple des vaccinations charbonneuses, Pasteur et Thuillier préparèrent deux vaccins contre le rouget, dont le premier était plus atténué que le deuxième. Les bacilles de ces deux vaccins étaient cultivés dans du bouillon et expédiés dans des tubes tout à fait pareils à ceux que l'on emploie pour les vaccins charbonneux.

Les vaccins sont par eux-mêmes inoffensifs et capables de communiquer aux porcs inoculés une immunité assez durable pour être utilisée dans la pratique. Comme les jeunes porcs sont moins sensibles au rouget que les adultes, on préfère généralement vacciner des porcelets de deux à quatre mois. La vaccination se fait en deux fois. Le premier vaccin doit être inoculé sous la peau, à la face interne de la cuisse droite, à la dose de un huitième de centimètre cube ; le second vaccin est inoculé de la même façon, douze à quinze jours plus tard, à la cuisse gauche. L'immunité, consécutive à ces vaccinations, demande environ deux semaines pour s'établir complètement.

Malgré tous les avantages de la méthode pastorienne, les vaccinations contre le rouget des porcs ne se sont pas étendues autant qu'on pouvait le prévoir et c'est plutôt à l'étranger qu'en France qu'elles sont répandues. Il suffit de jeter un coup d'œil sur les chiffres statistiques pour s'en convaincre. Depuis l'introduction des vaccinations pastoriennes en 1884 jusqu'au 1er janvier 1900, il a été vacciné en France en tout 428.746 porcs, tandis qu'à l'étranger, où les vaccinations ont été introduites quelques années plus tard, la quantité des

(1) *Comptes rendus de l'Acad. d. Sciences*, 1883. T. XCVII, p. 1163.

porcs vaccinés s'est élevée à 4.819.387. De ce nombre, la plus grande majorité (4.194.191) ont été vaccinés en Hongrie. Les pertes, parmi les animaux vaccinés, sont insignifiantes (1,68 %), en comparaison de la mortalité des porcs non vaccinés qui atteint en moyenne 20 %.

Les causes de la faible extension des vaccinations des porcs en France sont diverses. Dans beaucoup de pays, l'élevage se fait en de trop petites proportions pour permettre l'intervention du vétérinaire et les dépenses que nécessitent les vaccinations. D'un autre côté, on ne peut pas nier que la méthode pastorienne présente quelques inconvénients dans la pratique. L'introduction de bacilles vivants, quoique atténués, peut servir quelquefois à répandre les germes infectieux, surtout dans les cas, rares il est vrai, où les porcs vaccinés prennent une maladie chronique. Les vaccins pastoriens doivent donc être évités dans des régions où le rouget ne s'est pas encore répandu. Leur application dans des pays déjà infectés présente cet autre inconvénient que l'immunité, pour s'établir, demande un temps assez long, ce qui permet au microbe de tuer un grand nombre de porcs, avant que les vaccins leur aient donné l'immunité.

Il est tout naturel que, dans de pareilles conditions, on ait essayé de remplacer la méthode pastorienne par une autre qui présenterait moins de risques. Aussi depuis la découverte des bases de la sérothérapie, plusieurs savants ont cherché à l'appliquer au rouget des porcs. MM. Emmerich et Mastbaum (1) ont démontré les premiers que le sang des lapins, immunisés avec des bacilles de cette maladie, acquiert une propriété préventive très manifeste. Ils ont même essayé de tirer de leurs recherches des applications pour la pratique. Mais c'est surtout à M. Lorenz (2), vétérinaire à Darmstadt, que l'on doit les premières applications pratiques de cette méthode. Il prépara des sérums préventifs, en injectant des bacilles du rouget à des lapins et à des porcs et fit la démonstration que l'inoculation de ces sérums, combinée avec celle des bacilles vivants, conféraient à des porcs une immunité suffisante et qui s'établissait aussitôt après l'introduction du sérum. D'après la méthode de M. Lorenz, il fallait avant tout faire une injection préventive de sérum ; quelques jours (3-5) après, on devait la faire suivre d'une inoculation de bacilles vivants, provenant du

(1) *Archiv für Hygiene*, 1891, p. 275.

(2) *Deutsche thierärztliche Wochenschrift*, 1893. T. I, pp. 41, 85 ; *Centralbl. f. Bakteriol.* 1893. T. XIII, p. 357 ; *Deutsche Zeitschrift f. Thiermedicin.*, 1894. T. XX, p. 1.

rouget atténué, connu en Allemagne sous le nom de « Backsteinblattern ». Environ deux semaines plus tard, il fallait injecter encore une fois les mêmes bacilles, mais en quantité double. Cette méthode exigeait donc trois injections vaccinales, au lieu de deux d'après la méthode pastorienne. Elle revenait plus chère que cette dernière, mais comme elle présentait certains avantages indéniables, on essaya de l'introduire dans la pratique vétérinaire. Seulement, comme elle était beaucoup trop compliquée, on chercha à la simplifier. MM. Voges et Schütz obtinrent bientôt, par des procédés restés secrets, un sérum plus actif, enfin M. Leclainche (1) de Toulouse, après avoir démontré que le cheval est l'animal de choix pour la production d'un sérum très actif, réussit à élaborer une méthode de vaccinations aussi simple qu'efficace. Il lui a donné le nom de « séro-vaccinations ». La première inoculation est faite avec un mélange de sérum spécifique et de culture de bacilles vivants et virulents. Cette inoculation est très bien supportée par les porcs en toutes conditions et peut être faite sans tenir compte de l'âge des animaux. L'immunité s'établit aussitôt après l'injection du mélange, mais elle n'est pas assez durable pour suffire dans la pratique. C'est pourquoi M. Leclainche fait suivre la première injection d'une seconde qui se fait dix à douze jours plus tard et consiste en une inoculation d'un demi c. c. du virus pur. Cette nouvelle méthode a surtout l'avantage d'enrayer presque immédiatement la mortalité dans une porcherie infectée et de supprimer les accidents chroniques que l'on observe quelquefois après les vaccinations pastoriennes.

M. Leclainche (2) a appliqué sa méthode de séro-vaccinations déjà sur plus de cinq mille porcs de tout âge. « Elle s'est montrée d'une efficacité constante et d'une innocuité absolue », et « pas un cas de rouget n'a été constaté sur des porcs ayant reçu les deux vaccins ». A la suite de ces faits, M. Leclainche espère que sa méthode se répandra bientôt dans la pratique générale, pour être utilisée dans tous les cas où la méthode pastorienne ne se montrera pas suffisante.

Comme toutes les méthodes nouvelles pour vacciner les porcs contre le rouget, ont pour base la préparation de sérums capables d'empêcher l'effet pathogène des bacilles, la question de la détermination du pouvoir préventif de ces sérums présente une importance considérable. Au début, on se contentait de quelques évaluations approximati-

(1) *Revue vétérinaire*, 1900, 1er juin.
(2) *Ibid.* 1901, mars.

ves, mais plus tard la nécessité d'avoir une mesure plus précise s'est fait sentir. M. Leclainche est persuadé que, de tous les animaux de laboratoire, capables de servir pour ces expériences, il n'y a que le pigeon qui puisse avantageusement remplir ce rôle; très sensible au virus de passage, il est tué par le bacille dans un délai régulier; le rouget chronique, si gênant chez le lapin et même chez le porc, ne se rencontre chez le pigeon que dans des cas tout à fait exceptionnels. M. Leclainche fait ses essais en inoculant dans les muscles pectoraux du pigeon des mélanges de sérum et de culture virulente. Le pigeon reçoit 1 c. c. d'une culture d'un virus de passage, mélangé avec des quantités variables de sérum. Le sérum est apte à vacciner les porcs quand les pigeons résistent à l'injection d'un mélange de 1/2 c. c. de sérum avec 1 c. c. d'un virus qui tue les pigeons témoins en 60 à 72 heures.

A l'Institut de thérapie expérimentale de Francfort, on se sert d'une méthode différente, élaborée par M. Marx (1). Elle consiste en injections, sous la peau de souris grises, de doses progressives du sérum dont on veut établir la valeur. Vingt-quatre heures après, on introduit la culture virulente du bacille du rouget des porcs dans le péritoine des mêmes souris. Le virus est choisi de telle façon que les souris témoins meurent en 72 heures environ. M. Marx trouve que cette méthode donne des résultats beaucoup plus constants et plus précis que n'importe quelle autre; cette opinion est confirmée à Höchst par la fabrique des sérums, la plus considérable de l'Allemagne.

VIII. *Vaccinations contre la péripneumonie des bovidés.* — Cette maladie infectieuse est un des plus redoutables ennemis de l'espèce bovine. Très contagieuse, elle s'est répandue de l'Europe centrale non seulement dans tous les autres pays de ce continent, mais a passé en Afrique, en Amérique et sur presque toutes les autres parties du globe. Le virus de cette affection a été découvert dans l'exsudation séreuse des poumons hépatisés bien avant la période microbiologique des sciences médicales.

Le docteur Willems de Harselt, qui a fait une étude expérimentale remarquable pour l'époque (il y a plus d'un demi-siècle), a établi tout d'abord la grande virulence de la sérosité pulmonaire; il a bien vu que les effets de l'inoculation du virus variaient beaucoup suivant le

(1) *Deutsche thierärztliche Wochenschrift*, 1901, n° 6.

siège de l'inoculation ; au niveau du tronc ou de l'encolure, ils sont le plus souvent mortels ; à la périphérie, à la partie inférieure des membres, à l'extrémité des oreilles ou de la queue, l'inoculation ne produit ordinairement qu'une tuméfaction inflammatoire peu étendue, résorbée en quelques semaines ; consécutivement, l'animal est réfractaire à la maladie naturelle. Willems en conclut qu'on pouvait vacciner contre la péripneumonie en inoculant à la queue la sérosité virulente du poumon. L'inoculation willemsienne est entrée depuis 50 ans dans la pratique courante.

Pour effectuer un grand nombre de vaccinations, il fallait avoir à sa disposition une quantité suffisante de virus ; c'est donc vers ce point que l'on a d'abord dirigé les recherches. On prélevait la sérosité dans les poumons hépatisés des animaux mortellement atteints et on l'inoculait aux bovidés neufs aussi rapidement que possible, de façon à éviter la contamination du liquide. En effet la sérosité pulmonaire renferme souvent des germes étrangers capables de se multiplier rapidement, et, de fait, elle se putréfie très vite. Pasteur a montré comment il était possible de remédier à ces inconvénients, par un procédé très simple, capable de procurer une grande quantité de virus dans des conditions de pureté aussi grande que possible. Il suffit pour cela d'inoculer sous la peau d'un veau sevré, en arrière de l'épaule, un peu de virus péripneumonique. Il se fait au point d'inoculation, dans le tissu cellulaire, une exsudation abondante de sérosité virulente ; on peut ainsi recueillir de grandes quantités de virus pur.

Dans quelques pays, comme en Allemagne et en Australie, on a créé des Instituts où l'on produit, par cette méthode, la sérosité virulente nécessaire pour les inoculations.

Le virus doit être inoculé à l'extrémité de la queue des animaux que l'on veut immuniser, parce que, à cet endroit, la température est relativement basse et le tissu conjonctif dense et peu abondant. L'inoculation se fait à la lancette ou à la seringue de Pravaz. La vaccination est généralement bien supportée, malgré les phénomènes de réaction qui se manifestent environ deux semaines après l'introduction du virus. Il se produit alors un mouvement fébrile et une tuméfaction au point d'inoculation qui ne tardent pas à rétrograder pour disparaître complètement.

L'immunité, conférée par la méthode de Willems, est solide et durable (pendant un ou deux ans et même davantage), ce qui explique son grand succès auprès des éleveurs et des vétérinaires. Les accidents qu'elle provoque sont rares et la mortalité ne dépasse pas un pour cent.

Malgré tous ces avantages, il était utile de rechercher une méthode nouvelle, permettant de faire de grandes provisions de virus d'une activité suffisante, toujours égale et de pouvoir le préparer dans des conditions de pureté irréprochable. Ce but a été atteint grâce à la découverte du microbe de la péripneumonie que nous devons à MM. Roux et Nocard (1). Avec la collaboration de MM. Borrel, Salimbeni et Dujardin-Beaumetz, ils ont réussi à mettre en évidence et à isoler ce microbe, le plus petit de tous les êtres vivants connus. Les premiers pas dans ces recherches ont été très pénibles, mais plus tard ils sont arrivés à cultiver le microbe de la péripneumonie sur des milieux liquides et solides : bouillon de Martin (préparé avec la panse de porc) ou gélose additionnés d'une certaine quantité (environ 5 %) de sérum frais de bœuf. Le séro-bouillon, ensemencé avec de la sérosité pneumonique pure, permet une culture peu abondante qui se trouble très légèrement et renferme des microbes si petits qu'il est impossible de les distinguer individuellement. On ne les voit que réunis en amas irréguliers. La petitesse de ce microbe s'accuse par la facilité avec laquelle il passe à travers le filtre de Berkfeld et même à travers certaines bougies de Chamberland (F). Cette particularité permet d'obtenir facilement le virus pur, ce qui est très important pour l'isolement du microbe.

Une fois en possession de cultures pures du microbe de la péripneumonie, MM. Nocard et Roux ont essayé de s'en servir pour la pratique des vaccinations. Ils ont établi que leur microbe est capable de produire la péripneumonie typique lorsqu'il est inoculé dans des régions appropriées du corps des bovidés. Mais, inoculé sous la peau ou dans le tissu dermique de la queue, il ne produit qu'une maladie bénigne et passagère qui assure l'immunité tout aussi bien que l'inoculation de la sérosité virulente. On comprend, dans ces conditions, que les cultures pures peuvent être beaucoup plus avantageusement employées dans la grande pratique des vaccinations, que la méthode willemsienne, car il est facile d'avoir de grandes quantités de cultures et de les préparer sans la moindre impureté. Il est facile de prévoir que la nouvelle méthode remplacera bientôt l'ancienne qui a déjà rendu

(1) *Annales de l'Institut Pasteur*, 1898. T XII, p. 240. *Cinquantenaire de la Société de Biologie*, 1899, p. 440. Dujardin-Beaumetz. *Le microbe de la péripneumonie.* Thèse de Paris, 1900.

de très grands services à l'agriculture. Jusqu'à présent, on a fait des essais de vaccination avec des cultures pures dans plusieurs régions de la France et les résultats signalés sont tout à fait favorables. L'Institut Pasteur et l'Ecole d'Alfort ont déjà distribué aux vétérinaires plus de 5.000 doses vaccinales de culture ; l'action préventive de ces inoculations a été au moins égale à celle des inoculations willemsiennes ; les accidents consécutifs aux inoculations ont été réduits dans la proportion de 20 à 1 (1).

Le sérum des animaux hyperimmunisés contre la péripneumonie possède une action *préventive* très nette, mais trop peu accusée et trop peu durable pour qu'on puisse en tirer parti dans la pratique ; il a aussi une action *curative* permettant d'enrayer la marche envahissante d'un engorgement péripneumonique ; mais il faut intervenir de bonne heure, avant l'apparition de la fièvre et injecter de grandes quantités de sérum.

L'inoculation d'un mélange de virus et de sérum ne produit aucun engorgement ; mais il ne donne pas d'immunité ; l'animal reste aussi sensible que les témoins à l'inoculation du virus pur.

IX. *Vaccinations contre la fièvre typhoïde.* — Dans les paragraphes précédents il a été surtout question des vaccinations des animaux domestiques contre plusieurs maladies infectieuses. Les données, recueillies à ce sujet, se distinguent par une grande précision, car il est facile d'appliquer aux animaux la méthode expérimentale la plus rigoureuse. Il en est autrement pour l'homme. Dans l'impossibilité de le soumettre à l'épreuve expérimentale, on est obligé de se contenter de la seule observation, contrôlée par les renseignements statistiques. Malgré cela l'expérience de plus de cent ans a suffi pour établir la grande utilité des vaccinations contre la variole par le virus du cow-pox, inoffensif pour l'homme. Dans l'exemple des vaccinations antirabiques, il s'agit d'injections à l'homme de virus affaiblis d'abord et de virus virulents ensuite ; mais ici il est question de préserver l'organisme humain déjà infecté et qui très souvent se trouve dans la période d'inoculation de la rage. On comprendra facilement qu'on hésite à inoculer à l'homme des virus même affaiblis, surtout lorsqu'il ne s'agit pas

(1) En 1884, on a pratiqué, dans le département des Basses-Pyrénées, l'inoculation willemsienne sur 1.354 bovidés ; de ce nombre, 10 sont morts, 45 ont perdu la queue plus ou moins complètement. En 1901, dans le même département, 2.800 bovidés ont été inoculés avec des cultures pures, 1 seul est mort, 9 ont eu des chutes de queue.

de cas tout à fait exceptionnels, comme dans la prévention contre la rage. Il n'y a donc que peu d'exemples, dans lesquels on applique à l'homme des méthodes de vaccination par les microbes. Ces injections ont été tentées pour la première fois par M. Ferran (1) contre le choléra asiatique. Après avoir réussi à vacciner des cobayes contre la septicémie cholérique expérimentale, le savant espagnol a essayé d'inoculer des vibrions du choléra dans le tissu sous-cutané de l'homme, pensant le vacciner contre le vrai choléra. Il a pu établir de cette façon que l'injection des vibrions vivants sous la peau ne provoque jamais de symptômes cholériques. Elle est suivie de réaction générale sous forme de fièvre, de courbature, d'inflammation au point d'inoculation, en un mot de phénomènes peu graves et passagers. Encouragé par ces premiers résultats, M. Ferran, profitant de l'explosion du choléra dans la province de Valence, injecta à plus de 20.000 personnes des cultures vivantes du vibrion de Koch. Les résultats, publiés par lui, n'ont pas pu fournir de preuve réelle de la possibilité de conférer l'immunité contre le choléra intestinal avec ces injections sous la peau. Plus tard M. Haffkine (2) a modifié dans une certaine mesure la méthode primitive de M. Ferran, car, au lieu de vibrions vivants, il injectait des cultures vibrioniennes, tuées par la chaleur ou par les antiseptiques. Pendant l'épidémie cholérique de 1892 et 1893 il essaya d'inoculer de ces vibrions tués à l'homme, également dans l'intention de vacciner contre le choléra asiatique. Plus tard il se rendit à Calcutta pour essayer sa méthode en grand ; il lui a été possible d'inoculer un grand nombre de personnes et les statistiques, recueillies par lui, lui ont semblé favorables pour le but qu'il cherchait à atteindre.

Mais les études sur la pathogénie du choléra asiatique ébranlèrent les bases de la méthode de M. Ferran. Les injections de vibrions vivants ou tués se sont bien montrés capables de vacciner les animaux contre la péritonite et la septicémie vibrionienne, mais elles ont été impuissantes à exercer une influence quelconque contre l'empoisonnement par la toxine cholérique. Lorsqu'on eut appris à provoquer chez les petits lapins le vrai choléra intestinal, on appliqua vainement la vaccination par la méthode de Ferran et par des procédés similaires pour empêcher l'éclosion de cette maladie, très comparable au choléra asiatique de l'homme. Une expérience (3), faite à l'Institut Pasteur de

(1) *L'inoculation préventive contre le choléra morbus asiatique*. Traduit de l'espagnol. Paris, 1893.

(2) *Anti-choleric Inoculations in India*, The Indian Medical Gazette, 1895, n° 1.

(3) *Annales de l'Institut Pasteur*, 1893. T. XII, p. 579.

Paris sur trois personnes, prouva aussi que deux d'entre elles, vaccinées par M. Haffkine, ne s'étaient point montrées indemnes contre la diarrhée cholériforme, provoquée par l'ingestion de vibrions cholériques. La troisième personne, qui servait de « témoin » et qui, après l'ingestion de la même culture cholérique, sans avoir jamais été « vaccinée » se comporta de même façon que les deux premières.

A la suite de toutes ces données on est arrivé à cette conclusion que pour empêcher le choléra intestinal, il faut se servir non pas de cultures vibrioniennes vivantes ou mortes, mais de sérums antitoxiques. En effet les petits lapins, vaccinés avec ces sérums, et soumis ensuite à l'infection par le virus cholérique par voie buccale, se sont montrés en grande partie vaccinés contre le choléra intestinal. Cette méthode n'a pu jusqu'à présent être appliquée à l'homme, de sorte qu'il est encore impossible de se former un jugement définitif. D'un autre côté les méthodes basées sur le principe de Ferran ont également été abandonnées et c'est pour cela que nous n'avons pas jugé nécessaire de consacrer aux vaccinations anticholériques un paragraphe spécial. Mais nous n'avons pas voulu non plus les passer sous silence, car les tentatives de vaccination de l'homme contre le choléra ont encouragé à tenter un procédé analogue contre la fièvre typhoïde.

MM. R. Pfeiffer et Kolle (1) ont les premiers inoculé à l'homme des coccobacilles typhiques, stérilisés par la chaleur. Ils ont observé que ces injections provoquent de la fièvre, une courbature assez violente, accompagnée de vertiges, de frissons et de douleur au point inoculé, sans présenter cependant la moindre gravité pour la santé. En même temps, ils ont constaté que le sérum sanguin des personnes inoculées acquérait une propriété préventive (vis-à-vis de cobayes, injectés dans le péritoine avec des doses mortelles de cultures typhiques) très manifeste et tout à fait comparable à celles qu'ils ont découverte dans le sérum des personnes guéries de fièvre typhoïde. Dans ce dernier cas, MM. Pfeiffer et Kolle ont cru reconnaître la preuve de l'état réfractaire des personnes, qu'ils avaient soumises aux injections.

Ces expériences ont été reprises par M. Wright, professeur de pathologie à Netley, et c'est grâce à ses efforts continus que la science se trouve en possession de documents très importants au sujet des inoculations préventives contre la fièvre typhoïde de l'homme. D'après la communication verbale de M. Wright, il a jusqu'à ce jour distribué

(1) *Deutsche medicin. Wochenschrift*, 1896, p. 735.

plus de 300.000 doses de son vaccin antityphique. Il prépare ce vaccin de la façon suivante (1). Le coccobacille typhique est ensemencé dans du bouillon, renfermant 1 °/₀ de peptone et soigneusement neutralisé. Les ballons de culture sont gardés à l'étuve de 37° environ, pendant deux à trois semaines, après quoi leur contenu doit être transvasé dans de grands flacons, pour être soumis au chauffage à 60°. Cette température suffit déjà pour tuer tous les coccobacilles, mais pour plus de sûreté M. Wright ajoute à ses cultures un dixième de volume d'une solution d'acide phénique ou de lysol à 5 °/₀. Le vaccin, ainsi préparé, est examiné au point de vue de sa toxicité pour le cobaye, auquel on l'injecte dans le tissu sous-cutané. M. Wright injecte à l'homme la dose de vaccin qui suffit pour tuer 100 grammes de cobaye (de poids de 250 à 300 gr.). Souvent cette dose est égale à un demi-centimètre cube, mais quelquefois il faut l'augmenter jusqu'à 1 c. c. et même 1,5 c. c.

Les inoculations se font sous la peau du flanc, ou à l'épaule. Elles sont suivies d'une élévation de température qui commence déjà deux ou trois heures après l'injection. Cette fièvre est accompagnée de courbature, de nausée et d'absence d'appétit. Quelquefois on observe même le collapsus, ce qui a amené M. Wright à faire coucher ses patients pendant quelque temps après l'injection vaccinale. En dehors de la réaction, il se produit, au point d'inoculation, une tuméfaction et de la rougeur, accompagnée de douleurs, mais tous ces symptômes disparaissent le plus souvent, déjà au bout de 48 heures.

M. Wright s'est assuré que le sérum du sang des personnes traitées par son vaccin, acquiert, au bout de quelque temps, la propriété d'agglutiner les coccobacilles typhiques dans une proportion variable, mais le plus souvent très prononcée. Il pensait même que cette propriété pouvait jusqu'à un certain point servir de mesure de l'immunité acquise contre la fièvre typhoïde. Mais ses propres recherches lui ont démontré que cette supposition ne pouvait plus être soutenue et que le pouvoir agglutinatif, valeur très variable, peut faire défaut dans plusieurs cas où l'immunité ne peut pas être niée. D'un autre côté, il est bien établi, surtout par les essais du sérum à la période qui précède les rechutes, que la propriété agglutinative peut être bien développée, malgré l'absence de l'immunité. M. Wright s'est mis alors à étudier la propriété bactéricide du sérum des personnes ayant subi

(1) Wright a. Leishman, *British medical Journal*, 1900, 20 janvier.

des injections de son vaccin. Il a inventé un procédé très ingénieux pour se rendre compte, avec la perte de temps minimum, des fluctuations de ce pouvoir des humeurs de tuer le coccobacille typhique. M. Wright a d'abord constaté que la propriété bactéricide n'est pas du tout parallèle au pouvoir agglutinatif, ce qui l'a encore renforcé dans son idée que celui-ci peut ne pas se trouver en rapport direct avec l'immunité acquise. Il a vu en outre que le pouvoir du sérum sanguin de détruire le coccobacille typhique est très variable chez des personnes vaccinées par sa méthode. Après des injections de grandes quantités de ces microbes tués, ce pouvoir peut même baisser pendant un temps très long. Au contraire, des doses moyennes ou petites du vaccin provoquent d'abord un stade négatif, pendant lequel la propriété bactéricide est très faible, et ensuite elles amènent une augmentation souvent très grande de cette propriété. M. Wright ne pense pas que le pouvoir bactéricide puisse servir de mesure de l'immunité acquise des personnes vaccinées, mais il espère que peut-être un jour on trouvera une méthode convenable d'examen du sang qui renseignera sur le degré d'immunité, conférée par la vaccination antityphique. Pour le moment la seule base, pour se faire une opinion à ce sujet, est fournie par le relevé des statistiques. Or, on sait que souvent il est très difficile de recueillir des données assez précises. C'est ainsi que pendant la guerre du sud de l'Afrique, où un cinquième des troupes anglaises, c'est-à-dire environ 50.000 personnes ont été soumises aux vaccinations par la méthode de M. Wright, ce n'est que dans quelques exemples que les renseignements statistiques peuvent être utilisés. Beaucoup de malades, atteints de fièvres légères, échappent à la statistique, car, faute de diagnostic précis, on ne sait pas s'ils doivent être rangés dans la catégorie des typhiques. Dans d'autres cas, ce sont des complications secondaires qui détournent l'attention des médecins et empêchent de poser le diagnostic convenable.

De tout l'ensemble des données sur les troupes anglaises dans le sud de l'Afrique, M. Wright considère celles qui ont été recueillies pendant le siège de Ladysmith comme les plus précises, à cause de la facilité avec laquelle on a pu enregistrer et étudier tous les cas de fièvre typhoïde, dans ces conditions d'isolement complet. Eh bien, il a été reconnu que, parmi les soldats et les officiers vaccinés, il s'est produit presque huit fois moins de cas de fièvre typhoïde que parmi les non vaccinés (1.499 cas sur 10.529 non vaccinés et 35 cas sur 1.705 vaccinés). La mortalité parmi les vaccinés a été aussi beaucoup plus faible.

La différence en faveur des vaccinations doit être en réalité encore plus grande, car parmi les non vaccinés, figurent des personnes nombreuses qui, ayant auparavant supporté une atteinte de fièvre typhoïde, n'ont pas été soumises à la vaccination.

Le témoignage de la plupart des médecins qui suivaient de près les résultats de la méthode de M. Wright, est aussi favorable aux vaccinations. Ainsi M. Henry Cayley (1) rapporte que le personnel d'un hopital de la Croix Rouge écossaise qui presque tout entier (57 personnes sur 61) avait été soumis à deux inoculations vaccinales, a échappé complètement à la fièvre typhoïde, malgré les occasions très nombreuses de contracter la maladie. Cet exemple des plus favorables est aussi instructif, parce qu'il plaide en faveur de deux vaccinations consécutives. Dans beaucoup d'autres cas, où on a dû se contenter d'une seule inoculation préventive, les résultats ont été moins brillants. D'après M. Howard Tooth, qui faisait ses observations à Blœmfontein, les vaccinations, d'après la méthode de M. Wright, doivent être considérées comme très utiles.

En dehors de l'Afrique méridionale, cette méthode a été employée sur un assez grand nombre de personnes, aux Indes anglaises, en Egypte et à Chypre. D'après les premiers relevés aux Indes, la morbidité parmi les vaccinés a été trois fois moindre que parmi les non vaccinés. Les derniers renseignements (2) accusent des résultats encore plus favorables. Ainsi à Meerut la morbidité parmi les vaccinés, en 1899 et 1900, a été onze fois plus faible que parmi les non vaccinés (2 cas de fièvre typhoïde sur 360 vaccinés et 11 cas de même maladie sur 176 non vaccinés) ; la mortalité (1 cas parmi les premiers, 6 parmi les seconds) a été 12,7 fois moindre parmi les vaccinés.

En Egypte et à Chypre, d'après les renseignements communiqués par M. Fawcet à M. Wright (3), les vaccinations ont donné encore de meilleurs résultats. Sur 2.669 personnes non vaccinées il s'est produit 68 cas de fièvre typhoïde avec 10 morts, tandis que parmi les 720 vaccinés il n'y a eu qu'un seul cas de cette maladie et ce cas unique a été suivi de mort. Mais il s'est agi ici d'une personne qui a dû subir l'inoculation vaccinale pendant la période d'incubation, car la maladie a éclaté bientôt après la vaccination. Il y aurait dans tous les cas une morbidité 17 fois moins forte parmi les vaccinés.

(1) *British medical Journal*, 1901, 12 janvier, p. 84.
(2) *The Lancet*, 1901, 9 février, p. 339.
(3) *Ibid*, 1901, 4 mai, p. 1272.

Seules quelques voix isolées ne se prononcent pas en faveur des vaccinations antityphiques, mais leur opinion n'est formulée que d'une façon indécise. Au premier rang parmi les adversaires, si toutefois on peut les nommer ainsi, il faut citer M. Washbourn (1), à cause de sa compétence en microbiologie. Médecin de l'hôpital des Yeomanry à Deelfontein, dans l'Afrique méridionale, il a observé beaucoup de cas de fièvre typhoïde et a été très frappé par la mort de deux personnes parmi les vaccinés. Mais il avoue lui-même qu'il est encore prématuré de juger la méthode de Wright et ne fournit en faveur de son attitude sceptique aucune autre donnée suffisante.

En dehors des colonies anglaises, les vaccinations contre la fièvre typhoïde ont encore été tentées en Russie par M. Wyssokowitch (2). Il a inoculé 235 soldats d'un régiment, campé à Kiew, dans lequel régnait une épidémie de fièvre typhoïde. Les vaccinations ont été pratiquées à l'aide de cultures, tuées par l'acide phénique. On ne peut pas juger de l'efficacité de la méthode, car le nombre des vaccinés a été trop faible et l'épidémie peu répandue. Toutefois il est à noter que parmi ces individus, personne n'a pris la fièvre typhoïde, tandis que sur les non vaccinés on a enregistré trois cas de cette maladie.

Les vaccinations antityphiques n'ont qu'une histoire très courte et il serait prématuré de se prononcer à leur sujet d'une façon définitive. Mais il est possible dès à présent de considérer les résultats obtenus comme encourageants pour la continuation des tentatives. Tout contribue en effet à reconnaître l'utilité des vaccinations par des cultures typhiques tuées. Les statistiques sont en général bonnes ; le danger des inoculations préventives est nul ou tout à fait insignifiant. En dehors du malaise dont nous avons parlé et qui est passager on n'a jamais observé aucune suite fâcheuse.

A ces résultats, il faut ajouter encore qu'au point de vue de la pathogénie de la fièvre typhoïde, toutes les probabilités plaident en faveur des vaccinations. Tandis que dans le choléra asiatique il s'agit d'une intoxication, venant du tube digestif, et provoquée par des produits vibrioniens, contre lesquels l'inoculation sous-cutanée des microbes ne peut avoir aucune prise, dans la fièvre typhoïde on a affaire à une véritable infection. Le microbe, quoique développé d'abord dans l'intestin grêle, se généralise dans l'économie. Grâce à des méthodes perfectionnées, on le trouve toujours, ou presque toujours, dans le sang des

(1) *British medic. Journ.*, 1900, 16 juin, p. 1456.
(2) *Gazette clinique de Botkine*, 1899, p. 1911 (en russe).

malades et sa localisation constante dans la rate en fournit une preuve réelle. Dans ces conditions, il est tout naturel de supposer que tout ce qui peut empêcher la pénétration du coccobacille typhique dans le sang et les organes internes, doit en même temps servir pour préserver l'organisme.

Il est bien entendu que la science n'a pas encore dit son dernier mot dans cette question. On arrive de plus en plus à ce résultat qu'il est nécessaire de faire deux injections au lieu d'une seule. Il est possible qu'on ait recours à quelques perfectionnements de la méthode en y joignant les injections de sérums antityphiques à titre préventif. Un avenir prochain nous apportera sans doute la solution de ces questions d'une si grande importance.

X. *Vaccinations contre la peste humaine.* — Cette maladie qui pendant si longtemps était considérée comme le plus grand fléau de l'humanité, est restée jusqu'à ces dernières années presque complètement inconnue au point de vue scientifique. Mais du moment qu'il est devenu possible d'appliquer à son étude les progrès immenses réalisés par la microbiologie, le voile épais qui cachait sa nature est tombé d'un seul coup et la science s'est trouvée en possession de moyens efficaces pour lutter contre elle. Parmi ces moyens un des rôles importants est réservé aux vaccinations préventives.

Lorsque la dernière pandémie de peste éclata à Bombay et aux Indes anglaises en général, M. Haffkine était occupé dans cette colonie à appliquer sa méthode de vaccination contre le choléra asiatique, dont nous avons parlé dans le paragraphe précédent. Au courant des résultats des recherches bactériologiques sur la peste bubonique, exécutées par M. Kitasato et surtout par M. Yersin, il s'est mis de son côté, à partir de 1896, à étudier cette maladie. Après la découverte de MM. Yersin, Borrel et Calmette (1), qui montrèrent que les animaux sensibles à la peste humaine peuvent être facilement vaccinés contre le microbe qui la provoque, M. Haffkine (2) s'est efforcé de trouver une méthode pratique de vaccination de l'homme. Il a installé un laboratoire à Bombay et, après quelques expériences préliminaires sur des lapins, il a commencé à injecter des hommes avec des cultures pures du coccobacille pesteux. Depuis 1897 jusqu'à ces derniers temps,

(1) *Annales de l'Institut Pasteur*, 1895. T. IX, p. 589.
(2) *British medical Journal*, 1897. T. II, p. 1461 ; *Indian medical Gaz.*, 1897. T. XXXII, p. 201.

il a réussi à vacciner un très grand nombre d'individus, et les résultats qu'il avait obtenus l'encouragèrent à continuer l'application de sa méthode. Le principe de celle-ci est le même que celui qui l'avait guidé dans la préparation des vaccins anticholériques et qui sert pour les vaccins contre la fièvre typhoïde. Il consiste dans l'emploi de cultures pures du microbe spécifique, tué par la chaleur. Les cultures sont faites dans de grands ballons, renfermant du bouillon peptonisé et ensemencé avec un peu de coccobacilles pesteux. On verse sur la surface du liquide un peu de beurre ou d'huile de noix de coco stérile. Dans ces conditions, le microbe pousse abondamment et produit des traînées qui s'enfoncent dans le liquide, rappelant des stalactites dans une grotte. Ce mode de développement constitue un des caractères des plus typiques du microbe de la peste humaine. Les ballons de culture sont gardés à la température de 30° environ, pendant cinq à six semaines, après quoi une quantité de corps microbiens tombent au fond, laissant échapper beaucoup de leur contenu toxique. La couche grasse de la surface permet un développement superficiel des coccobacilles qui augmentent ainsi de beaucoup la quantité de microbes dans un ballon.

Après 35 à 42 jours de développement dans ces conditions, on chauffe les cultures à 65°-70°, pendant une à trois heures, dans le but de tuer tous les microbes, pour rendre leur injection inoffensive. Pour s'assurer de l'efficacité de ce chauffage, on a soin de prélever un peu de liquide et de l'ensemencer sur un milieu approprié. Lorsque celui-ci reste stérile, le vaccin peut être employé dans la pratique. On l'injecte aux hommes adultes par 3 c. c., tandis que les femmes, les enfants et les adolescents en reçoivent 2-2,5 c. c. dans le tissu sous-cutané.

Quelques heures après l'injection du vaccin, la température monte au-dessus de la normale, pour atteindre 38°,5 à 39° et quelquefois même 40°-40°,5. Cet état fébrile continue pendant 15 à 48 heures. Il est bientôt accompagné de douleur, de rougeur et de tuméfaction au point de l'inoculation. Ces symptômes persistent pendant 3 à 5 jours. Le malaise qui suit les vaccinations est quelquefois pénible, mais ne présente aucune gravité. Ce n'est que dans des cas exceptionnels que l'on a observé la formation d'abcès, dus certainement à la contamination des vaccins par des microbes étrangers. La commission anglaise envoyée dans l'Inde pour l'étude de la peste, a assez souvent trouvé dans les ballons de culture du vaccin des microbes autres que le coccobacille pesteux, mais, sauf des exceptions très rares, ces microbes se sont montrés inoffensifs. En suivant rigoureusement les règles des méthodes de cultures pures, il ne sera pas difficile d'éviter cette complication.

M. Haffkine essaye autant que possible de revacciner une seconde fois ses patients, persuadé à juste titre que deux injections sont capables d'assurer une immunité plus certaine et plus stable qu'une seule.

On a discuté le moment à partir duquel l'immunité peut être considérée comme acquise. Les expériences très nombreuses sur des animaux de diverses espèces, ainsi que beaucoup d'observations sur l'homme concordent en ce point qu'il faut une période de plusieurs jours (5 à 8) après l'injection du vaccin pour que l'immunité se manifeste. Voilà pourquoi les cas de peste, survenus avant ce terme, ne peuvent nullement infirmer l'efficacité de la méthode.

Un grand nombre de témoignages, provenant de personnes ayant observé sur place, indiquent d'une façon presque unanime que les vaccinations de M. Haffkine protègent l'homme contre la peste. Souvent il est difficile de dresser des statistiques exactes, dans un milieu où tant de facteurs contribuent à tromper l'observateur scrupuleux. Malgré cela on a pu réunir un certain nombre de documents, capables de renseigner d'une façon assez satisfaisante. Une des meilleures statistiques a été recueillie à Damaun, possession portugaise dans l'Inde, où la peste a été importée de Bombay en 1897 et où il a été pratiqué un grand nombre de vaccinations. D'après le rapport de MM. Haffkine et Lyons (1), sur une population de 8.230 personnes, un peu plus d'un quart (2.177) ont été soumises aux vaccinations, tandis que la plus grande majorité (6.033) n'ont pas été inoculées. Parmi les premiers 36 seulement sont morts de peste, ce qui correspond à 1,6 %; tandis que, parmi les non vaccinés, cette maladie a tué 1.482 personnes, ou 24,6 %. La vaccination, d'après ces données, aurait donc quinze fois diminué la mortalité. La commission allemande (2), dont deux membres MM. Koch et Gaffky, sont allés à Damaun pour assister aux vaccinations et se rendre compte de leur efficacité, s'est prononcée en faveur de la méthode de M. Haffkine. La commission anglaise (3) a fait des réserves et a critiqué la statistique de MM. Haffkine et Lyons (qui, entre autres, attribuent tous les cas de mort, sur-

(1) *Joint report on the epidemic of Plague in lower Damaun.* Bombay, 1897.
(2) *Arbeiten aus d. Kais. Gesundheitsamte.* 1899. T. XVI, p. 331.
(3) *Indian plague commission.* 1901. Chapter IV.

venus parmi les non vaccinés, à la peste), mais en fin de compte, elle a reconnu aussi l'utilité des vaccinations à Damaun.

Les données, recueillies sur les vaccinations à Undhera, Hubli et dans plusieurs autres points des Indes anglaises, confirment les résultats de Damaun. Les statistiques, réunies dans ces endroits, sont certainement sujettes à la critique, mais le résultat dans son ensemble n'est pas moins encourageant pour la pratique des vaccinations. D'après les conclusions de la commission anglaise « les inoculations diminuent sensiblement l'éventualité des attaques de la peste parmi la population vaccinée, mais cette protection conférée contre la maladie n'est pas absolue » (*l. c.*, p. 81). On ne connaît pas encore la durée de l'immunité produite par les vaccinations de Haffkine; elle ne doit pas être bien longue, à en juger par les expériences sur les animaux, mais elle peut durer pendant plusieurs semaines, probablement même pendant quelques mois.

Les vaccinations par les cultures tuées peuvent être utiles dans certains cas, surtout lorsqu'il s'agit de limiter l'extension d'une épidémie déjà établie. La facilité de préparation du vaccin rend possible d'en obtenir en peu de temps de très grandes quantités, avec lesquelles on peut immuniser des populations de villes ou de régions entières. Mais, comme l'immunité avec cette méthode demande plusieurs jours pour se développer et comme les injections de microbes même tués peuvent être très nuisibles, pendant la période d'incubation de la peste, ou au moment qui précède l'infection, il est nécessaire de limiter les vaccinations aux personnes qui ne se trouvent pas en contact intime avec les malades, ou qui sont, dès le début, exposées à contracter la maladie (1).

MM. Lustig et Galeotti (2) ont décrit un autre procédé de préparation de vaccin antipesteux qui peut être utilisé dans le cas où il est urgent d'en avoir une grande quantité en très peu de temps. Au lieu de laisser développer les cultures pendant cinq ou six semaines, comme l'exige la méthode de M. Haffkine, les savants italiens que je viens de nommer, emploient des cultures sur gélose, qui poussent pendant deux jours seulement. Les microbes, enlevés de la surface de la gélose, sont traités par une faible solution de potasse (0,75 °/₀-1 °/₀) qui dissout les corps des coccobacilles. Ce phénomène est quel-

(1) V. Calmette, *Rapport sur les vaccinations contre la peste*. Comptes rendus du Xe Congrès international d'hygiène de Paris, 1900.

(2) *Deutsche medicin. Wochenschr.*, 1897, pp. 227 et 289.

quefois déjà terminé en 20 minutes, mais il demande souvent une heure et plus. Le contact des microbes avec l'alcali ne doit cependant jamais dépasser trois heures. La masse visqueuse que l'on obtient est traitée par l'acide acétique qui produit un précipité. Celui-ci, après être lavé, peut être employé pour les vaccinations. Injecté en grande quantité à des animaux, le produit de MM. Lustig et Galeotti provoque la nécrose, mais à faible dose il est bien supporté et confère l'immunité contre la peste. Pour l'homme il suffit d'injecter **2** à **3** milligrammes de cette substance, délayée avec de l'eau. La nucléine vaccinale des savants italiens n'a été que peu employée pour l'immunisation de l'homme aux Indes, mais on s'en sert beaucoup dans ce pays pour l'inoculer à des chevaux, dans l'intention d'obtenir un sérum antipesteux.

La sérothérapie contre la peste humaine a été inaugurée par les recherches de MM. Yersin, Borrel et Calmette (*l. c.*) qui ont démontré que les animaux, sensibles au bacille pesteux, peuvent être vaccinés et même guéris de la peste expérimentale. Depuis, la préparation des sérums antipesteux a été énergiquement poursuivie à l'Institut Pasteur sous la direction de M. Roux. Après plusieurs tentatives, dont quelques-unes ont été très encourageantes, d'autres au contraire plutôt défavorables, on a fini par obtenir un sérum qui s'est montré capable de guérir la peste déclarée et grave. Comme dans ce livre nous laissons avec intention de côté tout ce qui se rattache à la guérison, nous ne parlerons du sérum antipesteux qu'au point de vue de la prévention de la peste.

Tandis que les vaccinations par les cultures pesteuses tuées ont été principalement pratiquées aux Indes, l'immunisation avec le sérum antipesteux a été surtout employée en Europe, lors des épidémies d'Oporto en 1899 et de Glasgow en 1900. Dans tous ces cas, on s'est servi du sérum de l'Institut Pasteur, le plus actif de tous ceux préparés jusqu'à présent. C'est un sérum de chevaux traités pendant longtemps avec des cultures du bacille pesteux, et avec la toxine du même microbe. On commence par injecter des coccobacilles pesteux, tués par la chaleur (70°). Ces injections se font dans les veines, dans le but d'éviter les lésions locales qui s'observent après l'introduction des microbes sous la peau. Lorsque les chevaux ont été rendus réfractaires par le traitement avec les microbes morts, on commence à leur injecter (également dans les veines) des petites quantités de cultures vivantes. On augmente progressivement les doses de celles-ci et on finit par conférer aux animaux une immunité très forte que l'on renforce par des injections de produits de cultures filtrées à la bougie Chamberland.

MM. Calmette et Salimbeni (1) ont injecté, à titre préventif, plus de 600 personnes, menacées de contracter la peste à Oporto. C'étaient les médecins et le personnel des laboratoires d'hygiène et des services de désinfection, les pompiers qui transportaient les malades et les morts, les familles des pestiférés, les membres de la colonie française, etc. Ils injectaient à chaque sujet 5 c. c. de sérum sous la peau de l'abdomen. Ces vaccinations provoquaient dans quelques cas des éruptions d'urticaire, comme cela s'observe souvent après l'injection de toutes sortes de sérums. Parmi le nombre total, deux personnes ont pris la peste : le malheureux docteur Camera-Pestana et son assistant. Le premier succomba à la maladie, tandis que le second ne contracta qu'une maladie très bénigne. L'étude de ces 600 cas, ainsi que les expériences sur les animaux, ont démontré que l'immunité, conférée par le sérum antipesteux, s'établit immédiatement après son injection, mais n'est pas durable. Il est probable qu'elle ne dure que pendant huit, dix ou tout au plus quinze jours.

Ces résultats ont été confirmés à Glasgow. M. van Ermengem (2), qui a publié un rapport sur l'épidémie dans cette ville, mentionne que plus de 70 personnes bien portantes ont été inoculées avec le sérum ; chacune recevait 10 c. c. sous la peau du ventre. Parmi ces personnes, une a été atteinte de peste assez légère, huit jours après la vaccination, et une autre, une femme de charge, a été prise, neuf jours après l'injection, d'un engorgement des ganglions cervicaux, déterminé par le bacille pesteux. Les deux cas se sont terminés par la guérison. Toutes les autres personnes vaccinées, malgré leur exposition constante à contracter la peste, sont restées indemnes. M. van Ermengem pense que les deux personnes, traitées avec le sérum, étaient déjà infectées au moment de la vaccination.

Le savant belge signale encore la fréquence des accidents secondaires qui se sont produits chez les personnes vaccinées à Glasgow. M. van Ermengem lui-même a été éprouvé après s'être injecté 10 c.c. de sérum à titre préventif, ce qui a donné occasion à plusieurs critiques d'attaquer l'Institut Pasteur. Voici comment s'exprime M. van Ermengem lui-même. Les accidents après les injections immunisatrices « ...

(1) *Annales de l'Institut Pasteur*, 1899. T. XIII, p. 902.
(2) *Bulletin de l'Académie r. de Belgique*. 1900, 27 octobre.

ont été très fréquents ; on les a observés 33 fois sur 72 cas. Parfois même ils ont été assez sérieux, au point de faire souffrir beaucoup les sujets et d'inquiéter leur entourage. Nous pourrions les décrire en connaissance de cause pour les avoir ressentis, mais ils ne diffèrent guère de ceux qu'on observe de temps en temps après l'injection de sérum antidiphtérique et ils se dissipent, comme eux, sans laisser la moindre trace » (*l. c.*, p. 18).

Malgré ces accidents et la nécessité de renouveler souvent (tous les dix ou quinze jours) les injections préventives de sérum, elles sont tout indiquées dans plusieurs circonstances. Elles peuvent être d'une grande utilité à bord des navires infectés ou dans les lazarets (comme dans le cas qui est survenu au Frioul, à la suite de l'arrivée à Marseille de chauffeurs arabes atteints de peste), dans les docks, entrepôts et magasins où se trouvent des marchandises contaminées. Elles doivent aussi être employées pour vacciner l'entourage immédiat des pestiférés dans les hôpitaux et dans les habitations privées. En un mot, les vaccinations par le sérum, grâce à leur pouvoir de conférer une immunité très rapide, doivent être pratiquées partout où il y a danger plus ou moins immédiat et imminent. Dans ces conditions, elles sont d'une très grande utilité pour localiser la maladie.

Les méthodes de vaccination contre la peste, employées jusqu'à ce jour, sont capables d'être perfectionnées. MM. Calmette et Salimbeni (*l. c.*) ont déjà annoncé des expériences sur les animaux, entreprises pour étudier l'effet d'une méthode combinée de vaccinations avec le sérum antipesteux et des cultures tuées du bacille de la peste. Mais même dans leur état actuel, les procédés pour préserver l'organisme contre cette maladie méritent d'être considérés comme un grand bienfait pour l'humanité.

XI. *Vaccinations contre le tétanos.* — Le tétanos n'est pas une maladie contagieuse comme la peste, ni capable comme elle d'extension sous forme d'épidémies. Il constitue cependant une affection très redoutable, contre laquelle tous les moyens thérapeutiques ne sont que d'un effet très limité. C'est une raison de plus pour attirer toute l'attention des médecins et des vétérinaires sur la prévention du tétanos par des injections vaccinales.

Le tétanos est une maladie dans laquelle l'intoxication joue un rôle tout à fait prédominant. Les bacilles tétaniques ne se développent, au point où ils se sont introduits dans l'organisme, que favorisés par des circonstances adjuvantes, telles que la pullulation d'autres microbes. Le microbe du tétanos ne se reproduit que péniblement, sans se généraliser dans l'organisme. Mais le poison qu'il sécrète suffit pour produire une intoxication très grave qui aboutit le plus souvent à la mort. Dans certains pays, le tétanos, consécutif à divers traumatismes, est très fréquent chez l'homme et chez plusieurs animaux domestiques, tels que le cheval, l'âne, le porc, etc.

Ce n'est qu'après la découverte d'une bonne méthode d'immunisation contre le tétanos par MM. v. Behring et Kitasato qu'il a été possible de songer à l'application pratique des vaccinations antitétaniques. Ces savants ont démontré que la toxine tétanique, traitée par le trichlorure d'iode, s'affaiblit dans son action toxique et se transforme en bon vaccin. MM. Roux et Vaillard ont trouvé de leur côté que l'addition de la solution iodo-iodurée de Lugol au poison du tétanos rend celui-ci susceptible de vacciner toutes sortes d'animaux sensibles. Il a été constaté plus tard que, même avec de la toxine tétanique active, modifiée, on peut encore aboutir à de bons résultats, lorsqu'on a soin d'injecter le poison avec un grand ménagement.

Mais ce ne sont pas ces vaccins, provenant de cultures tétaniques, qui se sont répandus dans la pratique. C'est avec des sérums antitétaniques que l'on obtient les meilleurs résultats. Après la découverte de MM. v. Behring et Kitasato du pouvoir du sérum des animaux, immunisés contre le tétanos, de neutraliser l'action du poison tétanique, des expériences très nombreuses ont été faites sur le même sujet. Il a été possible, en traitant des chevaux par de grandes quantités de toxine tétanique, d'obtenir des sérums spécifiques d'une activité extraordinaire. Ainsi plusieurs sérums sont capables de préserver des souris contre la dose mortelle du poison tétanique, si on leur injecte une quantité de sérum égale à un milliardième de leur poids.

Des sérums de cette force préservent les animaux domestiques contre le tétanos. On sait que beaucoup d'opérations sur les chevaux, moutons, boucs, porcs et autres espèces de mammifères, sont très souvent suivies d'un tétanos, mortel dans la grande majorité des cas. Ce sont notamment la castration, l'amputation de la queue, l'ablation de champignons ou de tumeurs, l'opération de la cryptorchidie ou des hernies, etc., qui se compliquent souvent de tétanos. D'autre part, le tétanos apparaît fréquemment sur des chevaux atteints de traumatismes du pied ou de la région inférieure des membres, clous de rue, piqûres de maréchal, seimes, atteintes, etc..

Dans le but de remédier à cet état de choses, M. Nocard (1) a distribué aux vétérinaires près de 70 litres de sérum antitétanique pour être employé à titre préventif. La plupart des animaux traités (chevaux, ânes, mulets, taureaux, béliers, agneaux, porcs) ont reçu 2 injections de sérum à 10-12 jours d'intervalle, soit 20 c. c. pour les grands animaux et 6-10 c.c. pour les moutons et les porcs. Sur 3.088 animaux qui ont reçu la première injection de sérum aussitôt après l'opération, pas un seul n'a pris le tétanos. Sur 400 animaux qui n'ont reçu la première injection que plus tard, 1-4 jours et plus après le traumatisme accidentel dont ils avaient été victimes, un seul cheval, traité cinq jours après l'accident (piqûre de maréchal) a été pris de tétanos bénin; mais il ne tarda pas à guérir. Dans les mêmes localités où les résultats de la vaccination ont été si brillants, il s'est produit 314 cas de tétanos grave et mortel parmi les animaux opérés ou blessés, mais non soumis au traitement par le sérum.

Il est facile de concevoir qu'en présence de ces faits, la pratique des vaccinations préventives des animaux contre le tétanos se soit rapidement répandue parmi les vétérinaires. Les demandes de sérum antitétanique à l'Institut Pasteur de Paris pour l'usage vétérinaire augmentent tous les ans dans une forte proportion. Ainsi en 1896, on n'en a expédié que 1.511 flacons de 10 c. c. ; en 1898, le nombre est monté à 24.959 flacons; en 1900, il a dépassé 43.000.

L'efficacité du sérum antitétanique, employé à titre préventif, ne peut plus être mise en doute. Seulement il ne faut pas oublier que son injection ne dispense pas du traitement des plaies. Celles-ci doivent être soumises à un nettoyage antiseptique rigoureux. Les corps étrangers doivent être soigneusement extraits, car autrement la présence prolongée des spores tétaniques pourrait provoquer le tétanos tardif, après la disparition de l'immunité passagère due au sérum.

Les injections préventives de sérum antitétanique à des hommes exposés à contracter le tétanos, commencent aussi à se répandre. Il arrive souvent que des bicyclistes, en tombant, se font des blessures qui sont souillées par du crottin de cheval ou d'autres matières capables de renfermer des spores tétaniques. Dans ces cas, comme dans beaucoup d'autres exemples de traumatismes, la vaccination avec le sérum antitétanique est tout indiquée. Aussi il arrive de temps en

(1) *Bulletin de l'Académie de Médecine*, 1895. T. XXXIV, 22 octobre p. 407; *ibid.* 1897. T. XXXVIII. 27 juillet, p. 109. *Comptes rendus du XII*e *Congrès International de Médecine à Moscou*, 1897. T. VII, p. 244.

temps à l'Institut Pasteur des personnes blessées, qui demandent une injection de sérum à titre préventif. Plusieurs médecins et chirurgiens ont pris aussi l'habitude de vacciner ceux de leurs malades dont les plaies ont été souillées par de la terre ou du fumier. Tous les cas de ce traitement qui sont à notre connaissance, ont été suivis de très bons résultats.

XII. *Vaccinations contre la diphtérie.*— Cette question a été beaucoup discutée depuis la découverte du sérum antidiphtérique et son introduction dans la pratique courante. Surtout dans les premières années après le commencement de l'emploi de ce sérum, il a été publié un grand nombre de travaux pour et contre son application dans le traitement préventif contre la diphtérie. Plus tard, les polémiques se sont apaisées et actuellement il n'y a qu'un très petit nombre de voix qui continuent à s'élever contre les vaccinations antidiphtériques.

Le sérum contre la diphtérie a été découvert en 1890 par M. v. Behring en collaboration avec M. Kitasato ; ces savants ont prouvé son action neutralisante vis-à-vis de la toxine diphtérique chez les animaux de laboratoire. Quelque temps après, M. v. Behring commença à l'appliquer pour le traitement de la diphtérie, mais les premiers résultats étaient loin d'être suffisants. M. v. Behring a reconnu qu'il fallait se trouver en possession de sérums beaucoup plus actifs et c'est alors qu'avec M. Ehrlich, à l'Institut pour les maladies infectieuses à Berlin, il se mit à l'étude de ce problème. En collaborant avec plusieurs savants parmi lesquels je dois citer MM. Wernicke, Wassermann et Kossel, il réussit à obtenir des résultats beaucoup plus encourageants pour ce qui concerne la force antitoxique des sérums et leur effet thérapeutique chez les enfants, atteints de diphtérie.

En même temps, M. Roux se mit à étudier la même question à Paris, aidé par MM. L. Martin et Chaillou. Ils préparèrent des sérums très actifs pour l'époque et en firent une application très efficace sur plus de 300 diphtériques.

A partir de 1894, le sérum a commencé à se répandre dans tous les pays et c'est alors que l'on tenta de l'appliquer pour protéger les enfants bien portants, qui se trouvaient particulièrement exposés à la contagion.

Comme il fallait avoir de grandes provisions de sérum antidiphtérique, on le préparait en injectant à des chevaux, des doses répétées de la toxine élaborée par le bacille de la diphtérie. Les sérums ainsi obtenus étaient d'abord essayés dans leurs effets préventif, antitoxique et curatif sur des cobayes, animaux très sensibles à la diphtérie. On s'est bientôt trouvé devant la nécessité de trouver quelque moyen pour mesurer la force des sérums. MM. v. Behring et Wernicke se sont d'abord arrêtés sur la quantité de grammes de cobaye qui peuvent être préservés par 1 gramme de sérum. Plus tard, M. v. Behring (1) a introduit la notion du « sérum normal » c'est-à-dire d'un sérum, dont 0,1 c. c., mélangé avec dix doses mortelles de toxine diphtérique, est capable d'empêcher tout symptôme morbide chez un cobaye pesant 300 à 400 grammes. M. Ehrlich (2) a complété cette méthode de la façon suivante : des tubes, renfermant chacun dix doses mortelles d'une toxine étalon sont mélangés avec différentes quantités de sérum. Tous ces mélanges sont amenés au même volume de 4 c. c. avec la solution physiologique de chlorure de sodium et aussitôt injectés sous la peau de plusieurs cobayes. Si c'est 0,1 c. c. de sérum qui neutralise complètement les dix doses mortelles de toxine, le sérum conserve sa dénomination de sérum normal ; dans le cas où 0,05 c. c. suffisent déjà pour amener le même résultat, le sérum est désigné comme sérum normal double. Lorsque 0,001 c. c. remplissent la même fonction, il s'agit d'un sérum normal centuple, etc. Un centimètre cube de sérum normal (c'est-à-dire capable de neutraliser 100 doses mortelles de toxine étalon) constitue une « unité immunisante » (Immunisirungseinheit) J. E. de M. Ehrlich. Comme il a été reconnu que les toxines, même conservées dans les meilleures conditions, perdent plus ou moins de leur pouvoir toxique, M. Ehrlich a modifié sa méthode d'évaluation des sérums. Il se sert d'un sérum antidiphtérique étalon, conservé à l'état sec et beaucoup plus constant que les toxines. On prépare donc des solutions du sérum étalon et on lui compare le ou les sérums dont on veut déterminer la force. M. Ehrlich a donné des indications détaillées sur la façon dont il faut agir pour obtenir des résultats précis.

A l'Institut Pasteur, on a adopté la méthode de M. Ehrlich, mais on y ajoute une autre épreuve destinée à apprécier le pouvoir des sérums antidiphtériques, méthode qui se rattache à l'ancien procédé de M. v. Behring. On injecte des doses diverses du sérum à examiner sous la peau de cobayes, et 24 heures après, on les éprouve avec une quantité de

(1) *Deutsche medic. Wochenschr.*, 1893, p. 390.

(2) Ehrlich, Kossel u. Wassermann *Deutsche med. Wochenschr.*, 1894. p. 353; Ehrlich, *Klinisches Iahrbuch*, 1897. T. VI.

bacilles diphtériques vivants, mortelle pour les témoins en 30 heures. On détermine ainsi la propriété préventive de sérum par rapport au poids de l'animal. Ainsi un sérum actif à 1/100000, a le pouvoir d'empêcher la maladie mortelle avec une quantité égale à 1/100000 du poids de cobaye inoculé. On pensait au début que le pouvoir préventif, mesuré de cette façon, était proportionnel à la propriété antitoxique déterminée d'après la méthode de M. Ehrlich. Mais comme les renseignements fournis par ces deux procédés se distinguaient souvent dans une forte mesure, on s'est mis à l'Institut Pasteur à examiner tous les sérums destinés à la pratique par les deux méthodes. Il en est résulté cette notion, formulée par M. Roux (1) dans son rapport communiqué au Congrès international d'hygiène, tenu à Paris en 1900, qu'un sérum possédant un très fort pouvoir préventif (vis-à-vis du bacille diphtérique vivant), peut n'être que faiblement antitoxique et inversement. Ce résultat s'explique par le fait que les sérums antidiphtériques sont des humeurs très complexes, renfermant plusieurs propriétés superposées dont la puissance est très variable. M. Marx (2), de l'Institut de Francfort-sur-Mein, a essayé d'infirmer les conclusions de M. Roux en se basant sur des expériences faites sur des cobayes et des lapins, auxquels il injectait le sérum antidiphtérique dans le péritoine et dans les veines. Il voulait éviter ainsi d'introduire ce sérum sous la peau, car, dans ces conditions, la résorption de l'antitoxine doit se faire d'une façon très irrégulière. Dans les expériences de M. Marx ainsi exécutées, le pouvoir préventif s'est montré toujours parallèle à la propriété antitoxique des sérums, d'où il conclut à l'inexactitude de l'opinion de M. Roux. Mais il ne faut pas oublier que celle-ci a été fondée sur des expériences dans lesquelles l'antitoxine avait été injectée dans le tissu sous-cutané, avant la toxine ou le bacille diphtérique ou en même temps qu'eux. Dans ces conditions, le pouvoir préventif s'est montré souvent tout à fait disproportionné avec la propriété antitoxique. Ce fait a été observé avec une telle précision qu'il est impossible de le nier. Or, il est incontestable que les conditions des expériences sur lesquelles s'appuie M. Roux correspondent beaucoup plus à celles qui sont réalisées dans les vaccinations de l'homme contre la diphtérie que les conditions des expériences de M. Marx. Dans ces vaccinations, on injecte du sérum antidiphtérique

(1) *Comptes rendus du Xe Congrès international d'hygiène et de démographie*, Paris, 1900.

(2) *Zeitschrift f. Hygiene*, 1901. T. XXXVIII, p. 372.

sous la peau des personnes que l'on veut préserver contre l'action du bacille de la diphtérie.

Dans l'intention d'aboutir à l'unification des méthodes de mensuration des sérums dans tous les pays, le Congrès international d'hygiène, réuni à Madrid en 1898, a nommé une commission spéciale qui devait résoudre ce problème. Mais lorsque le Congrès s'est de nouveau réuni à Paris en 1900, la tâche n'avait pas encore été remplie. Les représentants des diverses méthodes ont échangé leurs idées, mais, en appliquant le même procédé, les résultats obtenus dans plusieurs endroits et par plusieurs observateurs ont présenté des différences trop grandes pour que l'on ait pu s'entendre. Il est évident qu'on est ici devant un problème très compliqué. Les sérums sont éprouvés à l'aide d'êtres vivants qui sont loin de présenter la constance de réactifs chimiques. Peut-être les conditions d'élevage et les races des mêmes animaux dans les différents pays sont-elles déjà suffisantes pour expliquer la divergence des résultats obtenus. Dans tous les cas, l'unification de la mesure des sérums n'a pas été obtenue jusqu'à présent et il est difficile de prévoir le moment où on arrivera à de meilleurs résultats.

De tout ceci, on peut tirer cette conclusion que la tendance à arriver à une précision trop rigoureuse dans l'évaluation de la force des sérums a été exagérée. Il faut chercher à obtenir des résultats aussi bons que possible dans l'application des sérums antidiphtériques et, pour cela, il faut injecter des quantités plus fortes que celles qui peuvent être indiquées par une méthode de mensuration quelconque. C'est la règle que l'on cherche autant que possible à appliquer à l'Institut Pasteur.

Pour ce qui concerne la vaccination contre la diphtérie des personnes bien portantes, mais particulièrement exposées à la contagion, cette question doit être considérée comme résolue dans le sens positif.

Dès les premières tentatives de guérison de la diphtérie par le sérum spécifique, on s'est vu dans la nécessité de préserver contre cette maladie des enfants qui se trouvaient en contact avec les malades. On leur injectait de petites quantités de sérum à titre préventif. Les premiers résultats communiqués par M. Roux en 1894 au Congrès de Budapest étant très encourageants, on a essayé de répandre les vaccinations par le sérum antidiphtérique autant que possible. Déjà, en 1895, on a réuni des chiffres assez considérables, de sorte que MM. Torday (1) à Budapest, Karth (2) à Brême et Rubens (3) à Gelsenkirchen, purent publier des statistiques nombreuses et favorables. Mais, quelque temps après, il est survenu un cas mortel dans la famille d'un médecin berlinois bien connu, M. Langerhans (4), et cet événement a soulevé des polémiques violentes et une véritable campagne contre le sérum antidiphtérique. Le fils de M. Langerhans, un garçon de deux ans, bien portant, a été inoculé avec une petite dose (1,2 c. c.) de ce sérum et a succombé peu de temps après (environ un quart d'heure) avec des symptômes de suffocation. L'autopsie, faite par M. Strassmann (5), a révélé comme cause de la mort la suffocation à la suite de l'aspiration des aliments dans les voies respiratoires pendant l'acte du vomissement. L'examen du sérum employé par M. Langerhans ne révéla ni son action toxique sur les animaux, ni aucune contamination par des microbes. Rien n'y fit ; on persista à accuser le sérum de la mort de l'enfant et on a voulu démontrer à tout prix que son emploi dans la pratique humaine était très dangereux. Faisant chorus avec l'opinion surexcitée, M. Gottstein (6) a publié un réquisitoire contre les vaccinations par le sérum antidiphtérique. Il a réuni dans la littérature des deux mondes en tout quatre cas où la mort est survenue quelque temps après l'injection de ce sérum chez des enfants indemnes de diphtérie. Il suffit de lire la description de ces cas pour se convaincre que la mort ne peut en aucune façon être attribuée au sérum et qu'elle s'explique beaucoup plus facilement par l'action funeste du streptocoque, cause des affections non diphtériques des enfants morts.

La faiblesse de ce réquisitoire a dû contribuer beaucoup à l'apaisement des esprits, et déjà en septembre de la même année 1896, M. C. Fränkel (7), dans un rapport présenté à l'Association allemande de l'hygiène publique, a pu donner un aperçu de l'état de la question des vaccinations contre la diphtérie, concluant en faveur de l'emploi du sérum spécifique. « D'après toutes les données recueillies — résume M. Fränkel — il est à peine possible de douter de la valeur

(1) *Deutsche med. Wochenschr.* 1875, p. 408.
(2) *Ibid.*, pp. 426, 443, 464.
(3) *Ibid.*, p. 758.
(4) *Berliner klin. Wochenschr.* 1896, p. 602.
(5) *Ibid.*, p. 516.
(6) *Therapeutische Monatshefte.* 1896, p. 269.
(7) *Deutsche Vierteljahrsschrift f. öffentliche Gesundheitspflege* 1897. T. XXIX, Heft. I.

de l'immunisation par le sérum, de sorte que nous pouvons bien dire avec certitude que nous nous trouvons sur le bon chemin qui nous conduira à des résultats considérables et importants. » Cette opinion si favorable a été due en grande partie aux essais de vaccinations faits dans le service clinique de M. Heubner, à Berlin (1). Au commencement, on se contentait d'injecter à titre préventif le sérum antidiphtérique aux malades qui se trouvaient au voisinage immédiat des enfants atteints de diphtérie; mais à la suite des résultats obtenus par ce procédé, on s'est décidé (à partir de janvier 1896) à vacciner tous les enfants qui entraient dans le service. Pendant la première période, il est encore survenu quelques cas de diphtérie, contractée à l'hôpital, tandis qu'à partir du moment où les vaccinations furent introduites d'une façon systématique et générale, il ne s'est produit aucun nouveau cas.

L'état indemne des enfants vaccinés s'est maintenu pendant 3 à 4 semaines. Après ce laps de temps, quelques-uns ont pris la diphtérie. Mais il a suffi d'introduire la revaccination au bout de cette période pour qu'il ne se produise plus aucun cas de diphtérie dans le service de M. Heubner. Des résultats aussi précis et tout aussi favorables ont été obtenus dans la section des enfants atteints de scarlatine.

La quantité de sérum injecté a été variable, mais le plus souvent elle était de 1 c. c., renfermant de 200 à 250 I. E. (unités immunisantes d'Ehrlich). Le sérum s'est montré toujours inoffensif, sauf des cas d'érythèmes plus ou moins étendus. Sur 460 injections, ces exanthèmes se sont produits 20 fois, c'est-à-dire dans 4,34 °/₀. La quantité de sérum injecté n'a pas été proportionnelle à la fréquence de cette complication. D'après les chiffres communiqués par M. Löhr, les doses les plus fortes de sérum employé n'ont pas provoqué plus souvent les exanthèmes que les quantités minimes. Ainsi, 117 injections de 1 c. c. seulement, ont été suivies dans 5 cas de ces érythèmes, ce qui correspond à 4,27 °/₀. L'espérance de diminuer la fréquence des exanthèmes en diminuant la quantité de sérum injecté ne s'est donc pas réalisée. Ce fait vient à l'appui de la conclusion que nous avons formulée à propos de l'exagération dans la mensuration des sérums. S'il pouvait être établi que des petites quantités de sérum, riches en antitoxine, amèneraient moins souvent les éruptions cutanées que des doses plus fortes, il y aurait certainement un grand avantage

(1) V. le rapport de M. Lœhr, dans *Jahrbuch für Kinderheilkunde*, 1896. T. XLIII, p. 67.

à se servir pour les vaccinations de sérums renfermant une très grande quantité d'unités immunisantes. Peut-être même des sérums, ayant un fort pouvoir antimicrobien, sans être très antitoxiques, pourraient-ils rendre de plus grands services dans le traitement préventif. Des recherches ultérieures, entreprises dans cette direction, peuvent seules nous renseigner sur ce sujet.

En 1896, les vaccinations dans le service de M. Heubner ont été supprimées, mais la réapparition de la diphtérie a obligé à les reprendre en 1897 (1). Cinq cents enfants ont été vaccinés chacun avec 200 unités immunisantes. A la suite, il ne s'est produit aucun cas de diphtérie. Les éruptions ont été rares et légères.

L'extension de plus en plus grande de l'emploi du sérum antidiphtérique, pour guérir la maladie éclatée, a amené aussi un développement plus considérable de son usage comme moyen préventif. Ainsi, dans les pays où la diphtérie est endémique, les vaccinations par le sérum se font en grande proportion. En Russie, qui est un des grands foyers de cette maladie, on pratique beaucoup de vaccinations par le sérum antidiphtérique.

Au Congrès des médecins russes à Kasan, réuni en 1896, M. Vissotsky a communiqué les résultats de 2.185 vaccinations qui donnèrent une morbidité de 1,3 %, qui doit être considérée comme très faible. Le pédiâtre russe bien connu, M. Rauchfuss (2), qui cite ces chiffres, a réuni plusieurs autres données sur les injections préventives de sérum antidiphtérique, suivies de bons résultats. Dans le gouvernement de Woronech, d'après les renseignements de M. Ouspensky (3), sur 738 vaccinés, la diphtérie s'est produite chez 2,2 %, ce qui doit encore être considéré comme un résultat favorable, surtout si l'on tient compte de la grande extension de la diphtérie dans ce pays. En Podolie, sur 537 enfants vaccinés en 1895, il ne s'est produit que quatre cas de diphtérie, soit une morbidité de 0,74 %. Dans le gouvernement de Kherson, un des grands foyers diphtériques en Russie méridionale, les résultats semblent moins bons : sur 453 enfants inoculés préventivement, 21 ont pris la maladie (soit 4,6 %), dont 5 ont succombé. Mais si l'on étudie cette statistique de plus près (4), on voit que ces résultats sont loin d'être défavorables. Les

(1) V. Slawyk, *Deutsche medicin. Wochenschr.* 1898, p. 35.

(2) *Les progrès dans l'application du sérum antidiphtérique.* St-Pétersbourg, 1898, p. 105 (en russe).

(3) *Wratch,* 1900, p 1178 (en russe).

(4) *Chronique médicale du gouvernement de Kherson* 1896, nº 5, p. 160 (en russe).

inoculations préventives n'ont été faites qu'une seule fois, avec des doses assez faibles, et cependant un grand nombre des cas de diphtérie ne se sont manifestés que tardivement, même plus de 9 mois après les injections. Or, il est bien établi que celles-ci, quoique bien efficaces, ne produisent leur action que pendant un temps très court, quelques semaines tout au plus. Sur les 5 cas mortels, 4 se sont produits 2,4 1/2, 6 et 9 1/2 mois après les inoculations préventives. Il est impossible de les considérer comme preuves de l'inefficacité du sérum. Le cinquième cas est le seul survenu peu de temps (15 jours) après l'injection. Mais dans cet exemple, il n'a été injecté que 150 unités immunisantes.

L'étude détaillée des autres exemples d'inoculations antidiphtériques dans le gouvernement de Kherson, aboutit à un résultat des plus favorables. Ainsi, sur 90 enfants inoculés par M. Wecker (1) dans le district d'Elisabetgrad, pas un seul n'a pris la diphtérie, « ce qui est d'autant plus remarquable qu'au moment des inoculations, il s'est produit dans les mêmes familles 14 cas de diphtérie et que les chances de contamination ont été considérables ».

Récemment, à propos de l'éclosion d'une forte épidémie à Paris, la question des vaccinations par le sérum a été de nouveau soulevée et discutée sérieusement à la Société médicale des hôpitaux et à celle de pédiatrie. MM. Voisin et Guinon (2) ont communiqué l'histoire d'une épidémie de service à la Salpêtrière dans le service des enfants idiots « contre laquelle la sérothérapie préventive fut d'une efficacité remarquable et d'une innocuité absolue ». Le sérum a été injecté aux enfants de plus de 10 ans par 10 c. c. et aux autres par 6 c. c. Cette mesure a amené le ralentissement, puis la cessation de l'épidémie. L'immunité, après une seule injection, a duré deux à trois semaines et les quelques cas de diphtérie parmi les vaccinés se sont distingués par leur grande bénignité. Les érythèmes et autres complications postvaccinales ont été insignifiantes, de sorte que l'emploi préventif du sérum s'est pleinement justifié. Quelques voix, parmi les médecins qui ont pris part à la discussion, se sont élevées contre les vaccinations antidiphtériques ; on a même encore une fois rappelé le cas de l'enfant Langerhans qui certainement n'est pas mort à cause du sérum. Il est vrai que, dans des familles où l'on peut très soigneusement observer les enfants et intervenir aux premiers symp-

(1) *Ibid.* 1896, n° 19, p. 743.

(2) *Bulletin et Mémoires de la Soc. méd. des Hôpitaux de Paris.* 1901, p. 585.

tômes de la diphtérie, les injections vaccinales peuvent être évitées. Mais dans la pratique, ces conditions favorables sont rarement réalisées et alors il est de grande utilité d'empêcher l'éclosion de la maladie à l'aide du sérum.

M. Netter (1) a communiqué à la Société de pédiatrie le relevé de 32.484 observations d'injections prophylactiques du sérum antidiphtérique. Sur ce nombre, on a noté 192 cas dans lesquels la diphtérie a éclaté, malgré la vaccination, ce qui correspond à 0,6 °/₀ d'échecs. Mais on a compté tous les cas de maladie survenus jusqu'à 30 jours après l'injection. Or, l'immunité est souvent moins durable et 20 jours et même quelquefois 15 jours après la vaccination, elle peut disparaître plus ou moins complètement.

M. Netter lui-même pratique largement les vaccinations antidiphtériques. Il a l'habitude de proposer aux parents, ou l'inoculation préventive d'emblée, ou l'examen bactériologique préventif des gorges des enfants non encore atteints. Il considère le premier procédé comme préférable. D'après les dernières données qu'il a bien voulu me communiquer, sur 152 enfants (répartis en 50 familles), dont 99 subirent les inoculations préventives, aucun n'a pris la diphtérie ; tandis que sur 39 autres familles dont les enfants n'ont pas été inoculés, il s'est produit 52 cas de diphtérie, avec 10 morts. Beaucoup de praticiens, à Paris, se sont également prononcés en faveur des vaccinations par le sérum et la Société de pédiatrie, dans sa séance du 11 juin 1901, a terminé la discussion de cette question en formulant le vœu suivant : « La Société de pédiatrie, affirmant que les inoculations préventives ne présentent aucun danger sérieux et confèrent l'immunité dans des proportions considérables pendant quelques semaines, en recommande l'emploi dans les agglomérations d'enfants et les familles où une surveillance scientifique ne peut être exercée ».

La grande quantité de matériaux réunis sur cette question ne laisse pas de doute sur l'efficacité réelle de la vaccination par le sérum antidiphtérique.

L'aperçu que nous venons de donner au lecteur, des résultats obtenus par les vaccinations dans douze maladies de l'homme et des animaux n'a pas la prétention de lui servir de guide détaillé dans la pratique préventive. Nous avons voulu seulement concentrer dans un

(1) *Bulletin de la Soc. de Pédiatrie de Paris.* 1901, mai et juin.

chapitre les principales données sur cette question si importante, pour certifier tout le progrès qui a été réalisé jusqu'à ce jour et montrer en même temps que l'étude scientifique de l'immunité se lie d'une façon tout intime à l'application pratique. Il est évident que le chemin est loin d'avoir été parcouru jusqu'au but terminal, car il y a encore un grand nombre de maladies infectieuses, pour lesquelles les vaccinations ne peuvent être employées. Mais il est non moins certain que la voie qui a mené à tant de résultats importants et utiles, doit être suivie dans l'étude des problèmes qui n'ont pas pu être résolus jusqu'à présent.

CHAPITRE XVI

APERÇU HISTORIQUE DES CONNAISSANCES SUR L'IMMUNITÉ

Procédés des peuples sauvages pour les vaccinations contre le venin des serpents et contre la péripneumonie des bovidés. — Variolisation et vaccination contre la variole. — Découverte de l'atténuation des virus et des vaccinations avec des microbes atténués. — Théorie de l'épuisement du milieu comme cause de l'immunité acquise. — Théorie des substances qui empêchent la pullulation des microbes dans l'organisme réfractaire. — Théorie localiste de l'immunité. — Théorie de l'adaptation des cellules de l'organisme immunisé.

Observations sur la présence des microbes dans les globules blancs. — Histoire de la phagocytose et de la théorie des phagocytes. — Nombreuses attaques contre cette théorie. — Théorie de la propriété bactéricide des humeurs. — Théorie du pouvoir antitoxique des humeurs. — Destruction extracellulaire des microbes. — Analogie entre la bactériolyse et l'hémolyse. — Théorie des chaînes latérales.

Progrès de la théorie des phagocytes. — Essais pour la concilier avec la théorie humorale. — Phase actuelle de la question de l'immunité.

Comme la préservation contre les maladies est une question des plus importantes parmi celles qui préoccupent l'humanité, il est tout naturel qu'on lui ait consacré la plus grande attention dès les temps les plus reculés. Nous voyons donc des peuples primitifs, des gens du commun, des médecins, des législateurs et jusqu'aux savants des plus raffinés contribuer à la solution du problème de l'immunité contre les empoisonnements et les infections.

La science historique ne révélera jamais les premières sources de nos connaissances sur cette question, tellement elles sont reculées. La grande extension de plusieurs procédés pour préserver l'homme et le bétail de quelques maladies prouve bien que l'origine de cette pratique date de bien longtemps.

La fréquence des serpents venimeux dans beaucoup de pays a inspiré la peur de ces animaux et celle-ci a dû amener à rechercher quelque méthode pour lutter contre l'empoisonnement après la morsure. Aussi constate-t-on que beaucoup de peuples primitifs se servent de différents procédés pour immuniser l'organisme contre l'action du venin. Le colonel portugais M. de Serpa-Pinto (1) raconte, dans une lettre adressée à d'Abbadie, la méthode par laquelle il a été vacciné par les Vatuas, indigènes de la côte orientale d'Afrique. Ces sauvages extraient le poison des serpents et en préparent, au moyen de substances végétales, une pâte gluante très brune qu'ils introduisent dans des incisions faites à la peau. Cette opération est très douloureuse et est suivie d'un gonflement qui dure toute une semaine. Les Vatuas affirment que ce procédé confère une immunité certaine contre le venin. M. de Serpa-Pinto n'a jamais été mordu par un serpent, mais, peu de temps après avoir été vacciné, il a été piqué aux îles Seychelles par un scorpion sans éprouver aucun mal. Ce résultat confirme l'assertion des Vatuas, car il est établi que le vaccin contre le venin des serpents est aussi efficace contre la morsure des scorpions. Le fait qu'après avoir été piqué par un autre scorpion dix ans plus tard, M. de Serpa-Pinto a été si malade que, pendant huit jours, il a cru qu'il allait mourir ou au moins perdre un bras, démontre qu'il ne jouissait pas d'immunité naturelle. L'innocuité de la première piqûre doit donc être attribuée à la vaccination dont l'effet avait complètement disparu au bout de dix ans.

Une autre pratique vaccinale des peuples primitifs se rapporte à la péripneumonie des bovidés. M. de Rochebrune (2) signale parmi les Maures et les Pouls de la Sénégambie « une habitude, dont l'origine se perd dans la nuit des temps » et qui consiste à inoculer à leurs troupeaux de bœufs le virus de la péripneumonie épizootique. « La pointe d'un couteau de forme primitive ou celle d'un poignard est plongée dans le poumon d'un bœuf mort de l'affection, et une incision permettant de faire pénétrer le virus sous la peau des animaux bien portants est pratiquée dans la région sus-nasale. L'expérience a démontré tout l'avantage de cette opération préventive. »

En Europe, les vaccinations des bœufs avec le virus de la péripneumonie sont certainement connues depuis plus d'un siècle, car, dans une brochure publiée à Berne en 1773 (3), il est question de l' « inoculation » des bovidés comme moyen d'empêcher la maladie en Angleterre et en Hollande, maladie contre laquelle on a reconnu l'impuissance des remèdes.

(1) *Comptes rendus de l'Académie des Sciences*, 1896. T. CXXII, p. 441.
(2) *Ibid.*, 1885. T. C, p. 659.
(3) Cette brochure a été reproduite dans le *Recueil de médecine vétérinaire*, 1886, p. 624.

L'inoculation du virus variolique à des hommes sains qui rentre dans la même catégorie que l'inoculation du virus péripneumonique à des bovidés bien portants, est aussi une pratique très répandue et très ancienne. Les Chinois (1) affirment qu'ils connaissent depuis le commencement du onzième siècle le procédé d'immuniser contre la variole. Chez eux, comme chez les Siamois, on introduit la matière des croûtes varioliques dans les narines. En Perse, la variolisation est pratiquée par les chirurgiens et les employés des établissements de bains qui introduisent, par les éraflures de la peau, les croûtes pulvérisées. Les Achantis inoculent le virus variolique en sept endroits, aux bras et aux jambes. D'après le récit de Timoni, médecin grec exerçant à Constantinople dans la première moitié du dix-huitième siècle, les Circassiens et les Géorgiens, préoccupés de conserver la beauté de leurs filles, les piquaient, à différents endroits de la peau, avec des aiguilles chargées de virus variolique. Il est connu de tout le monde que c'est de Constantinople que Lady Montague importa en Europe, à la même époque (1721), « la méthode grecque » qui consistait dans l'inoculation du contenu de pustules varioliques, dans le but de produire une variole bénigne et de préserver les personnes vaccinées de la variole grave et dangereuse. Cette pratique s'est beaucoup répandue en Europe pendant la seconde moitié du dix-huitième siècle; mais comme elle n'était pas sans présenter de sérieux inconvénients, on essaya de les éviter par l'emploi de toutes sortes de médicaments. Mais comme ceux-ci se montraient entièrement inefficaces, le besoin s'est fait sentir de remplacer la variolisation par une autre méthode plus bénigne.

On affirme (2) qu'au Beloutchistan, était répandu depuis des temps immémoriaux l'usage de faire traire des vaches atteintes de cowpox par des enfants porteurs de quelques blessures aux mains. Cette pratique leur conférait l'immunité contre la variole. Il est incontestable que la notion du pouvoir vaccinant du cowpox était répandue parmi les éleveurs et les laitiers de plusieurs localités en Europe, notamment en Angleterre, en France et en Allemagne. On affirme que dans son pays natal, à Gloucestershire, Edwar Jenner a appris des paysans que le contact avec le cowpox préservait contre la variole. Très intelligent et très instruit, il s'est mis à vérifier cette opinion par la méthode

(1) Barthels, *Die Medicin der Naturvölker*. Liepzig, 1893, p. 128; Pagel, *Einführung in die Geschichte der Medicin*. Berlin, 1898, p. 313.

(2) Haeser, *Geschichte der Medicin*. 3e édition, 1881. T. II, p. 1075.

expérimentale. Après avoir démontré par un grand nombre d'expériences que l'inoculation du virus variolique à des personnes vaccinées par le cowpox restait sans résultat, il est devenu le grand propagateur de la nouvelle méthode. Il a travaillé ce sujet pendant vingt ans et ne s'est décidé à faire une publication (en 1798) qu'après avoir acquis la complète certitude de la grande utilité de la vaccination par le virus du cowpox. La découverte de Jenner souleva d'abord de grandes objections, mais bientôt sa méthode fut vérifiée en France et dans plusieurs autres pays et ne tarda pas à se répandre d'une façon tout à fait générale.

Lorsque Pasteur se mit à étudier les maladies infectieuses dans leurs rapports avec les microbes, il lui vint aussitôt l'idée de profiter de la découverte de ces êtres pathogènes pour en tirer une arme contre les infections. Il étudia l'œuvre de Jenner pour en tirer quelques indications capables de l'amener sur la bonne voie. Il fit exécuter à ses collaborateurs plusieurs séries d'expériences dans l'intention d'immuniser l'organisme contre les microbes infectieux. Et pendant ce travail laborieux et original, le hasard (1) facilita l'accomplissement de la tâche. Lorsque rentrés des vacances, en automne 1879, Pasteur et ses collaborateurs MM. Chamberland et Roux, voulurent reprendre leurs expériences sur le choléra des poules, ils constatèrent à leur grande surprise que le microbe de cette maladie, d'habitude si meurtrier, était devenu inoffensif. Les poules, ayant reçu des doses de cultures beaucoup plus que suffisantes pour amener la mort, n'en éprouvaient aucun effet. Préparé par ses connaissances antérieures et ses réflexions continuelles sur la prévention des maladies contagieuses, Pasteur devina de suite la grande portée de l'échec des inoculations avec de vieilles cultures et installa aussitôt des expériences précises sur le rôle vaccinant de ces microbes devenus inoffensifs. Ces recherches l'ont conduit à la découverte de deux grands principes : celui de l'atténuation des virus et cet autre de la propriété vaccinante des microbes atténués. Plusieurs mémoires de Pasteur (2) établissent ces lois d'une façon très précise, donnant tous les renseignements nécessaires pour contrôler et vérifier les principaux résultats. En France, cette grande découverte a été de suite admise par plusieurs savants, tandis que d'autres trouvèrent moyen de manifester leur

(1) V. Vallery-Radot, *La vie de Pasteur*. Paris, 1900, p. 427.

(2) *Comptes rendus de l'Acad. des Sciences*, 1880. T. XC, pp. 939, 952, 1030 ; T. XCI, pp. 571, 673.

scepticisme. Mais à l'étranger, il s'est produit une opposition très vive et émanant des sources les plus autorisées. On ne voulait reconnaître ni la possibilité d'atténuer les virus, ni celle de conférer l'immunité à des animaux. La bactéridie charbonneuse, disait-on, pouvait être cultivée pendant très longtemps sur des milieux de culture, par exemple la pomme de terre, sans perdre quoi que ce soit de son pouvoir pathogène. Donc, l'atténuation des virus n'existe pas en réalité. Des rats blancs ayant résisté à une ou à plusieurs inoculations du bacille charbonneux peuvent mourir à une inoculation ultérieure par le même microbe. Donc, il n'y a pas d'immunité acquise, etc. Les lois découvertes par Pasteur présentent une si grande importance sous tous les rapports que des travaux très nombreux ont été exécutés pour vérifier leur exactitude et la lutte n'a pas été bien longue. Au bout de peu d'années, il a été reconnu universellement que l'atténuation des virus, aussi bien que la vaccination par les microbes atténués, sont des réalités qui désormais ne peuvent être niées d'aucune façon et qui doivent passer dans le domaine des vérités définitivement acquises.

On s'est donc mis à étendre les nouvelles conquêtes aux autres maladies infectieuses. Pasteur, MM. Chamberland et Roux se sont appliqués à élaborer une méthode pour vacciner des animaux contre le charbon et contre le virus rabique ; Pasteur et Thuillier ont étendu les recherches dans cette voie au rouget des porcs. De plusieurs autres côtés, on s'est mis aussi à chercher des vaccins. Toussaint a fait des tentatives, parfois couronnées de succès, pour immuniser des animaux contre le charbon à l'aide de sang charbonneux chauffé. MM. Arloing, Cornevin et Thomas sont arrivés à vacciner les bovidés contre le charbon symptomatique. M. Lœffler a, le premier en Allemagne, démontré que les lapins guéris de la maladie provoquée par le bacille de la septicémie des souris, acquièrent une immunité contre ce microbe. Nous n'avons pas besoin de citer d'autres exemples, tellement ils sont devenus nombreux et unanimement confirmatifs.

Après les premiers pas dans cette nouvelle voie, Pasteur et ses collaborateurs se sont mis à appliquer les connaissances acquises à la préparation de vaccins capables de donner des résultats pratiques. Les deux vaccins anticharbonneux et les deux vaccins contre le rouget des porcs ont été le fruit de ces tentatives. Ici encore des objections nombreuses ont été soulevées contre ces découvertes. Les moutons, auxquels on donne des quantités énormes de bactéridies, peuvent mourir du charbon malgré les deux vaccins pastoriens. De là, on a voulu conclure que ces vaccins ne doivent pas être employés dans la pratique pour préserver les moutons contre la fièvre charbonneuse. Les résultats des expériences faites en grand sur plusieurs points du globe ont démontré l'inexactitude de ces objections et cette question aussi est considérée comme définitivement résolue.

Une telle quantité de travaux répondant à des besoins des plus urgents, n'était pas favorable pour les recherches sur le mécanisme de cette immunité qui s'était dévoilée d'une façon si merveilleuse. Malgré cela, Pasteur s'est appliqué à résoudre ce problème autant qu'il lui a été possible dans les conditions où il exécutait ses investigations. Il a supposé que l'immunité acquise est le résultat de l'impossibilité pour un microbe pathogène de végéter dans un milieu où il se développait auparavant. Lorsque le microbe du choléra des poules provoque chez quelques individus une maladie non mortelle, quoique grave, ou bien lorsque le microbe atténué produit un simple malaise passager, dans les deux cas, il vit dans les humeurs et les tissus de l'animal. Cette vie est possible à la suite de l'absorption de certaines substances nutritives. Une fois consommées, ces substances ne se renouvellent pas de sitôt et l'organisme vacciné devient par conséquent incapable de nourrir le microbe une seconde ou une troisième fois. Pour appuyer cette vue de l'esprit par des faits précis, Pasteur a fait des expériences sur les conditions du développement du microbe du choléra des poules *in vitro*. Il a filtré le bouillon de culture de ce microbe après un développement abondant pendant plusieurs jours et a ensemencé dans le liquide, devenu clair et transparent, une nouvelle semence du même microbe. Celui-ci ne poussait plus et le liquide restait toujours aussi limpide qu'auparavant. Cette absence de développement pouvait être expliquée ou par l'existence dans le liquide de quelque substance excrémentitielle, abandonnée pendant la première culture, ou bien par le manque de quelque substance indispensable pour la nutrition du microbe. Pasteur écarte la première hypothèse par l'expérience qui démontre qu'il suffit d'ajouter au liquide filtré un peu de nouvelles substances nutritives, pour que le microbe se développe de nouveau abondamment. C'est donc à l'absence de quelque élément essentiel pour la vie de celui-ci qu'il faut attribuer l'immunité des animaux vaccinés ou guéris spontanément. Voici comment s'exprime Pasteur (1) à ce sujet : « Le muscle

(1) *Comptes rendus de l'Académie des Sciences*, 1880. T. XC, p. 247.

qui a été très malade est devenu, même après guérison et réparation, en quelque sorte impuissant à cultiver le microbe, comme si ce dernier, par une culture antérieure, avait supprimé dans le muscle quelque principe que la vie n'y ramène pas et dont l'absence empêche le développement du petit organisme. Nul doute que cette explication, à laquelle les faits les plus palpables nous conduisent en ce moment, ne devienne générale, applicable à toutes les maladies virulentes. »

Cette explication a paru très probable à plusieurs savants, parmi lesquels je puis citer M. Chauveau (1) qui s'est distingué par des travaux importants sur les virus. « Selon toute vraisemblance cette séduisante théorie — dit M. Chauveau — basée sur une des plus intéressantes séries de ces expériences nettes et décisives dont M. Pasteur est coutumier, s'applique à la plupart des cas d'immunité acquise par inoculation préventive. » Seulement M. Chauveau pense qu'elle ne peut expliquer l'immunité naturelle, surtout celle des moutons algériens vis-à-vis du charbon, exemple qu'il avait étudié à plusieurs reprises. Lorsqu'il inoculait à ces animaux de fortes quantités de bactéridies, sans dépasser certaines limites, les moutons résistaient très bien ; mais les injections de doses énormes étaient presque toujours capables de vaincre l'immunité naturelle des moutons algériens et de leur donner le charbon mortel. M. Chauveau suppose que ce fait s'explique le mieux par la présence d'une substance empêchante dans le liquide sanguin, dont l'action s'épuise lorsqu'elle doit se répartir sur un très grand nombre de bactéridies. Cette opinion n'est cependant pas partagée par Pasteur (2) qui lui objecte que l'immunité naturelle doit bien se passer de cette substance empêchante, car les poules qui manifestent une résistance si grande contre le charbon prennent bien la maladie, lorsqu'on abaisse la température de leur corps. Dans ces conditions, il est inadmissible de supposer la disparition d'une substance empêchante sous l'influence du froid.

Cette polémique, dès la naissance des théories sur l'immunité, nous montre déjà que, dès le début, le problème s'est présenté comme très complexe et que, pour l'aborder d'une façon suffisante, il a fallu, autant que possible, multiplier et approfondir l'étude des phénomènes qui accompagnent la résistance de l'organisme vis-à-vis des microbes pathogènes. Aussi M. Chauveau (3) n'a-t-il pas tardé à entreprendre

(1) *Comptes rendus de l'Académie des Sciences*, p. 1526.
(2) *Comptes rendus de l'Académie des Sciences*, 1880. T. XCI, p. 536.
(3) *Ibid.*, p. 680.

des expériences sur le sort des bactéridies, injectées dans les vaisseaux sanguins des moutons algériens. Il a vu que ces microbes disparaissent du sang déjà au bout de quelques heures, mais se trouvent accumulés dans le poumon, la rate et quelques autres viscères. Là ils deviennent incapables de se reproduire et ne tardent pas à disparaître complètement chez les individus réfractaires, gênés par les substances empêchantes du liquide sanguin.

Les deux théories que nous venons d'esquisser ont ce point commun qu'elles attribuent l'immunité naturelle ou acquise à des propriétés humorales et purement passives. D'après l'une d'elles, c'est l'appauvrissement des liquides de l'organisme qui empêche le développement des microbes pathogènes, tandis que d'après l'autre c'est au contraire la présence de quelque poison bactérien qui détermine le même résultat. Pour appuyer sa théorie sur une base expérimentale, Pasteur invoque ses tentatives d'ensemencement dans des milieux de culture épuisés par le développement antérieur du même microbe, éliminant pour ainsi dire l'influence active de l'organisme. Il est vrai que, pour expliquer l'immunité naturelle, il fait jouer un rôle à la « constitution » et à la « résistance vitale », l'interprétant comme le faisait déjà Naegeli, dans le sens d'une concurrence entre les parasites et les cellules de l'organisme pour l'oxygène et les substances nutritives.

Se rattachant à ce point de vue, un élève de Naegeli, M. Hans Buchner (1), a essayé de se rendre compte d'une façon plus précise des conditions dans lesquelles s'établit l'immunité acquise contre les maladies infectieuses. Il développa dans plusieurs publications sa théorie, qui se résume dans la propriété de l'organisme de renforcer la résistance locale des organes à l'aide de la réaction inflammatoire. Le point de départ de cette théorie localiste constitue la thèse que chaque microbe pathogène n'est capable de manifester son action pathogène que lorsqu'il parvient dans l'organe particulier où il est capable de vivre et de se maintenir. Ainsi le pneumocoque ne pourrait vivre que dans les poumons, le vibrion cholérique que dans les intestins, etc. Chaque fois qu'un microbe pathogène se localise dans son organe de prédilection, il se produit une réaction inflammatoire qui a pour résultat le renforcement des éléments vivants de l'organe en question. L'inflammation est donc considérée par M. Buchner comme

(1) *Die Naegeli'sche Theorie d. Infectionskrankheiten.* Leipzig, 1877, *Eine neue Theorie über Erziel. v. Immunität.* München, 1883.

une réaction salutaire, qui agit non pas directement sur la cause morbide, mais par l'intermédiaire des cellules spécifiques des organes. Cette théorie de l'immunité a conduit M. Buchner à proposer le traitement arsénical comme remède contre les maladies microbiennes, car, de tous les médicaments, l'arsenic est celui qui est capable de provoquer la plus forte réaction inflammatoire.

Un autre savant allemand, M. P. Grawitz (1), proposa aussi une théorie de l'immunité acquise, d'après laquelle une première atteinte d'une maladie infectieuse provoque « l'adaptation des cellules au pouvoir d'assimilation énergique des champignons ». Cette adaptation renforcée se transmet aux descendants des cellules qui l'ont acquise et c'est pour cela que l'immunité peut persister pendant des mois et même des années. M. Grawitz a voulu baser ses conceptions sur ses expériences au sujet de l'immunité acquise contre le champignon du muguet, mais M. Lœffler (2) démontra bientôt que cette base n'était pas soutenable et que l'immunité, admise par M. Grawitz, n'existait pas en réalité.

On voit que toutes les théories que nous avons sommairement rapportées, se distinguent par leur caractère vague et peu précis, ce qui n'est pas du tout étonnant, vu la connaissance très imparfaite des phénomènes qui ont lieu dans des cas de l'immunité. Il est évident que, pour se rendre compte d'une façon satisfaisante du mécanisme de la résistance de l'organisme contre les microbes pathogènes, il fallait se renseigner sur les modifications que subissent les organes et les tissus, lors de l'acquisition de l'immunité et aussi savoir ce que deviennent les microbes dans un organisme réfractaire.

Nous avons vu que M. Chauveau avait établi que les bactéridies, injectées dans les vaisseaux des moutons algériens disparaissaient de leur organisme, mais il ne pouvait rien dire sur la façon dont cette disparition se faisait dans la nature. M. Buchner admettait la résistance renforcée des organes enflammés, sans qu'il lui fût possible de préciser les phénomènes qui se passent pendant l'inflammation des tissus, envahis par les microbes pathogènes.

Indépendamment de ces vues théoriques et plutôt spéculatives sur l'immunité, il s'est accumulé, dans le bagage scientifique, des données assez précises sur le rapport de certains microbes pathogènes avec les organes et les tissus des animaux sensibles ou réfractaires. Lorsque, à

(1) *Virchow's Archiv.*, 1877. T. LXXXIV, p. 87.
(2) *Mittheilungen a. d. k., Gesundheitsamte.* 1881. T. I, p. 134.

la suite des travaux de Davaine et d'Obermeyer, l'attention des pathologistes et notamment de ceux d'entre eux qui s'occupaient d'histologie pathologique, fut attirée sur le rôle des microbes dans les maladies infectieuses, on s'occupa beaucoup de la recherche de ces organismes sur des coupes d'organes de personnes mortes de toutes sortes d'affections. On trouvait surtout des amas de cocci dans les différents organes d'individus morts de la diphtérie, de la fièvre puerpérale et des diverses pyémies. Au cours de ces travaux, on signala assez souvent la présence des microbes dans l'intérieur des globules blancs du pus et d'autres produits morbides. Parmi les premiers savants ayant fait cette observation, je dois citer M. Hayem (1) en France et MM. Birch-Hirschfeld (2), Klebs, Rindfleisch, v. Recklinghausen et Waldeyer en Allemagne. M. Klebs (3) parle de la présence des microbes, dans les maladies des plaies, à l'intérieur des globules blancs contractiles et attribue à ces cellules le rôle principal dans le transport de ces parasites dans le tissu lymphatique. M. Waldeyer (4) cite un cas de fièvre puerpérale, dans lequel les globules du pus péritonéal étaient remplis de bactéries. Des observations semblables n'étaient point rares ; elles conduisirent à une conclusion générale que les microbes rencontrent des conditions favorables dans l'intérieur des leucocytes qui peuvent contribuer à leur dissémination dans l'organisme.

Cette opinion était devenue tellement générale que lorsque M. R. Koch (5) fit chez des grenouilles, inoculées avec des bacilles charbonneux, la découverte de cellules rondes, renfermant un grand nombre de ces microbes, il n'hésita pas à conclure que les bacilles trouvent un milieu propice dans le contenu de ces éléments. Or la grenouille est, dans les conditions ordinaires, réfractaire au charbon.

Et cependant déjà en 1874 Panum (6) avait exprimé l'idée, d'une façon encore vague il est vrai, que les leucocytes pourraient bien servir à la destruction des microbes. Dans son mémoire sur le poison putride, se trouve une note qui contient la réflexion suivante : « Pour la

(1) *Comptes rendus de la Soc. de Biol.*, 1870, p. 115 ; *Gaz. hebdom. de Méd. et de Chir.*, 1871, p. 291.

(2) *Résumé dans Schmidt's Jahrbücher d. gesammten Medicin.* 1872. CLX, p. 97.

(3) *Pathologische Anatomie der Schusswunden*, 1872.

(4) *Archiv., für Gynäkologie.* 1872. T. III, p. 293.

(5) *Cohn's Beiträge zur Biologie d. Pflanzen*, 1876. T. II, p. 300.

(6) *Virchow's Archiv*, 1874. T. LX, p. 347.

solution de la question de savoir comment et dans quel endroit les bactéries communes de putréfaction peuvent disparaître, une communication intéressante de Birch-Hirschfeld me semble fournir une indication. D'après cet observateur, les microcoques, introduits dans la circulation, sont déposés dans les ganglions lymphatiques et la rate, après s'être, pour la plupart, introduits dans les globules du sang. Le fait que les bacilles vulgaires de la putréfaction meurent réellement dans l'organisme est prouvé non seulement par la circonstance qu'ils demeurent inactifs, après que le paroxysme aigu de l'intoxication putride a été heureusement surmonté, mais aussi par les importantes observations d'Eberth sur l'innocuité de l'inoculation des bactéries banales dans la cornée». Ces lignes contiennent l'indication que les globules du sang (il s'agit incontestablement de leucocytes) englobent les bactéries, introduites dans le courant sanguin, et les détruisent.

Quelques années plus tard, en 1877, M. P. Grawitz (1) fit la remarque, au sujet de ses recherches sur le parasite du muguet, que les champignons introduits dans le sang des mammifères sont saisis par les globules blancs et ainsi « soustraits au contact du liquide assimilable ». M. Gaule (2) qui, comme on le sait, cherchait à démontrer que les *Drépanidium* du sang des grenouilles ne sont autre chose que des fragments de noyaux cellulaires, transformés en « vermicules », a décrit la destruction de ces êtres dans les cellules amiboïdes de la rate. « Il m'est arrivé une fois — dit-il — d'observer un amibocyte de la rate de grenouille qui, en peu de temps, a englobé trois vermicules et qui s'est éloigné ensuite, sans laisser aucune trace à l'endroit où il se trouvait. En suivant ses mouvements, j'ai pu au début distinguer dans son contenu le corps réfringent du vermicule. Mais celui-ci a commencé à pâlir et, une demi-heure après, il était déjà complètement résorbé ». Il est incontestable que ces vermicules ne sont autre chose que des parasites (*Drépanidium*) qui n'ont aucun lien avec le noyau des cellules de grenouilles. Leur englobement, suivi de destruction, était donc un acte de défense de l'organisme, manifesté par des cellules amiboïdes de la pulpe splénique.

Dans la même année 1881, où fut publiée cette observation de M. Gaule, M. Roser (3), assistant de chirurgie, a fait paraître à Marbourg une petite brochure sur les animaux inférieurs. Dans cet opuscule, il

(1) *Virchow's Archiv.* T. LXX, p. 546 ; T. LXXXIV, p. 87.
(2) *Archiv. für Physiologie*, 1881, p. 308. Pl. V.
(3) *Beiträge zur Biologie niederster Organismen.* Marburg, 1881.

est surtout question de la possibilité de cultiver certains êtres unicellulaires dans l'urine et le lait et de l'adaptation de ces organismes aux solutions salines. A la fin d'un des paragraphes, M. Roser expose son opinion sur l'immunité, sans que ce sujet soit développé en aucune façon dans sa brochure. Voici comment il s'exprime : « L'immunité des animaux et des plantes en pleine santé repose, à mon avis, sur : 1° la teneur relative en sel de leurs humeurs ; et 2° sur la propriété de leurs cellules contractiles d'englober l'ennemi qui s'introduit » (p. 18). Comme ces thèses ont été énoncées sans aucun développement, au milieu de toutes sortes d'autres spéculations, il n'est point étonnant que les lignes que je viens de citer, ainsi que toute la brochure de M. Roser, n'aient attiré ni l'attention des zoologistes, ni des médecins. Dans les revues de ces deux sciences (*Schmidt's Jahrbücher* et le *Zoologischer Jahresbericht de la station zoologique de Naples*) elle n'a même pas été mentionnée. Il paraît que non seulement les autres biologistes et médecins n'avaient attaché aucune importance aux spéculations de M. Roser, mais que leur auteur lui-même ne leur attribua pas une grande valeur. Je tire cette conclusion de ce fait que cinq ans après sa première brochure, il en publia une seconde sur l'inflammation et la guérison (1), dans laquelle il n'applique point sa théorie de l'immunité à l'explication de ces deux phénomènes. Cette nouvelle brochure porte un caractère encore plus spéculatif que la première, et, au lieu d'essayer de mettre en rapport le rôle antiinfectieux des leucocytes avec leur migration pendant l'inflammation, M. Roser insiste sur l'indépendance fondamentale de ce phénomène de la guérison. Pour lui, l'inflammation, accompagnée de diapédèse, ne doit point être envisagée comme une réaction salutaire de l'organisme, mais comme une manifestation de la maladie. La chaleur qui s'observe dans ces conditions doit être, au moins en partie, attribuée à la production calorique des microbes infectieux.

Je dois avouer que les deux brochures de M. Roser me furent inconnues pendant toute une série d'années et c'est M. Hüppe qui attira mon attention sur elles, lorsqu'il les mentionna dans la quatrième édition de son ouvrage sur les méthodes bactériologiques (2), paru en 1889. Je suis donc arrivé à mes conclusions sur le rôle des cellules amiboïdes indépendamment du chirurgien de Marbourg et par une voie toute différente. Au début de mes recherches sur la guérison et

(1) Roser, *Ueber Entzündung und Heilung*, Leipzig 1886.
(2) *Methoden der Bacterienforschung. 4 Auflage.* Wiesbaden, 1889, p. 10.

l'immunité, j'ignorais aussi les passages des publications de Panum, de MM. Gaule et Grawitz que j'ai cités plus haut. Etudiant depuis longtemps le problème des feuillets germinatifs dans la série animale, je cherchais à me rendre compte de leur origine et de leur signification. Le rôle de l'ectoderme et de l'entoderme paraissait bien clair et le premier pouvait être facilement considéré comme le revêtement cutané des animaux polycellulaires primitifs, tandis que le second devait être envisagé comme leur organe de digestion. La découverte de la digestion intracellulaire chez beaucoup d'animaux inférieurs me fit considérer ce phénomène comme propre aux animaux ancestraux, desquels devaient dériver tous les types connus du règne animal (sauf les Protozoaires, bien entendu). C'est l'origine et le rôle du mésoderme qui paraissaient les plus obscurs. Aussi certains embryologistes supposaient-ils que ce feuillet correspondait aux organes génitaux des animaux primitifs ; d'autres le considéraient comme le prototype de l'organe de la locomotion. Mes études embryologiques et physiologiques sur les Eponges me suggérèrent l'idée que le mésoderme devait fonctionner, chez les animaux hypothétiques primitifs, comme un amas de cellules digestives, en tous points semblables à celles de l'entoderme. Cette supposition a nécessairement attiré mon attention vers la propriété qu'ont les cellules mésodermiques de saisir des corpuscules étrangers. Ce fait était déjà connu depuis longtemps. On savait que les globules blancs des Vertébrés renfermaient souvent des cellules diverses, notamment des globules rouges et blancs du sang. On savait aussi que les cellules amiboïdes sont capables d'englober des granules de matières colorantes. En faisant une injection d'indigo dans les vaisseaux de *Thétys*, M. Häckel (1) en 1858, a été surpris de retrouver les corpuscules bleus dans l'intérieur des globules sanguins amiboïdes de ce beau mollusque gastéropode. Depuis, ce fait a été confirmé par un grand nombre d'observateurs et la propriété des cellules amiboïdes de renfermer des corpuscules étrangers a été reconnue comme tout à fait générale. Mais, malgré cela, on ne considérait pas ce phénomène comme quelque chose d'analogue à la digestion. Ainsi M. Häckel (2) lui-même, à propos de ses recherches sur les Eponges calcaires, insistait sur cette interprétation que les corps étrangers pénétraient d'une façon purement passive dans l'intérieur du protoplasma visqueux.

Des observations que je fis sur les Eponges et sur certains animaux

(1) *Die Radiolarien*, Berlin, 1862.
(2) *Die Kalkschwämme*. Berlin, 1872.

pélagiques, transparents et d'organisation simple, me persuadèrent que la présence des corpuscules étrangers dans les cellules amiboïdes du mésoderme devait être attribuée à un englobement actif par ces éléments et, sous tous les rapports, se rapprochait des phénomènes de la digestion intracellulaire dans les cellules épithéliales du tube digestif de beaucoup d'animaux inférieurs. Seulement, pour bien démontrer ce fait, j'ai dû fournir des preuves expérimentales précises. Je me suis donc mis, pendant mon séjour à Messine en 1882 et 1883, à étudier le rôle des cellules amiboïdes du mésoderme, au point de vue de la digestion intracellulaire. Il m'a été facile de constater que ces éléments saisissent les corps étrangers de natures très diverses par leurs prolongements vivants et que quelques-uns parmi ces corps subissent une véritable digestion dans l'intérieur des cellules amiboïdes. Ma thèse principale, c'est-à-dire l'idée des relations intimes entre l'entoderme et le mésoderme, s'est donc trouvée pleinement confirmée.

En réfléchissant à ces choses, toutes nouvelles à cette époque, il m'est venu l'idée que la fonction digestive, si profondément enracinée dans les éléments mésodermiques, devait jouer un rôle dans beaucoup de phénomènes vitaux des animaux. En partant de ce point de vue, j'ai pu démontrer que, pendant la métamorphose si compliquée des Echinodermes, tels que les Synaptes, les cellules amiboïdes du mésoderme remplissaient un rôle dans l'atrophie de nombreux organes larvaires.

Je n'ai jamais fait d'études médicales ; mais, quelque temps avant mon départ pour Messine, j'ai entendu la lecture du *Traité de pathologie générale* de Cohnheim et j'ai été frappé par son exposé des faits et de sa théorie de l'inflammation. Les premiers, surtout la description de la diapédèse des globules blancs à travers la paroi vasculaire, me parurent d'un intérêt tout à fait capital. La théorie au contraire me sembla extrêmement vague et nébuleuse. Je me dis que l'étude comparative de l'inflammation chez des êtres inférieurs, d'une organisation simple, pourrait certainement projeter une clarté sur les phénomènes pathologiques si complexes chez les Vertébrés, même chez la grenouille qui avait servi de point de départ aux remarquables expériences de Cohnheim.

Puisque, dans l'atrophie des organes larvaires des Synaptes, le rôle essentiel est accompli par les cellules amiboïdes du mésoderme qui s'entassent et se réunissent en amas, peut-être dans les exsudats inflammatoires la richesse en globules blancs signifie-t-elle qu'ils ont à remplir une fonction très importante. Cette réflexion me suggéra l'expérience suivante : produire des blessures et introduire des échardes sous la peau d'animaux marins des plus transparents ; si ma supposition est fondée, je verrai se produire à l'endroit lésé une accumulation de cellules amiboïdes. J'ai choisi des Bipinnaires, ces grosses larves d'étoiles de mer, si fréquentes à Messine, et j'ai implanté dans leur corps des épines de rosiers. Au bout de peu de temps, ces échardes se sont trouvées entourées d'une masse de cellules amiboïdes, tout à fait comme dans l'exsudat de l'homme à la suite de l'introduction d'une épine ou d'un autre corps étranger. Tout le processus se passait sous mes yeux chez un animal transparent, ne possédant ni vaisseaux sanguins ou autres, ni système nerveux. Le premier point fut acquis. L'exsudat inflammatoire doit être considéré comme une réaction contre toutes sortes de lésions et l'exsudation est un phénomène plus primitif et plus ancien que le rôle du système nerveux et des vaisseaux dans l'inflammation.

Je savais bien que, à l'époque où je faisais mes recherches (1882), les pathologistes considéraient que l'inflammation est la conséquence sinon toujours, au moins dans le plus grand nombre de cas, de la pénétration des microbes. De là s'imposait cette conclusion que la diapédèse et l'accumulation de globules blancs dans les maladies inflammatoires devaient être considérées comme des moyens de défense de l'organisme contre les microbes et que les leucocytes servaient dans cette lutte pour dévorer et détruire les parasites. La signification de l'inflammation devenait tout d'un coup simple et claire d'après cette hypothèse. Dans le but de la vérifier, je me suis mis à faire des expériences sur des animaux inférieurs, si abondants dans le détroit de Messine, et à me renseigner sur les résultats acquis en pathologie générale et en histologie pathologique. La lecture du traité d'anatomie pathologique de M. Ziegler m'apprit que, dans ces branches de la science médicale, on avait accumulé depuis longtemps un grand nombre d'observations capables de faciliter l'acceptation de la nouvelle hypothèse sur l'inflammation et la guérison. Des données nombreuses et bien établies sur la résorption du sang extravasé, sur le sort des corpuscules colorés dans l'organisme, sur la présence des microbes dans l'intérieur des leucocytes, etc., me confirmèrent dans mon opinion.

Aussitôt après avoir réuni un certain nombre de faits et de renseignements pour appuyer mon hypothèse, j'en fis part à mon regretté ami, N. Kleinenberg, alors professeur à l'Université de Messine.

Médecin et zoologiste, il était bien préparé pour porter un jugement sur elle ; ce jugement lui fut favorable. Quelque temps plus tard, j'ai eu le grand plaisir de rencontrer le célèbre professeur R. Virchow à Messine. Je lui ai communiqué mes idées et il a bien voulu venir chez moi pour examiner les préparations de Bipinnaires et d'autres animaux inférieurs, chez lesquels j'avais provoqué des phénomènes d'inflammation sans le concours des systèmes nerveux et vasculaire. Le grand savant m'a beaucoup encouragé à continuer dans cette voie. Lorsque je lui ai exposé la réflexion que la réaction inflammatoire de la part des cellules amiboïdes ne pouvait être comprise qu'en admettant que les globules blancs fissent la chasse aux microbes et les détruisent, M. Virchow me répondit que, dans tous les cas, en pathologie, on pensait et on enseignait juste le contraire. On était d'avis que les microbes se trouvaient bien dans les leucocytes et se servaient de ces cellules comme de moyen de transport et de dissémination dans l'organisme.

Pendant mon séjour à Messine, mes recherches se bornèrent aux animaux inférieurs, mais plus tard j'ai commencé à étudier l'inflammation et les phénomènes d'infection chez les Vertébrés. Ce n'est que huit mois après avoir commencé mes recherches dans cette voie que je me suis décidé à en publier les résultats. Je les ai d'abord exposés dans un discours, prononcé à Odessa, au Congrès des naturalistes et des médecins, en 1883. Plus tard ils ont été publiés dans un article spécial, inséré dans le recueil de Claus à Vienne (1) et dans un petit travail paru dans le *Biologisches Centrabllatt* (2). J'ai cherché surtout à développer cette idée que la digestion intracellulaire des organismes unicellulaires et de beaucoup d'Invertébrés a été transmise par hérédité à des animaux supérieurs et s'est conservée dans les cellules amiboïdes d'origine mésodermique. Celles-ci, étant capables d'englober et de digérer toutes sortes d'éléments histologiques, peuvent appliquer la même propriété à la destruction des microbes. Pour appuyer cette conclusion, j'introduisais diverses bactéries dans des animaux inférieurs et je constatais leur englobement et leur destruction par les cellules amiboïdes. Mais il était évident que cette preuve ne suffisait pas. Je me suis donc mis à rechercher des maladies des petits Invertébrés assez transparents pour être étudiés directement au microscope. Les Daphnies, ces petits crustacés si nombreux et si fréquents dans l'eau douce, me fournirent une occasion favorable pour étudier

(1) *Arbeiten des zoologischen Institutes zu Wien*, 1883. T. V, p. 141.
(2) *Biologisches Centralblatt*, 1883. T. III, p. 560.

une véritable lutte qui se produit entre leurs leucocytes et les spores d'un parasite végétal du groupe des Blastomycètes. Dans des cas nombreux, les cellules amiboïdes assurent l'intégrité de l'organisme, en dévorant une quantité de ces spores et les transformant en un détritus inerte. Dans d'autres cas au contraire, ce sont les champignons qui prennent le dessus dans la lutte ; ils réussissent à germer et à vaincre la résistance des leucocytes, en se reproduisant rapidement et en tuant ces cellules avec leurs poisons. L'histoire de cette maladie et de cette lutte a été publiée dans les Archives de Virchow (1).

Quelque temps après, j'ai publié, dans le même recueil, mon travail sur la bactéridie charbonneuse (2), dans lequel je m'efforçais de démontrer que, chez les Vertébrés aussi, la pénétration des microbes pathogènes provoque une lutte acharnée avec les cellules amiboïdes.

Dans les quatre travaux que je viens de résumer, je me suis servi, pour désigner les cellules amiboïdes, capables de saisir et de digérer les microbes et d'autres éléments figurés, du terme de « phagocytes ». La théorie, basée sur cette propriété des cellules défensives, a été désignée sous le nom de « théorie des phagocytes ».

Je pensais, comme je l'ai déjà mentionné plus haut, que les faits sur la résorption et les leucocytes, accumulés dans l'histologie pathologique depuis des années, avaient suffisamment préparé les esprits à accueillir favorablement l'idée que les cellules amiboïdes sont des éléments défensifs de l'organisme, capables de lui assurer l'immunité et la guérison. Je m'étais trompé sous ce rapport. Justement c'étaient les spécialistes dans cette branche de la science qui avaient dès le début manifesté la plus vive opposition contre cette théorie.

Dans un discours, prononcé au Congrès de l'Association britannique en 1896, Lord Lister (3) a dit : « Si jamais il y a eu un chapitre romanesque en pathologie, c'est assurément celui de l'histoire du phagocytisme ». Ces mots m'encouragent à exposer devant le lecteur les traits essentiels de cette histoire.

Les deux premiers mémoires que j'avais publiés en 1883 n'ont attiré aucunement l'attention de la part du public médical. Ces travaux avaient un caractère trop zoologique pour être remarqués par des pathologistes. Mais les deux publications suivantes, dans lesquelles je trai-

(1) *Virchow's Archiv*, 1884. T. XCVI, p. 177.
(2) *Ibid.*, 1884. T. XCVII, p. 502.
(3) *British Association for the Advanc. of Science*, 1896, p 24, *Revue scientifique*, 17 octobre 1896, p. 493.

tais de la maladie des Daphnies et surtout du charbon bactéridien, ont aussitôt soulevé des critiques sévères. C'est M. Baumgarten (1), le pathologiste bien connu, qui a ouvert la bataille, en publiant une revue sur mes recherches concernant la phagocytose. Il s'est efforcé de saper les bases de la théorie et, ne se contentant pas d'arguments *a priori*, il fit faire par ses élèves une série de recherches sur le sort des microbes dans l'organisme réfractaire. Il en résulta plusieurs thèses de doctorat qui cherchaient à démolir tous les points de la théorie des phagocytes.

Plus tard, M. Baumgarten (2) a publié un long article d'ensemble, intitulé : « Zur Kritik der Metschnikoff'schen Phagocytentheorie », dans lequel, avec beaucoup de talent et d'esprit, et surtout en un style admirable, il a essayé de démolir les bases et les conclusions de la théorie des phagocytes.

Les faits précis que j'avais accumulés pendant plusieurs années, M. Baumgarten les considère comme inexacts et réfutés par les observations et les expériences de ses élèves. Les raisonnements que je donne pour justifier ma théorie sont, d'après le même critique, contraires à la logique et à la vérité. Si les phagocytes sont réellement des éléments, destinés à assurer l'intégrité de l'organisme, comment se fait-il alors que justement, lors du plus grand danger, lorsque le sang et les tissus sont envahis par les microbes, les leucocytes brillent par leur absence, se demande M. Baumgarten ? La réponse qu'il n'y a aucune prédestination dans la phagocytose et que le danger est d'autant plus grand que la réaction phagocytaire est plus faible, ce qui est en parfaite harmonie avec la loi de causalité et avec les principes de l'évolution des êtres, d'après la théorie de Darwin, n'a pas satisfait mon critique. Il dit : « Si l'interprétation que M. donne de l'activité des leucocytes apparaît plutôt comme le produit d'une riche imagination que comme résultat de l'observation objective du chercheur, il n'importe en rien, que son exposé du développement du leucocyte dans ce qu'il veut voir en lui, soit conforme aux principes de la théorie de l'évolution » (p. 4).

Par des recherches nombreuses (3), les objections basées sur les travaux des élèves de M. Baumgarten ont pu être réfutées point par

(1) *Berliner klinische Wochenschr.*, 1884.

(2) *Zeitschrift für klinische Medicin*, 1888. T. XV, p. 1.

(3) *Virchow's Archiv*, 1888. T. CXIV, p. 465, *Annales de l'Institut Pasteur*, 1890. T. IV, p. 35.

point, mais cela ne l'a point empêché de persister dans sa négation. Seulement, après avoir commencé par de longs articles, il s'est contenté plus tard de nier la théorie des phagocytes dans de petites notes annuelles à propos des travaux de bactériologie, non appuyées par une argumentation, ni par des faits dans ses revues.

L'exemple de M. Baumgarten a été suivi par beaucoup d'autres pathologistes. M. Ziegler, l'auteur bien connu du traité d'anatomie pathologique, certainement le plus répandu sur le globe, s'est élevé vivement contre la théorie des phagocytes. Comme c'est justement par ce traité que j'ai appris la quantité de faits accumulés dans la littérature pathologique, sur le rôle des leucocytes dans la résorption, j'étais persuadé que M. Ziegler qui avait réuni ces données, serait un des premiers à reconnaître l'importance de la phagocytose dans l'inflammation, la guérison et l'immunité. Ce pathologiste distingué, dans plusieurs de ses publications (1), s'est au contraire prononcé très vivement contre la théorie des phagocytes. L'intervention de ces cellules, d'après lui, ne serait que purement accidentelle et leur rôle dans la défense de l'organisme contre les microbes ne serait que tout à fait insignifiant. Pour mieux démontrer cette thèse, il a fait faire par ses élèves des travaux sur plusieurs maladies infectieuses, et ces jeunes observateurs arrivèrent tous au même résultat que la phagocytose n'est pour rien dans la lutte de l'organisme contre la bactéridie charbonneuse et contre le bacille du charbon symptomatique. Il est d'autant plus inutile d'entrer ici dans ces détails qu'il a été donné dans les chapitres précédents suffisamment de preuves de l'inexactitude de ces objections de l'école de M. Ziegler. Il a été démontré de la façon la plus précise (par des recherches de M. Lubarsch, ainsi que par beaucoup d'autres travaux) que, dans le charbon de l'homme, la phagocytose, niée par un des élèves de M. Ziegler, est des plus manifestes. Il est également bien connu, d'après les recherches de MM. Ruffer, Leclainche et Vallée, ainsi que les miennes propres, que dans le charbon symptomatique la réaction phagocytaire, niée par un autre élève de M. Ziegler, est au contraire très développée et très importante.

L'opposition, émanant d'un autre pathologiste éminent, M. Weigert (2), m'a été particulièrement sensible, car ce savant est connu, non seulement comme un observateur d'une grande précision, mais aussi

(1) *Lehrbuch der pathologischen Anatomie*, 3e édit. *Beiträge z. pathol. Anatomie*, 1892. T. IV, p. 152.

(2) *Fortschritte der Medicin*, 1887. T. V, p. 732, *Ibid.*, 1888. T. VI, p. 83, p. 809.

comme un esprit généralisateur et fécond. Dans plusieurs de ses publications, il a usé de toute sa sagacité pour démolir la théorie des phagocytes de fond en comble. Il n'a voulu reconnaître ni l'importance de la phagocytose dans la guérison et l'immunité, ni le rôle défensif des cellules géantes. M. Weigert s'est contenté cependant de formuler ses objections théoriques et il n'est pas sorti de son laboratoire de travaux dirigés spécialement contre la doctrine des phagocytes.

Il faut bien dire qu'à côté de l'opposition de la part des pathologistes des plus renommés, quelques-uns d'entre eux se sont dès le début prononcés d'une façon plus favorable. Ainsi M. R. Virchow (1), dans un article d'introduction au cent et unième volume de ses archives, continua son attitude bienveillante à l'égard des travaux sur la défense phagocytaire et les considéra comme un commencement de recherches dans une voie nouvelle. M. Ribbert (2) a soutenu, dans une série de travaux, l'importance des phagocytes dans la résistance de l'organisme contre l'agression des microbes et a signalé, surtout dans les maladies provoquées par les staphylocoques, la fréquence de l'englobement de ces parasites par les leucocytes. Il a beaucoup insisté sur une modification de la réaction phagocytaire qui consiste dans l'accumulation de globules blancs autour des foyers microbiens. Dans ces cas, sans qu'il se produise une véritable incorporation des microbes dans le contenu des phagocytes, ces organismes peuvent être gênés dans leur manifestation morbide par l'entourage de globules blancs. Inutile d'insister sur ce que cet acte, que j'avais mentionné dans mon premier travail de 1883, constitue le prélude d'une véritable phagocytose et est intimement lié avec ce phénomène de défense. Un autre pathologiste, M. Hess (3), appuya la théorie des phagocytes par des recherches confirmatives de grande valeur.

Les pathologistes, adversaires de la théorie des phagocytes, associaient leurs efforts pour la démolir, sans se préoccuper de la remplacer par une autre théorie de la défense de l'organisme, plus facile à concilier avec leurs principes et leurs constatations. M. Baumgarten a bien essayé de prouver que les microbes périssent dans les cas d'immunité et de guérison, non pas à la suite de la réaction phagocytaire ou d'une autre manifestation quelconque de la part de l'organisme menacé, mais simplement « d'eux-mêmes » (von selbst), c'est-

(1) *Virchow's Archiv*, 1885. T. CI, p. 12.
(2) *Deutsche medic. Wochenschr*, 1890, n° 31 p. 690.
(3) *Virchow's Archiv*, 1887. T. CIX, p. 365.

à-dire qu'ils accomplissaient le cycle normal de leur existence et mouraient de leur mort naturelle, ce qui amenait la guérison et l'immunité. Mais, comme il est facile de le concevoir, il ne lui a pas été possible de démontrer tant soit peu la réalité de cette hypothèse, qui, je crois, n'a été acceptée par personne et n'a même plus été défendue par son auteur.

Sous ce rapport, les attaques dirigées contre la théorie des phagocytes par les bactériologistes ont été toutes différentes. Non contents de la renverser, ces savants ont cherché à bâtir sur ses décombres de nouvelles théories, capables d'expliquer mieux qu'elle les phénomènes de l'immunité. Il faut que je le déclare de suite : ces attaques ont été beaucoup plus importantes que celles venant du clan des pathologistes et anatomo-pathologistes, et elles ont amené des découvertes de la plus grande valeur.

Une expérience de Fodor (1) qui n'était même pas toute neuve, a servi de point de départ d'une grande série de travaux et d'objections, dirigés contre la théorie des phagocytes. Le savant hongrois a constaté que le sang défibriné de lapin était capable de détruire *in vitro* une grande quantité de bacilles charbonneux. De là, on a conclu que les humeurs de l'organisme vivant possédaient un pouvoir bactéricide suffisant pour expliquer l'immunité contre les microbes infectieux. Le fait de la destruction de la bactéridie par le sang défibriné a été confirmé par un jeune savant américain de grand talent M. Nuttall (2), qui a fait à ce sujet un important travail dans le laboratoire et sous la direction de M. Flügge à Breslau. Il a pu suivre pas à pas, par l'observation des bactéridies sur la platine chauffante, leur dégénérescence sous l'influence du sang défibriné. Cette destruction des bacilles se faisait en dehors des phagocytes. Le même phénomène a pu être constaté par la méthode de cultures sur plaques de gélatine. Les bactéridies, soumises à l'influence du sang défibriné de lapins et d'autres vertébrés, mouraient pour la plus part ou se trouvaient notablement avariées. Le sang, chauffé à 55°, perdait complètement son pouvoir bactéricide.

Ces observations, en tous points parfaitement exactes, donnèrent lieu à M. Flügge (3) et à son assistant M. Bitter (4) de critiquer vive-

(1) *Deutsche med. Wochenschr.*, 1886, p. 617 ; *Archiv f. Hygiene*, 1886. T. IV, p. 129.
(2) *Zeitschr. f. Hygiene*, 1888. T. IV, p. 353.
(3) *Zeitschrift für Hygiene*, 1888. T. IV, p. 223.
(4) *Ibid.*, p. 318.

ment la théorie des phagocytes. Ces cellules seraient incapables d'englober les microbes vivants ; ceux-ci devraient être préalablement détruits par l'action bactéricide des humeurs et ce ne seraient que leurs cadavres qui seraient dévorés par les phagocytes.

M. Flügge basait sa critique sur des réflexions d'ordre général et sur des observations faites surtout par M. Nuttall. « Il n'y a point d'analogie nécessaire — dit le savant hygiéniste de Breslau — entre l'englobement de la nourriture et la lutte contre les microbes infectieux, ni entre les substances nutritives et les microbes vivants. » (p. 225). « A la suite des résultats de Nuttall il faut évidemment admettre comme possible que les phagocytes ne sont capables d'englober que des bactéries mortes et qu'ils n'ont pas la propriété de débarrasser l'organisme des agents infectieux vivants » (p. 226). Le passage suivant est surtout significatif. « Lorsqu'on examine sans parti pris une série de préparations qui montrent les rapports entre les phagocytes et les bactéries dans plusieurs maladies infectieuses, les phagocytes se présentent tantôt comme victimes des bactéries qui continuent leur marche triomphante, tantôt ils produisent l'impression de tombeaux, disposés en grande quantité derrière la ligne de bataille et après la fin de la lutte. Au contraire, ils ne s'imposent nullement comme des appareils meurtriers, dont l'organisme attaqué se servirait pour sa défense » (p. 227).

Ces arguments ont été considérés par un très grand nombre de savants de tous les pays comme tout à fait suffisants pour ruiner la théorie des phagocytes. La propriété bactéricide des humeurs est devenue le mot d'ordre d'une grande quantité de recherches visant toujours le même but : remplacer le rôle de la phagocytose par celui du pouvoir bactéricide des humeurs. Il est absolument inutile de fatiguer le lecteur par l'énumération d'un nombre trop considérable de publications, parues sur ce sujet dans toutes les langues européennes. Mais il n'est pas possible de passer sous silence les travaux de quelques-uns des principaux partisans de la théorie humorale de l'immunité.

La première place parmi ces travaux appartient certainement au mémoire de M. v. Behring (1) sur l'immunité naturelle des rats blancs contre le charbon. Comme nous l'avons déjà dit dans le sixième chapitre de ce livre, M. v. Behring a découvert la propriété très remarquable du sang de rat de détruire les bacilles charbonneux avec une

(1) *Centralblatt für klinische Medicin*, 1888, n° 38.

très grande rapidité. Ce savant n'hésita pas à en conclure que cette propriété bactéricide du liquide doit amener une forte résistance du rat contre le charbon. Il y aurait donc dans ce cas un exemple dans lequel l'immunité ne dépendrait en aucune façon de la phagocytose, mais aurait pour seule cause une propriété purement humorale.

Dans le but d'établir si la propriété bactéricide du sang est bien la cause générale et essentielle de l'immunité naturelle ou acquise, M. v. Behring exécuta, en collaboration avec M. Nissen (1), une longue série d'expériences, dont les résultats n'ont pas confirmé leur prévision. Ils ont constaté que chez des animaux, bien vaccinés contre quelques bactéries (notamment le vibrion de Gamaléia, ou *V. Metchnikowii*), le liquide sanguin acquiert un fort pouvoir bactéricide spécifique, mais en même temps ils se sont assurés que le sang, même des animaux bien immunisés, était le plus souvent incapable de tuer les microbes. La propriété bactéricide s'est donc présentée, d'après leurs recherches, comme un caractère non général et d'importance limitée. Ces faits ont même amené M. v. Behring à abandonner la théorie du pouvoir bactéricide des humeurs comme explication de l'immunité.

C'est à Munich surtout que cette théorie a trouvé des partisans chaleureux. M. Emmerich a annoncé déjà au Congrès international d'hygiène, tenu à Vienne en 1887, que dans le sang de lapins, vaccinés contre le bacille du rouget des porcs, se produit une substance antiseptique d'une activité remarquable. C'est à elle, et non aux phagocytes, qu'il attribua le rôle exclusif dans cet exemple d'immunité acquise. Plus tard M. Emmerich (2) a développé cette opinion dans un travail fait en collaboration avec M. di Mattei. Nous pouvons nous abstenir ici de rapporter le contenu de leur mémoire, ainsi que la critique de leurs conclusions, car ceci a déjà été fait dans notre neuvième chapitre. Contentons-nous de dire que nos propres expériences, ainsi que celles faites plus tard par M. Mesnil, ont démontré l'inexactitude des affirmations de M. Emmerich.

Un autre bactériologiste munichois, M. H. Buchner, se prononça d'abord (3) d'une façon très favorable à la théorie des phagocytes. Il la considérait comme plus capable d'expliquer la généralité des phénomènes de l'immunité que sa propre théorie localiste plus ancienne. Mais peu à peu, il s'est déclaré en opposition formelle avec la théorie

(1) *Zeitschrift für Hygiene*, 1890. T. VIII, p. 412.
(2) *Fortschritte der Medicin.*, 1887. T. V, p. 653.
(3) *Münchener medicin. Wochenschr.*, 1887.

cellulaire de l'immunité et a passé entièrement dans le camp de ses adversaires. Il (1) adopta complètement la théorie humorale de l'action bactéricide des humeurs, au sujet de laquelle il exécuta plusieurs travaux importants. Il a pu facilement confirmer la découverte de M. Nuttall de la disparition du pouvoir microbicide après le chauffage du sang défibriné à 55°, et il a ajouté à cette notion fondamentale beaucoup d'autres faits de grande valeur. Il a démontré le rôle des sels dans l'exercice de ce pouvoir bactéricide et a insisté beaucoup sur le fait que ce pouvoir dépend de la présence d'une substance particulière de nature albuminoïde, à laquelle il a donné le nom d'*alexine*. M. Buchner (2) a combattu avec succès l'idée que j'avais exprimée et d'après laquelle la propriété bactéricide des humeurs se réduirait en majeure partie à une action plasmolytique du sérum sanguin sur certains microbes. Il est incontestable que mon hypothèse n'est applicable que très partiellement et que la plus large part dans l'action bactéricide des humeurs revient aux alexines. M. Buchner facilita aussi l'étude de cette action, par la démonstration que les globules rouges d'espèce étrangère subissent, sous l'influence du sang et des sérums, une influence globulicide tout à fait comparable à celle qui s'exerce vis-à-vis des microbes.

Tandis que MM. Flügge, v. Behring et beaucoup d'autres anciens partisans de la théorie bactéricide des humeurs l'abandonnèrent plus ou moins pour l'explication de l'immunité, M. Buchner lui resta fidèle et essaya de la soutenir autant que possible, aidé par la collaboration de ses élèves.

En France cette théorie humorale a été adoptée surtout par M. Bouchard (3) et ses élèves, parmi lesquels je dois citer surtout MM. Charrin et Roger. Ils cherchèrent à la confirmer par des recherches personnelles, dont la majeure partie fut exécutée avec le bacille du pus bleu. Ces savants la développèrent surtout en ce qui regarde l'immunité acquise. La comparaison du mode de développement du bacille pyocyanique dans le sérum des animaux sensibles et des animaux vaccinés de même espèce, les persuada de la grande importance de l'influence des humeurs. Dans les cas où celles-ci se montraient incapables de tuer les microbes, elles exerçaient sur eux une influence nuisible, soit en les atténuant dans leur virulence, soit en les modifiant

(1) *Centralblatt f. Bakteriologie*, 1891. T. X, p. 727.
(2) *Centralb. f. Bakteriologie*, 1890. T. VII, p. 65.
(3) *Les microbes pathogènes*. Paris, 1892.

d'une façon plus ou moins importante au point de vue de leurs formes et de leurs fonctions. La cause essentielle de l'immunité naturelle ou acquise était toujours attribuée par l'école de M. Bouchard à la propriété des humeurs. Les phagocytes n'intervenaient que d'une façon secondaire, soit pour enlever les cadavres des microbes, soit pour englober les bactéries, rendues inoffensives par les influences humorales.

La théorie humorale de l'immunité, avec quelques légères modifications, se propagea d'une façon très générale dans tous les pays, et un grand nombre de savants l'acceptèrent sans réserve. Mais quelques observateurs se hasardèrent à marcher contre le courant général et formulèrent des objections de principe contre la théorie du pouvoir bactéricide des humeurs. Après avoir confirmé les faits principaux, établis par les partisans de cette théorie, on s'est demandé si les phénomènes de destruction des microbes que l'on observe *in vitro*, sont réellement pareils à ceux qui se produisent dans l'organisme réfractaire. Déjà un simple coup d'œil, jeté sur l'ensemble des données réunies avec tant de zèle, était suffisant pour démontrer que ce parallélisme n'existe pas en réalité. Le sang des animaux sensibles à certains microbes se montrait bactéricide vis-à-vis d'eux, tandis que celui des animaux réfractaires était incapable de les détruire. Inutile de citer des exemples, tellement ils sont nombreux. D'un autre côté, la propriété bactéricide des humeurs, si manifeste vis-à-vis de quelques microbes pathogènes, comme la bactéridie charbonneuse et surtout le vibrion cholérique et le coccobacille typhique, est insignifiante ou nulle par rapport à beaucoup de bactéries, contre lesquelles les animaux réfractaires ne font pas défaut.

Tous ces faits mettaient en suspicion le rôle prépondérant du pouvoir bactéricide des liquides de l'organisme dans l'immunité. M. Lubarsch (1) a attaqué la théorie humorale, en montrant par un grand nombre d'expériences très précises que les animaux, dont les humeurs sont très bactéricides *in vitro*, sont très sensibles à une quantité beaucoup moins grande de bactéries de même espèce, introduites dans l'organisme. Ainsi le sang défibriné et le sérum sanguin de lapins détruisent une masse de bactéridies en peu de temps, tandis que les lapins eux-mêmes prennent le charbon mortel après une injection d'un petit nombre de ces microbes dans les vaisseaux sanguins. Cette

(1) *Centralbl. f. Bakteriol.*, 1889. T. VI, pp. 481, 529.

contradiction ne pouvait s'expliquer que par des changements profonds que devait subir le sang en dehors de l'organisme. Des faits de même nature ont été constatés pour le charbon des rats par MM. Hankin, Roux et nous-même, ainsi qu'il en a été rapporté dans le sixième chapitre.

Le Congrès international de Médecine, réuni à Berlin en 1890, a été le premier où l'on ait parlé publiquement des nouvelles théories de l'immunité. Dans les discours prononcés aux séances générales, les coryphées de la science médicale de plusieurs pays ont résumé leur opinion sur cette question. M. R. Koch (1), dans son rapport mémorable, a déclaré que les acquisitions nouvelles avaient fait perdre à la théorie des phagocytes sa base et que par conséquent elle devait céder la place à la théorie humorale de l'immunité. M. Bouchard s'était placé sur un terrain plus conciliant, mais d'après lui, le pouvoir bactéricide des humeurs était la cause première et essentielle de l'immunité. Les phagocytes n'intervenaient que plus tard, pour achever l'œuvre commencée sans leur concours. Lord Lister (2) s'est prononcé au contraire d'une façon beaucoup plus favorable au sujet de la théorie des phagocytes. Ce savant qui n'est pas seulement un grand chirurgien, mais qui est peut-être encore plus un grand esprit généralisateur, s'est intéressé d'une façon particulière au problème de l'immunité. Dans le but d'éclaircir cette question si compliquée et en même temps si importante, lord Lister a saisi l'occasion de la réunion du Congrès international d'hygiène à Londres, convoqué pour 1891, pour provoquer un échange de vues entre les partisans des diverses théories de l'immunité. Sous sa présidence, il a consacré une séance entière de la section de bactériologie à la discussion de cette question. M. Buchner (3) a présenté un rapport rédigé exclusivement au point de vue de la théorie humorale et consacré à démontrer le peu d'importance de la phagocytose, ainsi que le rôle prépondérant des alexines, dissoutes dans les humeurs et circulant dans le plasma du sang. Il a essayé de concilier les faits, observés *in vitro* sur le pouvoir bactéricide des sérums, avec les conditions spéciales qui peuvent se rencontrer dans l'organisme. Il a notamment insisté sur ce point que, dans le sang et les organes, les alexines ne peuvent agir avec la même rapidité que dans des tubes à essai, renfermant du sérum. De cette

(1) *Ueber bacteriologische Forschung*, Berlin, 1890.
(2) *The present position of antiseptic surgery*, Berlin, 1890.
(3) *Münchener medic. Wochenschrift*, 1891, pp. 551, 574.

façon, il a reconnu qu'entre l'action bactéricide *in vitro* et dans le sein de l'organisme, il existe une différence notable, mais il n'a pas consenti à l'attribuer à l'intervention des phagocytes dans le second cas.

M. Roux (1) a fait un second rapport sur l'immunité pendant la même séance et il s'est prononcé très nettement en faveur de la théorie cellulaire. Chimiste par ses tendances, il a incliné d'abord vers les théories humorales de l'immunité. Travaillant avec Pasteur et à côté de lui, il a fait, dès le début de la nouvelle ère de la science médicale, des expériences nombreuses sur le rôle des humeurs dans l'immunité. Mais comme elles ne donnaient pas de résultats assez précis ni assez probants, elles furent bientôt abandonnées. Cependant l'attachement de M. Roux aux théories humorales s'est manifesté dans ses travaux, exécutés en partie avec M. Chamberland (2), au sujet des vaccinations par des produits microbiens. Plus tard, après avoir pris une connaissance approfondie de plusieurs faits concernant les immunités naturelle et acquise, il se rallia à la conception cellulaire et la développa dans son rapport présenté au Congrès de Londres.

Plusieurs microbiologistes prirent part à la discussion et moi-même (3), j'ai pu communiquer des faits concernant l'immunité des cobayes, acquise à la suite des vaccinations contre le vibrion de Gamaleïa. J'ai choisi cet exemple parce qu'il présentait, d'après MM. v. Behring et Nissen, le cas le plus net d'une propriété bactéricide développée au cours de l'immunisation. J'ai pu fournir la preuve que, dans l'organisme vacciné, le microbe en question, malgré le fort pouvoir bactéricide du sérum sanguin *in vitro*, se conserve pendant longtemps et que sa destruction se fait par les phagocytes qui l'englobent à l'état vivant. Dans cet exemple, j'ai constaté que les leucocytes de l'exsudat, ayant englobé des vibrions, peuvent fournir des cultures de ce microbe si on les extrait de l'organisme et les transporte en goutte suspendue à l'étuve.

Le fait que, même dans le cas qui paraissait le plus favorable à la conception humorale de l'immunité acquise, ce sont cependant les phagocytes qui jouent le rôle prédominant, a dû paraître à beaucoup de membres du Congrès assez significatif. En effet, plusieurs savants qui assistaient aux débats, avaient ressenti l'impression que la théorie des phagocytes n'avait pas été renversée par ses adversaires. A ce mo-

(1) *Annales de l'Inst. Pasteur*, 1891. T. V, p. 517.
(2) *Ibid.*, 1887. T. I, p. 571.
(3) *Ibid.*, 1891. T. V, pp. 465, 534.

ment, on n'avait presque pas soulevé la question de l'importance des antitoxines au point de vue de l'immunité. La grande découverte, faite par M. v. Behring avec M. Kitasato, était déjà acceptée par tout le monde ; seulement on n'avait aucune raison de lui attribuer une importance générale. En effet, prouvée pour le tétanos et la diphtérie, étendue par les belles expériences de M. Ehrlich aux toxines végétales (ricine, abrine et robine), la propriété antitoxique des humeurs se présentait, comme un cas plutôt particulier que général. C'est dans ce sens que M. Roux lui a assigné sa place dans le chapitre de l'immunité. Les deux maladies, contre lesquelles on avait découvert les sérums antitoxiques, se distinguent en effet de la grande majorité des infections par la localisation des microbes et la sécrétion abondante des toxines.

Ce n'est qu'après le Congrès de Londres que cette question a été mise à l'ordre du jour. M. v. Behring pensait que le pouvoir antitoxique des humeurs était généralement répandu dans tous les cas d'immunité acquise et que les microbes, introduits dans l'organisme possédant ce pouvoir, devenaient incapables d'aucune manifestation pathogène. Certains faits, recueillis dans le laboratoire de M. Bouchard, plaidaient contre l'hypothèse que je viens de rappeler. Dans le but d'éclaircir cette question, je me suis mis, aussitôt après la fin du Congrès, à étudier l'immunité acquise des lapins vis-à-vis du microbe de la pneumo-entérite des porcs. J'ai pu démontrer (1) que, dans cet exemple, la résistance de l'organisme contre les microbes ne dépend nullement de l'acquisition d'une propriété antitoxique des humeurs, qui fait complètement défaut. En même temps, j'ai établi que le sérum des lapins vaccinés possédait un pouvoir préventif très net contre l'infection par le coccobacille de la pneumo-entérite. C'est pour la première fois qu'il a été prouvé qu'indépendamment des propriétés antitoxique et bactéricide des sérums, il existe encore une propriété particulière, la propriété antiinfectieuse. Celle-ci se présentait pour moi comme une action stimulante des phagocytes.

Il a été déjà dit dans un des précédents chapitres qu'avant la découverte des antitoxines, MM. Charles Richet et Héricourt (2) avaient observé une action immunisante du sérum des animaux réfractaires aux staphylocoques. Ces savants s'étaient contentés de cette constatation, sans avoir approfondi le mécanisme de l'action de leur sérum. C'est pourquoi, lorsque MM. v. Behring et Kitasato annoncèrent leur

(1) *Annales de l'Institut Pasteur*, 1892. T. VI, p. 289.
(2) *Comptes rendus de l'Acad. des Sciences*, 1888. T. CVII, pp. 690, 748.

découverte des sérums antitoxiques, on pensa généralement que les sérums antistaphylococciques étaient aussi des sérums antitoxiques. L'immunité contre le microbe de la pneumo-entérite des porcs a appris que les choses pouvaient se passer tout autrement. Bientôt il a été démontré que les sérums de l'organisme immunisé peuvent en effet, sans être antitoxiques, présenter la même propriété antiinfectieuse que dans l'exemple de la pneumo-entérite. Cela fut d'abord prouvé pour le cas de la maladie expérimentale provoquée par le vibrion cholérique de Koch.

La réapparition du choléra en Europe en 1892 attira l'attention des bactériologistes vers cette maladie et donna lieu à beaucoup de recherches nouvelles sur l'immunité contre le vibrion cholérique. Plusieurs travaux importants sur cette question ont été publiés par M. R. Pfeiffer (1), à cette époque directeur du service scientifique de l'Institut Koch à Berlin. Il a obtenu, chez des animaux bien immunisés contre le vibrion cholérique, un sérum doué d'un fort pouvoir antiinfectieux, mais totalement dépourvu de propriété antitoxique. Les cobayes eux-mêmes, très résistants à la péritonite cholérique, se sont au contraire montrés fort sensibles à la dose minima mortelle du poison cholérique.

L'absence du pouvoir antitoxique des humeurs, liée à une réaction phagocytaire très prononcée dans un grand nombre de cas d'immunité naturelle et acquise, ont fait pencher la balance en faveur de la théorie cellulaire. L'impossibilité pour la théorie de la propriété bactéricide des humeurs de répondre aux objections que nous avons mentionnées, ont accentué ce mouvement favorable. Juste à ce moment, alors que la théorie des phagocytes pouvait être considérée comme ayant acquis droit de cité, il a été fait une découverte qui parut la renverser complètement.

J'ai mentionné à plusieurs reprises que les tentatives des partisans de la théorie bactéricide des humeurs échouaient chaque fois qu'il fallait les montrer agissantes dans le sein de l'organisme réfractaire. Au lieu d'une destruction des microbes dans les liquides, on les voyait toujours périr dans l'intérieur des phagocytes. En présence de ces faits, il s'est même manifesté un certain mouvement pour concilier la théorie humorale avec la théorie des phagocytes. M. Denys avec quelques-uns de ses collaborateurs, M. Buchner et ses élèves

(1) *Zeitschrift für Hygiene*, 1894. T. XVI, p. 268.

sont arrivés à ce résultat que les alexines ne sont autre chose que des produits leucocytaires. Dans la théorie des phagocytes, il y aurait d'exacte cette partie qui attribue à l'émigration des leucocytes vers l'endroit menacé et à leur accumulation un rôle important dans la guérison et l'immunité. Les leucocytes représentent réellement les éléments salutaires de l'organisme ; seulement ce n'est pas leur fonction phagocytaire qui leur assure ce rôle, mais bien leur propriété de sécréter les alexines. Cette substance bactéricide agit en dehors des phagocytes, dans les plasmas du sang et des exsudats et la phagocytose n'intervient que tardivement et d'une façon secondaire.

Cette nouvelle modification de la théorie bactéricide des humeurs a été souvent désignée par M. Buchner comme un pont jeté entre la théorie humorale et la théorie cellulaire de l'immunité.

Eh bien, au milieu de ce mouvement de conciliation, M. Pfeiffer (1) a publié en 1894 un travail sur l'immunité du cobaye contre la péritonite cholérique expérimentale, dans lequel il affirme que la destruction des vibrions dans cet exemple se fait sans aucun concours des phagocytes, exclusivement à l'aide des humeurs. Avant d'être complètement détruits et dissous dans les liquides de l'organisme, les vibrions se transforment en granules, présentant la transformation que nous avons désignée sous le nom de « phénomène de Pfeiffer ».

Plusieurs élèves de M. Pfeiffer ont confirmé son opinion sur le vibrion cholérique et l'ont étendue à quelques autres microbes, tels que le coccobacille typhique. La destruction des microbes dans ces cas se produit, d'après M. Pfeiffer et ses collaborateurs, non pas par les alexines de M. Buchner, mais par une substance différente. Le sérum préventif, antiinfectieux, ne la contient que dans un état inactif ; mais aussitôt que ce sérum a été introduit dans l'organisme d'un animal neuf, la substance bactéricide subit une influence de la part des cellules endothéliales et se transforme en un état actif, capable de détruire un grand nombre de vibrions. M. Pfeiffer a développé cette théorie surtout dans un article intitulé « sur une nouvelle loi fondamentale de l'Immunité » et publié en 1896 (2).

La découverte de M. Pfeiffer et sa nouvelle théorie rendirent un regain de vie à la théorie humorale et beaucoup de savants ont cru pendant quelque temps que la théorie des phagocytes était cette fois

(1) *Zeitschrift für Hygiene*, 1894. T. XVIII, pp. 1, 355.
(2) *Deutsche medic. Wochenschrift*, 1896, pp. 97, 119.

définitivement renversée. Ainsi M. C. Fränkel (1) a annoncé dans un discours public que la science dans sa marche progressive a « découvert les moyens défensifs de l'organisme contre ses ennemis des plus redoutables, moyens qui n'ont rien de commun avec la phagocytose, qui fonctionnent d'une façon tout à fait indépendante des phagocytes et manifestent une action si énergique qu'on peut tranquillement renoncer aux autres facteurs ». Cette opinion est basée sur la découverte des antitoxines et de la substance bactéricide étudiée par M. Pfeiffer.

On comprendra facilement qu'aussitôt que j'eus appris l'existence d'une véritable destruction extracellulaire des microbes, je me mis de suite à l'étudier pour en reconnaître l'importance réelle dans la question de l'immunité. J'ai examiné d'abord (2) le phénomène de Pfeiffer avec le vibrion cholérique et j'ai pu établir qu'il ne se produit que dans des conditions particulières. Il faut que les phagocytes préexistants subissent une forte avarie pour que les vibrions cholériques se transforment en granules. La phagolyse (j'ai désigné ainsi cette avarie passagère des phagocytes) est indispensable pour que le phénomène de Pfeiffer se manifeste dans le liquide péritonéal. Lorsqu'on la supprime, en préparant les phagocytes par des injections de divers liquides, au lieu du phénomène de Pfeiffer, c'est la phagocytose presque instantanée qui se produit. Dans les endroits où il n'y a pas du tout ou presque pas de leucocytes préexistants, comme dans le tissu sous-cutané, le phénomène de Pfeiffer ne se produit pas du tout.

Même avec le vibrion cholérique, la destruction extracellulaire ne s'observe donc que dans des cas spéciaux. La grande majorité des autres microbes pathogènes ne subissent même pas du tout cette destruction dans les conditions où le vibrion cholérique manifeste nettement le phénomène de Pfeiffer. Ces faits nous ont permis de conclure que la destruction des microbes se fait dans l'organisme par les ferments solubles de la digestion phagocytaire. Ceux-ci se trouvent à l'état normal des phagocytes dans leur intérieur et s'en échappent lors de la destruction ou d'une avarie passagère de ces cellules. Cette conclusion se trouvait en contradiction formelle avec la théorie et les affirmations de M. Pfeiffer, qui admettait une action importante des sécrétions endothéliales. Pour résoudre cette controverse, je me suis proposé d'obtenir le phénomène de Pfeiffer en dehors de l'organisme,

(1) *Schutzimpfung und Impfschutz*. Marburg, 1895.
(2) *Annales de l'Institut Pasteur*, 1895. T. IX, p. 433.

c'est-à-dire indépendamment du concours de l'endothélium péritonéal. Il a suffi d'ajouter un peu de lymphe péritonéale, riche en leucocytes, au sérum antiinfectieux inactif, pour provoquer dans des gouttes pendantes la transformation des vibrions cholériques en granules.

Cette expérience a été reprise par M. J. Bordet (1) dans mon laboratoire, avec l'intention d'en déterminer le mécanisme intime. M. Bordet a réussi à obtenir le phénomène de Pfeiffer *in vitro,* non seulement en ajoutant au sérum spécifique de la lymphe péritonéale d'un cobaye neuf, mais aussi en y ajoutant une goutte de sérum sanguin frais du même animal. L'analyse des phénomènes qui se passent dans ces conditions a amené M. Bordet à la conception suivante. La destruction des microbes chez les animaux vaccinés se fait par le concours de deux substances. L'une d'elles est l'alexine de M. Buchner qui se trouve normalement dans les phagocytes ; elle produit la bactériolyse proprement dite lorsqu'elle est confinée dans l'intérieur des leucocytes ou bien lorsqu'elle s'en échappe lors de la phagolyse. Seulement, pour atteindre ce but, l'alexine a besoin du concours d'une autre substance. Celle-ci est la substance préventive, ou sensibilisatrice de M. Bordet. Elle circule dans les plasmas et porte le caractère spécifique que les alexines ne présentent pas du tout. Je n'ai pas besoin d'insister ici longuement sur cette théorie, car elle a été suffisamment développée dans le cours de cet ouvrage.

Les données que je viens de résumer au sujet du rôle restreint du phénomène de Pfeiffer et de son mécanisme, ont été attaquées par M. Pfeiffer lui-même et par quelques autres observateurs. Mais elles ont pu être confirmées d'une façon générale, de sorte que leur exactitude ne peut plus être mise en doute. La conception de M. Bordet du mécanisme de la bactériolyse a soulevé également des objections. Ainsi M. Abel (2) l'a critiquée par l'argumentation suivante : « Malgré la certitude et l'assurance de la plupart des affirmations de Bordet sur l'importance des divers facteurs et notamment des leucocytes dans l'immunité, il ne peut pas être mis en doute que des recherches ultérieures modifieront et corrigeront ses interprétations que nous ne partageons pas en Allemagne dans leur entière étendue. Jusqu'à présent, la marche des choses dans ces questions a toujours donné raison à Pfeiffer, dont les recherches solides et exemptes de parti pris l'ont fait, selon l'expression des amateurs de sports, le favori de tous ceux

(1) *Annales de l'Institut Pasteur*, 1895. T. IX, p. 462 et 1896, T. X, p. 760.
(2) *Centralblatt für Bakteriologie,* 1896. T. XX, p. 766.

qui suivent attentivement le tournoi international sur l'arène du problème de l'immunité ». M. Abel est certainement un bactériologiste très estimé, mais il n'est pas bon prophète et il a eu tort de se placer au point de vue national (1). En Allemagne, on s'intéresse beaucoup au mouvement scientifique et il est tout naturel qu'on y critique et y discute les théories originales et nouvelles. Mais cela ne suffit pas pour qu'on puisse invoquer contre une opinion qu'elle n'est pas partagée en Allemagne. Dans ce pays, si riche en production scientifique, on trouve des partisans des opinions les plus opposées. Dans tous les cas, dans le conflit entre M. Pfeiffer d'un côté, M. Bordet et moi de l'autre, les choses ne se sont pas passées exactement comme les avait prévues M. Abel. Les deux substances qui agissent dans la destruction des microbes sont à présent acceptées par tout le monde. Les rapports intimes entre les alexines et les leucocytes sont également reconnus par un très grand nombre de savants. Le fait que les alexines restent confinées dans l'intérieur des phagocytes a été confirmé par plusieurs observateurs et a acquis une preuve très démonstrative dans les expériences de M. Gengou sur l'action comparative du sérum et du plasma sanguins vis-à-vis des microbes. Le fait de la phagolyse, nié d'abord par quelques savants, a été vérifié par plusieurs autres et ne doit plus être mis en doute.

Les relations entre la substance sensibilisatrice et les phagocytes sont moins faciles à saisir que celles entre les alexines et les leucocytes. Et cependant, les expériences de MM. Pfeiffer et Marx (2) ont amené ces savants à reconnaître que la première provient de la rate, des ganglions lymphatiques et de la moelle osseuse, c'est-à-dire des organes phagocytaires par excellence. Ce résultat a été confirmé par M. Deutsch et doit être considéré comme acquis d'une façon définitive.

Toutes les données, recueillies dans ces dernières années, ont donc confirmé l'opinion d'après laquelle la destruction des microbes dans l'organisme réfractaire se présente comme un cas particulier de la

(1) On a déjà tort de se placer dans une question purement scientifique à un point de vue national. Mais on a bien plus tort encore en se plaçant, dans la recherche des problèmes qui ne concernent que la science, au point de vue personnel. C'est cependant ce qui est arrivé plusieurs fois dans la discussion à propos de la phagocytose. Quelques élèves mécontents ont essayé de se venger en publiant des travaux et des critiques dirigés contre la théorie des phagocytes. N'ayant pas de doute sur le mobile de ces publications, je me considère en plein droit de ne pas en parler dans ce livre, où je me suis placé au point de vue exclusivement scientifique et où j'ai tâché de tenir compte autant que possible de toutes les critiques et objections qui m'avaient été adressées.

(2) *Zeitschrift für Hygiene*, 1898. T. XXVII, p. 272.

résorption des éléments figurés. Cette vérité était tellement reconnue dans notre laboratoire que l'analogie entre la bactériolyse et la destruction des cellules animales se présentait comme tout à fait naturelle et évidente. M. J. Bordet avait depuis plusieurs années observé que le sérum sanguin de certains animaux manifestait une grande analogie dans la propriété agglutinative vis-à-vis des microbes et des globules rouges. En étudiant le sort des spirilles d'oie dans le péritoine de cobayes (dont il a été question dans le sixième chapitre de cet ouvrage), en 1898, je m'étais aperçu que ces microbes subissaient les mêmes altérations intra et extraphagocytaires ; ce fait me parut être en parfaite harmonie avec tout l'ensemble de nos connaissances sur la résorption des éléments figurés et sur la digestion intracellulaire.

M. Bordet (1), préparé par ses recherches précédentes sur l'agglutination des hématies, s'est mis à étudier le sort des globules rouges dans l'organisme. Il a pu facilement établir la parenté étroite qui existe entre le développement de la propriété bactériolytique et le pouvoir hémolytique du sérum des animaux, préparés par des injections répétées de bactéries et de sang. Ses résultats ont été aussitôt (janvier 1899) confirmés par MM. Ehrlich et Morgenroth (2) qui leur ajoutèrent cette notion importante que la substance sensibilisatrice de Bordet, ou substance intermédiaire (E. et M.), a la propriété de se fixer sur les globules rouges.

Les travaux sur l'hémolyse, poursuivis pendant ces trois dernières années par MM. Ehrlich et Morgenroth d'un côté et M. Bordet de l'autre, ont permis d'approfondir l'étude du mécanisme de l'action des deux substances sur les microbes et les cellules animales. M. Ehrlich a étendu aux substances bactériolytiques sa théorie ingénieuse des antitoxines, qu'il considère comme des chaînes latérales détachées des cellules, et capables d'absorber les toxines. Dans une série de travaux remarquables, exécutés en majeure partie en collaboration de M. Morgenroth, M. Ehrlich a développé sa théorie qui essaie de rendre compte du mécanisme intime qui préside à la destruction des microbes et à la neutralisation de leurs poisons. Cette théorie se trouve en pleine période de développement. Quelques-uns de ses points sont en contradiction avec plusieurs conclusions des travaux de M. Bordet. Tandis que celui-ci admet que la substance sensibilisatrice se fixe comme un mordant, M. Ehrlich la considère comme

(1) *Annales de l'Institut Pasteur*, 1898 T. XII, p. 688 ; 1899. T. XIII, p. 273.
(2) *Berliner klinische Wochenschrift*, 1899, p. 6.

entrant en combinaison chimique avec les groupements moléculaires des microbes et des cellules animales. Pour M. Bordet, l'alexine d'une même espèce animale est toujours la même substance. M. Ehrlich soutient énergiquement la pluralité des alexines qu'il désigne sous le nom de compléments.

Cette controverse a donné lieu à un échange de vues des plus intéressants et a conduit à des expériences d'une remarquable ingéniosité ; mais il faut bien avouer que tous les points en litige ne sont pas encore définitivement réglés. Il est évident que nous sommes ici en présence d'une nouvelle voie de recherches qui promet les résultats les plus féconds pour la science.

Nous avons exposé dans plusieurs chapitres de cet ouvrage les éléments fondamentaux de la théorie de M. Ehrlich. On a pensé souvent que celle-ci se trouvait en contradiction de principe avec la théorie des phagocytes, mais nous avons déjà fait remarquer que cette opinion ne peut pas être acceptée. Il est vrai que M. Ehrlich admet que les ferments bactériolytiques et cytotoxiques que nous avons appelés *cytases* (alexines, ou compléments), circulent à l'état dissous dans le plasma sanguin, tandis que, d'après la théorie des phagocytes, ils se trouvent à l'état normal dans l'intérieur des phagocytes. Mais cette opinion n'a rien à faire avec la base de la théorie des récepteurs, ou des chaînes latérales de M. Ehrlich, d'après laquelle les antitoxines et certains autres anticorps (substance intermédiaire) sont considérés comme des produits détachés des cellules ayant une affinité pour les toxines et les produits microbiens.

La théorie des phagocytes cherche à établir le rôle de ces cellules dans la destruction des microbes. Elle admet que les manifestations vitales des phagocytes, telles que la sensibilité, la mobilité et la voracité, constituent une condition essentielle pour débarrasser l'organisme des microbes, car le vrai ferment bactéricide est renfermé dans l'intérieur des phagocytes, sauf les cas de phagolyse. La destruction des microbes suit les lois qui dirigent la résorption des éléments figurés en général. Cette résorption est en dernier lieu l'œuvre de deux ferments digestifs solubles, dont l'un (fixateur) est facilement excrété par le phagocyte dans les plasmas du sang et des exsudats. La théorie des phagocytes cherche à établir ces principes d'une façon aussi précise que possible, mais elle ne s'est pas risquée à pénétrer dans la profondeur des phénomènes de la digestion intracellulaire qui se confondent avec l'action des ferments solubles en général. Or ce problème est encore loin d'être suffisamment résolu.

Malgré les objections très nombreuses, dont les principales ont été déjà mentionnées, la théorie des phagocytes, dans les limites indiquées, n'a non seulement pu être renversée, mais s'est consolidée de plus en plus, grâce aux nombreux travaux exécutés depuis sa fondation. C'est pour cette raison que l'opposition s'est calmée dans ces dernières années et que, dans beaucoup d'ouvrages, les opinions exprimées sont devenues plus favorables au rôle de la phagocytose dans l'immunité.

Bientôt après le Congrès d'hygiène en 1891, la Société pathologique de Londres a consacré plusieurs séances à la discussion de la question de l'Immunité. Beaucoup de savants éminents ont pris part à ces débats qui ont été, en général, favorables à la théorie des phagocytes(1).

Au Congrès international d'hygiène, tenu à Budapest en 1894, il a été de nouveau question de l'Immunité. M. Buchner (2) a lu un rapport dans lequel il a beaucoup insisté sur l'origine leucocytaire des alexines, considérant que ce fait est particulièrement capable de rapprocher la théorie bactéricide des humeurs de la théorie des phagocytes. Seulement, les alexines, sécrétées par les leucocytes, devaient exercer leur rôle principal dans les plasmas du sang et des exsudats. La phagocytose n'interviendrait que d'une façon secondaire, pour englober les microbes, déjà tués ou gravement avariés par les alexines des humeurs.

Dans son dernier résumé de la question, présenté au Congrès international de Médecine de Paris en 1900, M. Buchner (3) maintient sa théorie des sécrétions leucocytaires. Mais il fait déjà un pas de plus pour se rapprocher de la théorie des phagocytes, au moins en ce qui concerne l'immunité naturelle. Il consent à admettre « que l'activité phagocytaire a, dans beaucoup de cas, une importance décisive pour vaincre les processus infectieux, notamment dans les cas où les alexines sécrétées n'ont pu amener qu'une atténuation passagère des bactéries dans leurs fonctions vitales. Dans ces conditions, les bactéries n'ont pu être modifiées qu'autant que leurs fonctions chimiques ont été transformées dans un état latent, duquel elles pourraient revenir à leur pleine énergie vitale, si précisément les phagocytes ne se trouvaient là pour les en empêcher ». Dans tous les cas, cette concep-

(1) *British medical Journal*, 1892, pp. 373, 492, 591, 604. Un court résumé de cette discussion a été donné dans la *Deutsche medic. Wochenschr.*, 1892, p. 296.

(2) *Münchener medicin. Wochenschrift*, 1894, p. 717.

(3) *Ibid.*, 1900, p. 1193.

tion est loin de l'ancienne théorie, d'après laquelle les phagocytes étaient considérés comme capables d'englober uniquement des bactéries mortes ou inoffensives.

Un second adversaire de la théorie des phagocytes, M. v. Behring (1), lui assume une place non seulement dans certains exemples de l'immunité naturelle, mais même dans quelques cas d'immunité acquise, comme dans l'exemple de l'immunité des moutons vaccinés contre le charbon, exemple que nous avons cité dans notre huitième chapitre (v. plus haut p. 255).

Il serait trop long d'exposer ici le changement d'opinions sur les théories de l'Immunité qui s'est manifesté durant ces dernières années. Nous nous contenterons de citer quelques exemples qui nous seront fournis par les adversaires les plus déclarés de la théorie des phagocytes. Ainsi M. Flügge, dont l'intervention contre cette théorie cellulaire, a été très catégorique en même temps qu'elle se manifestait en faveur de la théorie humorale, a été amené à résumer son opinion dans son « Traité d'hygiène ». Dans sa première édition de 1889, il s'exprime (2) de la façon suivante : « Les nouvelles recherches rendent cependant probable que les phagocytes saisissent dans de beaucoup la plus grande majorité des cas les agents infectieux non vivants, mais déjà morts et que par conséquent ils ne sont nullement propres à jouer un rôle défensif. Au contraire, il est prouvé que le sang et le plasma sanguin des animaux à sang chaud possèdent la propriété de détruire en un temps très court des quantités énormes de bactéries pathogènes »... etc. Dans la quatrième édition du même traité, publiée en 1897, nous trouvons à l'endroit correspondant (3) le passage suivant : « Les nouvelles recherches rendent cependant probable que la théorie de M... n'est pas en état d'expliquer le processus de l'immunité d'une façon complète ». Ce passage est suivi d'un développement dans un sens plutôt conciliant et éclectique.

Prenons comme second exemple le « Traité de bactériologie » de M. Günther, très répandu dans l'original et en traductions. Dans la première édition de 1890 (4), la théorie des phagocytes est rapidement jugée « comme n'ayant pas pu résister à la critique ». Dans la cinquième édition du même ouvrage (5), publiée en 1898, cette théorie

(1) *Encyclop. Jahrbücher*, 1900. T. IX, p. 203.
(2) *Grundriss der Hygiene*, 1889, p. 487.
(3) *Id.*, 4e édition, 1897, p. 507.
(4) *Einführung in das Studium der Bakteriologie*, 1890, p. 146.
(5) *Id.*, 5e édition, 1898, p. 275.

n'est plus traitée de cette façon. On lui fait une place parmi les théories de l'Immunité et on essaie de la concilier avec la théorie humorale, à peu près dans le sens de M. Buchner.

Un changement dans la même direction peut être constaté aussi dans l'opinion de M. Charrin. Dans la première édition de sa « Pathologie générale infectieuse », ce savant (1) s'est déjà placé à un point de vue éclectique au sujet des théories de l'Immunité. Mais le rôle qu'il accorde aux phagocytes est dépendant et secondaire, tandis que celui des propriétés humorales est mis au premier plan. Dans la seconde édition du même ouvrage, parue 7 ans plus tard (2), l'importance de la phagocytose est reconnue d'une façon beaucoup plus large, comme on peut en juger d'après les passages suivants : « Pour ma part, j'ai toujours admis la phagocytose; j'ai également toujours admis l'existence de principes humoraux spéciaux ; dès **1888**, j'ai montré, *in vivo*, que les germes se modifient hors des cellules ; mais je ne savais pas de quels groupes d'éléments anatomiques dérivaient ces principes, j'exagérais leur importance, et c'est en fixant cette origine, cette importance, qu'on peut rapprocher les deux théories » (p. 250). « En définitive, la défense repose sur ces deux grands processus, activités cellulaires, phagocytisme en première ligne, puis influences humorales, les unes bactéricides, nuisibles aux germes vivants, les autres antitoxiques, nuisibles à leurs sécrétions » (p. 253).

Tandis que la théorie des phagocytes s'est consolidée par la démonstration : 1° que les phagocytes, dans les cas d'immunité, englobent et détruisent les microbes vivants et virulents, sans que ceux-ci soient préalablement dépouillés de leurs toxines ; 2° que les phagocytes absorbent les substances toxiques ; 3° que les phagocytes renferment les cytases bactéricides et produisent les fixateurs, les théories humorales, malgré tous les soins apportés pour les soutenir, n'ont jamais pu être développées sous forme de théories tant soit peu générales. Quelques savants, dès le début très sympathiques aux théories humorales, ont essayé de les résumer dans leur ensemble. Ainsi M. Stern (3) et plus tard M. Frank (4) ont publié des rapports sur les travaux concernant les propriétés des humeurs et leur rôle dans l'immunité. Ces rapports ont été rédigés avec beaucoup de soin et dans un grand

(1) *Traité de médecine* de Charcot, Bouchard et Brissaud. T. I, 1891, pp. 219-230.
(2) *Id.*, 2e édition, 1898. T. I, pp. 250-254.
(3) *Centralbl. f. allgem. Pathologie*, 1894. T. V, p. 212.
(4) Lubarsch u. Ostertag, *Ergebnisse der allgem. Pathol.* etc , 1895. *I Abtheilung*, p. 384.

esprit d'impartialité. Voici comment ils résument la question. M. Stern est arrivé à ce résultat qu'il est impossible « de démontrer d'une façon constante l'existence de rapports entre l'action bactéricide du sang et l'immunité dans toutes les infections. Dans quelques cas, ces rapports sont cependant si manifestes que, pour ces exemples, le lien causal entre les deux facteurs est extrêmement probable ». M. Frank s'exprime de la façon suivante : « Il résulte avec la plus grande évidence que l'immunité d'un animal — immunité innée ou acquise — ne correspond avec la propriété bactéricide du sang que dans quelques cas exceptionnels. Comme seul animal, absolument sensible au charbon et dont le sang est entièrement dépourvu de propriété bactéricide, on ne peut à l'heure actuelle citer que la souris ». « L'action bactéricide du sérum sanguin est un fait qui, sans aucun doute, présente une grande importance biologique ; mais elle ne peut sûrement être la cause générale de l'immunité, ni innée, ni acquise ».

On a essayé de revivifier la théorie humorale, soit en admettant que la substance bactéricide n'est autre chose que la sécrétion éosinophile ou pseudoéosinophile des leucocytes (Kanthack), soit en supposant que la destruction des microbes dans l'organisme nécessite avant tout l'intervention de la substance agglutinative, dissoute et répandue dans les humeurs (Max Gruber). Ces deux suppositions ont été exposées sous forme préliminaire, sans qu'il ait été possible de les ériger en théories. Aussi elles n'ont plus été soutenues pendant ces dernières années.

Il est incontestable qu'aucune des théories humorales de l'Immunité n'a pu se maintenir ni résister aux faits nombreux accumulés pendant ces dernières années.

La contradiction si flagrante entre le pouvoir bactéricide des humeurs et l'immunité s'est expliquée par la circonstance que les substances microbicides restent chez l'organisme vivant dans l'intérieur des phagocytes et ne s'en échappent que lorsque ces cellules ont subi des lésions. Le fait, si bien constaté par M. Gengou, que le plasma sanguin est dépourvu du pouvoir bactéricide, a donné le coup de grâce à la théorie microbicide des humeurs qui ne peut plus être maintenue.

Les théories humorales, basées sur les propriétés antitoxique et préventive des humeurs, ne peuvent prétendre qu'à une application restreinte. Ces propriétés ne se rencontrent que dans l'immunité acquise et encore elles ne sont pas constantes. Bien des cas d'immunité acquise contre les microbes ne sont accompagnés d'aucun pouvoir antitoxique et dans plusieurs exemples de cette immunité les humeurs ne manifestent même pas de propriété préventive.

Il n'y a qu'un élément constant dans l'immunité innée ou acquise qui est la phagocytose. L'extension et l'importance de ce facteur ne peuvent plus être niées.

Il est bien prouvé que les phagocytes sont des cellules sensibles qui réagissent contre les agents morbides, organisés ou non. Ces cellules englobent les microbes et absorbent les substances solubles. Elles saisissent les microbes vivants et aptes à exercer leur effet nuisible, et les soumettent à l'influence de leur contenu cellulaire, capable de tuer et de digérer les microbes ou bien de les empêcher dans leur action pathogène. Les phagocytes agissent grâce à leurs propriétés vitales et à la faculté d'exercer une action fermentative sur les agents morbides. Le mécanisme de cette action n'est pas encore définitivement éclairci et il est à prévoir que les recherches futures auront un champ vaste et fertile en poursuivant cette voie.

L'état actuel de la question de l'immunité ne constitue dans le développement de la science biologique qu'un stade capable de bien des perfectionnements.

CHAPITRE XVII

RÉSUMÉ

Moyens de défense de l'organisme contre les agents infectieux. — Résorption des microbes. — Les phagocytes et leur rôle dans l'inflammation. — L'action des phagocytes dans la résorption des microbes. — Les cytases, ferments des phagocytes. — Les cytases sont intimement liées aux phagocytes. — Les fixateurs et leur rôle dans l'immunité acquise. — Les fixateurs sont excrétés par les phagocytes et passent facilement dans les liquides de l'organisme. — Mécanisme intime de l'action des fixateurs. — Adaptation des phagocytes à détruire les microbes dans l'immunité acquise. — La différence entre les fixateurs et les agglutinines. — Antitoxines et leur analogie avec les fixateurs. — Hypothèses sur l'origine des antitoxines. — L'immunité cellulaire est un fait d'ordre général. — La sensibilité et son rôle dans l'immunité. — Applications de la théorie de l'immunité à la pratique médicale.

L'immunité dans les maladies infectieuses est la propriété de l'organisme de rester indemne, malgré la pénétration des agents infectieux. Cette notion embrasse une très grande quantité de phénomènes qui ne peuvent pas être toujours nettement séparés des phénomènes voisins. D'un côté, l'immunité touche à la guérison ; de l'autre, elle s'approche de la maladie. Un organisme peut être considéré comme indemne, si la pénétration d'un virus très dangereux ne provoque qu'un malaise insignifiant. Et cependant ce malaise est accompagné de symptômes morbides, quoique très légers. Il est impossible et inutile d'établir des limites précises entre l'immunité et les états voisins.

L'immunité présente une grande variabilité. Tantôt elle est très stable et durable ; dans d'autres cas elle est très fragile et passagère. L'immunité peut être individuelle ou familiale ; elle peut être un privilège de race ou d'espèce.

L'immunité est souvent innée, ce qui est le cas de l'immunité dite naturelle. Mais souvent aussi elle est acquise. Cette dernière catégorie d'immunité se développe soit par voie naturelle, après une atteinte de maladie infectieuse, soit à la suite de l'intervention humaine. Le principal moyen pour aboutir à l'immunité acquise artificielle, consiste dans l'inoculation des virus et des vaccins.

L'immunité est un phénomène qui a apparu sur ce globe depuis des temps immémoriaux. L'immunité doit être de date aussi ancienne que la maladie. Les organismes les plus simples et les plus primitifs doivent constamment lutter pour leur existence. Ils font la chasse à des êtres vivants pour se nourrir, et ils se défendent d'autres organismes, pour ne pas devenir leur proie. Lorsque dans cette lutte l'agresseur est beaucoup plus petit que son adversaire, il en résulte que le premier s'introduit dans l'organisme du dernier et le détruit par voie d'infection. Dans ce cas, il s'installe pour absorber le contenu de son hôte et pour produire dans son intérieur une ou plusieurs générations nouvelles. L'histoire naturelle des organismes unicellulaires, végétaux et animaux, nous présente souvent de ces exemples d'infections primitives.

Mais l'infection a aussi sa contre-partie. L'organisme attaqué se défend contre le petit agresseur. Il se protège en se séparant de lui par une membrane résistante, ou bien il le détruit par tous les moyens en son pouvoir. Comme un très grand nombre d'organismes sont obligés, pour se nourrir, de soumettre leurs aliments à une digestion par diverses substances chimiques, ils utilisent celles-ci dans la lutte contre les agents infectieux : ils les digèrent chaque fois qu'ils peuvent y réussir.

Un des organismes des plus primitifs qui puissent exister, le plasmode des Myxomycètes, en masses protoplasmiques informes, intermédiaires entre les animaux et les végétaux inférieurs, englobe des corps étrangers de natures diverses. Il lui arrive très souvent de s'incorporer des bactéries nombreuses qui se développent à côté de lui sur du bois pourri ou ailleurs. Le plasmode leur permet de vivre pendant quelque temps dans l'intérieur de ses vacuoles digestives. Mais il finit par les digérer avec ses ferments solubles, intermédiaires entre la pepsine et la trypsine. Grâce à ce pouvoir digestif, les plasmodes restent indemnes d'infections bactériennes.

Cet exemple, choisi parmi les êtres les plus simples, peut servir de prototype pour les phénomènes de l'immunité en général. Au début des études de cette propriété si remarquable de tant d'organismes vivants, on pensait que les microbes pathogènes rencontraient, dans le sein des êtres réfractaires, un milieu qui ne leur permettait pas de vivre, soit qu'il fût privé de quelques substances nutritives, indispensables à leur existence, soit qu'il renfermât quelque substance nuisible aux microbes. Des recherches très nombreuses et approfondies ont démontré l'inexactitude de ces hypothèses. Il y a bien quelques microbes pathogènes qui sont très exigeants pour leur milieu de culture. Il y en a qui ne se développent qu'en présence de quelques substances particulières, comme il y en a d'autres qui sont extrêmement sensibles aux moindres traces de poisons. Mais ce sont des exceptions rares. La grande majorité des microbes pathogènes, appartenant au groupe des Bactéries, s'adaptent au contraire très bien à toutes sortes de milieux de culture et la plupart d'entre eux vivent et se développent très bien dans le sang ou dans les autres humeurs des organismes réfractaires. Là n'est donc pas la cause de l'immunité de ces derniers. Il faut la chercher parmi les facteurs plus intimement liés avec la vie.

Voulant approfondir ces recherches, on a supposé que l'organisme indemne se débarrassait des microbes infectieux, en les expulsant au dehors avec les excreta. On a soutenu assez longtemps que l'organisme animal possédait le moyen de faire passer les bactéridies pathogènes dans les reins, d'où elles s'éliminaient par l'urine. Mais on a dû se convaincre que cette élimination ne se fait jamais dans les cas d'immunité et ne s'opère que lorsque l'organisme est malade et que le filtre rénal est atteint dans son intégrité.

Les microbes infectieux, entrés dans l'organisme indemne, y restent plus ou moins longtemps, mais périssent dans son sein, sans être expulsés au dehors. Cette disparition des microbes se fait par le même procédé qui débarrasse le plasmode des bactéries qu'il a pu englober dans ses pérégrinations lentes sur des feuilles mortes ou sur du bois pourri. Les microbes sont résorbés dans l'organisme réfractaire, à la suite d'un véritable acte de digestion. Il est bien remarquable que la digestion gastro-intestinale, si bien outillée pour rendre solubles les aliments les plus divers, est le plus souvent incapable de digérer les microbes pathogènes ou autres. Il est très rare de rencontrer des ferments solubles du canal intestinal qui soient en état de digérer les organismes microscopiques et surtout les bactéries. C'est pourquoi cet organe, si riche en diastases digestives, est le plus souvent peuplé d'une grande quantité de bactéries et d'autres microbes.

Même chez des animaux, dont la nourriture renferme des masses de microbes, comme les larves de mouches, les sucs digestifs sont impuissants à les détruire. Et cependant, il y a des organismes qui se nourrissent exclusivement ou presque exclusivement de bactéries et qui sont bien capables de les digérer. Ce sont des Protozoaires, tels que les Amibes et certains Infusoires, qui, sans posséder trace de tube digestif, arrivent facilement à ce résultat. On peut cultiver des amibes sur la surface de la gélose, en ayant soin d'ensemencer en même temps des bactéries pour les nourrir. Il suffit de leur donner une seule espèce de microbes que l'on peut choisir parmi les formes pathogènes, telles que le vibrion cholérique ou le colibacille. Les amibes englobent une quantité de ces bactéries à l'état vivant. Elles les tuent et les digèrent dans leurs vacuoles digestives qui renferment, à côté d'un peu d'acide, un ferment du groupe des trypsines, l'amibodiastase.

L'organisme des animaux inférieurs et supérieurs est très riche en éléments qui, sous tous les rapports, ressemblent à des amibes. Tantôt ce sont des cellules épithéliales du tube digestif qui poussent des prolongements protoplasmiques pour saisir la nourriture et la transporter dans leur intérieur, où elle est soumise à l'action des ferments digestifs. Tantôt ce sont des cellules, disposées entre la paroi du corps et celle du tube intestinal, qui nagent librement dans les liquides de l'organisme ou qui sont plus ou moins fixées dans le tissu interstitiel. Le règne animal présente une grande variété de ces éléments amiboïdes, connus sous le nom général de phagocytes (cellules capables de dévorer des corps solides). Une disposition des plus originales des phagocytes se rencontre chez les *Ascaris* et leurs congénères du groupe des Nématodes. Pour tout l'organisme de ces vers ronds, il n'y a que quatre ou un peu plus de cellules énormes, fixées à la paroi du corps. Ce sont les phagocytes qui poussent des prolongements d'une longueur extraordinaire, capables d'explorer toute la cavité intérieure du corps.

La plupart des phagocytes circulent dans la lymphe et le sang, et passent dans les exsudats. Ces globules blancs ont une structure plus uniforme chez les Invertébrés et se présentent sous l'aspect de petites cellules avec un noyau et un protoplasma capable de mouvements amiboïdes. Chez les Vertébrés, on rencontre deux grandes catégories de globules blancs, dont les uns ressemblent à ceux des Invertébrés, car ils possèdent aussi un seul gros noyau et un protoplasma amiboïde. Ce sont les macrophages du sang et de la lymphe, intimement liés avec les macrophages des organes tels que la rate, les ganglions lymphatiques et la moelle des os. Une autre catégorie de globules blancs des Vertébrés est constituée par des petites cellules amiboïdes qui se distinguent par leur noyau qui, bien qu'unique, est divisé en plusieurs lobes. Ce sont les microphages, dont la principale particularité, c'est-à-dire la forme multilobée du noyau, doit être considérée comme une adaptation pour franchir le plus rapidement possible la paroi des capillaires et des petites veines.

La diapédèse des globules blancs, leur migration dans les cavités et les tissus à travers la paroi vasculaire, est un des principaux moyens de défense de l'organisme. Aussitôt que les agents infectieux ont pénétré dans l'organisme, toute une armée de globules blancs se dirige vers l'endroit menacé et engage la lutte avec les microbes. Ce sont d'abord les microphages qui passent à travers la paroi des vaisseaux, aidés justement par la forme appropriée de leur noyau. Divisé en plusieurs petits lobes, chacun d'eux pénètre facilement à travers les orifices minuscules entre les cellules endothéliales des vaisseaux. Les macrophages suivent les microphages et se mêlent en quantité plus ou moins grande aux exsudats.

Mais ce ne sont pas seulement les microbes qui provoquent cette réaction inflammatoire accompagnée de l'émigration et de l'accumulation des leucocytes. L'introduction des corps inertes et des liquides aseptiques, amène le même résultat. Les phagocytes sont en effet doués d'une grande sensibilité qui leur permet de percevoir de tout petits changements de composition chimique ou physique du milieu qui les entoure.

Arrivés à l'endroit où se trouvent les intrus, les leucocytes les saisissent à la façon des amibes et les soumettent dans leur intérieur à la digestion intracellulaire. Celle-ci se fait dans des vacuoles qui renferment le plus souvent un liquide très faiblement acide et des ferments digestifs, dont le nombre connu est déjà assez considérable.

De même que les Amibes et les Infusoirés font un choix parmi les petits organismes qui les entourent, les leucocytes choisissent aussi les corps qui leur conviennent le mieux. Ainsi les macrophages saisissent de préférence les cellules animales, telles que les globules du sang, les spermatozoïdes et tous les autres éléments qui proviennent des animaux. Parmi les microbes infectieux, les macrophages ont une prédilection pour ceux qui provoquent des maladies chroniques, telles que la lèpre, la tuberculose et l'actinomycose et aussi pour ceux qui accusent une nature animale. Dans cette dernière catégorie, rentrent les parasites amiboïdes du paludisme, de la fièvre du Texas et les Trypanosomes. Les macrophages peuvent aussi englober les bactéries des maladies aiguës, mais, sauf quelques cas exceptionnels, leur intervention est de peu d'importance.

Les microphages au contraire agissent surtout dans les infections aiguës. Leur intervention vis-à-vis des cellules animales est nulle ou insignifiante. Ainsi ils ne saisissent que rarement les globules rouges de même espèce animale ou d'espèce étrangère. Ils manifestent aussi une répulsion vis à-vis des parasites d'origine animale et de quelques bactéries qui provoquent des affections chroniques. Tandis que les macrophages saisissent les bacilles de la lèpre avec une grande avidité, les microphages ne les englobent qu'à titre d'exception.

Aux différences morphologiques et physiologiques des deux grandes catégories de phagocytes mobiles (leucocytes), correspondent aussi des différences dans la composition de leurs ferments solubles. De même que les amibes digèrent leur proie à l'aide de leur amibodiastase, ferment soluble du groupe des trypsines, les globules blancs soumettent les corps étrangers qu'ils englobent à l'action des cytases. Ces cytases (alexines ou compléments d'autres auteurs) sont des ferments solubles qui se rattachent aussi à la catégorie des trypsines. Elles agissent dans un milieu faiblement acide, neutre ou faiblement alcalin et, comme l'amibodiastase, elles se distinguent par une grande sensibilité au chauffage. Lorsque les cytases sont contenues dans des liquides, la température de 55°-56° les détruit complètement au bout de peu de temps. Lorsqu'elles se trouvent dans les organes réduits à l'état d'émulsion, leur sensibilité diminue et il faut élever la température à 58°-62° pour abolir complètement leur action.

M. Bordet soutient l'opinion que les cytases sont bien différentes dans les diverses espèces animales, mais que, chez la même espèce, il n'existe qu'une seule cytase. MM. Ehrlich et Morgenroth sont d'avis tout opposé. Le même sérum renferme, d'après ces savants, plusieurs cytases différentes dont le nombre peut quelquefois être très grand. Cette question est trop difficile pour être résolue dès à présent d'une façon définitive. Mais il nous paraît très probable qu'il existe, chez la même espèce animale, deux cytases différentes. L'une d'elles agit beaucoup plus sur les cellules animales que sur les bactéries ; c'est la macrocytase que l'on trouve dans les organes lymphoïdes et dans le sérum du sang. Grâce à elle, l'extrait ou la macération de la rate, de l'épiploon et des ganglions lymphatiques dissolvent plus ou moins facilement les globules rouges ; mais en même temps ces extraits et ces macérations sont incapables de détruire les bactéries. Lorsque les macrophages saisissent les hématies nucléées, ils les digèrent totalement, sans épargner le noyau, si difficile à attaquer. Mais lorsque les mêmes phagocytes englobent les microbes les plus faciles à digérer, comme les vibrions cholériques, leur action est faible. Les vibrions, sans se transformer en granules, restent vivants pendant assez longtemps et ne sont détruits et digérés que très péniblement. La cytase des microphages, ou microcytase, se distingue par des qualités inverses. Elle détruit et digère facilement beaucoup de microbes, mais n'agit pas du tout ou presque pas sur les globules rouges et les autres cellules animales. Les exsudats, riches en macrophages, comme les organes lymphoïdes, ne sont pas ou ne sont que peu bactéricides, mais manifestent une action dissolvante vis-à-vis des globules rouges. Les exsudats, composés en grande majorité de microphages, laissent au contraire les hématies intactes, mais détruisent facilement les microbes. Les mêmes propriétés distinguent la moelle des os, dont les extraits et les suspensions ne dissolvent pas les globules rouges, mais attaquent les microbes. Or, on sait que la moelle des os est le foyer principal des microphages.

Même lorsqu'on ajoute du fixateur spécifique aux exsudats microphagiques, il ne se produit pas de dissolution de globules rouges, ce qui démontre bien que la microcytase est réellement incapable d'attaquer ces cellules animales.

On est donc bien obligé d'admettre deux cytases différentes, dont l'une (la macrocytase) agit surtout sur les éléments d'origine animale et dont l'autre (la microcytase) agit principalement sur les microbes. Quant à des différentiations encore plus détaillées, il est impossible de les indiquer dans l'état actuel de nos connaissances.

Il y a des ferments solubles qui, pendant la vie des cellules qui les produisent, passent facilement dans les liquides. Ainsi la sucrase peut être sans difficulté retrouvée dans le liquide de culture des moisissures et des levures. Les ferments de la digestion intestinale passent également avec une grande facilité dans les liquides sécrétés. D'autres ferments solubles restent au contraire très intimement attachés aux cellules qui les élaborent. Ainsi la zymase des levures ne peut être dégagée des cellules de ces champignons que très difficilement, sous l'influence d'une forte pression et dans des conditions qui altèrent profondément la cellule. Le ferment protéolytique des levures est aussi très adhérent aux cellules de ces plantes. Le fibrine-ferment, ou plasmase des globules blancs n'est point sécrété par ces cellules tant qu'elles sont tout à fait intègres. Mais il suffit de les soumettre à des conditions défavorables d'existence pour qu'elles se mettent à la dégager de leurs corps. Extraits de l'organisme, les leucocytes subissent une détérioration, ce qui ne tarde pas à faire déposer autour d'eux des filaments de fibrine.

Les cytases doivent être aussi rangées dans la catégorie des ferments solubles qui ne se dégagent pas des phagocytes tant que ceux-ci restent intacts. Mais, aussitôt que ces cellules se trouvent lésées, elles laissent échapper de leur contenu une partie de leurs cytases. Dans le sang, extrait de l'organisme, les globules blancs laissent passer dans le liquide la plasmase qui produit la coagulation de la fibrine et la formation du caillot. Mais en même temps, ces cellules abandonnent une partie de leurs cytases, ce qui communique au sérum ses propriétés hémolytiques et bactéricides. Ce fait a une importance tout à fait capitale dans la question de l'Immunité. Sa meilleure démonstration a été fournie par la comparaison du pouvoir bactéricide dans les différents endroits du corps et dans les humeurs extraites de l'organisme.

Lorsqu'on introduit des microbes dans les endroits de l'organisme réfractaire qui contiennent des leucocytes préexistants, ceux-ci, sous l'influence du choc, subissent des lésions graves, accompagnées de l'abandon des cytases. Dans ces conditions, les microbes les moins résistants (comme le vibrion cholérique) manifestent des signes incontestables de détérioration : ils se transforment en granules et peuvent même mourir en quantité plus ou moins grande. Mais, lorsque les leucocytes sont bien protégés et supportent l'injection des microbes sans être profondément altérés, la destruction extracellulaire des microbes n'a point lieu. Il se produit au contraire une phagocytose très rapide qui amène la mort et la digestion intracellulaires des microbes. Dans ces conditions, les vibrions se transforment aussi en granules et périssent, mais seulement dans l'intérieur des leucocytes. Les phénomènes que je viens de mentionner s'accomplissent dans la cavité péritonéale et dans les vaisseaux sanguins des animaux réfractaires, c'est-à-dire dans des endroits riches en leucocytes.

Dans le tissu sous-cutané, dans les liquides de l'œdème et dans la chambre antérieure de l'œil des mêmes animaux réfractaires, les phénomènes sont tout différents. Comme, dans ces endroits, il n'y a pas de leucocytes préexistants, ou bien leur nombre est tout à fait insignifiant, les microbes introduits ne subissent point de lésions graves ; ils continuent à vivre jusqu'au moment où les leucocytes, arrivés à la suite de la réaction inflammatoire, saisissent les microbes vivants, les tuent et les digèrent dans leur intérieur. De même qu'il est facile, dans les endroits peuplés de leucocytes préexistants, de supprimer la destruction extracellulaire des microbes, en préservant les phagocytes contre leur avarie ou phagolyse, il est non moins facile de provoquer cette même destruction extracellulaire dans les endroits privés de leucocytes. Il suffit pour cela d'introduire préalablement une quantité de ces cellules. Lorsqu'on injecte d'abord, dans le tissu sous-cutané, des exsudats riches en leucocytes, et que l'on introduit ensuite des microbes peu résistants, comme le vibrion cholérique, on observe alors que ceux-ci se détruisent en dehors des cellules après s'être transformés en granules.

Le résultat de toutes ces expériences n'est pas douteux. La substance qui transforme les vibrions en granules est la microcytase. Lorsque les microphages restent intacts, c'est dans l'intérieur de ces cellules que les vibrions subissent leur transformation. Lorsqu'au contraire les microphages subissent des lésions et laissent échapper la microcytase, la transformation des vibrions en granules et leur destruction partielle se font dans les plasmas, en dehors des phagocytes.

Ce résultat peut être confirmé par les recherches comparatives sur le pouvoir bactéricide du sérum et du plasma sanguins, en dehors de l'organisme. Il est vrai qu'il est impossible de préparer un liquide qui soit sous tous les rapports comparable au plasma du sang circulant. Mais il y a toujours moyen d'obtenir en dehors de l'organisme un liquide se rapprochant beaucoup plus du plasma sanguin que le sérum. M. Gengou a réussi à préparer dans des tubes paraffinés un liquide qui ne se coagule que très tardivement et qui ne renferme que très peu de fibrine-ferment. Ce liquide s'est montré beaucoup moins bactéricide que le sérum sanguin des mêmes animaux. Souvent il s'est montré même complètement dépourvu de tout pouvoir bactéricide, tandis que le sérum était capable de détruire un grand nombre de microbes.

Dans les phénomènes de résorption des cellules, on rencontre aussi un grand nombre de faits qui démontrent que la macrocytase ne s'échappe des macrophages qu'au moment de leur phagolyse. Ainsi la dissolution extracellulaire des globules rouges se fait facilement dans le liquide péritonéal des animaux préparés par des injections préalables des mêmes globules. Lorsqu'on abandonne les leucocytes de la cavité péritonéale à leur sort, il se produit une forte phagolyse et partant une dissolution des hématies dans le liquide même. Lorsqu'au contraire, on empêche la phagolyse de se produire, les macrophages demeurés intacts ne laissent point échapper leur macrocytase et la dissolution des globules rouges se fait presque exclusivement dans l'intérieur des phagocytes.

Le sérum sanguin, chez certains animaux, immobilise aussitôt leurs propres spermatozoïdes, tandis que ceux-ci restent bien mobiles dans l'organisme même, car la macrocytase immobilisante est renfermée dans les macrophages et ne s'en échappe pas tant que ces cellules sont intactes. Lorsque, chez de pareils animaux, on introduit leurs propres spermatozoïdes dans le tissu sous-cutané, ils restent mobiles pendant longtemps ; lorsqu'au contraire, on les injecte dans le péritoine, dont les leucocytes n'ont pas été préparés, la phagolyse se produit sans tarder et les spermatozoïdes s'immobilisent aussitôt.

Comme toutes ces données concordent pour démontrer que les phagocytes intacts retiennent les cytases qui restent dans leur intérieur, on conçoit facilement la cause des contradictions entre les phénomènes de l'immunité et du pouvoir bactéricide des humeurs. Le sérum des rats est capable de détruire une grande quantité de bacilles charbonneux, malgré que ces rongeurs soient sensibles au charbon. C'est que, dans le sérum des rats, les bacilles sont détruits par la microcytase mise en liberté, tandis que, dans l'organisme, elle reste renfermée dans l'intérieur des microphages vivants. Tant que ces cellules manifestent vis-à-vis de la bactéridie une chimiotaxie négative, ces microbes restent dans les plasmas où ils ne sont point gênés. Grâce à cela, ils se multiplient dans l'organisme et le tuent après s'être généralisés dans le sang et les organes. La sensibilité des leucocytes est donc la cause de la mort des rats par le charbon, parce que l'organisme de ces rongeurs ne profite pas de sa richesse en microcytase bactéricide.

Un autre fait paradoxal concerne les cobayes immunisés contre le vibrion de Gamaleïa (*Vibrio Metchnikovii*). Comme l'ont démontré MM. v. Behring et Nissen, le sérum du sang de ces cobayes est très bactéricide vis-à-vis du vibrion en question. Un contact de moins d'une heure suffit déjà pour détruire une grande quantité de microbes. Et cependant lorsqu'on injecte une petite dose de culture sous la peau de ces cobayes hypervaccinés, les vibrions restent vivants pendant quelques jours jusqu'au moment où ils sont englobés et détruits par les leucocytes qui arrivent en grand nombre à l'endroit menacé. Cette contradiction apparente s'explique facilement par le fait que, dans le sérum, les vibrions rencontrent la microcytase, sortie des microphages lors de la formation du caillot et du dégagement du sérum.

A côté des cas où le sérum des animaux sensibles se montre très bactéricide, il ne manque pas d'exemples où le sang et le sérum des animaux réfractaires sont totalement dépourvus de ce pouvoir. Ainsi le pigeon est réfractaire au bacille de l'influenza de Pfeiffer et cependant le sang de pigeon est le meilleur milieu de culture pour ce microbe. Le chien est réfractaire au bacille charbonneux, vis-à-vis duquel le sérum sanguin du même animal n'est pas du tout bactéricide. La cause de cette absence de parallélisme entre l'immunité et le pouvoir bactéricide des sérums doit être cherchée dans la difficulté avec laquelle les cytases s'échappent des leucocytes et aussi dans les modifications qu'elles peuvent subir, une fois qu'elles se sont répandues dans les liquides.

Dans les cas d'immunité naturelle, ce sont les cytases qui débarrassent l'organisme des microbes, sans qu'elles soient favorisées d'une façon tant soit peu notable par d'autres ferments solubles. Il est même impossible de trancher d'une façon définitive la question de savoir si, chez des animaux qui jouissent de cette immunité innée, il existe, à côté de la microcytase, des ferments qui lui viennent en aide. Les conditions sont tout autres dans un très grand nombre de cas d'immunité acquise. Ici on trouve, en règle assez générale, qu'en outre des microcytases, il existe d'autres substances, dont l'action est très importante dans l'acte de la défense de l'organisme contre les microbes. Ces substances sont des fixateurs qui favorisent d'une façon remarquable l'action bactéricide des cytases. Tandis que ces dernières lèsent directement la cellule bactérienne, les fixateurs ne l'empêchent pas de vivre. Les bactéries, imprégnées de fixateurs, peuvent continuer même à se reproduire et à envahir l'organisme dans certaines conditions. Les fixateurs ne sont donc pas bactéricides, mais en se fixant sur les microbes, ils rendent ceux-ci beaucoup plus sensibles à l'action bactéricide des microcytases. Ces dernières se distinguent encore, sous plusieurs autres rapports, des cytases. Les fixateurs doivent être aussi rangés dans la catégorie des ferments solubles, mais ils résistent à des températures beaucoup plus élevées que celles qui détruisent les cytases. Tandis que celles-ci sont déjà détruites à 55°, les fixateurs, pour être complètement altérés, exigent un chauffage au-dessus de 60° et même de 65°. D'un autre côté, les fixateurs se distinguent par une grande spécificité qui ne s'observe jamais chez les cytases. La plupart des fixateurs ne sont capables de se fixer que sur une seule espèce de bactéries ou sur une seule catégorie de cellules animales, et quelques-uns seulement parmi eux se fixent sur des espèces ou des cellules voisines telles que les globules rouges de plusieurs espèces animales. Et même dans ces cas, il existe une différence quantitative nette entre la fixation sur les différents éléments figurés. Les mêmes microcytases sont au contraire en état d'attaquer toutes sortes de microbes, et les mêmes macrocytases attaquent toutes sortes de cellules animales.

Nous avons vu que les cytases correspondent à la zymase et à la diastase protéolytique des levures dans ce sens que tous ces ferments solubles adhèrent avec ténacité aux cellules qui les produisent et les renferment. Les fixateurs se rapprochent sous ce rapport de la sucrase (invertine) : ces divers ferments solubles passent facilement dans les liquides qui baignent les cellules productrices. Les fixateurs se trouvent non seulement dans les sérums sanguins, préparés en dehors de l'organisme, mais aussi dans le plasma du sang, d'où ils passent dans les liquides des exsudats et des transsudats. Tandis que dans le tissu sous-cutané, ainsi que dans les liquides clairs des œdèmes, ne renfermant point ou presque pas de cellules, on ne trouve pas de cytases ; tous les endroits que nous venons d'indiquer ne manquent pas de fixateurs. C'est pourquoi, lorsqu'on introduit des microbes sous la peau, on ne les voit pas altérés par les cytases, mais on constate facilement qu'ils se sont imprégnés de fixateurs. La même règle s'applique aux fixateurs des cellules animales. Dans l'exemple que nous avons cité plus haut, les spermatozoïdes, chez un animal dont le sérum immobilisait ces cellules, restaient bien mobiles dans les épididymes et sous la peau. De ce fait, nous avons conclu que ces endroits ne renfermaient pas de macrocytase libre. Mais il suffit d'ajouter à ces spermatozoïdes mobiles une goutte de sérum neuf, renfermant de la macrocytase, pour que leurs mouvements cessent aussitôt. Les spermatozoïdes étaient donc sensibilisés par le fixateur qui se trouvait et dans les épididymes, et dans le tissu sous-cutané. Le fixateur est donc bien répandu dans les plasmas de l'organisme vivant.

Les cytases sont des ferments solubles essentiellement intracellulaires ; les fixateurs sont au contraire des ferments solubles réellement humoraux. Seulement, quoique circulant dans les plasmas, les fixateurs sont incontestablement d'origine cellulaire. Ce fait a été pour la première fois démontré par MM. Pfeiffer et Marx qui ont trouvé le fixateur spécifique des vibrions cholériques dans les « organes hématopoiétiques », c'est-à-dire dans la rate, les ganglions lymphatiques et la moelle des os, à une période où il n'y en avait pas encore dans le sang. Ce fait a été étendu à d'autres exemples de fixateurs des microbes, et il n'est pas contestable que ce sont les phagocytes qui produisent ces ferments solubles. Sous l'influence de l'introduction des microbes dans l'organisme, il se produit une réaction phagocytaire qui a pour conséquence la digestion de ces microbes et l'élaboration des fixateurs correspondants. Il y a tout lieu de croire que, dans ces cas, ce sont les microphages qui, saisissant et digérant les microbes, produisent en même temps les fixateurs.

Mais les macrophages sont aussi capables de produire ces ferments adjuvants. Déjà, chez les animaux neufs, les organes macrophagiques, tels que la rate et surtout les ganglions mésentériques, renferment des fixateurs, qui favorisent la dissolution des globules rouges. Dans cette catégorie de faits, il faut ranger également la production par les ganglions mésentériques, ainsi que par certains autres organes lymphoïdes et les leucocytes des exsudats et du sang, de l'entérokynase, ce ferment soluble qui favorise l'action digestive de la trypsine. Cette entérokynase est aussi une espèce de fixateur ; elle imprègne les flocons de fibrine et les rend beaucoup plus accessibles à l'influence de la trypsine.

Le fait même que l'entérokynase de la digestion intestinale corresponde sous tant de rapports aux fixateurs qui agissent dans la résorption des éléments figurés en général et des microbes en particulier, fournit une preuve de plus que la destruction des microbes dans l'organisme est un acte semblable à la vraie digestion.

Les phagocytes, ces éléments qui accomplissent la résorption des microbes et des cellules animales, ces détenteurs des cytases digestives, sont en même temps les producteurs des fixateurs. A la suite de cette résorption, les phagocytes se mettent à élaborer une grande quantité de fixateurs, tandis qu'ils sont incapables d'augmenter d'une façon notable la quantité des cytases. Les fixateurs, produits en abondance, peuvent être excrétés en dehors des phagocytes et passer dans le plasma du sang et, avec lui, dans les liquides des exsudats et des transsudats. Mais cette excrétion n'est pas un acte indispensable pour le fonctionnement des fixateurs. Comme ces ferments préparent l'action digestive des cytases, il est seulement nécessaire qu'ils puissent se fixer sur les éléments figurés avant celles-ci. Il est donc facile d'expliquer les cas d'immunité acquise dans lesquels on ne trouve pas de fixateurs dans les humeurs. Ces exemples ne sont pas rares et se caractérisent par l'absence d'une action préventive du sérum sanguin.

Dans ces cas, les fixateurs, dont l'existence est très probable, restent à demeure dans l'intérieur des phagocytes, comme les cytases. Dans l'intérieur de ces cellules digestives les fixateurs peuvent très bien remplir leur rôle préparatoire, aussitôt suivi par l'action de la cytase. La même règle peut s'appliquer aussi aux cas de résorption dans l'organisme non préparé, où l'on ne trouve pas de fixateurs dans le liquide sanguin, mais où ils peuvent agir dans l'intérieur des phagocytes.

L'excrétion des fixateurs dans les plasmas qui constitue la règle dans les cas d'immunité acquise, présente une analogie avec l'excrétion de la pepsine dans le sang. Ce ferment soluble peut passer et passe habituellement de l'estomac dans le sang et de là dans l'urine, où on la rencontre souvent. Comme la pepsine qui n'agit que dans un milieu acide ne peut être utilisée dans le liquide sanguin alcalin, il est évident que son excrétion n'est que la conséquence d'une surproduction trop abondante.

On s'est beaucoup occupé dans ces dernières années du mécanisme intime de l'action des fixateurs sur les éléments figurés d'un côté et sur les cytases de l'autre. Pour M. Ehrlich, les fixateurs sont des corps intermédiaires entre les premiers et les secondes. En possession de deux groupements moléculaires haptophores, ils sont capables d'entrer en combinaison chimique avec les microbes ou les cellules animales d'un côté et avec les cytases de l'autre. C'est pour cette raison que M. Ehrlich leur applique le nom d'« ambocepteurs » ou « substances intermédiaires ». S'appuyant sur des exemples analogues en chimie organique, M. Ehrlich pense que les fixateurs servent pour introduire les cytases dans les cellules sur lesquelles elles doivent agir. M. Bordet ne partage pas cette manière de voir et admet que l'action des fixateurs n'est pas une action chimique à proprement parler, mais est une sorte de mordançage qui sensibilise les éléments figurés à l'action fermentative des cytases. Pour lui, les fixateurs n'ont aucune affinité pour les cytases et ne leur servent nullement d'intermédiaires, en raison de quoi il les désigne sous le nom de substances sensibilisatrices. La question se trouve encore dans la période de discussion, mais il faut espérer qu'elle entrera bientôt dans sa phase définitive.

D'après la théorie de M. Ehrlich, les fixateurs ne renferment aucun produit venant des microbes ou des cellules animales sur lesquelles ils se fixent. Les fixateurs sont pour lui des chaînes latérales ou des récepteurs, produits en excès et expulsés dans le plasma sanguin par les cellules qui les produisent. M. Ehrlich ne désigne pas la catégorie à laquelle appartiennent ces cellules ; il admet seulement que celles-ci doivent être en possession de récepteurs doués d'une affinité spécifique pour certains groupements moléculaires des microbes et des cellules animales. Une fois que les récepteurs sont saturés par ces groupements moléculaires, les cellules qui se servent des premiers pour leur nutrition, en produisent une quantité surabondante. Les cellules des animaux, traités avec des microbes et leurs produits solubles ou bien avec des globules rouges ou toutes sortes d'autres éléments d'origine animale, acquièrent la propriété d'élaborer de plus en plus de récepteurs correspondants, dont une grande partie est expulsée dans le liquide sanguin.

Le point commun entre cette théorie de M. Ehrlich et l'opinion que nous soutenons dans cet ouvrage, consiste dans l'admission d'une propriété cellulaire qui se développe de plus en plus, au fur et à mesure du traitement de l'animal par les éléments figurés de toutes sortes. Comme dans l'immunité acquise contre les microbes, on trouve le plus souvent des fixateurs dans les humeurs, il faut en conclure que, dans tous ces cas, les cellules qui les produisent se sont habituées, par une sorte d'éducation, à élaborer des quantités croissantes de fixateurs. Mais même dans les exemples d'immunité acquise, dans lesquels on ne trouve pas de fixateurs dans les plasmas, on doit admettre une modification des cellules qui opposent une résistance à l'invasion des microbes. Ce sont donc ces changements dans les propriétés cellulaires qui constituent l'élément le plus général et partant le plus important dans l'immunité acquise contre les microbes.

Comme nous venons de le mentionner, M Ehrlich ne désigne pas les cellules qui accusent ces modifications. Mais on doit affirmer qu'elles appartiennent à la catégorie des phagocytes. En effet, ce sont les phagocytes qui se mettent en contact le plus intime avec les microbes et les cellules animales étrangères, et ce sont les organes phagocytaires dans lesquels on trouve les fixateurs, avant de les rencontrer dans le liquide sanguin. On peut donc conclure que, dans l'immunité acquise contre les microbes, les phagocytes s'adaptent à élaborer les fixateurs en grande quantité, dont une partie est excrétée dans les humeurs, ainsi qu'on le constate dans beaucoup d'exemples de cette immunité.

L'adaptation progressive des phagocytes dans la digestion intracellulaire peut être démontrée par le fait que, dans l'organisme immunisé, les fixateurs se trouvent avant tout dans les organes phagocytaires.

Les leucocytes qui digèrent la gélatine accusent d'une façon encore plus nette la modification de ces cellules chez les animaux auxquels on a injecté de la gélatine à plusieurs reprises. Les leucocytes des exsudats, débarrassés du liquide, deviennent beaucoup plus aptes à digérer la gélatine qu'ils ne le faisaient au début.

Une adaptation semblable s'observe également dans la digestion intestinale, ce qui peut servir comme un nouveau point de rapprochement entre la digestion intracellulaire des phagocytes et la digestion extracellulaire dans les intestins. Pour sécréter ses ferments solubles, le pancréas s'adapte à la nature des aliments qui pénètrent dans le tube digestif.

Les fixateurs ne sont pas les seuls ferments solubles qui apparaissent en grande quantité dans les humeurs de l'organisme immunisé. Très souvent, on trouve à côté d'eux des substances qui agglutinent les microbes chez des animaux qui ont reçu à plusieurs reprises l'injection de microbes de même espèce ou d'espèce voisine. Le même fait s'observe chez des animaux traités avec des cellules animales. Ainsi les humeurs des animaux, injectés avec des globules sanguins, deviennent agglutinatives vis-à-vis de ceux-ci.

L'analogie entre les agglutinines et les fixateurs est tellement grande que, pendant un certain temps, plusieurs observateurs les prenaient pour une seule et même substance. Cette opinion ne peut plus être soutenue, car il est bien démontré que la propriété des humeurs d'agglutiner les microbes et les cellules animales est différente de celle qui amène leur imprégnation par les fixateurs. Les agglutinines résistent aux mêmes températures que les fixateurs ; toutes les deux sont spécifiques au même degré et passent également des cellules qui les élaborent dans les plasmas du sang, de la lymphe, des exsudats et des transsudats. Les agglutinines, capables d'agglomérer les éléments figurés en amas, peuvent, dans certaines conditions, les rendre plus faciles à être englobés par les phagocytes. Mais en général le rôle des agglutinines dans l'immunité acquise doit être considéré comme de peu d'importance et c'est pour cela qu'il faut renoncer à baser une théorie de cette immunité sur la propriété agglutinative des humeurs.

En dehors des fixateurs et des agglutinines, les humeurs de l'organisme, ayant acquis l'immunité, possèdent très probablement d'autres propriétés qui doivent jouer un rôle plus ou moins grand dans l'immunité acquise. Ainsi on est frappé souvent par l'action stimulante de ces humeurs sur l'organisme neuf, dans lequel on les introduit. Cette stimulation est surtout manifeste vis-à-vis de la réaction phagocytaire.

Comme, dans la majorité des cas d'immunité acquise, le sérum du sang renferme des fixateurs en proportion considérable et comme ces fixateurs favorisent d'une façon remarquable l'action des cytases, on conçoit facilement que l'introduction, dans un organisme neuf, non préparé par aucune vaccination, d'un tel sérum sanguin, puisse amener une grande résistance contre les microbes pathogènes correspondants. Les fixateurs, injectés avec le sérum, se fixent sur les microbes avec avidité. Ceux-ci peuvent devenir plus facilement la proie des phagocytes et être détruits très rapidement. Dans des cas particuliers, où l'injection des cultures microbiennes provoque une phagolyse, il se dégage assez de cytases pour atteindre les microbes déjà sensibilisés par les fixateurs. Il s'ensuit un état réfractaire de l'organisme, en général proportionnel à la quantité de sérum fixateur que l'on injecte. Ce genre d'immunité acquise, conférée par les sérums ou certaines autres humeurs, riches en substances fixatrices, est souvent désigné sous le nom d'immunité passive. Ce terme n'est justifié que dans des cas rares, où le sérum introduit renferme lui-même une quantité suffisante de cytases pour détruire tous les microbes. Le plus souvent, c'est l'organisme neuf qui doit fournir ce ferment bactériolytique. Or, comme dans la phagolyse, il ne s'en dégage qu'une quantité trop faible, c'est au concours des détenteurs de cytases, c'est-à-dire des phagocytes, que l'organisme doit recourir. Les phagocytes étant des cellules sensibles, leur concours ne peut être assuré que dans le cas où ils manifestent une activité suffisante. Lorsque ces éléments sont affaiblis par des narcotiques ou par une autre cause quelconque, ils deviennent incapables d'intervenir avec efficacité et l'organisme devient victime des microbes pathogènes, malgré la quantité plus que suffisante de fixateurs introduits.

Dans l'immunité naturelle ou acquise, c'est la résistance de l'organisme contre les microbes qui joue le rôle principal. L'introduction de toxines toutes préparées ne se fait que dans des conditions artificielles, comme dans les expériences de laboratoire. Aussi voit-on que, dans les conditions naturelles, c'est contre la pénétration des microbes qu'il faut préserver l'organisme. Une fois que ces producteurs de poisons ne peuvent se maintenir dans l'organisme immunisé, leurs sécrétions toxiques n'entrent pas en jeu. C'est pourquoi les animaux, vaccinés contre les microbes pathogènes, ne souffrent pas d'intoxication, quoiqu'ils ne soient pas du tout insensibles aux poisons microbiens. C'est un fait de la plus haute importance au point de vue de l'immunité en général, que la résistance contre les microbes n'implique nullement l'insensibilité contre leurs poisons. On a souvent exprimé l'opinion que, au moins dans l'immunité acquise, l'organisme doit d'abord acquérir l'immunité contre les toxines microbiennes, après quoi les microbes, dépouillés de leur arme principale, descendent au rang de saprophytes tout à fait inoffensifs. Des faits semblables peuvent être réalisés, mais il n'en est pas moins vrai que l'immunité contre les microbes peut être acquise indépendamment de celle contre les toxines, et que ce cas constitue la règle générale.

Il est beaucoup plus facile d'acquérir l'immunité contre les microbes que contre leurs toxines. Aussi la vaccination antimicrobienne a-t-elle été réalisée dans la science avant celle contre leurs toxines. Au début des recherches, l'immunité antitoxique paraissait même très difficile à atteindre, et ce n'est que depuis la découverte de M. v. Behring, qui a inauguré une nouvelle voie dans la microbiologie, qu'on est arrivé à de meilleurs résultats. Il a appris non seulement à immuniser les animaux contre quelques-unes des principales toxines microbiennes, mais il a démontré en plus l'existence dans leurs humeurs des antitoxines spécifiques.

Cette notion si inattendue des antitoxines s'est aussitôt enracinée dans la science, car il a été possible, surtout grâce aux travaux remarquables de M. Ehrlich, de l'étendre aux toxines d'origine non microbienne. En ce moment, on connaît déjà un certain nombre d'antitoxines, sans que pour cela leur nombre soit comparable à celui d'autres anticorps. Parmi ceux-ci, les fixateurs ont beaucoup de points d'analogie avec les antitoxines. Elles sont tout aussi résistantes au chauffage ; elles accusent également une assez grande spécificité et, comme les fixateurs, elles se répandent dans les plasmas.

En présence de tant de points de rapprochements avec les fixateurs, on est tenté d'attribuer aux deux catégories d'anticorps la même origine. L'élaboration des antitoxines par les éléments phagocytaires, accumulés dans le sang et disséminés dans les organes, paraît en effet très vraisemblable. Certains faits sur l'absorption des diverses toxines par les leucocytes, ainsi que la distribution des antitoxines dans l'organisme, plaident en faveur de cette supposition. D'un autre côté, l'impossibilité d'attribuer l'élaboration des antitoxines aux cellules atteintes par les toxines correspondantes, se trouve en parfaite harmonie avec la même hypothèse. Celle ci est surtout appuyée par les faits nombreux qui prouvent la facilité avec laquelle les leucocytes réagissent contre toutes sortes de poisons, toxines microbiennes ou autres, ainsi que contre les poisons organiques et minéraux, tels que les alcaloïdes et les combinaisons arsénicales. Seulement, malgré tant de données qui parlent en faveur de l'origine phagocytaire des antitoxines, il a été impossible d'appuyer cette supposition sur des faits rigoureux et faciles à interpréter comme ceux que la science possède en faveur de l'origine phagocytaire des fixateurs.

Les antitoxines ont acquis une très grande importance dans la guérison artificielle des maladies toxo-infectieuses, car il s'agit dans ce cas de paralyser l'action des toxines déjà produites par les microbes et absorbées par l'organisme malade. Mais leur rôle est moindre dans la prévention contre les maladies où le but à atteindre consiste à réagir contre les microbes, avant que ceux-ci aient pu inonder l'organisme de leurs sécrétions toxiques. C'est pour cela que l'immunité contre les toxines doit occuper dans l'étude de l'immunité une place moins prépondérante que celle contre les microbes.

Comme, en dernière instance, les microbes subissent dans l'organisme réfractaire une digestion par des substances chimiques, élaborées par les phagocytes, les toxines éprouvent aussi une modification chimique, due aux substances, à la production desquelles les éléments vivants de l'organisme prennent une large part. L'action directe des antitoxines sur les toxines, mise si bien en relief surtout par les travaux de M. Ehrlich, n'exclut pas néanmoins l'intervention des cellules vivantes qui, quelquefois, est peu manifeste, mais qui, dans d'autres cas, est au contraire très marquée.

La réaction des éléments vivants contre les toxines microbiennes et leurs congénères, amène la production et même la surproduction des antitoxines. Pour M. Ehrlich, celles-ci sont des récepteurs, ou chaînes latérales, qui, dans une certaine mesure, préexistent dans les cellules capables d'élaborer les antitoxines. Entrées en combinaison avec les molécules de toxines, les chaînes latérales, indispensables pour la nutrition des cellules, se reproduisent en très grande quantité. Après avoir pour ainsi dire saturé les éléments producteurs des antitoxines, les chaînes latérales superflues s'échappent au dehors et passent dans les plasmas des humeurs. Cette théorie peut être mise d'accord avec cette autre qui suppose que certains éléments de l'organisme, capables d'agir sur les molécules complexes des toxines microbiennes et de leurs congénères, produisent des ferments solubles particuliers.

Ceux-ci digèrent les toxines dont l'introduction provoque souvent l'hypersécrétion de ces ferments. Il y aurait dans ce fait quelque chose d'analogue à l'hypersécrétion, par les glandes stomacales, de la pepsine, dont une partie passe dans le sang, pour s'échapper avec l'urine.

D'après la théorie de M. Ehrlich, les antitoxines ne seraient capables de neutraliser l'effet nuisible des toxines que lorsque les premières se trouveraient dissoutes dans les humeurs. Les mêmes récepteurs qui fixent la toxine dans les plasmas et l'empêchent ainsi d'arriver jusqu'aux éléments sensibles, amènent un résultat tout opposé, lorsqu'ils se trouvent dans l'intérieur des cellules. Dans ce dernier cas, les récepteurs, grâce à leur grande affinité pour les toxines, attirent celles-ci et leur permettent de pénétrer dans les cellules, favorisant ainsi la fonction dangereuse du groupement toxophore.

Cette conception est une vue d'esprit, imaginée pour mettre en harmonie un certain nombre de faits d'observation. Dans l'état actuel de nos connaissances, elle ne peut être soumise à un contrôle expérimental rigoureux. Mais beaucoup de faits bien établis ne s'accordent pas bien avec cette hypothèse. D'après elle, l'immunité antitoxique résiderait uniquement dans les humeurs ; les cellules vivantes, au lieu de l'acquérir, deviendraient au contraire de plus en plus sensibles. Dans ces conditions, il est difficile de concevoir l'immunité contre les poisons des organismes les plus simples ; et cependant elle existe bien en réalité. Un plasmode, qui s'accoutume à toutes sortes de substances toxiques, acquiert une immunité contre elles et ceci grâce aux changements de ses parties vivantes et non pas à la suite de modifications des liquides toxiques qui les baignent. Cette accoutumance biologique s'observe également vis-à-vis des facteurs physiques qui peuvent gêner la vie de ces organismes primitifs.

D'un autre côté, il faut bien accepter que les cellules vivantes d'un organisme compliqué et supérieur peuvent aussi acquérir l'immunité contre les toxines. Le premier exemple de ce genre a été constaté par rapport aux globules rouges des mammifères, vaccinés contre le sérum toxique d'anguille. Tandis que les humeurs des lapins immunisés deviennent antitoxiques, leurs hématies, complètement débarrassées du sérum, peuvent, dans certains cas, résister impunément à l'action du sérum d'anguille. Il faut admettre dans cet exemple une immunité acquise des cellules semblable à celle des êtres inférieurs.

Un second exemple de l'immunité des globules rouges a été observé par MM. Ehrlich et Morgenroth chez leurs chèvres, préparées avec des injections du sang d'autres individus de même espèce. Dans ce cas, on ne trouve, d'après ces auteurs, aucun concours d'antitoxine. Les humeurs des chèvres ne deviennent pas capables de neutraliser la toxine du sérum hémolytique, tandis que les globules rouges acquièrent eux-mêmes une immunité contre cette toxine, immunité entièrement cellulaire. M. Ehrlich essaie de pénétrer dans le mécanisme intime de la résistance des hématies, en supposant que celles-ci, au lieu de reproduire leurs récepteurs, comme dans les cas de production d'antitoxines, s'en débarrassent complètement. Privées de récepteurs, elles ne peuvent plus être touchées par la cytase hémolytique qui, comme l'admet M. Ehrlich, ne pénètre dans les globules rouges que grâce à l'affinité de la substance intermédiaire (fixateur) pour le récepteur. Cette hypothèse du mécanisme de l'immunité cellulaire acquise ne s'accorde pas bien avec l'idée du rôle essentiel des récepteurs pour la nutrition des éléments vivants.

L'immunité cellulaire peut être le plus facilement démontrée par rapport aux globules rouges du sang, car ce sont des éléments très nombreux et capables d'être bien isolés et débarrassés du liquide qui les baigne. Pour cette raison, la science ne possède pas encore de données aussi précises sur l'immunité d'autres cellules des animaux supérieurs. Mais beaucoup de faits indiquent qu'elle existe en réalité. Il y a certainement des éléments vivants qui n'acquièrent l'immunité que très péniblement et lentement. Telles sont les cellules nerveuses, ces éléments sensibles par excellence. M. v. Behring a beaucoup insisté sur ce fait que chez les animaux, soumis aux injections répétées de toxines bactériennes, les centres nerveux non seulement ne s'accoutument pas à leur effet nuisible, mais même acquièrent une hypersensibilité souvent très grande. Le fait est parfaitement exact, mais il n'est pas moins vrai que la période de cette sensibilité exagérée est suivie par une autre, où la sensibilité devient moins grande et finit par céder la place à une véritable accoutumance. On est donc obligé d'admettre que même les cellules nerveuses ne font pas exception à la règle générale et peuvent acquérir aussi l'accoutumance contre les poisons.

Plusieurs faits d'une autre catégorie confirment cette conclusion. Dans le fonctionnement du système nerveux, on a souvent occasion d'observer les faits d'accoutumance. Je citerai comme exemple l'accoutumance des animaux à la commotion médullaire, étudiée par

M. J. Lépine (1). En percutant la région lombaire de lapins et de cobayes, on peut leur donner une paraplégie immédiate. Celle-ci est passagère et dure tout au plus pendant quelques heures. Le phénomène peut être reproduit plusieurs fois chez un même animal. « Mais — dit M. Lépine — lorsqu'on poursuit pendant plusieurs jours ou plusieurs semaines ces expériences, en frappant toujours au même niveau, on ne tarde pas à voir que la résistance des animaux aux chocs s'accroît très rapidement, et que des excitations qui, sur des animaux neufs, produisent des paraplégies de plusieurs heures de durée, restent sans effet sur d'autres qui sont depuis plusieurs jours en expérience ». Il s'agit dans cet exemple d'une véritable accoutumance de la région de la moelle soumise à la commotion.

Des faits analogues sont connus de tout le monde, d'après l'expérience de la vie courante. On s'habitue plus ou moins facilement à toutes sortes de sensations violentes. La lumière et les bruits trop intenses qui, au début, provoquent des réflexes exagérés, finissent par être perçus sans le moindre mouvement. Même dans la sphère psychique, l'habitude émousse les sentiments pénibles, et il est très probable que toute la gamme de l'accoutumance, à partir des êtres unicellulaires qui s'habituent à vivre dans un milieu qui leur était impropre, jusqu'aux hommes cultivés qui s'habituent à ne pas croire à la justice humaine, repose sur une même propriété fondamentale de la matière vivante.

Envisagée à ce point de vue, l'Immunité devient un phénomène très général, dépassant de beaucoup la résistance de l'organisme dans les maladies infectieuses. En dernière analyse, elle se réduit toujours à la sensibilité cellulaire qui dirige tant de phénomènes de la vie des plantes et des animaux. C'est cette sensibilité qui pousse la tige vers la lumière et la racine vers le sol, qui dirige le spermatozoïde vers l'ovule. Dès le commencement de la vie embryonnaire, les cellules, dérivées de la segmentation de l'œuf, manifestent déjà une sensibilité marquée. M. Wilhelm Roux (2) a observé que les premières cellules de l'embryon de grenouille, si on les sépare par une intervention artificielle, se rapprochent, guidées par leur chimiotaxie positive. Dans la construction des tissus, la sensibilité cellulaire joue un rôle incontestable. Les prolongements des cellules nerveuses se dirigent vers les

(1) *Comptes rendus de la Soc. de Biologie*, 1900, p. 385.
(2) *Ueber die Selbstordnung der Furchungszellen, Berichte d. naturwiss., Vereins zu Innsbruck*, 1893. T. XXI.

organes des sens ou les fibres musculaires, selon leur sensibilité spécifique (1). Les cellules mères des vaisseaux capillaires sont aussi guidées par la sensibilité, lorsqu'elles se dirigent dans un tissu néoformé ou lorsqu'elles doivent se rencontrer entre elles, pour former une anse vasculaire.

Les phénomènes de l'organisme qui portent un cachet physique et chimique des plus nets, subissent aussi l'influence des sensations cellulaires. Ainsi, dans la digestion gastro-intestinale, la sécrétion des sucs actifs est subordonnée à la commande des centres nerveux et même des centres psychiques. La vue des divers aliments provoque d'une façon inconsciente le travail des différentes glandes digestives, par voie réflexe. De même la contraction du contenu cellulaire d'une plante, soumise à la plasmolyse, amène la sécrétion d'acide pour augmenter la pression osmotique.

La sensibilité, dont la part est si grande dans l'ensemble des phénomènes de l'Immunité, est une propriété générale des êtres vivants, réglée par une loi commune. C'est ainsi que, dans la chimiotaxie des organismes unicellulaires les plus inférieurs, comme dans les mouvements et la réaction osmotique des plantes, se manifeste cette même loi psycho-physique de Weber-Fechner qui règle nos propres sensations.

Toutes les cellules peuvent, en modifiant leur fonctionnement sous la direction de la sensibilité, s'adapter aux changements des conditions ambiantes. Tous les éléments vivants peuvent donc acquérir une certaine immunité. Mais parmi toutes les cellules de l'organisme, ce sont les éléments ayant conservé le plus d'indépendance, les phagocytes, qui, le plus facilement et les premiers, acquièrent l'immunité dans les maladies infectieuses. Ce sont eux qui se dirigent vers les endroits où parviennent les microbes et les poisons, et qui manifestent une réaction contre eux. Les phagocytes de l'organisme indemne englobent et détruisent les microbes et absorbent les toxines et autres poisons. L'acte final de la réaction des phagocytes est constitué par les processus chimiques ou chimico-physiques de la digestion des microbes, à l'aide des cytases, favorisées par les fixateurs ; dans la défense contre les poisons, les phagocytes doivent aussi exercer une influence chimique. Mais, avant que ces phénomènes se mettent en jeu, les

(1) Herbst, *Biologisches Centralblatt*, 1894, 1895. T. XIV, XV. Forssmann, dans *Ziegler's Beiträge zur pathol. Anatomie*, 1898. T. XXIV, p. 56.

phagocytes manifestent des actes purement biologiques, tels que la perception des sensations chimiotactiques et autres, les mouvements dirigés vers les endroits menacés, l'englobement des microbes et l'absorption des toxines et enfin la sécrétion des substances qui doivent être utilisées dans la digestion intracellulaire.

L'immunité dans les maladies infectieuses se présente donc comme une partie de la physiologie cellulaire et surtout comme phénomène de la résorption des microbes. Celle-ci se faisant par un acte de digestion intracellulaire, l'étude de l'immunité rentre dans le chapitre de la digestion au point de vue général.

Comme dans la lutte de l'organisme contre les agents infectieux, les phagocytes jouent le rôle principal, il arrive que dans quelques maladies, pour manifester leur effet morbide, les microbes doivent se trouver à l'abri de ces cellules défensives. C'est pour cela que le vibrion cholérique, peu nuisible lorsqu'il est introduit sous la peau de l'homme, devient très redoutable quand il réussit à pénétrer dans le tube digestif. Incapable de soutenir la lutte contre les phagocytes, le vibrion peut sans difficulté vaincre les obstacles qu'il rencontre dans l'estomac et dans les intestins. Voilà pourquoi, dans l'immunité contre les maladies infectieuses, la porte d'entrée des microbes joue quelquefois un si grand rôle.

On s'est demandé souvent si l'étude théorique de l'immunité était capable de rendre des services dans la recherche des moyens pour assurer l'immunité à l'organisme. Il ne faut pas oublier que la théorie et la pratique marchent souvent de pair, mais que quelquefois elles progressent sans se beaucoup préoccuper l'une de l'autre. Ainsi les premières inoculations préventives contre la morsure des serpents, contre la variole et la péripneumonie, tentées par les gens du peuple, se faisaient évidemment en dehors de toute idée théorique quelconque, mais étaient guidées par l'empirisme le plus pur. D'un autre côté, les recherches théoriques sur la nature et l'origine des ferments ont amené la découverte des vaccinations par les microbes et les produits microbiens qui ont rendu des services immenses à la pratique.

La découverte des antitoxines, si riche en applications pratiques, a été influencée par les recherches théoriques sur le mécanisme de l'immunité. M. v. Behring a commencé la série de ses travaux importants dans cette voie par l'étude de l'immunité des rats contre la bactéridie charbonneuse. Il ne viendra à l'idée de personne de supposer que cette question puisse présenter le moindre intérêt pratique immédiat et, cependant, en partant d'elle, M. v. Behring, après avoir abandonné la théorie de la propriété bactéricide des humeurs comme cause de l'immunité, est arrivé d'étape en étape à la découverte du pouvoir antitoxique du sérum. Lorsqu'on s'est mis à étudier les propriétés du sang des animaux, traités avec des globules rouges d'espèce étrangère, personne ne pouvait soupçonner que ces recherches aboutiraient à la découverte de nouvelles méthodes pour reconnaître le sang humain dans les recherches médico-légales ou déterminer l'origine du lait dans l'intérêt de l'hygiène.

La théorie cellulaire de l'immunité est de date encore trop récente pour qu'on ait le droit de lui demander d'avoir à son actif des applications de pure pratique. Et cependant elle a déjà permis son utilisation dans la recherche des problèmes touchant de très près à la pratique médicale. Le plus grand chirurgien du dix-neuvième siècle, Lord Lister(1), s'est demandé comment les plaies pouvaient guérir « par première intention dans des circonstances jusque-là incompréhensibles, cette union primaire se produisant parfois pour des plaies traitées avec des pansements à l'eau, c'est-à-dire par une couche de charpie humide recouverte d'un tissu mouillé de soie pour conserver l'humidité. Le pansement, quoique appliqué dans les meilleures conditions de propreté, était invariablement putride au bout de vingt-quatre heures. La couche de sang entre les surfaces coupées se trouvait donc exposée, à la sortie de la plaie, à l'action d'un foyer septique des plus intenses. Qu'est-ce donc qui l'empêchait de se putréfier comme cela fût arrivé si, au lieu de se trouver entre des tissus vivants divisés, elle se trouvait entre deux plaques de verre ou de toute autre matière indifférente ? » « Qu'est-ce donc qui empêche la bactérie de la putréfaction de se répandre dans cette couche décomposable ? Le phagocytisme donne la réponse. Le sang, entre les lèvres de la plaie, se peuple rapidement de phagocytes qui montent la garde et saisissent les microbes de la putréfaction dès que ceux-ci essaient de pénétrer. Si le phagocytisme est toujours à même de combattre les microbes pathogènes dans une forme aussi concentrée et aussi intense, il est peu probable qu'il puisse se trouver en défaut vis-à-vis de ceux qui, dans une condition très inférieure,

(1) L'art de guérir et la science, discours prononcé à Liverpool en septembre 1896, *Revue scientifique*, 1896, 4e série. T. VI, p. 481.

peuvent se trouver dans l'air. Ceci confirme notre conclusion qu'il n'y a pas à s'inquiéter de la poussière atmosphérique dans nos opérations, et les travaux sur la réaction des phagocytes ont complété d'une façon importante la théorie du traitement antiseptique en chirurgie ».

On peut même essayer d'augmenter la phagocytose dans les opérations chirurgicales, surtout dans celles de la cavité péritonéale, en provoquant dans cet endroit une inflammation aseptique artificielle, à l'aide des diverses substances, par elles-mêmes inoffensives, qui attirent une quantité de leucocytes. Dans la pratique de laboratoire, ce procédé est employé journellement pour augmenter la résistance de l'organisme vis-à-vis des injections intrapéritonéales de différents microbes. M. Durham a conseillé d'étendre la même méthode à la médecine humaine et quelques chirurgiens ont déjà commencé des essais dans cette direction.

L'application de la théorie cellulaire de l'immunité à la recherche de nouveaux microbes des maladies infectieuses a déjà été couronnée de succès. MM. Roux et Nocard ont essayé de cultiver dans l'organisme le virus de la péripneumie des bovidés. Ils ont arrêté leur choix sur le lapin, animal naturellement réfractaire contre cette infection. Supposant que, dans cette immunité, les phagocytes doivent jouer un rôle important comme destructeurs des microbes présumés, ils ont eu l'idée de soustraire le virus à leur voracité. Dans ce but, ils ont rempli avec le virus péripneumonique des sacs de collodion ou de la moelle de roseau et les ont introduits dans le péritoine de lapins. Quelque temps après, ces savants ont pu constater, dans le contenu des sacs, imprégné d'humeurs de lapins, animaux indemnes, le développement de microbes spécifiques, les plus petits qui aient été jusqu'à présent découverts. A l'aide de cultures de ce microbe, préparées dans des milieux appropriés, ils ont élaboré une méthode de vaccination des animaux qui commence déjà à donner de bons résultats dans la pratique, comme nous l'avons mentionné dans le quinzième chapitre. Ce procédé a pu ainsi augmenter les bienfaits de la prévention des maladies, cette branche de nos connaissances qui a réalisé des progrès si grands, depuis que la médecine est devenue science exacte sous l'inspiration des découvertes et des idées de Pasteur.

En peu de temps, l'humanité a été mise en possession non seulement d'une foule de notions médicales de la plus haute importance, mais aussi de moyens efficaces pour combattre toute une série de maladies des plus redoutables pour l'homme et pour les animaux domestiques.

La science est loin d'avoir dit son dernier mot, mais les progrès déjà réalisés suffisent largement pour combattre les idées pessimistes, autant qu'elles ont été suggérées par la crainte des maladies et le sentiment de notre impuissance à lutter contre elles.

TABLE DES MATIÈRES

PAGES

PRÉFACE I

INTRODUCTION 1

Importance de l'étude de l'immunité au point de vue général. — Rôle des parasites dans les maladies infectieuses. — Intoxications par les produits microbiens. — La résistance opposée par l'organisme à l'invasion des microbes.
Immunité naturelle et immunité acquise.
Immunité contre les microbes et immunité contre les toxines.

CHAPITRE I

IMMUNITÉ CHEZ LES ORGANISMES UNICELLULAIRES 13

Maladies infectieuses des organismes unicellulaires. — Digestion intracellulaire chez les Protozoaires. — Amibodiastase. — Rôle de la digestion dans la défense des Protozoaires contre les parasites infectieux. — Défense des Paramécies contre les microbes. — Rôle de la sensibilité dans la défense des organismes inférieurs.
Immunité des êtres unicellulaires contre les toxines. — Accoutumance des Bactéries aux substances toxiques. — Sécrétion défensive de membranes par les Bactéries.
Adaptation des Protozoaires aux solutions salines. — Accoutumance des levures aux poisons. — Accoutumance des levures au galactose.
La sensibilité des organismes unicellulaires et la loi psycho-physique de Weber-Fechner.

CHAPITRE II

QUELQUES RENSEIGNEMENTS SUR L'IMMUNITÉ CHEZ LES PLANTES PLURICELLULAIRES 31

Maladies infectieuses des plantes. — Plasmodes des myxomycètes et leur chimiotaxie. — Accoutumance des plasmodes aux poisons. — Action pathogène de la *Sclérotinia* sur les phanérogames. — La cicatrisation des plantes. — Défense des plantes contre les bactéries. — Sensibilité des cellules végétales à la pression osmotique. — Adaptation des plantes aux modifications de celle-ci. — Dépendance des phénomènes chimiques de la sensibilité des cellules végétales. — La loi de Weber-Fechner.

CHAPITRE III

REMARQUES PRÉLIMINAIRES SUR L'IMMUNITÉ DANS LE RÈGNE ANIMAL 43

Exemples d'immunité naturelle parmi les Invertébrés. — L'immunité contre les microbes et l'insensibilité aux poisons microbiens sont deux propriétés dis-

PAGES

tinctes. — L'organisme réfractaire ne se débarrasse pas des microbes par les émonctoires. — Il les détruit par voie de résorption. — Le sort des corpuscules étrangers dans l'organisme. — La résorption des cellules. — La digestion intracellulaire. — Cette digestion s'opère à l'aide de ferments solubles. — Digestion chez les planaires et les actinies. — Actinodiastase. — Passage de la digestion intracellulaire à la digestion par des sucs sécrétés. — Digestion chez les animaux supérieurs. — Entérokynase et son rôle dans la digestion. — Elément psychique et nerveux dans la digestion. Adaptation de la sécrétion pancréatique au genre de nourriture. — Excrétion de la pepsine dans le sang et dans l'urine.

CHAPITRE IV

Résorption des éléments figurés 72

Digestion dans les tissus. — Résorption des cellules chez les Invertébrés. — Résorption des globules rouges par les phagocytes des Vertébrés. — Phagocytes. — Diverses catégories de ces cellules. — Macrophages et microphages. — Rôle des premiers dans la résorption des éléments figurés. — Propriété digestive des organes macrophagiques. — Dissolution des hématies par les sérums sanguins. — Les deux substances qui agissent dans l'hémolyse. — Macrocytase et fixateur. — Analogie de celui-ci avec l'entérokynase. — L'abandon de la macrocytase pendant la phagolyse. — Suppression de la phagolyse. — Résorption des spermatozoïdes. — Présence des fixateurs dans les plasmas. — Origine des fixateurs.

CHAPITRE V

Résorption des liquides albuminoides 113

Résorption des substances albuminoïdes. — Les précipitines du sérum sanguin qui apparaissent à la suite de la résorption des sérums et du lait. — Résorption de la gélatine. — Origine leucocytaire du ferment qui digère la gélatine. — Antienzymes. — Antiprésure. — Les anticytotoxines. — Sérums antihémotoxiques. — Leurs deux parties constituantes : l'anticytase et l'antifixateur. — Action de l'anticytase. — Les antispermotoxines. — Origine des anticytotoxines. — Théorie d'Ehrlich sur cette question. — Origine de l'antihémotoxine. — Origine de l'antispermotoxine. — Production de cet anticorps par les mâles châtrés. — L'antispermofixateur produit à l'exclusion des spermatozoïdes. — Répartition de la spermotoxine et de l'antispermotoxine dans l'organisme.

CHAPITRE VI

Immunité naturelle contre les microbes pathogènes 136

L'immunité naturelle et la composition des humeurs. — Culture des microbes de l'influenza et de la péripneumonie dans les humeurs des animaux réfractaires. — Résistance des Daphnies vis-à-vis des Blastomycètes. — Exemples d'immunité naturelle chez les Insectes et les Mollusques. — Immunité des poissons vis-à-vis du bacille charbonneux. — Immunité des grenouilles contre le

PAGES

charbon, le microbe d'Ernst le bacille de la septicémie des souris et le vibrion cholérique. — Immunité naturelle chez le caïman. — Immunité de la poule et du pigeon contre le charbon et la tuberculose humaine. — Immunité du chien et du rat contre la bactéridie. — Immunité des mammifères contre les vaccins charbonneux. — Immunité du cobaye vis-à-vis des spirilles, des vibrions et des streptocoques. — Immunité naturelle contre les bacilles anaérobies. — Sort des Blastomycètes et des Trypanosomes dans l'organisme réfractaire.

CHAPITRE VII

LE MÉCANISME DE L'IMMUNITÉ NATURELLE CONTRE LES MICROBES.................. 185

La destruction des microbes dans l'immunité naturelle est un acte de résorption. — Rôle de l'inflammation dans l'immunité naturelle. — Importance des microphages dans l'immunité contre les microbes. — Chimiotaxie des leucocytes et englobement des microbes. — Les phagocytes sont capables d'englober les microbes vivants et virulents. — La digestion des microbes dans l'intérieur des phagocytes se fait le plus souvent dans un milieu faiblement acide. — Propriété bactéricide des sérums. — Origine phagocytaire de la substance bactéricide. — Théorie de la sécrétion de la substance bactéricide par les leucocytes. — Comparaison du pouvoir bactéricide des sérums et des plasmas sanguins. — La substance bactéricide du sérum ne doit pas être considérée comme un produit de sécrétion des leucocytes ; elle reste dans l'intérieur des phagocytes, tant que ceux-ci sont intacts. — Les cytases. — Deux espèces de cytases : macrocytase et microcytase. — Les cytases sont des endoenzymes, se rapprochant des trypsines. — Changements de la colorabilité et de la forme des microbes dans l'intérieur des phagocytes. — Absence ou rareté des fixateurs dans les sérums des animaux doués d'immunité naturelle. — L'agglutination des microbes ne joue aucun rôle important dans le mécanisme de l'immunité naturelle. — Absence de la propriété antitoxique des humeurs dans l'immunité naturelle. — Les phagocytes détruisent les microbes sans que leur englobement soit précédé de la neutralisation des toxines.

CHAPITRE VIII

APERÇU DES FAITS SUR L'IMMUNITÉ ACQUISE CONTRE LES MICROBES............... 218

La découverte des virus atténués et son application à la vaccination contre les maladies infectieuses — Vaccination par les produits microbiens. — Vaccination avec les sérums. — Immunité acquise de la grenouille contre la maladie pyocyanique. — Immunité acquise contre les vibrions. — Destruction extracellulaire du vibrion cholérique. — Rôle de deux substances dans la production du phénomène de Pfeiffer. — Spécificité des fixateurs. — La phagolyse et son rapport avec la destruction extracellulaire des vibrions. — Le rôle de la phagocytose dans l'immunité acquise contre les vibrions. — Sort des spirilles de la fièvre récurrente dans l'organisme de cobayes immunisés. — Immunité acquise contre les microbes de la fièvre typhoïde et de la maladie pyocyanique. — Immunité acquise vis-à-vis des bacilles du rouget des porcs et du charbon. — Immunité acquise contre le Streptocoque. — Immunité acquise des rats contre le Trypanosome.

PAGES

CHAPITRE IX

MÉCANISME DE L'IMMUNITÉ ACQUISE CONTRE LES MICROBES. 263

Cytases et fixateurs. — Ce ne sont que ces derniers qui sont augmentés dans l'organisme immunisé. — Propriétés des fixateurs. — Leurs différences avec les substances agglutinatives. — Le rôle des dernières dans l'immunité acquise. — Propriété préventive des humeurs provenant de l'organisme immunisé. — Action stimulante des humeurs. — Le pouvoir préventif du sérum ne peut pas servir comme mesure de l'immunité acquise. — Exemples d'immunité acquise, dans lesquels les sérums ne manifestent pas de pouvoir préventif. — Phagocytose dans l'immunité acquise. — Chimiotaxie négative des leucocytes — Théorie de l'atténuation des microbes par les humeurs des animaux immunisés. — Réfutation de cette théorie. — La phagocytose s'exerce sans que les toxines microbiennes éprouvent une neutralisation préalable. — L'origine des propriétés fixatrice et préventive des humeurs. — Le rapport de ces propriétés avec la phagocytose. — La théorie des chaînes latérales d'Ehrlich et la théorie des phagocytes.

CHAPITRE X

IMMUNITÉ RAPIDE ET PASSAGÈRE CONTRE LES MICROBES, CONFÉRÉE PAR LES SÉRUMS SPÉCIFIQUES ET NORMAUX, OU PAR D'AUTRES SUBSTANCES, OU PAR DES MICROBES AUTRES QUE CEUX CONTRE LESQUELS ON VEUT PRÉSERVER L'ORGANISME.......... 315

Immunité conférée par les sérums spécifiques. — Analogie du mécanisme de cette immunité avec celui qui s'observe dans l'immunité obtenue avec les microbes pathogènes et leurs produits. — Le rôle de la phagocytose dans l'immunité conférée par les sérums spécifiques. — Influence de l'opium sur la marche de l'immunisation par ces sérums. — Action stimulante des sérums spécifiques. — Action préventive et stimulante des sérums normaux. — Influence des liquides, autres que les sérums : bouillon, urine, eau physiologique, etc.
Antagonisme entre le charbon et certaines bactéries.

CHAPITRE XI

IMMUNITÉ NATURELLE CONTRE LES TOXINES................ 341

Exemples de l'immunité naturelle contre les toxines. — Immunité des araignées et des scorpions contre la toxine tétanique. — Immunité du scorpion contre son propre venin. — Propriété antivenimeuse du sang de scorpion. — Immunité des larves de l'*Oryctes* et des grillons contre la toxine tétanique. — Immunité et sensibilité des grenouilles vis-à-vis de cette toxine. — Immunité naturelle des reptiles contre la toxine tétanique. — Propriété antitétanique du sang des caïmans. — Immunité des serpents contre le venin des serpents. — Immunité de la poule contre la toxine tétanique. Immunité du hérisson contre les poisons et les venins. — Immunité du rat contre la toxine diphtérique.

CHAPITRE XII

IMMUNITÉ ARTIFICIELLE VIS-A-VIS DES TOXINES.......... 359

Accoutumance aux poisons. — Immunité artificielle contre les toxines bacté-

PAGES

riennes et végétales et contre le venin des serpents. — Principaux procédés d'immunisation. — Immunisation par les toxones et les toxoïdes. — Vaccination contre la toxine diphtérique. — Phénomènes qui se produisent au cours de la vaccination contre les toxines. — Hyperthermie. — Leucocytose. — Développement du pouvoir antitoxique. — Propriétés des antitoxines. — Mode d'action des antitoxines. — Action des antitoxines *in vitro*. — Leur action dans l'organisme. — Influence des éléments vivants sur la combinaison de l'antitoxine avec la toxine. — Action antitoxique des sérums non spécifiques, des sérums neufs et du bouillon. — L'immunité contre les toxines n'est pas en proportion directe avec la richesse des humeurs en antitoxine. — — Hypersensibilité de l'organisme traité avec des toxines. — Diminution de la sensibilité de l'organisme immunisé contre les toxines.

Hypothèses sur la nature et l'origine des antitoxines. — Hypothèse de la transformation des toxines en antitoxines. — Hypothèse des récepteurs détachés des cellules comme source des antitoxines. — Hypothèse de l'origine nerveuse de l'antitoxine tétanique. — Fixation de la toxine tétanique par la substance des centres nerveux. Les rapports entre la saponine et la cholestérine. Le sérum antiarsénieux. — Rôle des phagocytes dans la lutte de l'organisme contre les poisons. — Le rôle probable des phagocytes dans la production des antitoxines.

CHAPITRE XIII

IMMUNITÉ DE LA PEAU ET DES MUQUEUSES 424

Fonction protectrice de la peau. — Exfoliation de l'épiderme comme moyen pour débarrasser l'organisme des microbes. — Localisation et arrêt des microbes dans le derme. — Intervention des phagocytes dans la défense de la peau.

Elimination des microbes de la conjonctive. — Rôle microbicide des larmes. — Absorption des toxines par la conjonctive — Protection de la cornée. — Elimination des microbes par la muqueuse nasale. — Protection des voies respiratoires. — Cellules à poussière. — Absorption des poisons par les voies respiratoires.

Prétendue propriété microbicide de la salive. — Rôle des produits microbiens dans la protection de la cavité buccale. — Rôle antitoxique de la salive.

Action antiseptique du suc gastrique. — Rôle antitoxique de la pepsine.

Rôle protecteur des intestins. — Absence du pouvoir microbicide des ferments intestinaux. — Fonction protectrice de la bile. — Rôle antitoxique des ferments digestifs. — Rôles favorisant et empêchant les microbes intestinaux. — Destruction des toxines par ces microbes.

Rôle défensif du foie. — Fonction protectrice des organes lymphoïques des intestins.

Protection de la muqueuse des organes génitaux. — Autopurification du vagin.

CHAPITRE XIV

IMMUNITÉ ACQUISE PAR VOIE NATURELLE 454

Immunité acquise après la guérison des maladies infectieuses. — Immunité acquise dans le paludisme. — Propriétés humorales des convalescents de la fièvre typhoïde. — Propriété préventive du sang de personnes guéries du choléra asiatique. — Pouvoir antitoxique du sang de personnes guéries de la diphtérie.

PAGES

Immunité acquise par voie héréditaire. — Absence d'immunité héréditaire proprement dite. — Immunité conférée par le sang maternel et par le vitellus. Immunité conférée par l'allaitement.

CHAPITRE XV

VACCINATIONS PRÉVENTIVES 476

I. Vaccinations contre la variole. — II. Vaccinations contre la clavelée. — III. Vaccinations antirabiques. — IV. Vaccinations contre la peste bovine. — V. Vaccinations anticharbonneuses. — VI. Vaccinations contre le charbon symptomatique. — VII. Vaccinations contre le rouget des porcs. — VIII. Vaccinations contre la péripneumonie des bovidés. — IX. Vaccinations contre la fièvre typhoïde. — X. Vaccinations contre la peste humaine. — XI. Vaccinations contre le tétanos. — XII. Vaccination contre la diphtérie.

CHAPITRE XVI

APERÇU HISTORIQUE DES CONNAISSANCES SUR L'IMMUNITÉ 528

Procédés des peuples sauvages pour les vaccinations conte le venin des serpents et contre la péripneumonie des bovidés. — Variolisation et vaccination contre la variole. — Découverte de l'atténuation des virus et des vaccinations avec des microbes atténués. — Théorie de l'épuisement du milieu comme cause de l'immunité acquise. — Théorie de substances qui empêchent la pullulation des microbes dans l'organisme réfractaire. — Théorie localiste de l'immunité. — Théorie de l'adaptation des cellules de l'organisme immunisé.

Observations sur la présence des microbes dans les globules blancs. — Histoire de la phagocytose et de la théorie des phagocytes. — Nombreuses attaques contre cette théorie. — Théorie de la propriété bactéricide des humeurs. — Théorie du pouvoir antitoxique des humeurs. — Destruction extracellulaire des microbes. — Analogie entre la bactériolyse et l'hémolyse. — Théorie des chaînes latérales.

Progrès de la théorie des phagocytes. — Essais de la concilier avec la théorie humorale. — Phase actuelle de la question de l'immunité.

CHAPITRE XVII

RÉSUMÉ 568

Moyens de défense de l'organisme contre les agents infectieux. — Résorption des microbes. — Les phagocytes et leur rôle dans l'inflammation. — L'action des phagocytes dans la résorption des microbes. — Les cytases, ferments des phagocytes. — Les cytases sont intimement liées aux phagocytes. — Les fixateurs et leur rôle dans l'immunité acquise. — Les fixateurs sont sécrétés par les phagocytes et passent facilement dans les liquides de l'organisme. — Mécanisme intime de l'action des fixateurs. — Adaptation des phagocytes à détruire les microbes dans l'immunité acquise. — La différence entre les fixateurs et les agglutinines. — Antitoxines et leur analogie avec les fixateurs. — Hypothèses sur l'origine des antitoxines — L'immunité cellulaire est un fait d'ordre général. — La sensibilité et son rôle dans l'immunité. — Applications de la théorie de l'immunité à la pratique médicale.

ACHEVÉ D'IMPRIMER

A LAVAL

le 15 Novembre 1901

SUR LES PRESSES DE

L. BARNÉOUD & Cie

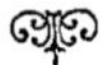

www.ingramcontent.com/pod-product-compliance
Ingram Content Group UK Ltd.
Pitfield, Milton Keynes, MK11 3LW, UK
UKHW020305200726
13857UKWH00001B/87

9 782012 899